KB265837

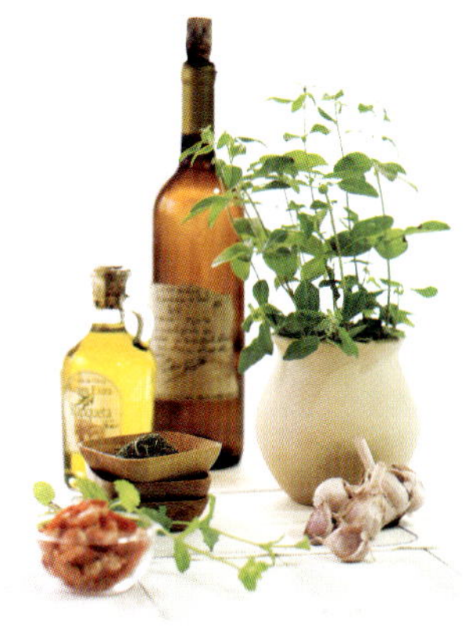

궁합 맞춘 음식은
약이 된다

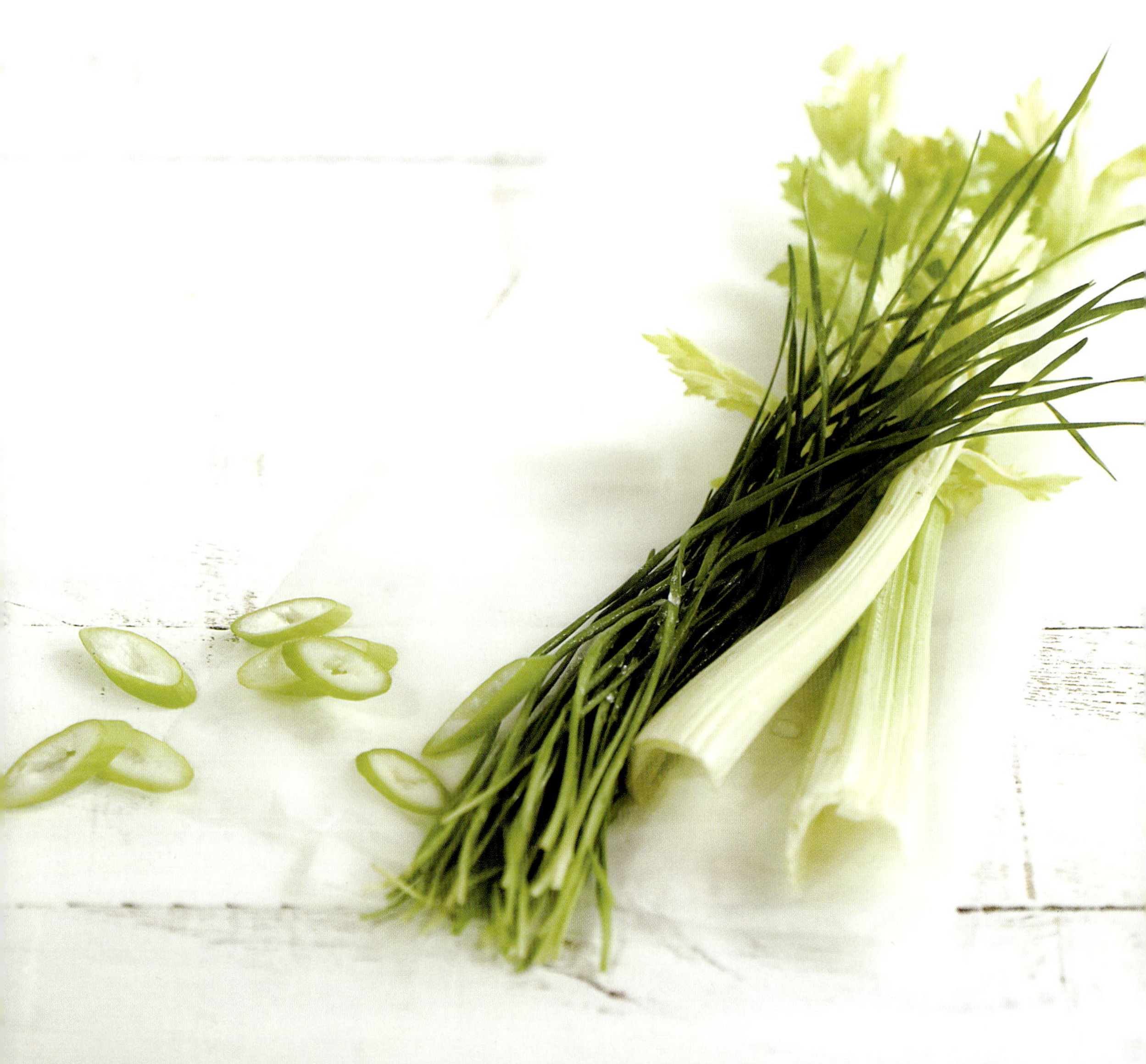

음식궁합이 맞으면 약효 성분이 살아납니다

반찬 재료로 많이 사용하는 채소, 생선, 고기는 늘 우리와 가까이 하는 음식 재료입니다. 이 재료들의 궁합을 찾아 어떤 재료와 재료가 만났을 때 맛도 좋아지고 건강에 도움이 되는지 상세하게 짚어주고 식품 하나하나에 들어 있는 영양 성분과 약효 성분을 알려주어 건강한 식생활을 하도록 구성했습니다.

식품은 식품마다의 독특한 기질과 맛을 지니고 있기 때문에 사람의 체질, 성격, 사상까지 변화시키며 나아가 무병장수를 결정하는 주요한 요인이 됩니다. 그래서 예로부터 양생의 첫걸음으로 음식을 음양의 법도에 따라 조화롭게 하면서 절제하고 항상 여일하게 하는 것이라고 일컬어왔습니다. 다시 말해서 식습관은 음양의 법도에 맞추면서 기욕에 빠지지 말고 망령되이 탐닉하지 말 것이며, 조화를 이루어야 한다는 것입니다. 이때의 "조화"란 식품의 맛이나 질의 편중이 없어야 한다는 뜻이면서 아울러 식품과 식품의 배합에 있어 소위 '궁합'이 맞도록 하라는 뜻입니다.
식품과 식품을 잘 배합하면 서로가 서로의 효능을 강화시키기도 하고, 하나가 다른 하나의 효능을 높여주기도 합니다. 혹은 독성을 억제시키거나 독성에 의해 일어날 수 있는 반응을 해제해 주기도 하지요. 이런 경우를 '음식 배합상 궁합이 잘 맞는다'고 합니다. 그러나 음식을 잘 배합하지 못하면 서로가 서로의 효능을 떨어뜨리거나 무효화시키며, 때로는 부작용을 일으키기도 합니다. 이런 경우를 '음식 배합상 궁합이 잘 맞지 않는다'고 합니다. 전자를 상생관계라 하고, 후자를 상극관계라 합니다.

이 책은 식품의 상생관계를 주로 다룬 '음식궁합'의 지침서이면서 질병을 예방하고 보다 나은 건강을 유지시키고 증진시키기 위해 상극관계 역시 다룬 경고서이기도 합니다. 아울러 이 책은 다시 없이 귀중한 책이라 자부하며 누구나 읽었으면 합니다. 또한 실생활에서 응용해 주기를 바랍니다. 특히 책속부록으로 소개한 '식품으로 쓰이는 약초궁합'은 정확한 사용법과 분량을 알려주어 아무리 좋은 약초라도 무분별하게 사용하지 않기를 바라는 마음에서 소개했습니다.

끝으로 화려하면서도 일목요연하고도 실용적으로 편집에 혼신을 다 해주신 엄희자 님께 지면을 빌려 감사의 말씀을 올립니다.

2008년 6월
소올헌(素兀軒)에서
저자 신재용

contents

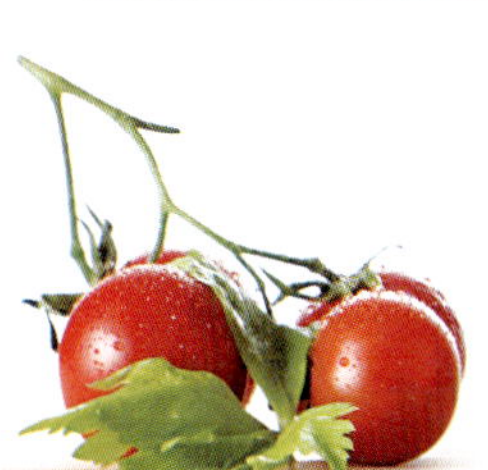
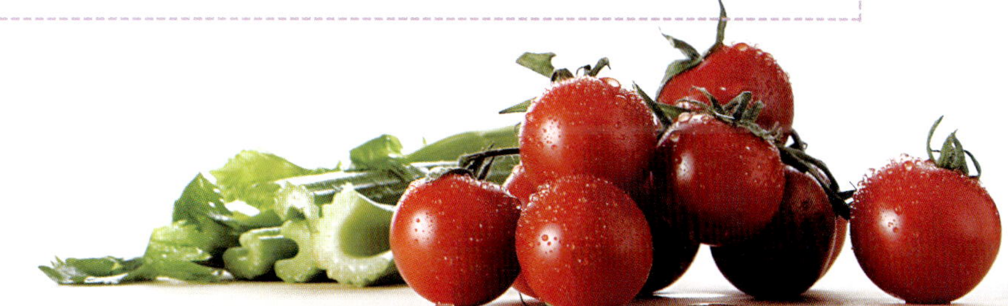

∷ 맞지 않는 음식궁합

∷ 궁합 맞춘 음식

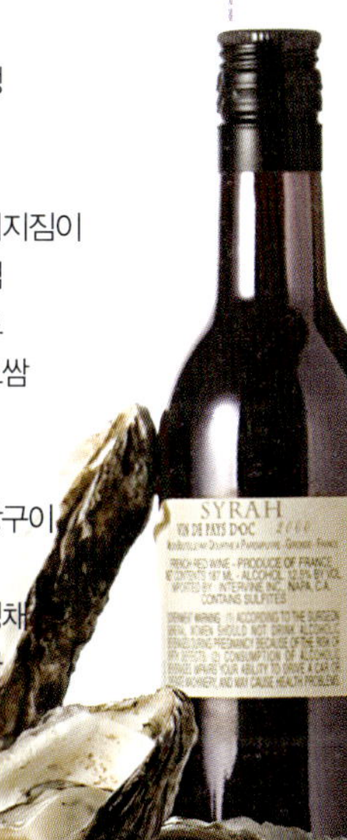

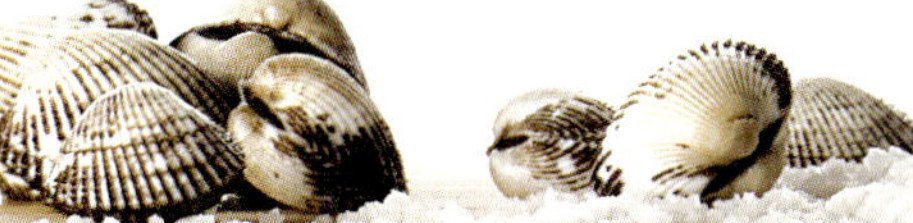

Part.3 고기 음식궁합

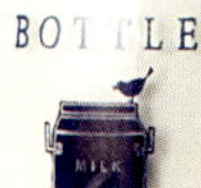

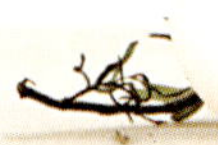
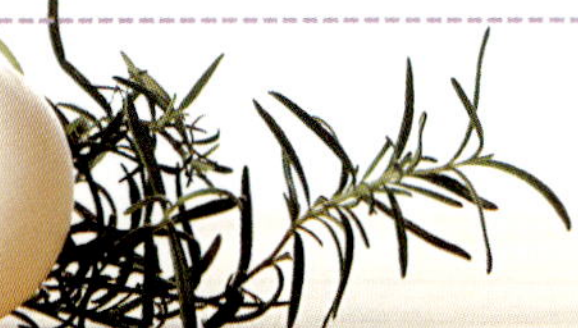

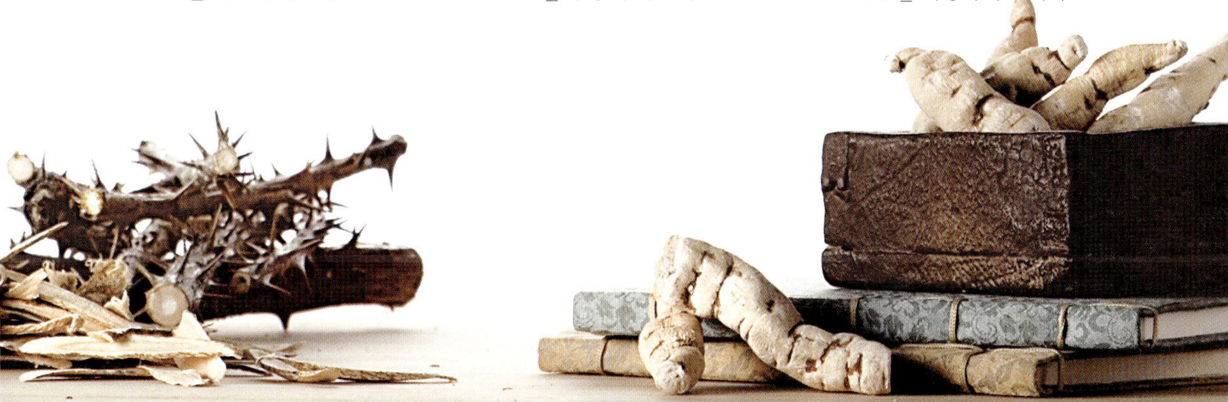

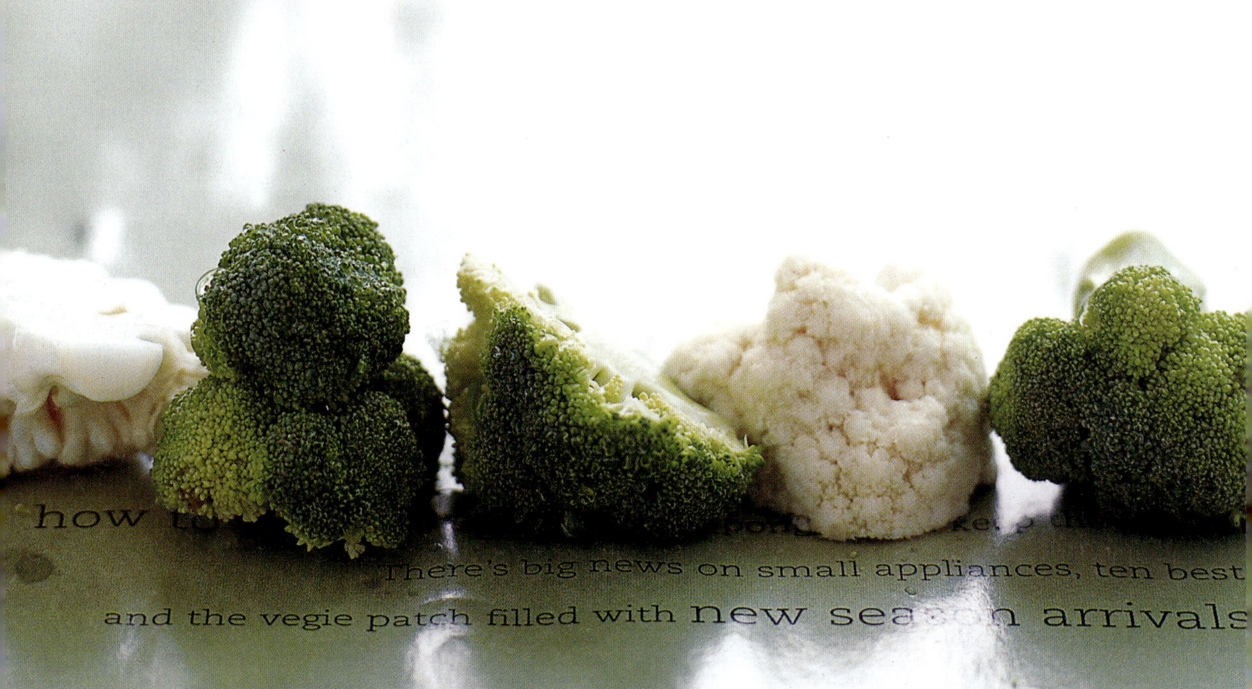

how to
There's big news on small appliances, ten best
and the vegie patch filled with new season arrivals

1 장

채소 음식궁합

반찬 재료로 많이 사용하는 채소를 선정하여 잘 맞는 음식궁합과 맞지 않는 음식궁합을 알려준다. 각 재료마다 지니고 있는 영양성분은 무엇이며 우리 몸에 어떤 도움을 주는지, 또 궁합 맞는 식품끼리 만났을 때 어떤 효과를 발휘하는지 하나하나 알아가는 재미가 흥미롭다. 또한 맞지 않는 궁합끼리 만났을 때 예상하지 못한 일을 당할 수도 있다는 것을 알아두는 것도 우리 건강을 지키는 데 많은 도움이 될 것이다.

001 가지

열을 떨어뜨리는 효능이 뛰어납니다

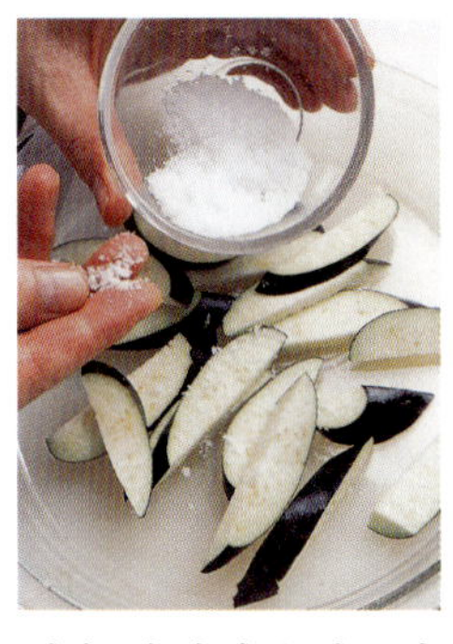

가지는 보랏빛이 짙을수록 햇볕을 많이 받은 것으로 영양분도 더 풍부합니다. 하지만 꼭지에 가시가 많으면 씨가 많아 맛이 떨어집니다.

가지는 콜린, 솔라닌 등 많은 종류의 알칼로이드를 함유하고 있으며, 맛은 달고 성질은 찹니다. 열이 났다 추웠다 하는 증세가 있을 때 열을 떨어뜨리는 효능이 뛰어나서 인후질환, 편도선염, 구내염 등에 의해 열이 났을 때 가지를 먹으면 가라앉습니다.

또한 혈액순환을 촉진하고, 고혈압 · 동맥경화증 · 모세혈관 출혈 · 고콜레스테롤혈증도 다스립니다. 이뇨작용 · 진통작용 및 부기를 가라앉히는 효능도 있습니다. 그밖에 가지꼭지 부분에 들어 있는 성분이 알코올 중독증 치료에 효과가 있다는 설도 있고 치통을 가라앉히는 역할도 한다고 합니다. 가지 꼭지 말린 것을 썰어 2컵의 물에 달여 식히지 말고 드세요.

소양인에게 잘 맞고 음성체질에는 안 맞습니다

가지는 성질이 차기 때문에 열이 있는 양성체질인 태양인이나 소양인에게 좋은 식품입니다. 그런데 오행으로 따지면 토(土)에 해당하므로 태양인보다는 ‘비대신소’ 한 체질인 소양인에게 더 잘 맞습니다. 따라서 음성체질에게는 덜 맞으며, 특히 냉증이 오래된 경우에는 피하는 것이 좋습니다.

기침할 때는 피합니다

기침을 할 때 가지를 먹으면 더 심해집니다. 예로부터 가지는 음성을 해친다고
하여 목소리를 써야 하는 사람은 피하라고 했습니다. 또 대변이 묽은 경우에도
안 좋습니다. 특히 가을 후에 가지를 많이 먹으면 눈에 해롭습니다.

Good 잘 맞는_음식궁합

가지와 식물성기름

가지는 납작하게 썰어 기름에 지지기도 하고 부쳐 먹기도 합니다. 가지는 조직
이 성글어서 기름을 잘 흡수하므로 식물성 기름을 써서 요리를 하면 리놀레산

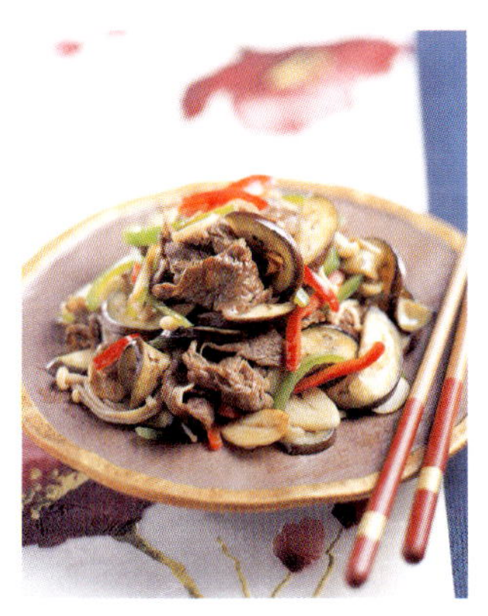

가지와 들기름의 만남
가지차돌박이볶음

주재료 가지 2개, 차돌박이 100g,
청 · 홍 피망, 양파 50g씩, 통마늘 10g,
들기름 1큰술, 소금 조금 **[양념]** 들기름 2큰
술, 국간장 · 맛술 2큰술씩, 흰후춧가루 조금

1 가지를 반달 모양으로 썰어 소금물에 헹
궈 건져 물기를 닦는다.
2 청 · 홍 피망, 양파는 채 썰고, 통마늘은
납작하게 썬다.
3 팬에 들기름을 넉넉히 두르고 마늘과 쇠
고기를 볶는다.
4 쇠고기 볶은 것에 가지를 넣고 센 불에서
재빨리 볶으면서 채 썬 청 · 홍 피망, 양
파를 넣어 잠깐 볶다가 국간장, 들기름,
흰후춧가루, 맛술로 볶아 맛을 낸다.

과 비타민 E를 많이 섭취할 수 있습니다.

가지와 조개

가지를 조개와 함께 조리하면 중풍을 예방하는 효과를 기대할 수 있습니다. 특히 가지와 조개를 섞어서 음식을 만들 때 참깨와 식초를 사용하면 혈액정화 효과와 강장기능을 원활하게 하는 데 도움이 됩니다.

002 감자

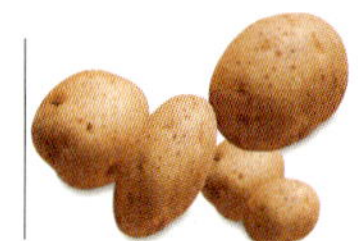

풍치나 충치를 예방하고
비만예방에도 도움이 됩니다

감자는 땅속에 덩이 모양을 이룬 육질의 덩이줄기입니다. 마와 비슷하게 생겼기 때문에 감자를 '단맛의 마'라는 뜻으로 '감서'라고도 하고, '마령서'라고도 하는데, 이것은 '말방울을 닮은 마'라는 뜻입니다. 대표적인 품종은 수미종과 대지마종인데, 수미종은 전분 함량이 많아 쉽게 부서지고, 대지마종은 수분 함량이 많아 쉽게 부서지지 않습니다. 맛이 달고 성질은 평합니다. 면역능력을 도우며, 부신피질 호르몬의 생산을 촉진하여 스트레스로부터 지켜줍니다.

소음인에게 잘 맞습니다

감자는 소음인에게 잘 맞는 식품입니다. 소음인은 식독 · 수독 · 혈독에 의해 '담

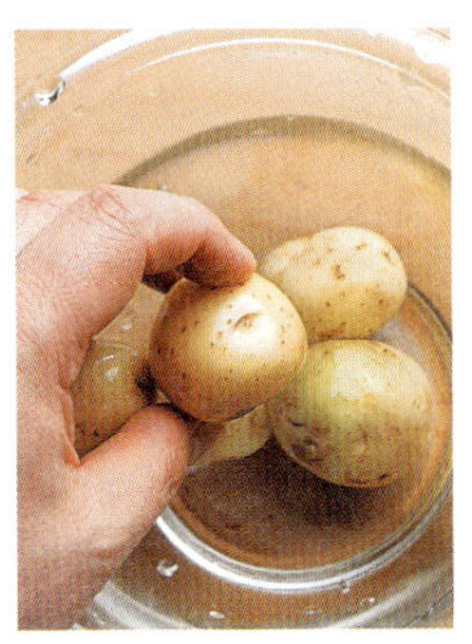

음' 을 잘 형성하여 소위 '다크 서클' 로 눈 밑이 항상 검고, 피로권태하며, 몸이 잘 붓는 데 효과가 있습니다. 감자는 산성체질을 알칼리성체질로 개선해 주는 식품이며, 칼슘을 많이 함유하고 있기 때문에 소음인 특유의 정서불안을 해소해 줍니다.

해독작용을 합니다

비타민 C를 많이 함유하고 있어서 해독작용 및 세포조직의 재생을 촉진해 줍니다. 이 비타민 C는 가열해도 파괴되지 않는다는 점이 특이합니다.

풍치나 충치를 예방합니다

감자에는 판토텐산이 함유되어 있는데 이것은 부신에 비타민 C를 축적하는 작용을 하며, 점막의 회복을 빠르게 하고 감염증에 대한 저항력을 갖게 합니다. 풍치나 충치도 예방합니다.

비만예방에 좋습니다

소화기능을 좋게 하며, 설사에도 효과가 있고, 비만예방에도 좋습니다. 감자에는 쌀의 16배나 되는 칼륨이 함유되어 있습니다. 따라서 고혈압이나 동맥경화증 또는 중풍 등을 예방하는 효과를 기대해 볼 수 있습니다.

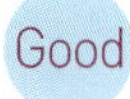 Good 잘 맞는_음식궁합

감자와 돼지콩팥

지나친 섹스로 무기력해졌을 때 돼지콩팥과 감자를 함께 배합하여 삶아 먹습니다. 혹은 감자탕을 끓일 때처럼 돼지뼈를 함께 넣으면 더 좋습니다. 특히 돼지뼈에는 단백질, 칼슘, 비타민 B 등이 풍부해 혈액이 약해져 뼈가 허약한 것을 치료합니다. 따라서 기력이 회복되며 지나친 섹스 후유증으로 허리와 무릎이 새큰거리고 힘이 없고 아플 때도 좋습니다.

감자와 우유 · 치즈

감자와 우유, 감자와 치즈는 궁합이 좋습니다. 삶은 감자를 으깨서 우유와 설탕, 소금을 섞어 음식을 만들거나 혹은 삶은 감자를 으깨어 치즈를 섞어 먹으면 좋습니다. 감자에 부족한 단백질과 지방을 보충해 줘 영양가치도 높아진답니다.

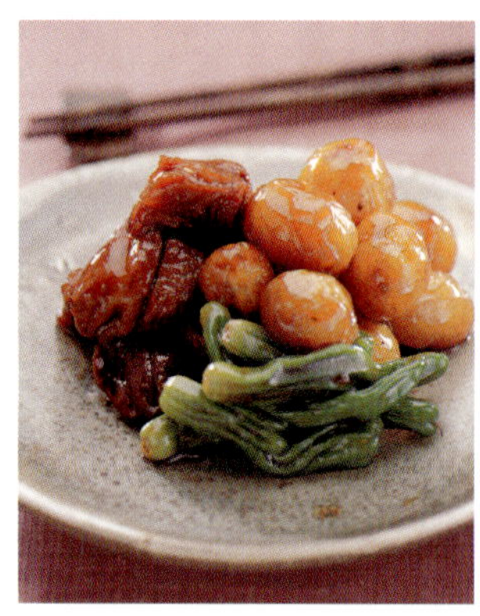

감자와 돼지고기의 만남
돼지고기 알감자조림

주재료 알감자 50g, 돼지고기 350g, 조림고추 70g, **[조림간장 A]** 물 10컵, 물엿 1컵, 진간장 1컵, 설탕 1/4컵
[조림간장 B] 통마늘 50g, 마른 홍고추 4개, 저민 생강 10g, 통후추 1/2큰술, 채 썬 양파 50g

1 알감자는 껍질을 벗기지 말고 깨끗이 씻어 물기를 닦는다.
2 돼지고기는 찬물에 담가 핏물을 뺀 후 알감자와 같은 크기로 썬다.
3 조림고추는 꼭지를 떼어내고 깨끗이 씻어 물기를 닦는다.
4 냄비에 조림간장 A를 넣고, B는 깨끗한 베보에 싸서 같이 넣은 후 한소끔 끓어오르면 베보에 싼 양념 주머니를 꺼내고 감자를 먼저 넣어 조리기 시작한다.
5 감자가 쪼글쪼글하게 조려지면 돼지고기를 넣어 같이 조린다. 돼지고기가 거의 조려지면 조림고추를 넣고 조금 더 조린다.

003 고구마

변통을 부드럽게 하고
발암물질을 억제합니다 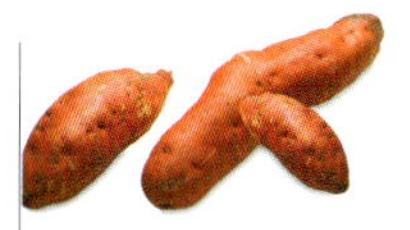

고구마는 맛이 달고 성질은 평합니다. 특히 호박고구마(물고구마와 호박을 교접해 육성한 것)는 달면서 부드러워 어른들이 좋아하지요.

고구마에는 베타카로틴이라는 성분이 많이 들어있어 호흡기를 강화합니다. 비타민 B군도 많지만 비타민 C 보유량은 뿌리채소 중에서 단연 으뜸입니다.

변통을 부드럽게 해 줍니다

고구마의 세라핀과 섬유질이 변통을 부드럽게 해 주는데, 이들 성분은 껍질에 많기 때문에 껍질째 먹는 게 좋습니다. 또 껍질에 있는 미네랄이 당분의 이상 발효를 억제해 주기 때문에 껍질째 먹으면 먹고 나서도 속이 쓰리지 않습니다.

나트륨 배설을 촉진합니다

고구마의 질 좋은 섬유질과 칼륨은 콜레스테롤과 나트륨 배설을 촉진하므로 고혈압을 비롯한 생활 습관병도 예방할 수 있습니다. 우리나라 사람들은 김치를 많이 먹는 식습관을 가지고 있으므로 나트륨 배설을 촉진해 주는 고구마를 함께 먹으면 참 좋습니다.

발암물질을 억제합니다

고구마 생즙은 발암물질인 스트론튬의 발생 및 흡수를 막아 주므로 우리 몸을 보호해 주기 때문에 권할 만합니다. 고구마는 그대로 쪄서 먹든지 아이들 간식으로 맛탕 같은 것을 만들어 주는 것도 좋습니다.

잘 맞는_음식궁합

고구마와 마

고구마와 마는 둘 다 쇠약해진 몸을 보양하고 기력을 늘리며 비위를 튼튼하게 합니다. 고구마와 마를 함께 먹으면 비위가 허약하고 수족이 냉한 경우에 좋습니다. 고구마와 마를 같은 양씩 배합하여 잘게 썰어 절반은 볶고 절반은 날 것으로 말려 가루 내어 미음에 타서 복용합니다.

고구마와 귤

고구마와 귤은 둘 다 비타민 C의 보고입니다. 감기에는 비타민 C가 필요하므로 이 두 가지를 배합하여 먹으면 감기 예방과 치료에 도움이 됩니다.

고구마와 김치

고구마를 먹을 때 김치와 함께 먹으면 좋습니다. 이유는 김치 안에 많이 들어 있는 나트륨 성분을 고구마의 질 좋은 섬유와 칼륨이 배설해 주기 때문입니다.

맞지 않는_음식궁합

고구마와 땅콩

고구마와 땅콩은 둘 다 호흡기에 좋은 식품입니다. 그러나 땅콩을 전분이 많이 함유된 고구마와 함께 먹으면 '상극' 작용을 일으킵니다. 한편 고구마의 주성분은 전분을 위주로 하는 당질이므로 비만증·당뇨병 등에도 안 좋습니다.

고구마와 쇠고기

고구마와 쇠고기는 소화에 필요한 위산의 농도가 다르기 때문에 서로의 유효 성분을 소화하고 흡수하는 것을 방해한다고 알려져 있습니다.

004 냉이

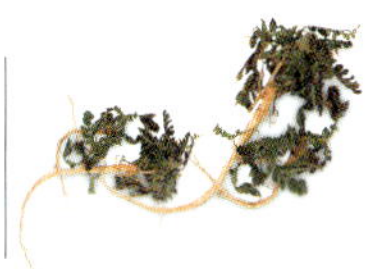

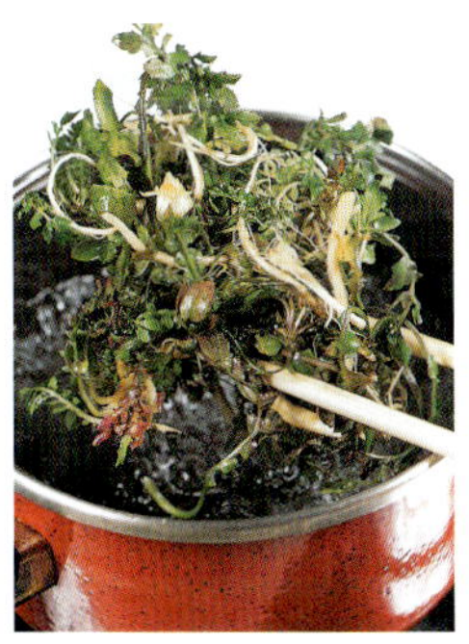

냉이는 독특한 향이 있습니다. 그래서 냉이를 태워 벌레를 쫓기 때문에 불가에서는 '중생을 보호하는 풀'이라 하여 '호생초' 라고 합니다. 맛은 달고 성질은 평합니다.

어느 체질이이나 잘 맞습니다

냉이는 어느 체질에나 무난한 나물입니다. 열성체질은 날콩가루를 묻혀서 냉이국을 끓여 먹고, 냉한 체질은 쇠고기를 넣어 된장국을 끓여 먹으면 궁합이 더 잘 맞습니다. 한편 결석이 있을 때는 냉이를 먹지 않는 것이 좋습니다.

몸이 허약하고 피로를 쉬 느낄 때 좋습니다

냉이는 단백질이나 칼슘을 시금치보다 훨씬 많이 함유하고 있으며, 비타민 A · B_2가 많은 것이 특징이고, 비타민 C도 많은 알칼리성 식품입니다. 철분과 '사랑의 미네랄' 로 불리는 망간도 많아 혈색소의 합성을 촉진합니다. 몸이 허약하고 피로를 쉬 느낄 때 좋습니다. 특히 춘곤증에 더 좋습니다. 설사에는 냉이꽃을 그늘에 말려 가루 내어 대추 끓인 물로 먹습니다.

중풍 후유증을 개선해 줍니다

위 · 장 · 간을 튼튼하게 하므로 식욕을 돋우며 소화를 촉진하고 간의 해독작용을 돕고 숙취도 빨리 해소합니다. 혈압을 안정시키고, 중풍 후유증을 개선하고, 이완성변비와 설사를 해소하며, 이뇨작용 및 각종 출혈성질환에 지혈작용도 합니다. 두통·안구건조증·월경과다 등에도 효과가 있습니다.

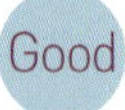

Good 잘 맞 는_음 식 궁 합

냉이와 식초

냉이의 콜린 성분은 지방간을 예방하고, 카로틴 성분은 시력을 보호합니다. 냉이를 식초에 새콤하게 무쳐 먹으면 간 기능을 돕고 눈의 피로를 덜어주는 효과를 발휘하므로 음식 궁합이 잘 맞습니다.

냉이와 질경이 · 냉이와 결명자

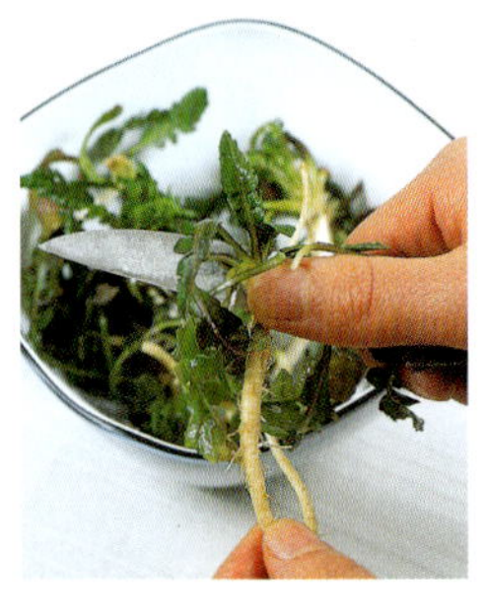

냉이와 질경이를 같은 양씩 배합하여 끓여 마시면 부종 치료에 도움이 됩니다.

또 냉이와 결명자를 배합하면 이뇨작용이 상승하고 간장 질환 및 눈의 질환에 도움이 됩니다. 말린 냉이에 볶은 냉이씨를 같은 양으로 가루 내어 결명자 달인 물로 드셔 보세요.

냉이를 〈동의보감〉에서는 "피를 이끌어 간으로 들어가게 한다"고 했으며, 냉이씨를 "'석명자' 라고 하여 주로 간기가 막힌 것을 치료하고 눈을 밝게 하는데, 가루로 내어 먹는다"고 했습니다.

당뇨가 있을 때는 말린 냉이 5~8g에 물 1컵을 부어 달여 마시거나 가루내어 물로 삼키면 됩니다. 또는 국이나 나물로 자주 먹어도 같은 효과가 있습니다.

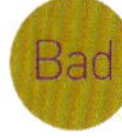

Bad 맞 지 않 는_음 식 궁 합

냉이와 국수

냉이와 국수는 궁합이 안 맞습니다. 두 가지를 함께 먹으면 가슴이 답답해집니다.

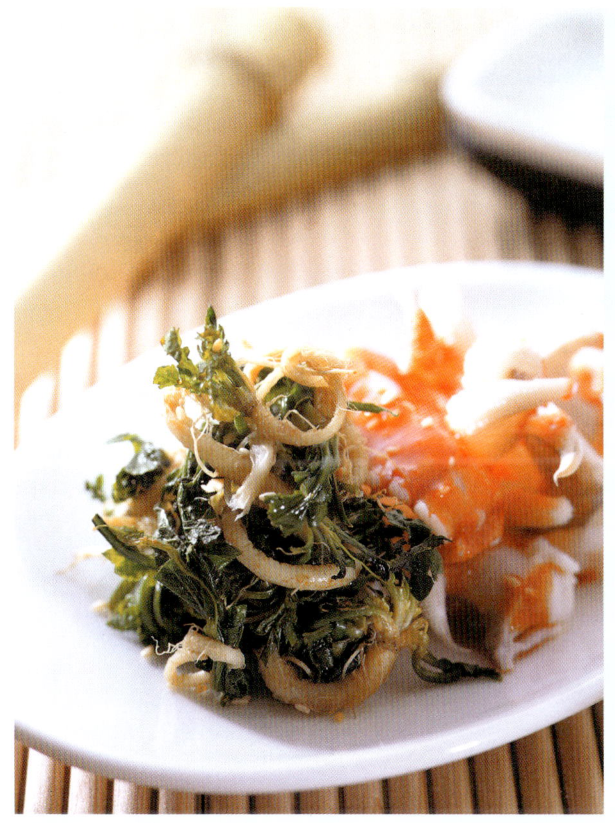

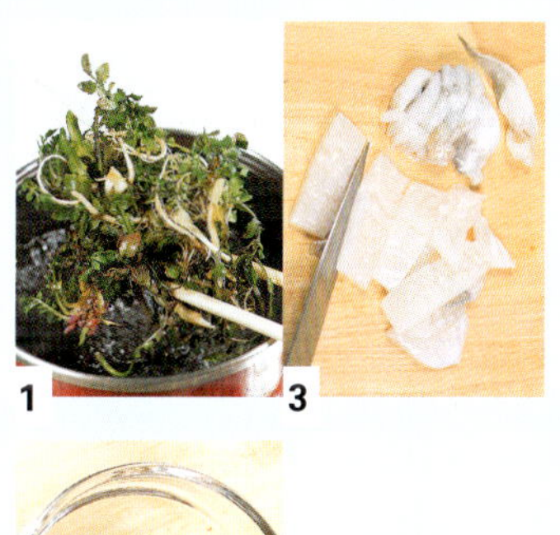

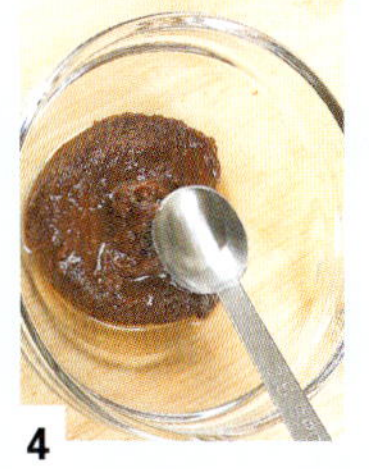

냉이와 식초의 만남

냉이오징어살무침

주재료 냉이 200g,
소금 조금, 갑오징어 2마리
[양념장] 청주 1큰술,
고추장 3큰술, 식초 2큰술,
설탕 1큰술, 물엿 1큰술반,
다진마늘 1큰술,
생강가루 조금,
깨소금 1작은술

1 냉이는 누런 잎을 떼어내고 다듬어서 끓는 물에 소금을 조금 넣고 데친다.
2 데친 냉이는 찬물에 헹구어 물기를 짠다.
3 갑오징어는 몸통의 내장을 떼어내고 껍질 쪽에 사선으로 칼집을 넣은 다음 먹기 좋은 크기로 썰어 끓는 물에 청주를 넣고 데쳐낸 후 찬물에 헹군다.
4 분량의 재료를 한데 섞어 양념장을 만든다.
5 먹기 직전에 냉이와 갑오징어를 양념장에 넣고 새콤달콤하게 무친다.

005 달래

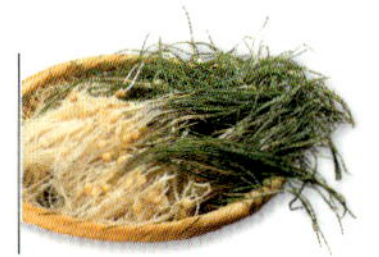

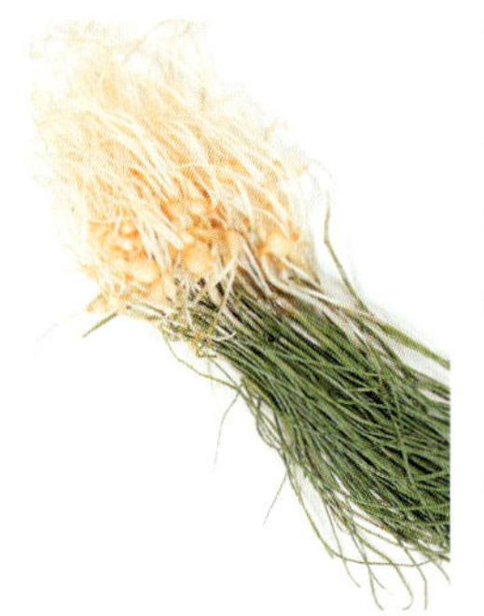

달래는 모양이 마늘 비슷하기도 하고 파뿌리 비슷하기도 하면서, 냄새는 파 비슷하고, 효력은 마늘 비슷합니다. 그래서 달래를 '산마늘', '작은 마늘' 혹은 '들파'라고 부릅니다. 맛은 맵고, 성질은 따뜻해 혈액순환을 원활하게 하고 몸의 저항력을 높여 줍니다.

일본 사람이 펴낸 〈약용식물사전〉에는 장염, 위암, 불면증과 빈혈에 효과가 있다고 기록되어 있습니다. 비타민 A · B_1 · B_2 · C 등이 들어 있고 단백질, 지방이 풍부하며 칼슘과 철분 함량이 높습니다.

입술이 터지고 잇몸이 붓는 데 좋습니다

달래는 정력제이면서 면역력 강화에 효과적입니다. 스트레스 해소에도 좋으며 불면증에 효과가 있습니다. 비타민 부족으로 입술이 터지고, 잇몸이 붓는 데도 좋습니다.

소화기능을 강화하고 위염에 효과가 있습니다

소화기능을 강화하여 식욕부진 · 장염 · 위염에 효과가 있으며, 가래를 삭이는 효과가 있습니다. 또 빈혈, 동맥경화에 좋고 자궁출혈이나 월경불순 등 부인과 질환에 좋습니다. 피부 저항력을 높여 피부를 윤택하게 합니다.

또, 피부의 신진대사를 촉진해 멜라닌 색소의 생성을 억제하므로 기미 · 주근깨를 예방해줍니다. 여러모로 여성에게 좋은 식품이지요.

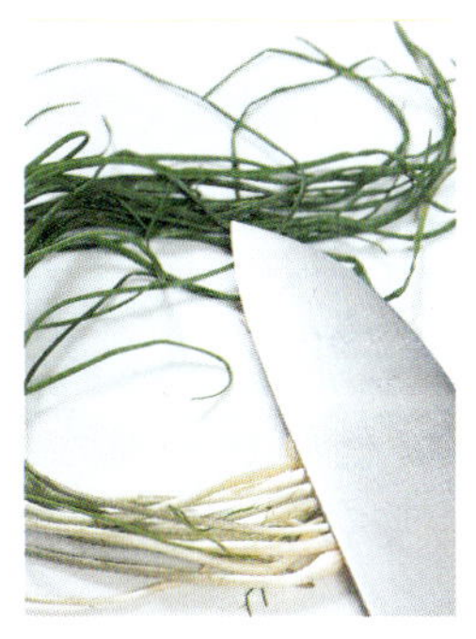

달래와 꿀

달래와 꿀을 배합하여 술로 만들어 마시면 사상체질 중 특히 소음인이 혈액순환이 원활치 않고 소화기능이 약하고 복부가 냉하면서 정력이 감퇴한 데에 효과가 있습니다. 달래와 꿀은 모두 강정작용 및 면역력 증강 작용을 하며, 비위기능을 강하게 하고, 에너지를 충만케 하고 피로를 회복하게 합니다. 달래의 인경과 수염뿌리 300g에 꿀 200g, 소주 1.8ℓ를 넣고 2~4주 지나서 마시면 됩니다.

달래와 식초

달래로 음식을 만들 때 식초를 넣으면 달래의 비타민 C가 쉽게 파괴되지 않습니다. 〈가정요법대전〉에는 달래를 다져 소금으로 비벼 매실초 1, 간장 2, 꿀 적당량을 넣어 만든 식초에 담가 보름 정도 지나서 먹으면 맛도 있고, 기운이 없거나 감기에 잘 걸릴 때 좋다고 했습니다. 달래는 불면증에 효과가 있기 때문에 일명 '수채엽'이라고 불리는데, 꿀과 식초를 배합하면 역시 불면증을 개선합니다.

달래와 다시마

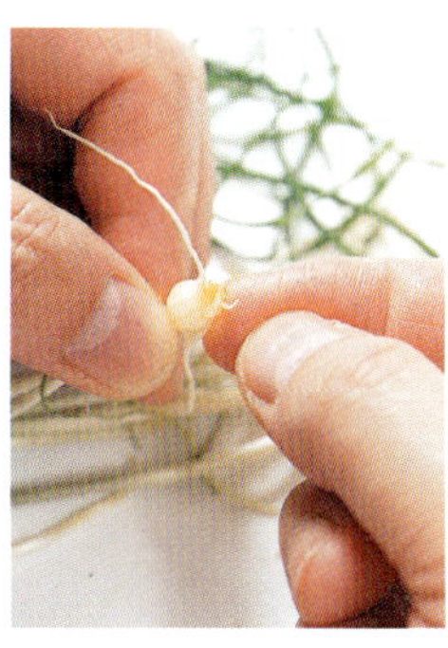

달래와 다시마를 배합하면 피부미용에 좋습니다. 달래는 파나 마늘과 달리 알칼리성 식품이며 피부를 윤택하게 합니다. 다시마 역시 신진대사를 돕고 산성체질을 개선하는 식품입니다. 각종 미네랄이 풍부하게 함유되어 있어서 '바다의 보석'으로 일컬어질 정도이지요. 달래 날것을 두들겨 소금에 비벼 다시마조림과 함께 절여 보름쯤 지나 먹으면 됩니다. 달래의 따뜻한 성질이 다시마의 찬 성질을 중화한답니다.

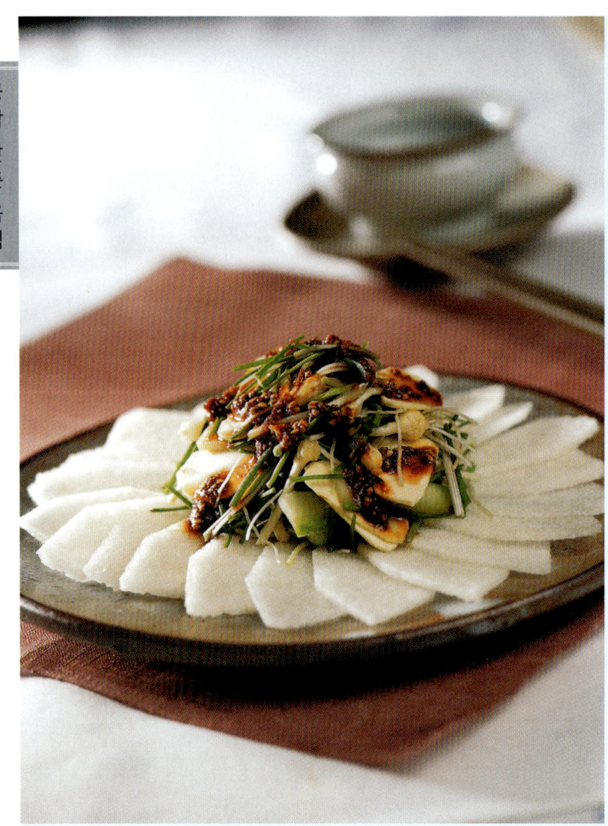

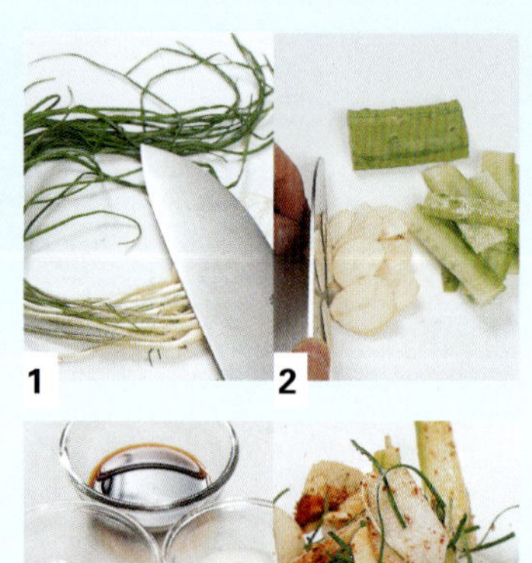

달래와 식초의 만남

달래생채

주재료 달래 200g, 밤 5개,
오이 1개, 배 1/2개
[양념장] 진간장 1/3컵,
고운 고춧가루 1큰술,
굵은 고춧가루 2큰술,
깨소금 2 큰술, 설탕 2큰술,
식초 2큰술

1 달래는 뿌리 쪽의 얇은 껍질을 살살 긁어내고 깨끗이 씻은 후 둥그렇게 튀어나온 부분을 칼등으로 누르고 3cm 길이로 자른다.

2 오이는 반으로 잘라 편으로 썰고, 밤은 껍질을 벗겨서 얇게 썬다. 배는 오이와 같은 크기로 납작하게 썬다.

3 분량의 양념장 재료를 섞어 양념장을 만든다.

4 넓은 그릇에 준비한 재료를 모두 담고 양념장을 끼얹는다.

006 당근

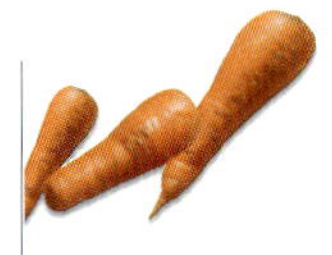

당근은 성질이 따뜻합니다. 따라서 몸을 따뜻하게 해
줍니다. 허약하고 무기력하며, 감기에 잘 걸리고, 위장
과 간장이 약하며, 식욕이 없고, 눈이 침침하며, 치아
와 뼈가 약하고, 점막의 저항력이 떨어져 천식 등이 쉽
게 올 때 좋습니다.

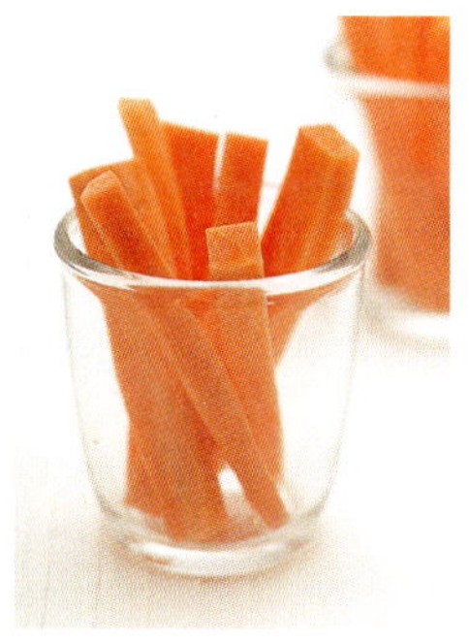

변비를 해소합니다

식물성섬유가 풍부하고 비피더스균을 활성화하는 성분도 들어 있어서 장의 기
능을 정상화해 변비에도 좋습니다. 암세포 성장을 억제하는 베타카로틴 및 노
화를 방지하는 엽산, 비타민 B_{12}, Bx(파라아미노안식향산) 등이 다량 함유되어
있고, 그루코코르티코이드 물질도 함유되어 있어서 항염증 작용 및 항알레르기
작용도 합니다.

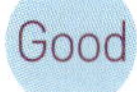

Good **잘 맞는_음식궁합**

당근과 기름

당근은 날것으로 먹는 것보다는 살짝 데치거나 식물성 기름을 조금 두르고 살
짝 볶아먹는 것이 좋습니다. 당근에 많이 들어 있는 카로틴은 지용성 비타민이
므로 기름이 들어가야 소화흡수가 잘됩니다. 또 당근은 껍질째 이용하는 것이

좋습니다. 그러나 당근을 잘게 자르거나 으깨면 당근 속의 산화효소인 리포옥시다제에 의해 카로틴이 급속히 산화해버립니다.

당근과 레몬

당근주스를 만들 때 레몬을 조금 넣으면 레몬 속의 구연산이 당근에 들어 있는 비타민 C 파괴 효소의 작용을 억제하기 때문에 좋습니다.

당근과 강낭콩

당뇨병성 지방간일 때는 인슐린의 원료가 되는 아연을 함유하고 있는 강낭콩을 당근과 함께 섞어서 음식을 만들어 먹습니다.

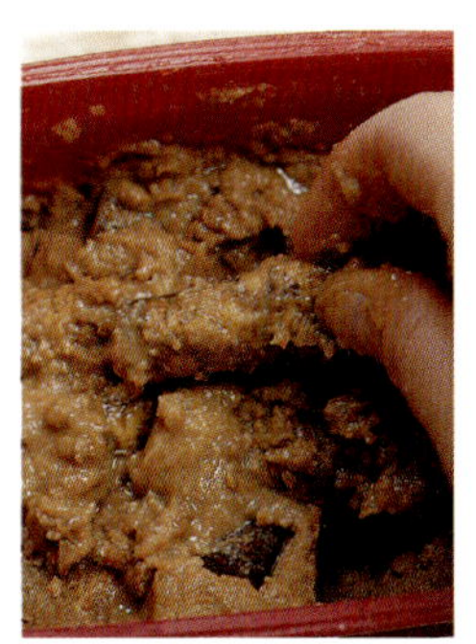

당근과 된장

된장은 단백질과 비타민 E를 다량 함유하고 있어서 피부에 잡티와 주름이 생기는 것을 예방하고 피부재생 및 보습에도 효과적이라고 알려져 있습니다. 당근을 먹을 때 된장에 찍어 먹으면 피부미용에 더욱 효과적이겠지요.

또한 당근에는 지방분이 하나도 없어 다이어트 식품으로도 권합니다. 오후에 기운이 떨어졌을 때 당근과 레몬을 반씩 넣어 주스를 만들어 드셔 보세요. 하루의 피로가 확 풀릴 겁니다.

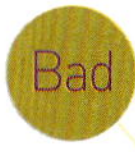

Bad 맞지 않는_음식궁합

당근과 오이, 당근과 양배추

당근과 오이를 배합하면 아스코르비나제 성분이 비타민 C를 파괴하므로, 날것으로 함께 먹는 것은 좋지 않습니다. 당근과 양배추를 배합해도 마찬가지입니다.
날것으로 섞을 때는 식초를 조금 쳐서 비타민 C의 파괴를 막아 주고 섞으면 됩니다. 녹즙으로 먹을 때도 식초를 조금 치면 비타민 C의 파괴를 막을 수 있습니다.

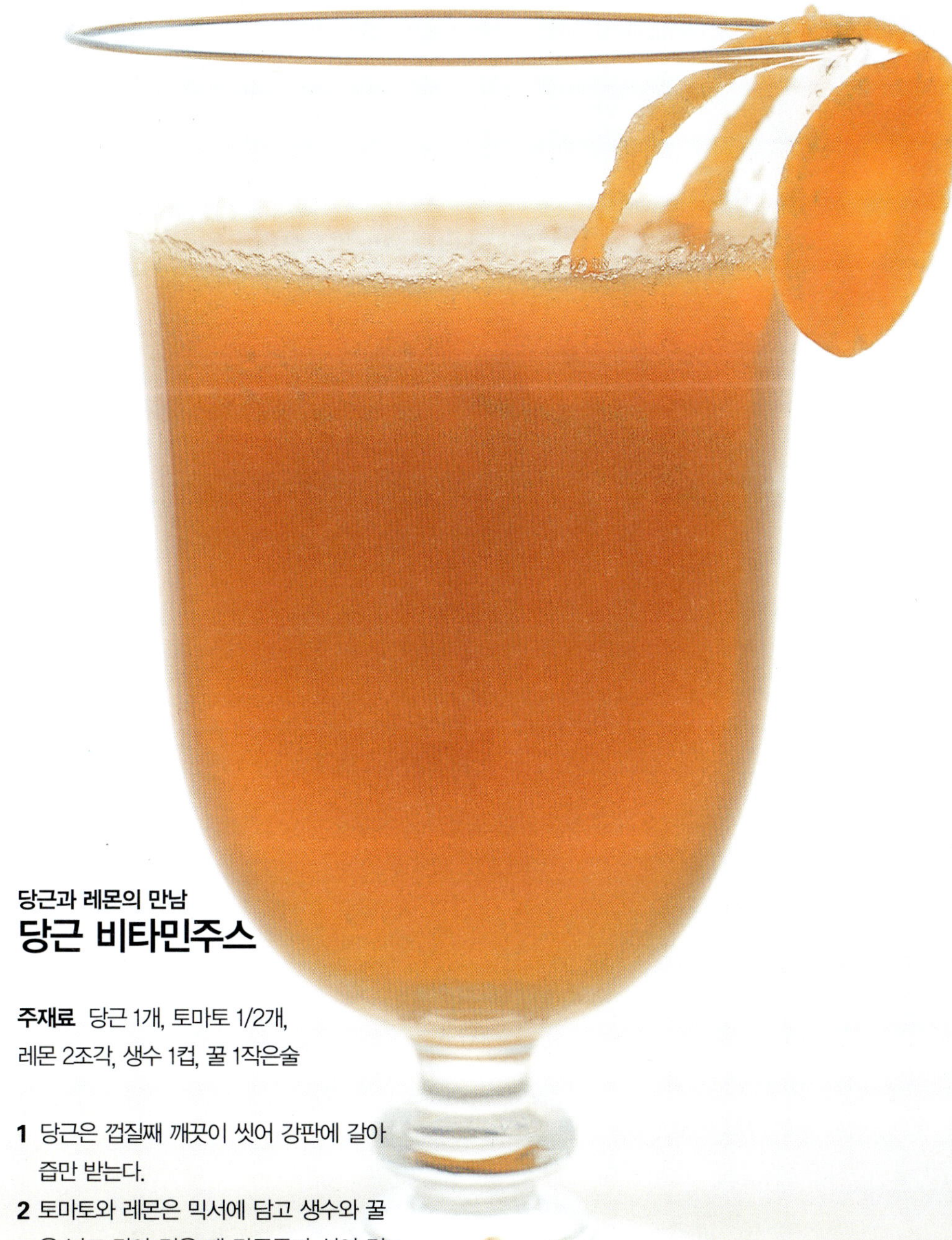

당근 비타민주스

주재료 당근 1개, 토마토 1/2개,
레몬 2조각, 생수 1컵, 꿀 1작은술

1 당근은 껍질째 깨끗이 씻어 강판에 갈아
   즙만 받는다.
2 토마토와 레몬은 믹서에 담고 생수와 꿀
   을 넣고 갈아 먹을 때 당근즙과 섞어 먹
   는다. 레몬이 없을 때는 식초를 조금 넣
   어도 비타민 C의 파괴를 예방한다.

007 더덕

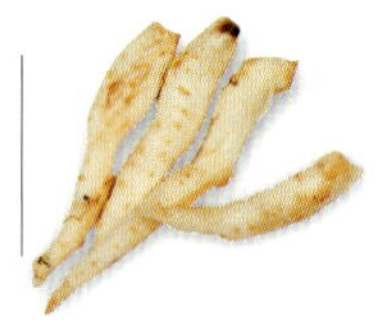

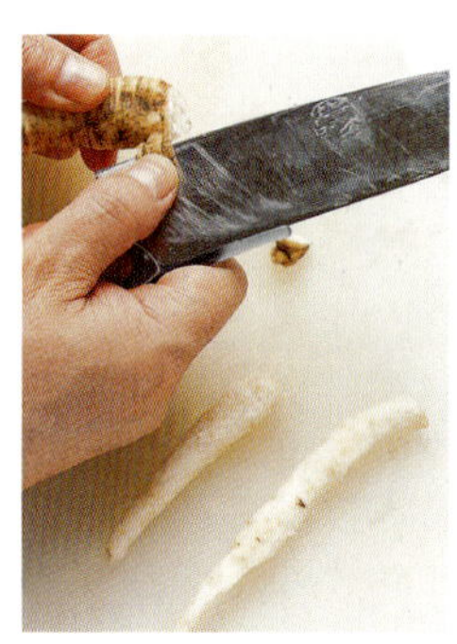

더덕은 향긋한 방향성 식물로 덩이뿌리를 식용하거나 약용합니다. 맛은 달면서 약간 쓰고, 성질은 약간 찹니다.사포닌을 함유하고 있으며 칼슘, 인, 철분, 비타민 B_1·B_2 등이 들어있습니다. 열량은 100g당 340kcal입니다.

태음체질에 잘 맞습니다

더덕은 태음인과 궁합이 잘 맞습니다. 몸이 지나치게 찬 체질에는 덜 좋습니다. 더덕뿌리 제일 위에는 노두라고 하는 가는 뿌리꼭지가 있는데 이것과 코르크층을 제거한 후 물에 씻은 다음 햇볕에 말려서 약용합니다.

기침, 가래가 심할 때 효과가 있습니다

더덕은 호흡기기능을 보강해 주는 약재이기 때문에 기침, 가래가 심할 때 약으로 씁니다. 강심 작용을 하며, 성인병 예방에도 좋습니다.

고름과 종기를 삭혀 줍니다

〈동의보감〉에는 더덕이 "간기를 보한다. 달여서 먹거나 나물을 만들어 늘 먹으면 좋다"고 했으며, 〈본초강목〉에는 "위장의 기능을 돕고, 고름과 종기를 삭혀 주며, 오장의 풍기를 고르게 한다"고 했습니다. 그래서 음낭통, 백대하, 화농성

질환에 씁니다.

남성의 정력제로 쓰입니다

특히 중년의 남성에게 좋습니다. 오래 묵어 진득진득한 노란 물이 가득 든 더덕
은 산삼 못지않게 영험하다고 해서 예로부터 남성의 정력제로 애용해 왔을 만
큼 정액의 양을 늘려 주고 정자의 활동을 촉진하는 작용도 있습니다. 모유 분비
를 촉진하기도 합니다.

Good 잘 맞는_음식궁합

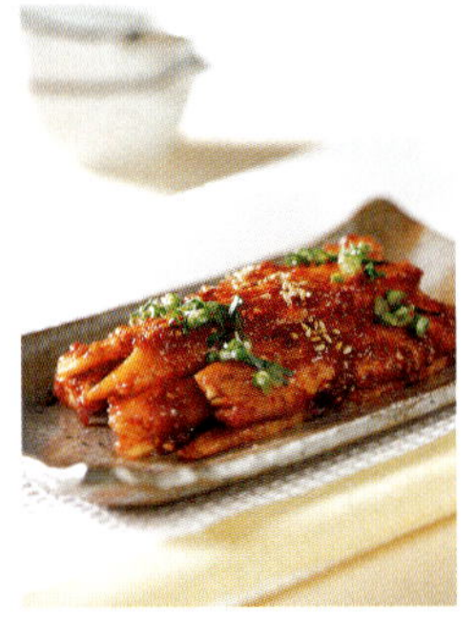

더덕과 고추장

더덕의 껍질을 벗긴 뒤 두들겨 납작해진 것을 찬물에
담가 쓴맛을 우려낸 다음 고추장을 발라 구워 먹습니
다. 고추장도 태음인에게 좋으며 더덕의 찬 성질을 중
화해 줍니다.

더덕과 돼지고기

더덕을 돼지고기와 함께 먹으면 모유가 적을 때 좋습니다. 더덕의 줄기를 자르면 하
얀 젖 같은 즙이 나온다 해서 예로부터 모유가 부족할 때 더덕을 먹었습니다.

더덕과 맥문동

더덕과 한약재인 맥문동을 배합하여 끓여 먹으면 지나친 섹스로 몸이 마르고 얼
굴이 꺼멓게 거칠어지면서 마른기침이 잦고 진땀을 많이 흘리며, 허리와 다리에
힘이 없어지면서 통증까지 느낄 때 효과적입니다. 단, 뿌리가 둥근 구슬처럼 생
긴 더덕의 일종인 ‘소경불알’ 은 식용을 할지라도 약으로는 쓰지 않습니다.
또 맥문동은 말린 뿌리를 사용해야 하는데 그대로 사용하지 말고 물에 담가 연해
지면 가운데 박힌 심을 꺼내 없애고 가루내어 사용하든지 심을 꺼낸 맥문동을 다
시 말려 물에 넣고 끓여 먹으면 됩니다.

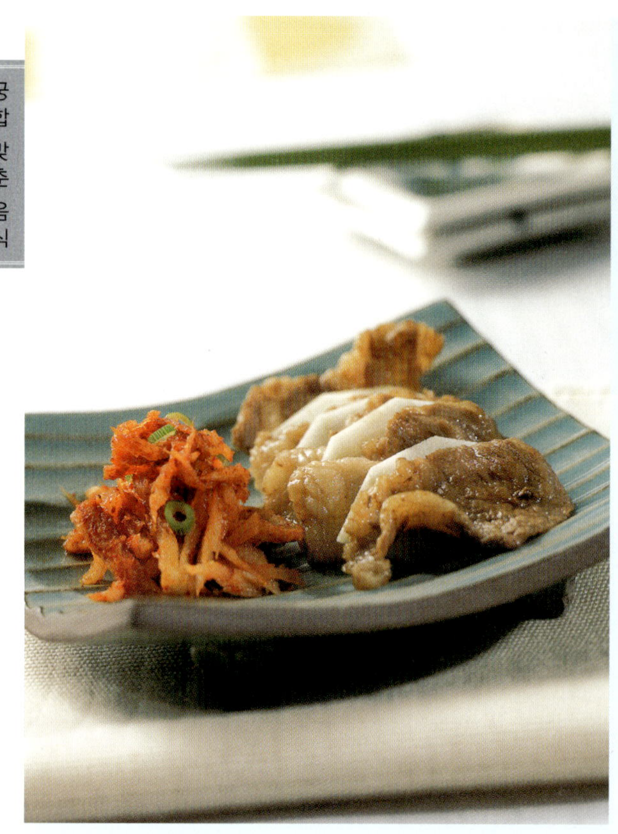

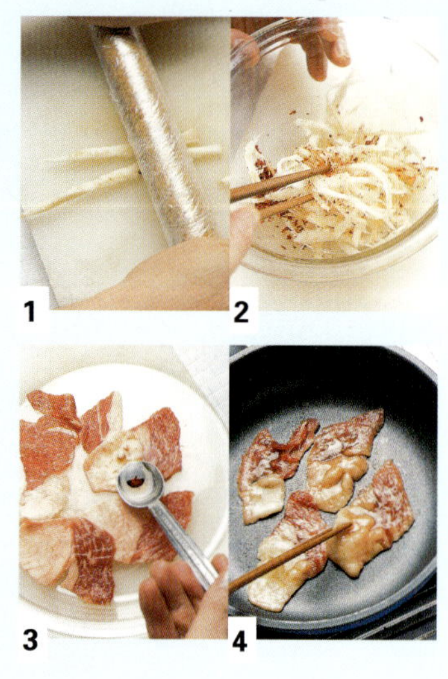

더덕과 고기의 만남
더덕차돌박이양념구이

주재료 차돌박이 300g,
식용유 적당량, 더덕 150g,
잣가루 1큰술, 사과 1개
[생채양념] 고운 고춧가루 ·
2배 식초 2큰술씩,
설탕 · 마늘즙 1큰술씩,
소금 약간
[고기양념] 간장 2큰술,
설탕 · 배즙 · 양파즙 1큰술씩,
마늘즙 1/2큰술, 참기름 1큰술,
흰후춧가루 약간

1 더덕은 껍질을 벗겨내고 반으로 갈라 방망이로 밀어서 납작하게 만든 다음 찢는다.
2 고운 고춧가루로 찢어놓은 더덕에 물을 들인 다음 나머지 양념을 넣어 새콤달콤한 맛이 나게 무친다.
3 차돌박이는 얄팍하게 저며 썰어 양파즙, 마늘즙을 끼얹고 나머지 고기양념으로 버무려 재워둔다.
4 잘 달군 팬에 기름을 살짝 두르고 양념한 차돌박이를 겹치지 않게 한 장씩 펴서 앞뒤로 구워 익힌다.
5 접시에 차돌박이와 사과를 켜켜로 담고 위에는 잣가루를 뿌리고, 옆에는 더덕 생채를 소복이 담아 구운 고기에 더덕 생채를 싸서 먹는다.

008 도라지

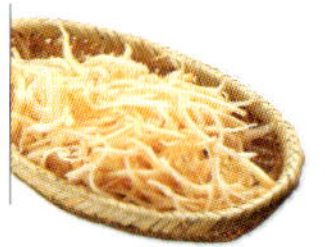

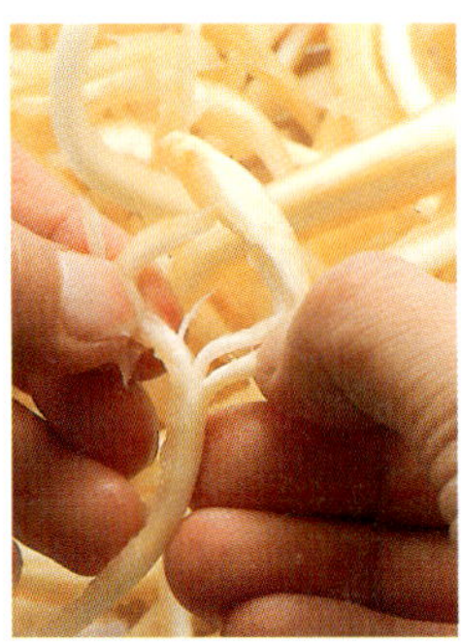

맛은 쓰고 맵고 성질은 약간 따뜻합니다. 풍부한 섬유질과 칼슘, 철분을 비롯하여 단백질, 무기질, 비타민과 사포닌 등이 들어 있는 우수한 알칼리성 식품이지요. 도라지는 '길경'이라는 이름으로 약용합니다. 약간의 독이 있고 쓴맛이 강하므로 약에 쓸 때는 뿌리를 캐어 노두(뿌리 꼭대기)를 제거하고 쌀뜨물에 하룻밤 담갔다가 불에 말려서 사용합니다.

태음인에게 잘 맞습니다

태음인과 궁합이 잘 맞으며, 작은 상처도 곪기 쉬운 체질을 개선해 줍니다. 단, 음허로 인한 만성기침에는 쓸 수 없고, 각혈할 때는 오히려 더 악화할 수 있으므로 쓰지 않습니다. 특히 위궤양에는 도라지가 위장 점막에 자극을 주므로 사용하지 않습니다.

가래를 삭이는 묘약입니다

쌉쌀한 맛이 입맛을 돋우는데, 건위·정장·강장 효능이 있습니다. 주된 약효 성분인 사포닌이 풍부하여 기관지의 분비를 촉진해 진해·거담의 묘약으로 잘 알려져 있습니다. 그래서 상기도감염증, 급성기관지염, 폐렴, 폐농양, 천식, 결핵 등에 씁니다.

목이 부어 통증이 있을 때 효과가 있습니다

오래된 피를 체외로 배출시키는 작용도 하고, 배농작용으로 화농의 고름을 빠지게 해 상처를 아물게 합니다. 인후염이나 편도선염으로 목이 많이 부었거나 마비됐거나 통증이 있거나 발음장애가 있을 때 씁니다.

Good 잘 맞는_음식궁합

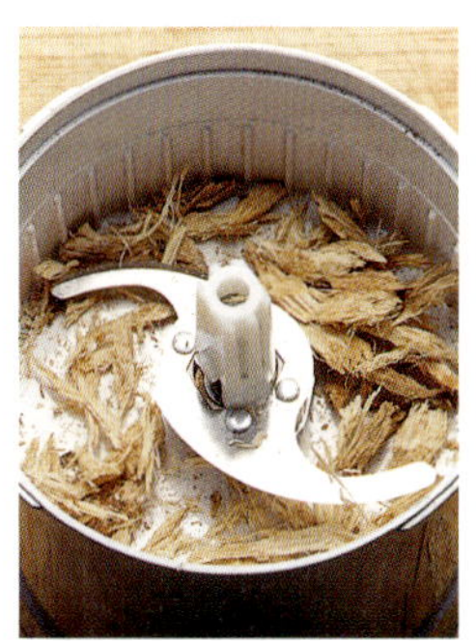

도라지와 감초

도라지만 끓여 마시면 약효가 강해서 때로 구토를 일으킬 수 있으므로 감초를 배합합니다. 목이 아프거나 편도선염이 심할 때 좋습니다.

도라지와 칡뿌리

술을 많이 마셔 어지럽고 속이 쓰릴 때는 도라지와 칡뿌리를 함께 끓여 꿀을 타서 마시면 속이 풀리고 술독도 없앨 수 있습니다.

도라지와 귤껍질 · 도라지와 치자

갑자기 오한이 나거나 더위를 먹었을 때는 도라지와 말린 귤껍질을 배합하여 끓여 마십니다. 불면증, 심장이 약할 때는 도라지와 치자를 함께 끓여 드세요. 동의보감에는 도라지가 천식을 다스린다고 나와 있습니다. 어린아이라면 도라지를 10g씩 끓여서 하루에 여러 번에 나누어 먹이고, 어른이라면 20g을 끓여서 냉장고에 두고 수시로 마시세요.

Bad 맞지 않는_음식궁합

도라지와 돼지고기
도라지는 기침 천식에 좋은 식품이지만 돼지고기와 함께 먹으면 효능이 반감합니다.

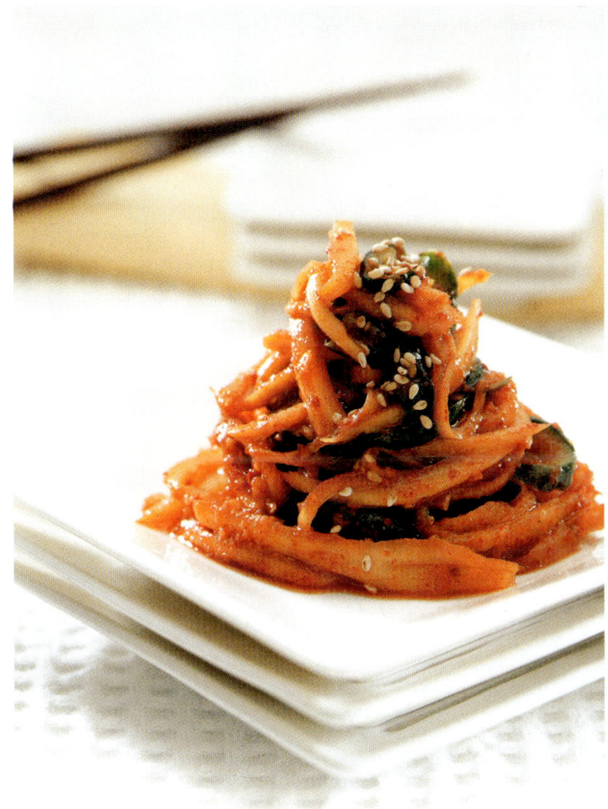

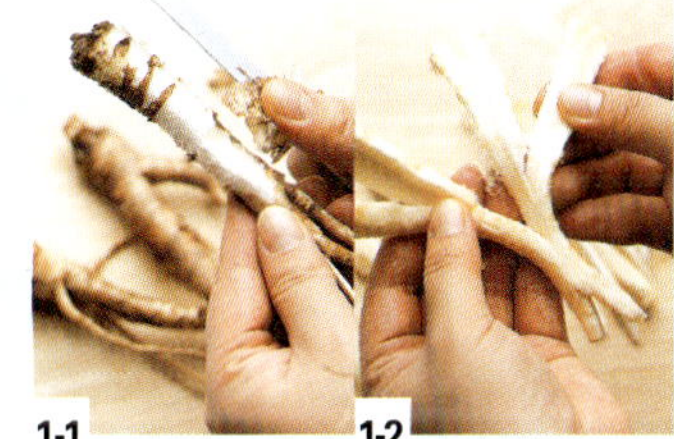

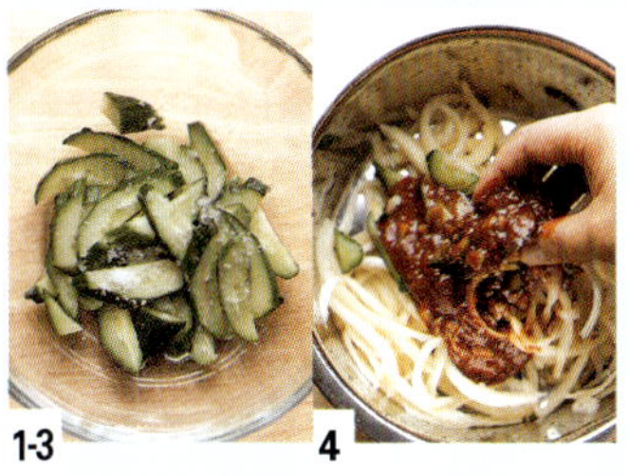

도라지와 식초의 만남
도라지오이무침

주재료 도라지 150g,
오이 120g

[무침양념] 고추장 1큰술,
고춧가루 1큰술,
다진 마늘 1큰술,
다진 파 1큰술, 식초 1큰술,
설탕 1큰술반, 소금 1/2작은술

1 도라지는 가늘게 찢고, 오이는 반 가른 후 어슷 썰어 각각 소금에 절인다.
2 소금에 절인 도라지와 오이는 각각 찬물에 씻어 물크러지지 않게 베보에 싸서 물기를 짠다.
3 볼에 양념 고추장 재료를 섞어 무침 양념을 만든다.
4 넓은 그릇에 도라지와 오이를 담고 양념으로 도라지에 먼저 물을 들인 후 오이를 섞어 새콤달콤하게 무친다.

009 두릅

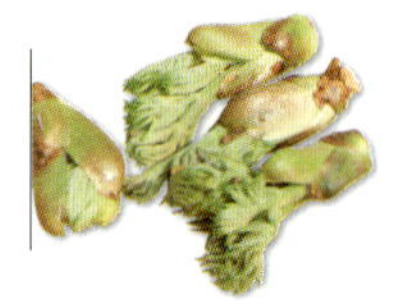

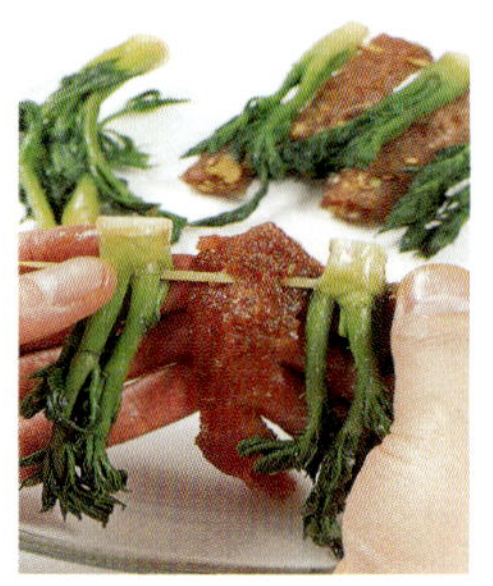

'산채의 제왕' 이라 불리는 두릅은 맛이 맵고 성질이 차지도, 뜨겁지도 않아 누구에게나 좋은 식품입니다. 영양도 풍부해 비타민 C, B₁, 칼슘 등이 많고 칼륨, 디아스타제, 타닌 등이 들어 있습니다. 잎에는 헤데라제닌 등의 성분이 들어 있으며 칼슘, 철분, 리보플라빈, 비타민 A · C 등이 함유되어 있습니다. 열매에는 페트로세리닉산 등이 함유되어 있습니다.

혈액순환을 돕고 피로회복에 좋습니다

불안 · 초조 · 불면증을 없애며, 우울증으로 두통 · 어지럼증이 있을 때 좋습니다. 스트레스를 해소하며 자율신경실조증에도 좋습니다. 해열 · 거담 작용이 있어 열을 내리고 가래를 없애는 데 씁니다. 당뇨병으로 무기력할 때도 좋으며, 쓴맛을 내는 사포닌 성분은 혈액순환을 돕고 피로해소에 좋습니다.

위궤양, 고혈압, 신경통을 개선합니다

건위작용을 해 식욕을 돋우며 위경련 · 위궤양 등에도 좋고, 혈중지질을 낮춰주므로 고혈압도 개선합니다. 이뇨작용 · 거풍작용 · 진통작용 · 강정작용도 합니다. 그래서 부종, 신장염, 관절염, 신경통 등에도 폭 넓게 이용되는데 약으로 쓸 때는 가시가 많이 붙어 있는 나뭇가지를, 칼로 잘게 썬 다음 그늘에 말려서 씁니다.

두릅과 감초

위궤양에는 두릅의 뿌리껍질 12g에 감초 6g을 넣고 물 세 대접을 부은 다음 물이 반으로 줄어들 때까지 달여 두고 하루 네 번씩 빈속에 마십니다.

두릅과 초장

두릅은 살짝 데친 후 참기름과 깨소금에 무쳐 초고추장이나 겨자즙에 찍어 먹어야 비타민 파괴가 적습니다. 잎이 녹색이며 너무 피지 않은 것, 잎줄기에 붙은 가시를 만졌을 때 아플 정도로 싱싱한 것을 고르세요.

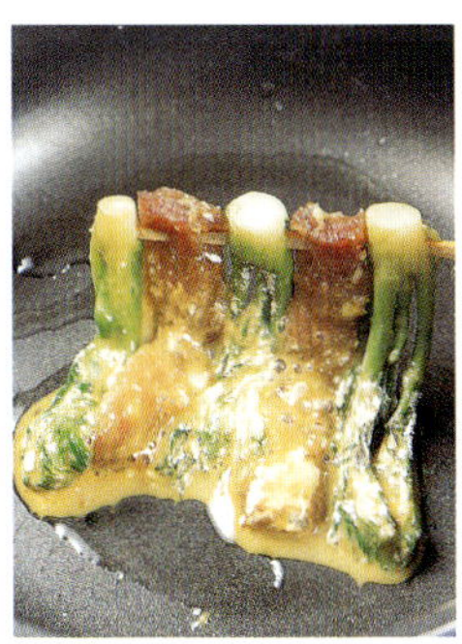

두릅과 쇠고기

두릅과 쇠고기는 궁합이 잘 맞습니다. 두릅을 살짝 데쳐서 양념해 쇠고기와 함께 꼬챙이에 꿰어 밀가루를 묻히고 달걀을 씌워 지져 먹습니다. 기운이 나게 하며 입맛을 돋워 줍니다. 두릅은 칼슘, 칼륨, 마그네슘 등 미네랄이 풍부합니다. 봄을 탈 때에 피로회복에 매우 좋습니다.

plus one

○● 만성적인 두통이 있을 때

두릅에는 비타민 C와 B_1 외에 신경을 안정시키는 칼슘이 많이 들어 있어 마음을 편하게 해 주고 불안, 초조감을 없애 줍니다. 또 혈당 강하 작용이 있어 당뇨병 때문에 기력이 없고 머리가 아픈 사람에게도 좋습니다. 약효가 있는 부분은 뿌리 줄기 부분인데 말려서 생약 재료로 쓰기도 합니다. 제철에는 시장에서 쉽게 구할 수 있지만 그렇지 않을 때는 건재약국에 가면 말린 두릅을 구할 수 있습니다. 우울증이 있는 사람은 만성적인 두통과 함께 식욕부진이나 초조감을 호소하게 되는데 이런 사람들은 하루에 12g씩 물 3컵을 붓고 끓여 그 물을 마시면 좋습니다. 두릅즙을 계속 마시면 두통뿐 아니라 신경통, 류머티즘 증세도 다스릴 수 있습니다.

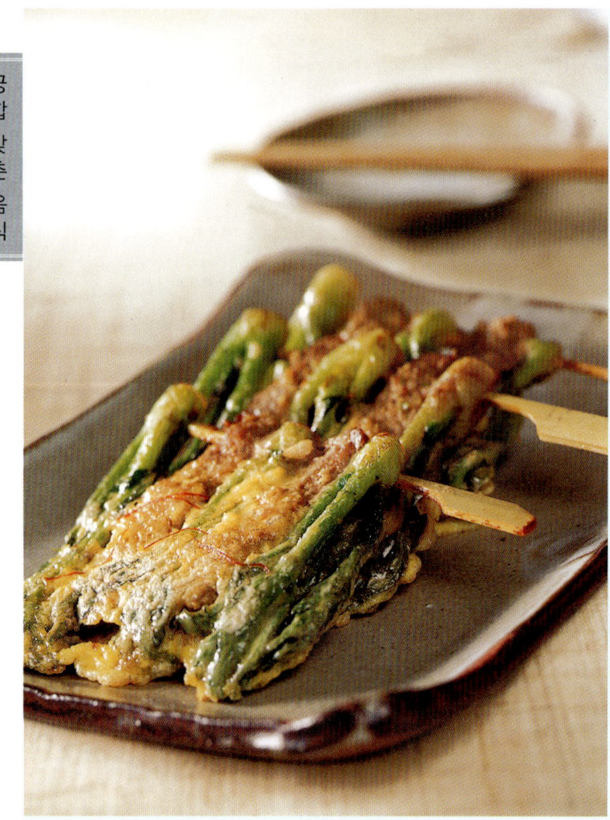

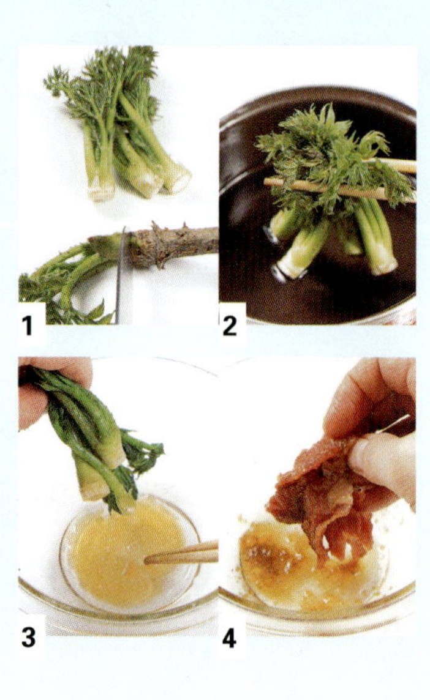

두릅과 쇠고기의 만남

두릅적

주재료 두릅 15줄기,
쇠고기 100g, 밀가루 적당량,
달걀 2~3개, 식용유 적당량,
산적용 꼬치 적당량
[쇠고기양념] 다진 파 2작은술,
다진 마늘 1작은술,
간장 1큰술, 설탕 1/2큰술,
참기름 2작은술,
깨소금 1작은술, 후춧가루 조금
[두릅양념]
소금 · 참기름 조금씩

1 두릅은 밑동과 잎 사이를 칼로 자르고 손질한다.
2 손질한 두릅은 끓는 소금물에 뿌리 부분부터 넣고 새파랗게 데친 다음 찬물에 헹궈 물기를 꼭 짠다.
3 그릇에 두릅 양념을 분량대로 넣고 두릅을 넣어 무친다.
3 쇠고기는 핏물을 제거한 다음 길이 4~5cm, 사방 2cm 굵기로 썰어 칼등으로 자근자근 두드려서 쇠고기 양념에 버무린다.
4 산적 꼬치에 두릅과 고기를 번갈아 꿴 다음 밀가루와 달걀을 묻혀 잘 달군 팬에 지진다.

010 무

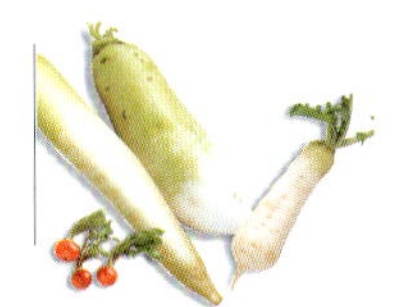

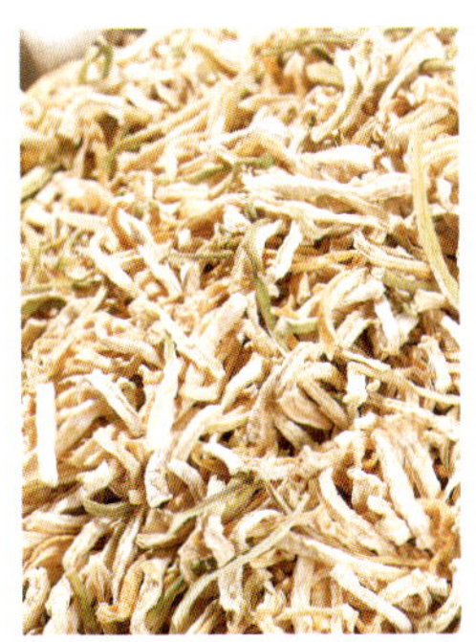

무는 맛이 매우면서 달고, 성질이 따뜻합니다. 혹은 차다고도 하고 평하다고도 합니다. 그러면서 독은 없습니다.

무말랭이는 보통 겨울에 무를 썰어 말리지만 여름 무를 썰어 강렬한 햇볕에 말리면 철분, 비타민 $B_1 \cdot B_2$, 칼슘 같은 성분이 크게 늘어나는데, 특히 철분은 시금치보다 많아질 정도입니다.

소화를 촉진하고 장 내 노폐물을 청소해 줍니다

무에 풍부하게 들어 있는 디아스타제는 소화를 촉진하고, 리그닌이라는 식물성 섬유는 변비를 개선하며 장 내의 노폐물을 청소해 주기 때문에 혈액이 깨끗해져 세포에 탄력을 줍니다. 이 리그닌은 자른 면이 클수록 증가하므로 잘게 썰어 무말랭이를 만들어 먹으면 더 좋습니다. 무말랭이는 비타민 D 공급에도 한몫을 합니다.

뇌졸중 전조증상이 있을 때 좋습니다

무는 발암물질에 의한 유전자의 돌연변이를 방지합니다. 특히 직장암을 예방해 주는 작용이 큽니다. 또 뇌졸중으로 반신마비가 왔을 때 무를 많이 먹으면 회복에 좋습니다. 뇌졸중 전조증상이 있을 때도 좋습니다. 특히 갑자기 기온이 올라

가는 여름철만 되면 혈압에 이상을 일으키는 사람에게 좋습니다.

〈동의보감〉에는 "오장에 있는 나쁜 기운을 씻어 내고 폐위(폐가 위축되는 병)로 피를 토하는 것과 허로로 여윈 것, 기침하는 것을 치료한다"고 했습니다.

껍질째 요리하는 것이 좋습니다

무의 껍질에 소화효소와 비타민 C가 많으므로 껍질째 요리하는 것이 좋습니다. 무가 기(氣)를 내리는 데는 제일 빠릅니다. 그러나 오랫동안 먹으면 혈기(영혈과 위기)가 잘 돌지 못하게 되고 수염과 머리털이 빨리 희어집니다.

Good 잘 맞는_음식궁합

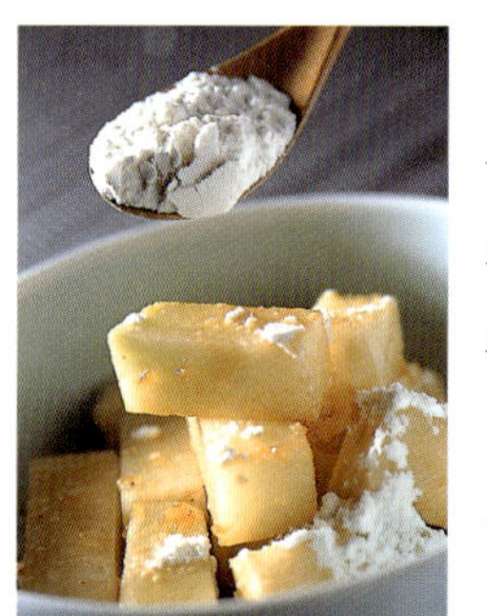

무와 찹쌀

무와 찹쌀은 궁합이 잘 맞습니다. 몸이 찬 체질로 늘 소화가 안 되고 속이 쓰릴 때는 무를 채 썰어 찹쌀가루와 섞어서 '무떡'을 만들어 먹습니다.

무와 메밀 · 밀 · 보리

무와 메밀은 궁합이 잘 맞습니다. 무는 메밀의 살리실아민과 벤질아민이 몸에 부담을 주는 것을 완화해 줍니다. 메밀을 먹고 중독되었을 때, 혹은 알레르기를 일으켰을 때 무를 먹으면 해독이 됩니다. 또 메밀을 먹고 소화가 안 될 때 무의 각종 소화효소가 소화를 돕습니다. 무와 밀도 천상배필입니다. 국수를 먹고 체하거나 중독된 것을 풀어 줍니다. 이밖에 보리의 독도 풀어 줍니다.

무와 무화과

무와 무화과를 배합하면 목에 염증이 생겨 아픈 증상을 완화시키는 데 효과적입니다. 껍질을 벗긴 무화과에 무즙을 섞어 드세요. 차게 마시면 더 좋고, 꿀을 타도 좋습니다.

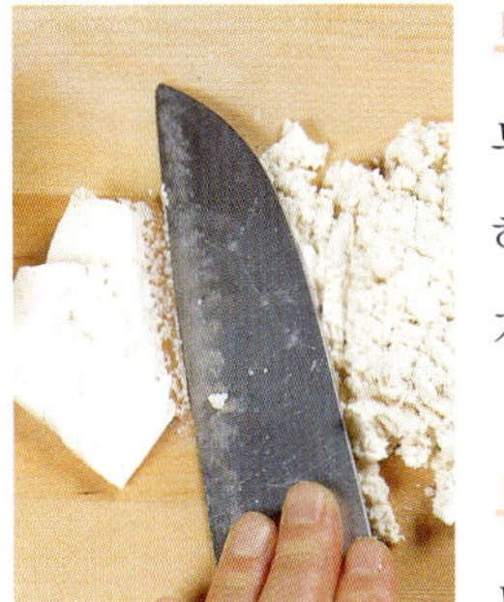

무와 두부

무는 두부와 궁합이 맞습니다. 냉한 체질로 설사를 잘 하거나 방귀를 잘 뀌는 경우 두부를 먹으면 중독이 되기 쉬운데, 이때 무 끓인 물을 마시면 해독이 됩니다.

무와 꿀

무와 꿀은 궁합이 잘 맞습니다. 호주머니에 사탕이 녹았을 때 무즙으로 문지르면 깨끗해질 정도로 흡수가 잘됩니다. 무를 껍질째 얇게 저며 꿀에 재우면 무가 쪼글쪼글해지면서 무꿀즙이 생기는데, 이것이 감기나 기침 등 호흡기질환에 쓰이는 민간약입니다. 오래된 설사나 이질에도 무즙에 꿀을 타서 따뜻하게 먹으면 곧 낫습니다.

무와 식초 · 생강

무를 식초에 절여 먹으면 냉방병으로 열이 나며 기침하고 목이 갈라지고 목이 아프며 가래가 많이 끓을 때 좋습니다. 무즙에 생강즙을 타 마셔도 좋습니다.

무와 감

무와 감을 배합하면 중풍을 예방하는 데 도움이 됩니다. 무즙과 감즙을 같은 양씩 섞어 하루 두세 번에 걸쳐 소주잔으로 한 잔씩 빈속에 드세요.

무와 소금

무즙에 소금을 조금 넣어 먹으면 코피나 피를 토하는 것, 가래에 피가 섞여 나오는 것을 치료합니다. 기가 내려가면 피가 멎습니다.

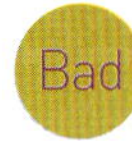 **맞지 않는 _ 음식궁합**

무와 오이

무와 오이는 궁합이 안 맞습니다. 오이를 자르면 아스코르비나아제라는 비타민 C 분해효소가 생기는데, 이것이 무의 비타민 C를 파괴합니다.

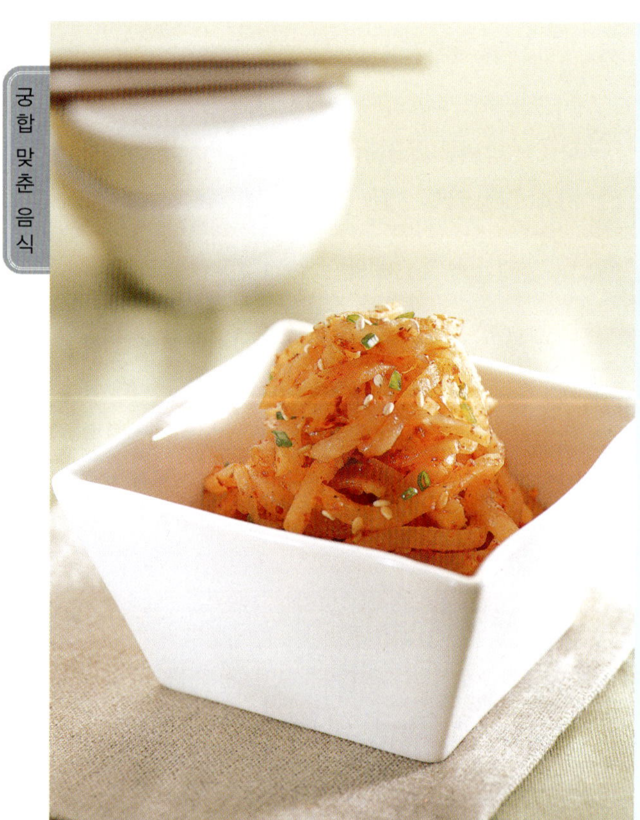

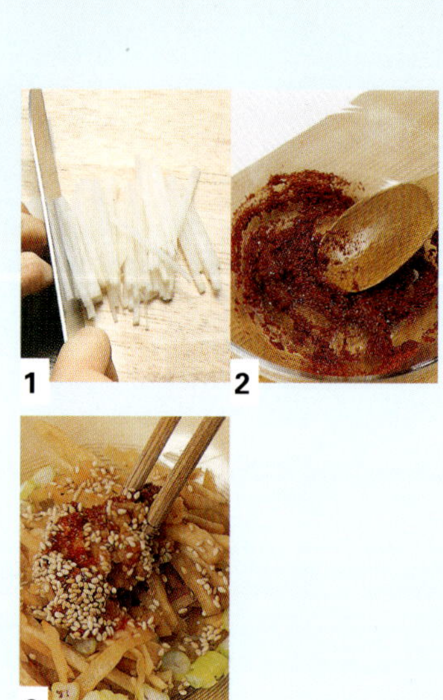

무와 꿀의 만남

무생채

주재료 무 1/3개,
고춧가루 1큰술, 꿀 1작은술,
다진파 2큰술,
다진마늘 1작은술,
소금 · 후춧가루 · 깨소금 ·
참기름 1작은술씩

1 무는 깨끗이 문질러 씻은 다음 껍질째 얇게 썬 후 곱게 채 썬다.

2 우묵한 그릇에 채 썬 무를 담고 고춧가루, 꿀, 다진 파 · 마늘 · 후춧가루 · 소금 · 참기름을 분량대로 넣어 조물조물 무친다.

3 무생채가 맛있게 무쳐지면 그릇에 담고 깨소금을 뿌린다.

○● 무씨와 궁합

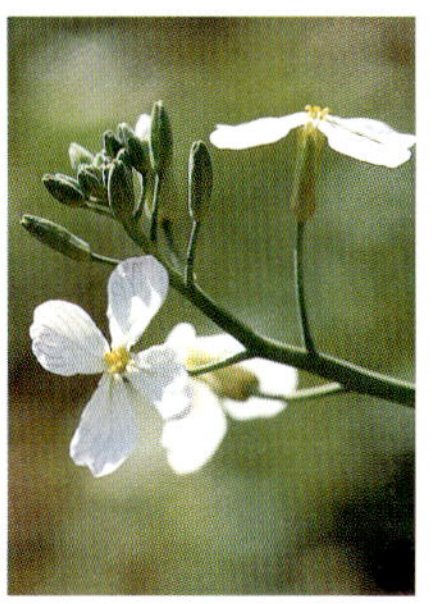

무씨를 나복자라고도 하는데, 맛은 맵고 기를 잘 내리게 하는 작용을 하여 숨이 차거나 기침할 때, 배가 팽팽하게 불러오거나 배에 응어리가 생겼을 때 치료 효과가 있습니다. 그 밖에 대소변을 잘 나가게 하고, 중풍을 예방하며, 특히 편두통을 다스립니다.

■무씨와 좁쌀

체기나 소화장애로 배가 그득해지거나 뱃속에 응어리가 생긴 데 좋습니다. 무씨를 볶아 가루를 내어 좁쌀죽에 타서 거른 다음 즙을 받아 기름과 꿀을 조금씩 넣고 저어서 따뜻하게 먹으면 속이 편해집니다.

■무씨와 콩

무씨는 콩이나 국수로 인한 체증에 좋습니다. 또 두부와도 궁합이 맞아 두부를 먹고 중독이 되었을 때 무씨를 갈아 가루약처럼 먹으면 도움이 됩니다.

○● 무잎과 궁합

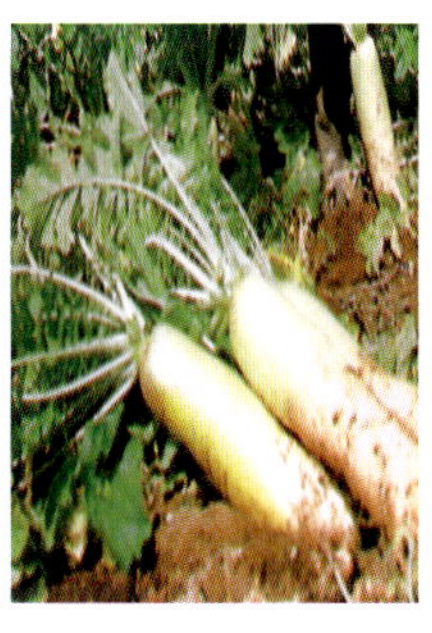

무잎에는 섬유소가 많고 칼슘도 많습니다. 그래서 몸의 여러 기능을 조절하고 배변을 부드럽게 하며, 세포에 활력을 줍니다. 냉증이 심한 여성의 음부 가려움증에도 좋고 또 빈혈도 예방하며, 다량의 카로틴을 함유하고 있어서 암이나 무서운 만성질환을 일으키는 활성산소를 무력화 합니다.

■무잎과 소금 · 참깨

무잎을 삶을 때 소금을 넣은 뜨거운 물에 살짝 삶아 참기름을 듬뿍 치고 참깨를 뿌려 먹으면 좋습니다. 소금은 무 잎의 비타민 C가 물속으로 빠져나가는 것을 막아주고, 참기름은 카로틴의 체내 흡수를 도우며, 참깨는 비타민 E를 보급해 주기 때문입니다.

011 순무

소화기능을 다스리고
치매 예방에도 좋습니다

순무는 겨자과에 딸린 한해 또는 두해살이풀로 무와 한가지입니다. 순무를 만청이라고도 하는데, 무보다 오랜 역사를 가진 야채가 순무입니다.

제갈량이 병사들로 하여금 순무를 심어 길러 양식으로 보급했다고 하여 제갈채라는 이름도 갖고 있습니다. 다만 순무는 무보다 뿌리가 퉁퉁하며 둥글거나 길고 물이 많습니다. 빛깔은 백색, 적색, 자색입니다.

뼈와 치아를 튼튼하게 하고 치매도 예방합니다

순무는 대단한 알칼리성 식품으로 잎에는 칼륨이 상당량 함유되어 있고, 모든 채소 중에서 칼슘 함유 비율이 가장 높습니다. 비타민 C 함유량은 오렌지와 토마토의 3배나 된다고 합니다. 따라서 뼈를 튼튼하게 하고 치아를 견고하게 하며, 엽산도 풍부하게 들어 있어 치매 예방에도 좋습니다.

소화기능과 기를 다스립니다

순무의 뿌리와 잎은 맛이 쓰고 성질은 따뜻하여 오장을 이롭게 하고, 소화를 도우며 몸을 가볍게 하고 기를 내리기도 하고 기를 늘리기도 합니다. 또한 기침을 다스리고 가슴과 배의 냉통을 없애고, 풍기로 생긴 종양이나 유방의 응어리도 다스립니다.

순무씨 한 홉을 삶아 말리고 삶아 말리기를 3번 이상 거듭한 후 가루를 내어 쌀과 함께 죽을 쑤어 먹으면 태음인의 기력을 살리는 데 아주 좋습니다.

황달을 다스리고 눈도 밝게 해 줍니다

순무의 씨를 만청자라고도 하는데 오래 복용하면 곡식을 끊고도 장생할 수 있
다고 했습니다. 또한 황달을 다스리고, 발한작용과 이뇨작용을 하며, 복강내 종
양을 없애고, 눈도 밝게 해 줍니다. 그래서 노인성 백내장이나 눈의 피로를 예
방하는 데 사용합니다.

주근깨를 없애고 발모 효과가 있습니다

순무씨로 기름을 짜서 얼굴에 바르면 주근깨를 없애고, 머리에 바르면 머리카
락이 윤택해진다고도 했습니다. 원형탈모증에도 씨를 갈아 으깨 소량의 술을
섞어 환부에 문질러 마사지하면 머리카락이 돋아납니다.
한편 순무의 꽃도 약으로 씁니다. 꽃을 달여 마시면 간장의 활동을 돕고 황달을
없애며 간염에 좋다고 합니다.

Good **잘 맞는_음식궁합**

순무씨와 쌀

순무씨 한 홉을 삶아 말리고, 또 삶아 말리기를 3번 이상 거듭한 후 가루를 내어
쌀과 함께 죽을 쒀 먹으면 시력을 좋게 하고 허로를 보하며 기를 늘립니다.

순무씨와 거미

순무 심은 데는 거미가 없다고 합니다. 순무는 우리나라에서 김포, 강화 등 일부
지방에서만 재배되고 있는 특산품입니다. 한방에서도 순무를 많이 활용하는데
봄철에 딴 순무 꽃을 햇볕에 잘 말렸다가 씁니다. 하루 15g씩 차로 끓여 마시면
원기가 부족해 잠이 쏟아질 때 효과가 있습니다. 순무꽃 15g을 물 3컵에 부어 반
으로 줄어들 때 까지 끓여 하루 세 번 나누어 마시세요. 거미에 물려 독이 속으로
들어가서 위태한 데는 순무씨를 가루 내어 술을 담가 먹고 씨로 짠 기름을 개어
붙입니다.

012 미나리

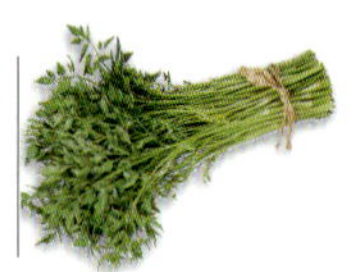

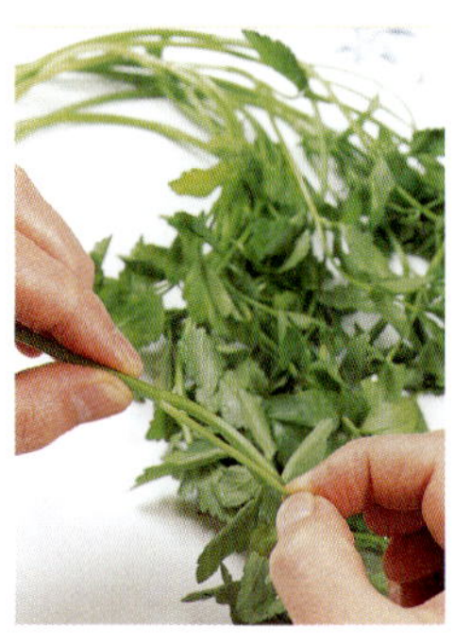

미나리는 성질이 찬 식품입니다. 그래서 열성체질인 소양인에게 잘 맞습니다. 옛날 초나라 사람들이 굶주림을 미나리로 달랬다 해서 미나리를 일명 '초규' 라고도 하는데 맛은 달고 성질은 서늘합니다.

알파피넨, 테르피놀렌 등을 함유하고 있으며, 비타민 A · B · C와 플라본, 칼륨, 칼슘, 철분 등이 많이 들어 있는 알칼리성 식품입니다.

혈액순환을 돕고 대소변을 순조롭게 합니다

미나리는 모든 열성 질환 및 열병을 앓고 난 뒤 회복이 잘 되지 않을 때 좋습니다. 또한 혈액순환을 돕고, 대소변을 순조롭게 소통시켜 줍니다. 또 지혈작용을 하므로 각종 출혈성 질환에 좋고, 해독작용이 있으므로 간질환이나 숙취에 좋으며, 특히 식중독이나 약물중독을 일으켰을 때 약이 됩니다.

빈혈에 좋고 머리를 맑게 합니다

미나리에는 엽록소, 엽산, 철분 등이 많이 들어 있어 빈혈에 좋고, 혈액을 깨끗하게 해 줍니다. 따라서 갈증을 풀고 머리를 맑게 해 줍니다. 꾸준히 먹으면 고혈압, 갱년기장애, 류머티즘, 신경통 등에 효과를 볼 수 있습니다. 또 향기를 내는 정유 성분이 보온작용을 하므로 월경과다증과 냉증에도 좋습니다.

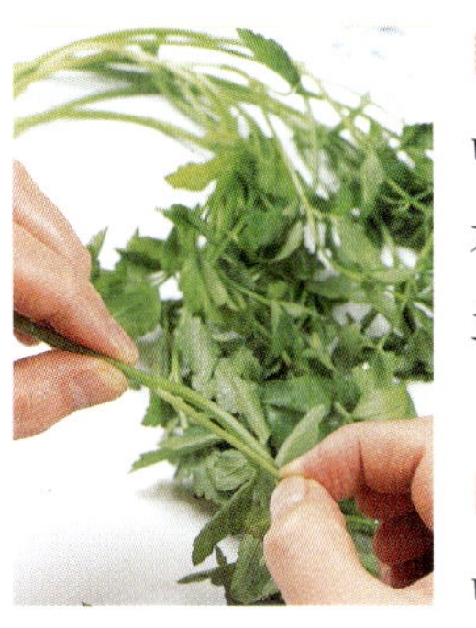

미나리와 차조기

미나리와 차조기를 배합하면 정신성 무월경증에 효과가 있습니다. 미나리 줄기를 바짝 말려 가루 낸 것을 1회 6g씩, 1일 3회 차조기 달인 물로 복용하세요.

미나리와 쑥갓

미나리와 쑥갓을 배합하면 초기 고혈압에 효과가 있습니다. 미나리도 혈압강하 작용이 있지만 쑥갓도 모세혈관을 확장하여 혈압을 내려 주는 마그네슘 성분이 풍부하게 들어 있기 때문입니다.

미나리와 생선

미나리는 수질정화 식물로 쓰일 정도로 중금속 등의 독성을 중화하는 것으로 잘 알려져 있지요. 미나리는 생선중독을 일으켰을 때도 해독작용을 합니다. 미나리를 뿌리까지 썰어 멥쌀로 죽을 쒀서 뜨겁게 먹으면 그 독을 제거할 수 있습니다.

미나리와 금속

금속 중독을 해독해 줍니다. 금, 은, 구리, 주석, 철 등에 중독되었을 때 미나리가 해독제 역할을 합니다.

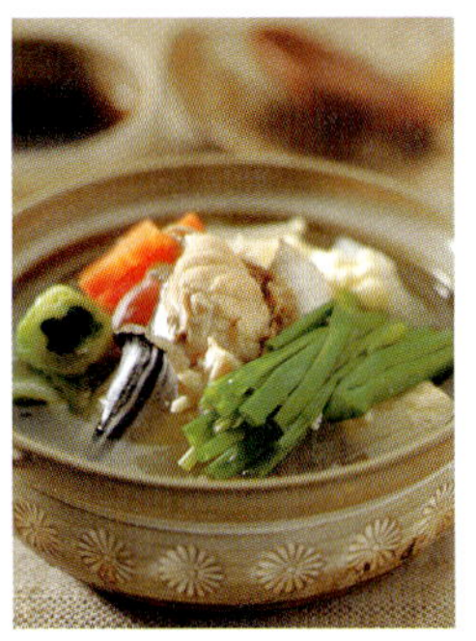

미나리와 복어

미나리와 복어는 궁합이 맞습니다. 복어의 알, 간, 혈액 등에는 무서운 독 성분이 있습니다. 알에는 테트로도톡신, 간에는 레파르키신이라는 독이 들어 있는데, 이 독에 중독을 일으키면 때로 목숨을 잃기도 합니다. 그래서 복어에 미나리를 듬뿍 넣어 먹으면 맛이 좋아질 뿐 아니라 해독효과가 있어 식중독을 예방할 수 있습니다. 미나리뿐 아니라 배추, 물쑥, 갈대 싹과 함께 끓여 먹어도 해독 효과가 있지만 복어의 빛깔이 검고 점무늬가 있는 것, 그리고 3월 이후에는 복어를 안 먹는 것이 좋습니다. 5월 산란기 전에 독성이 가장 강하기 때문입니다.

미나리와 겨자

미나리는 겨자와 궁합이 잘 맞습니다. 미나리를 무칠 때 겨자나 참깨를 넣으면 산뜻한 맛과 향기가 더욱 잘 살아납니다. 술을 마신 다음 입맛이 없어 식사를 못 할 때 미나리 생즙을 한 두잔 마셔 보세요. 술로 오른 열독을 소변으로 내보낼 수 있습니다.

○● 간단하게 만들어 먹을 수 있는 궁합 맞춘 미나리 음식

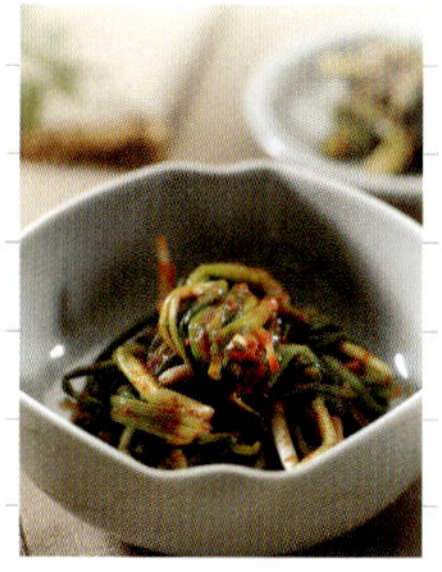

미나리는 향이 나는 방향성 식물입니다. 이 향긋한 맛은 식욕을 돋워 줍니다. 예를 들어 청포묵에 돼지고기, 미나리를 넣고 초장을 친 '탕평채' 라든지, 미나리를 데쳐 돌돌 말아 초고추장에 찍어 먹는 '미나리강회', 미나리를 소금에 약간 절여 짜서 밀가루와 달걀을 섞은 반죽에 무쳐 지져 먹는 '미나리적', 아니면 미나리무침이나 미나리김치도 미나리로 해 먹을 수 있는 궁합 맞는 음식입니다.

○● 여름 미나리는 독이 있습니다

'여름 미나리는 먹지 말라' 는 말이 있습니다. 이는 여름 미나리는 독이 있기 때문입니다. 여름 미나리에 들어 있는 독은 치쿠톡신이라는 성분인데 이것을 먹으면 구토나 현기증, 경련 등을 일으킵니다. 독미나리를 '연명죽' 이니 '만년죽' 이니 하고 부르기도 하지요. 인디언들이 자살할 때 이 독미나리를 먹었다고 합니다. 소가 먹어도 죽는다는군요.

○● 독미나리 구분하는 방법

독미나리는 보통 미나리보다 3배쯤 더 크며, 밑둥치에 마디가 있고, 마디 사이는 속이 비어 마치 속이 빈 죽순 같습니다.

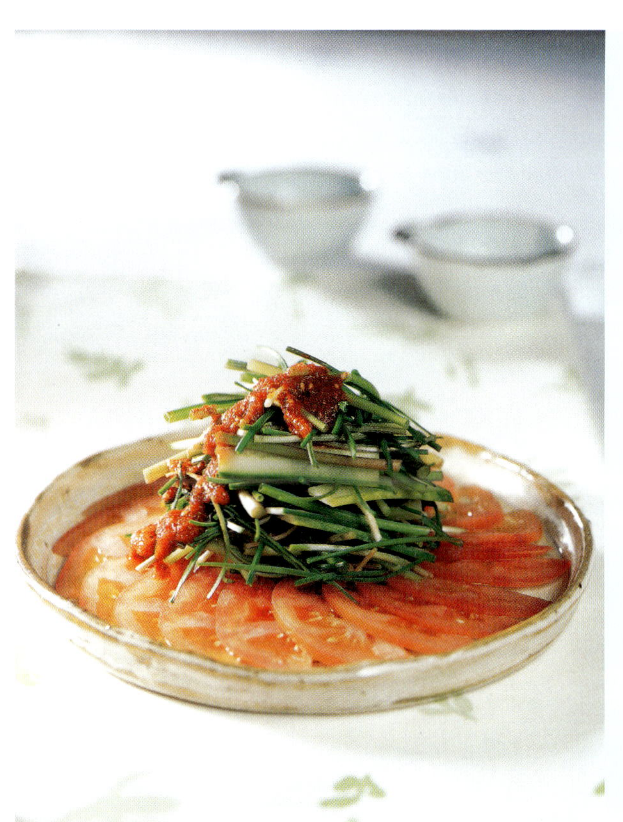

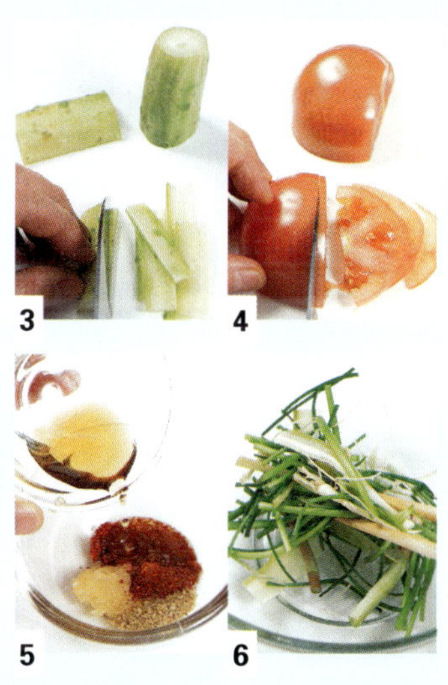

미나리와 참깨의 만남

미나리볶음

주재료 미나리 150g,
달래 50g, 오이 70g,
토마토 1/2개

[양념장] 멸치액젓 3큰술,
참기름 1큰술,
다진 마늘 2큰술,
설탕 1큰술, 깨소금 1큰술,
고운 고춧가루 1큰술,
굵은 고춧가루 1큰술

1 미나리 잎은 모두 떼어내고 줄기부분만 3cm 길이로 썬다.

2 달래는 뿌리 부분의 껍질을 벗긴 다음 씻어서 3cm 길이로 썬다.

3 오이는 3cm 길이로 썬 다음 골패 모양으로 썰고, 사과도 오이와 같은 크기로 썬다.

4 토마토는 반으로 가르고 얇게 썬다.

5 분량의 재료를 합하여 양념장을 만든다.

5 준비한 토마토를 접시에 돌려 담고 그 위에 오이와 미나리, 달래를 섞어 담은 후 양념장을 끼얹는다. 양념장에 버무려 담아도 된다.

013 배추

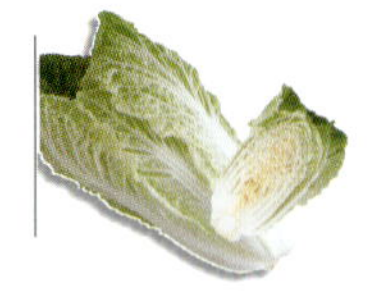

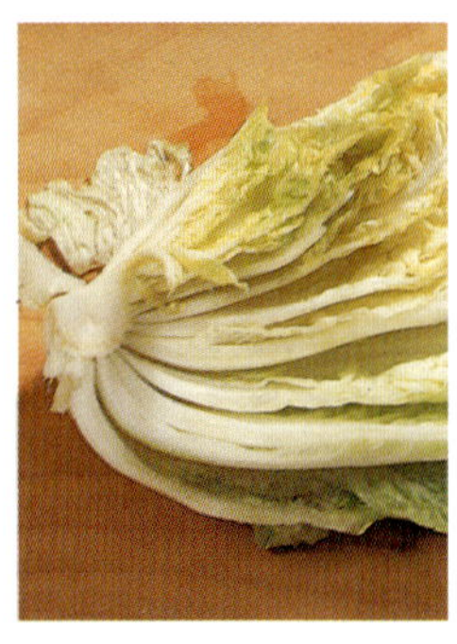

배추를 숭채라고도 하는데 이는 추운 겨울에도 시들지 않고 푸르러 소나무처럼 절개가 드높다 하여 붙여진 이름입니다. 또는 백채라고도 하는데 그 색이 청백하기 때문입니다. 예로부터 꽃의 왕은 모란이요, 과일의 왕은 여지요, 야채의 왕은 배추라고 했습니다. 제나라 문혜태자나 양나라 도홍경도 배추가 채소 중에 제일이라고 했고요. 배추는 맛이 달고, 성질이 차며, 독은 없습니다. 비타민 C가 아주 많이 들어 있고 식물성 섬유도 풍부합니다. 칼슘, 철분 등도 함유되어 있으며, 녹색 부분에는 카로틴 등이 풍부합니다.

감기 예방에 좋습니다

비타민 C가 풍부하여 감기 예방에 좋습니다. 특히 배추 속에 들어 있는 비타민 C는 열을 가하거나 소금에 절여도 잘 파괴되지 않습니다. 따라서 배추김치나 배춧국을 많이 먹어도 배추 속의 비타민 C 는 섭취하는 효과가 있겠지요. 또 비위와 장을 잘 소통시키기 때문에 가슴 속의 답답한 응어리를 없애 주고 식물성 섬유가 많아서 변을 부드럽게 하고 장을 쉽게 통과할 수 있도록 도와주기 때문에 정장작용과 변비에 좋고 대장암을 예방해 줍니다. 특히 배추의 인돌 성분은 발암물질로부터 몸을 보호한다고 합니다. 배추의 맛있는 시기는 11월~12월이므로 비타민이 결핍되기 쉬운 겨울철 영양공급원으로 많이 이용하는 것이 좋겠습니다.

옻이 올랐을 때나 생인손을 앓을 때 약으로 씁니다

과음 후 갈증을 풀어 주며, 민간에서는 옻이 올랐을 때 배추의 흰 줄기를 짓찧어 그 즙을 바르기도 했으며, 화상이나 생인손을 앓을 때 배추 데친 것을 붙이기도 했습니다.

배추씨로 짠 기름은 머릿기름으로 쓰입니다

배추씨는 가래가 끓는 천식을 치료하며 폐의 열을 떨어뜨립니다. 숙취도 풀어 주지요. 씨를 가루 내어 찬물에 타서 먹으면 됩니다. 또 배추씨로 짠 기름은 칼에 녹이 슬지 않도록 막아 주는 유용한 생필품이었으며, 머리카락을 반질반질하게 만드는 머릿기름으로도 쓰였답니다.

Good 잘 맞는_음식궁합

배추와 김치

배추 음식으로는 배추김치가 첫손에 꼽힙니다. 배추로 김치를 담그면 미네랄 흡수를 효율적으로 높이며, 또 유산균 등 유익한 균이 생겨 정장 효과가 높아집니다. 배추는 성질이 찬데, 생강·마늘·고추·파 등을 넣어 김치를 담그면 찬 성질이 중화되어 체질과 관계없이 먹을 수 있습니다.

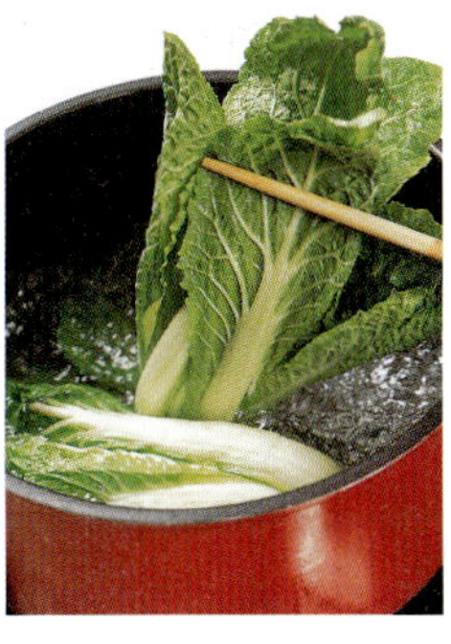

배추와 된장

배추의 퍼런 겉 잎을 데쳐 된장을 풀고 우거짓국을 끓이거나, 속의 고갱이로 쌈을 싸 먹으면 좋습니다. 예로부터 먹어왔던 음식으로는 배추찜, 배추저냐, 배추속대국, 배추꼬랑잇국 등이 있습니다. 특히 배추로 만든 '제수' 는 감기를 치료하는 효과가 아주 뛰어납니다. 약간 말린 배추에 뜨거운 물을 부어 사흘 가량 두면 식초 맛이 나는데, 이것이 바로 '제수' 입니다. 나물을 무치거나 국을 끓일 때 제수

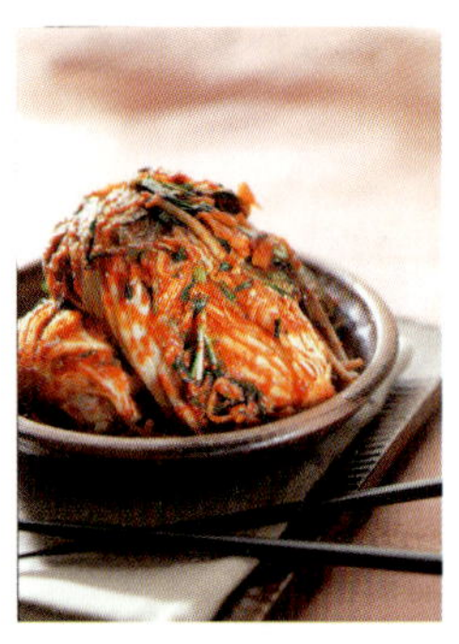

를 넣기도 하는데, 가래를 없애는 약효가 뛰어나기 때문에 감기로 기침, 가래가 심할 때 제수를 물에 타서 마시면 좋습니다.

배추와 무

배추와 무는 궁합이 잘 맞습니다. 배추나 무 모두가 체내 독소를 배출시키며 수독을 없애고 기혈의 흐름을 원활하게 하며 위와 장의 소통을 활발하게 할 뿐 아니라 비타민 C도 풍부하기 때문에, 이 두 가지를 배합하면 유효성분의 효과가 상승합니다.

배추와 식초

배추와 식초를 배합하여 무쳐 먹으면 좋습니다. 이른 가을배추를 식초에 무쳐 겉절이를 해 먹으면 계절의 풍미로 입맛을 돋울 수 있습니다. 이른 봄의 풋배추나 이른 가을의 싸리배추를 식초로 무쳐 섞박겉절이를 해 먹어도 좋습니다. 식초의 살균력으로 배추의 채독도 완화시킬 수 있습니다.

배추와 부추 · 갓

배추와 부추를 배합하면 여름에 좋고, 배추와 갓을 배합하면 가을에 좋습니다. 갓 중에서도 붉은 갓이 좋습니다. 예로부터 "매실이라는 말만 들어도 침이 고이고, 갓이라는 말만 들어도 눈물이 난다"고 했듯이 배추와 갓을 배합하면 맛이 특이해지고, 육류나 회를 먹을 때 좋습니다.

배추와 우유

배추와 우유를 배합하면 위장 점막을 보호해 주며 정장작용을 하고, 특히 배추의 맛이 한층 살아납니다.

배추와 생강

배추뿌리와 생강을 배합하면 감기에 걸려 오슬오슬 떨리고 열이 나며 두통이 있을 때 좋습니다. 깨끗이 씻은 배추뿌리에 생강과 흑설탕을 함께 넣고 끓이면 됩니다. 배추뿌리는 감기뿐 아니라 구역질이 멎지 않을 때도 좋습니다.

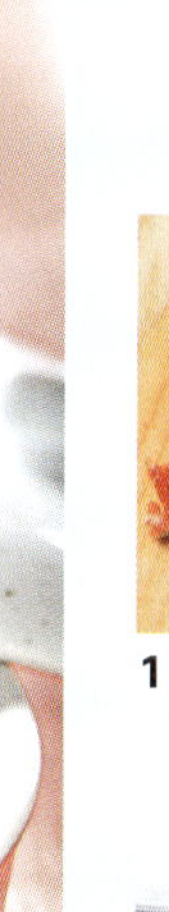
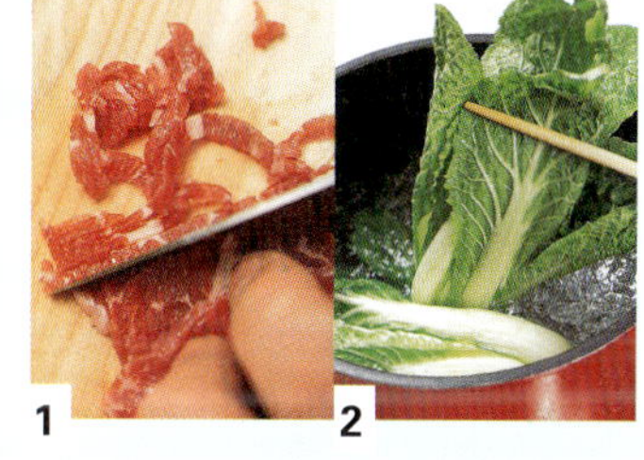
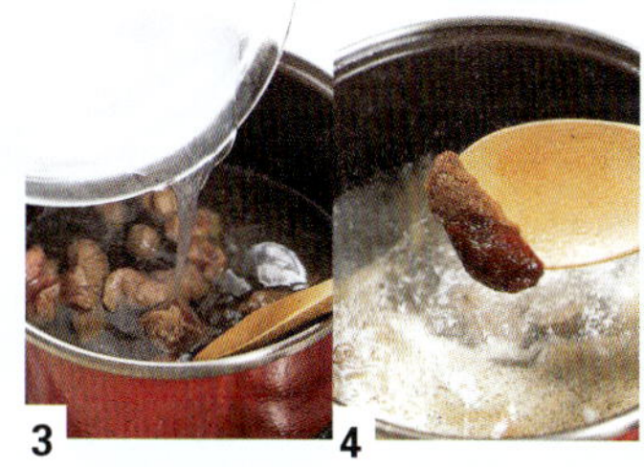

배추와 된장의 만남

배추속대국

주재료 쇠고기 200g,
얼갈이 배추 400g,
대파 30g, 참기름 1큰술
[국 국물] 된장 4큰술,
고추장 1큰술, 쌀뜨물 6컵
[양념] 다진 마늘 1큰술,
생강즙 1/2작은술

1 쇠고기는 납작하게 한입 크기로 썰고 대파는 어슷 썬다.

2 얼갈이 배추는 잘 다듬어 씻어 끓는 소금물에 살짝 데쳐
찬물에 헹군 후 물기를 꼭 짜 송송 썬다.

3 냄비에 참기름을 두르고 쇠고기를 볶다가 쌀뜨물을 붓고
된장, 고추장을 풀어 끓인다.

4 국물이 팔팔 끓으면 얼갈이 배추와 어슷 썬 대파를 넣고 분
량의 양념으로 맛을 내어 완성한다.

014 부추

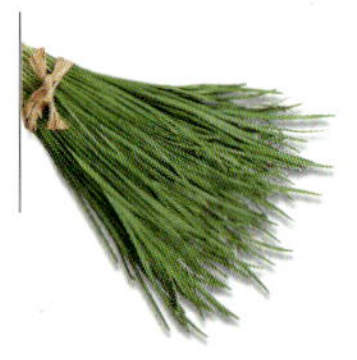

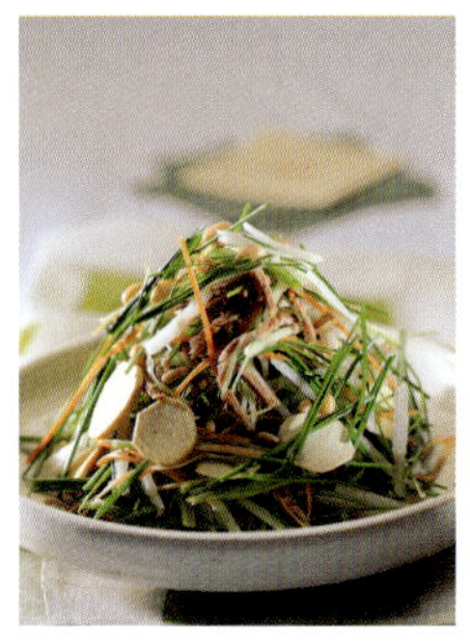

부추는 백합과의 여러해살이풀입니다. '구채' 라고도 합니다. 혹은 음욕을 치솟게 한다고 해서 일명 '양기초' 라고도 하지요. 부추를 약으로 쓸 때는 약간 짧고 부드러우며 짙은 녹색에 윤기가 나는 잎이 좋습니다. 부추는 맛이 맵고 약간 시며, 성질은 따뜻합니다. 카로틴, 비타민 $B_1 \cdot B_2 \cdot C$ 등이 풍부하며 칼슘, 철분 등도 풍부합니다. 독특한 냄새가 나는 것은 유화아릴을 함유하고 있기 때문입니다.

설사와 복통이 잦을 때 좋습니다

부추는 간기능을 강화하고 해독작용을 합니다. 또 몸을 따뜻하게 하며, 위와 장의 기능을 강화하고 촉진합니다. 따라서 배가 냉해져서 설사와 복통이 잦을 때 좋고, 특히 음주 후 설사에 좋습니다.

식중독을 풀어 줍니다

항균작용 및 혈액순환작용과 지혈작용도 합니다. 따라서 식중독을 풀며, 묵은 피를 배출하고, 혈액순환이 잘 안 되거나 어혈이 뭉쳐서 생긴 신경통을 치료하고, 각종 출혈성 질환에 쓸 수 있습니다. 이외에도 통풍을 예방하고, 신경안정제 역할을 합니다.

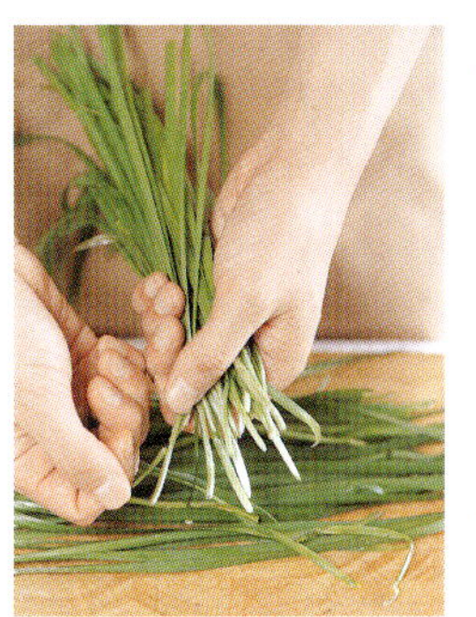

부추와 식초

부추와 식초를 배합하면 간보호 및 피로해소와 정력증진에 좋습니다. 부추즙에 식초를 타서 살짝 열을 가해 강한 냄새만 가시게 하여 먹습니다.

부추와 사과 · 토마토

부추와 사과를 배합하면 좋습니다. 강정 및 정장 효과가 상승합니다. 부추는 열성식품이고, 사과의 유기산이 신진대사를 활발하게 해 냉증을 다스리는 데 도움이 됩니다. 부추는 토마토와도 궁합이 잘 맞습니다. 소화를 돕고 간기능을 좋게 하며, 피를 맑게 해 주는 정혈작용이 강화됩니다. 또 신경흥분을 진정하는 작용도 합니다.

부추와 후추

부추와 후추를 배합하면 만성설사에 좋습니다. 부추죽에 후추를 듬뿍 뿌려 먹으면 설사, 감기, 정력쇠약에 효과가 있어요.

부추와 우유

부추와 우유를 배합하면 심한 입덧을 가라앉히는 데 효과가 있습니다. 부추생즙에 우유를 섞어 마시면 됩니다.

plus one

○● 부추음식에 대한 옛기록

부추에 대한 기록 중 〈광군방보〉에는 부추로 김치를 만들어 먹는다는 기록이 있으며, 〈선만식물지〉에는 부추를 간장과 식용유에 담갔다 익히지 않고 그대로 먹거나 열매의 즙을 마시고 죽으로도 만들어 먹었다고 기록되어 있습니다. 부추는 이렇게 예로부터 여러 가지 음식을 만들어 먹었으며, 또 한약재로 쓰여 왔습니다. 중국에서는 음력 정월에 부추 등 오신채를 먹는 풍습이 있는데 이렇게 하면 일 년 내내 전염병을 예방할 수 있다고 여겼답니다.

부추와 다시마 · 된장

부추와 다시마를 배합하면 좋습니다. 다시마를 우려내어 된장으로 맛을 내고 현미밥을 넣어 약한 불에서 끓이다가 부추를 넣고 뜨거울 때 먹습니다. 미네랄이 풍부한 알칼리성 음식으로 산성체질을 개선하며, 배변을 촉진하여 장 속의 유해물질을 빠르게 배설해 줍니다. 특히 된장국에 부추를 넣으면 짠맛도 줄이고 부족한 비타민도 보충할 수 있습니다.

부추와 생강

부추와 생강을 배합하면 구역질이 심한 경우에 좋습니다. 부추 생즙 한 컵에 생강즙을 조금 타서 드세요.

부추와 돼지고기

부추와 돼지고기는 궁합이 가장 좋습니다. 부추는 양성식품이고, 돼지고기는 성질이 차기 때문입니다.

부추와 참깨

부추와 참깨는 궁합이 좋습니다. 강한 엽록소를 갖고 있는 부추와 참깨를 합치면 맛도 잘 어울리지요. 참깨에는 비타민 E, 리놀산, 칼슘 등이 많고, 정자 조성을 촉진하며, 전립선염이나 통풍 예방에도 효과가 있는데, 부추에도 이런 작용이 있기 때문에 효과가 상승합니다.

Bad 맞지 않는_음식궁합

부추와 술 · 꿀

부추와 술 혹은 꿀은 궁합이 안 맞습니다. 부추도 열성식품인데 술이나 꿀 역시 체내에 열을 조성하기 때문입니다.

부추와 쇠고기

부추를 쇠고기와 배합하면 잘 어울리지 않습니다.

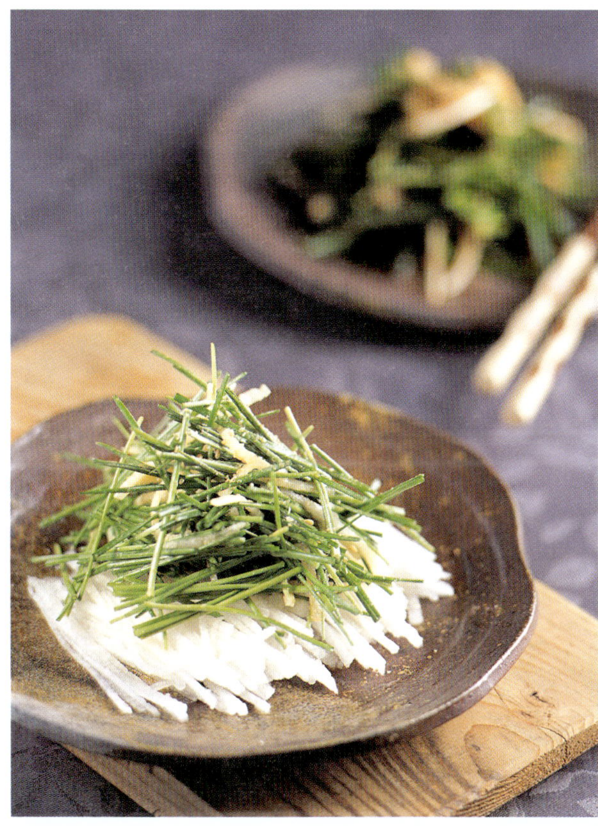

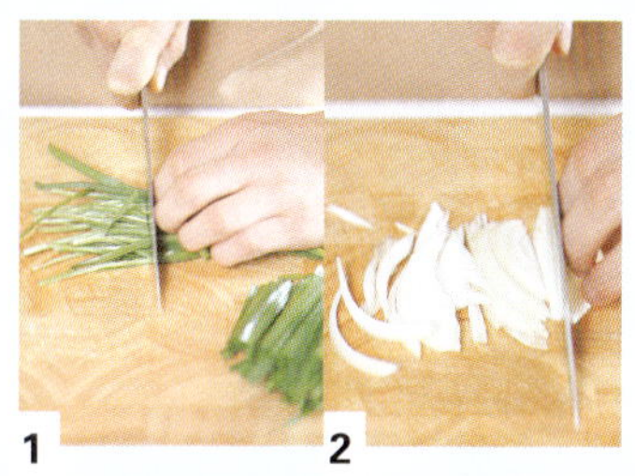

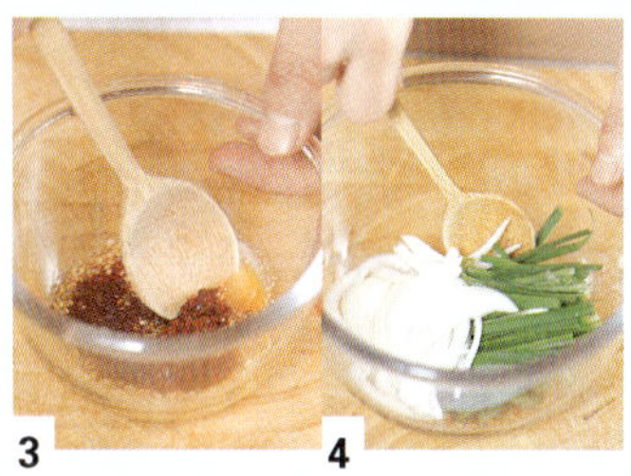

부추와 양파 · 식초의 만남

부추생채

주재료 부추 1/3단(70g),
양파 40g

[양념장] 진간장 2큰술,
식초 1큰술, 설탕 1큰술,
굵은 고춧가루 1/2큰술,
깨소금 1큰술

1 부추는 잘 다듬어 흐르는 물에 씻은 다음 물기를 없애고
3~4cm 길이로 자른다

2 양파는 곱게 채 썰고, 찬물에 한 번 씻어 물기를 없앤다.

3 분량의 재료를 합하여 양념장을 만든다.

4 부추와 양파를 양념장에 무쳐 접시에 담아 낸다.

015 브로콜리

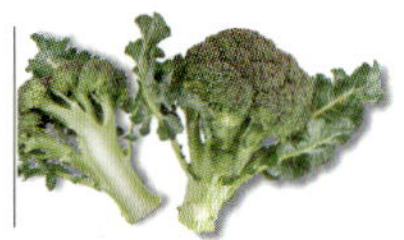

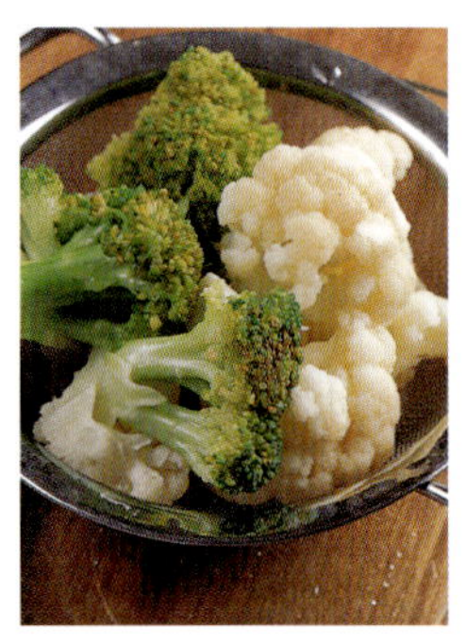

브로콜리는 여러 개의 꽃봉오리가 모여 커다란 송이를 이루고 있습니다. 아직 꽃이 피지 않은 것을 식용하는데, 봉오리가 단단하고 싱싱하며 가운데가 둥그렇고 꽉 들어찬 것이 좋습니다, 맛은 달고 성질은 평이하며 독은 없습니다.

브로콜리는 한마디로 비타민 C 덩어리입니다. 레몬의 2배, 감자의 7배, 귤의 6~7배나 되는 비타민 C가 들어 있습니다. 또 베타카로틴도 많이 함유하고 있으며, 비타민 $B_1 \cdot B_2 \cdot E$ 및 칼륨, 칼슘, 인 등 미네랄도 시금치 못지않게 많이 들어 있습니다. 특히 식이섬유가 엄청 풍부한 식물입니다.

비만과 당뇨병에 좋습니다

브로콜리는 저칼로리 식품입니다. 그래서 비만과 당뇨병에 좋습니다. 철분 함량이 높아 빈혈에도 좋고, 신진대사를 촉진하기 때문에 미용 효과도 큽니다. 또 혈중 콜레스테롤을 떨어뜨리며 체내 노폐물을 제거할 뿐 아니라 특히 엽록소는 피의 흐름을 원활하게 하므로 동맥경화, 뇌혈관장애 등을 개선합니다.

감기예방, 항암 효과가 있습니다

브로콜리의 베타카로틴은 피부나 점막의 저항력을 강화하여 감기예방에 효과가 있으며, 리놀렌산은 알레르기 질환을 개선합니다. 특히 브로콜리의 가장 주목받고 있는 효과는 항암작용입니다.

잘 맞는_음식궁합

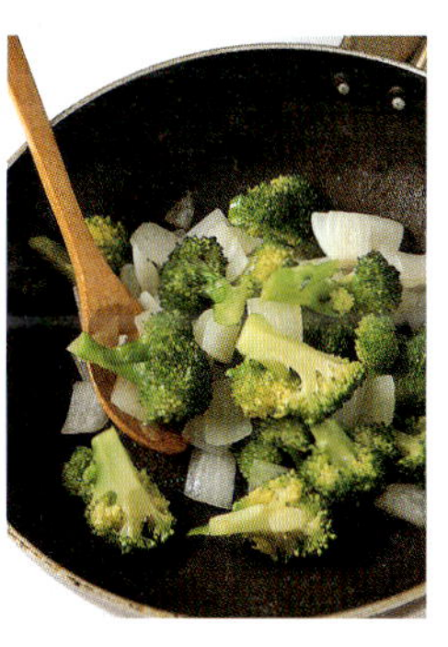

브로콜리와 치즈

브로콜리와 치즈는 궁합이 잘 맞습니다. 두 가지를 배합하면 비타민 A의 효력이 상승합니다.

브로콜리와 양파

브로콜리와 양파는 궁합이 잘 맞습니다. 브로콜리는 바이러스에 대한 저항력을 높이고 인터페론 분비를 촉진하는데, 양파가 이 작용을 돕습니다. 브로콜리를 살짝 데친 후 양파를 볶은 기름에 한데 넣고 볶아 소금과 후춧가루로 간하면 됩니다.

브로콜리와 게

브로콜리와 게는 궁합이 잘 맞습니다. 브로콜리가 체내의 노폐물을 밀어내면 게가 이를 배출합니다. 특히 브로콜리와 게를 배합하면 겨드랑이에서 땀이 많

plus one

○● 브로콜리 손질법

브로콜리는 꽃봉오리를 식용하지만 꽃봉오리보다 줄기 부분에 영양가가 높고 식이섬유가 풍부하므로 줄기까지 함께 식용하는 것이 바람직합니다. 브로콜리의 꽃봉오리에는 먼지나 오물이 끼기 쉬우므로 슴슴하게 탄 소금물에 담갔다가 흐르는 물에 흔들어 씻어서 사용하세요.

이렇게 손질한 뒤에 생것으로 주스를 만들어 먹거나 샐러드나, 식초로 무쳐 먹습니다. 혹은 데치기보다 물을 붓지 않고 쪄서 브로콜리 자체에서 나오는 수분을 함께 먹습니다. 수프, 볶음, 피클 등을 만들기도 합니다.

이 나며 냄새가 심할 때 좋습니다.

브로콜리와 고기 · 달걀

브로콜리와 고기 · 달걀은 궁합이 잘 맞습니다. 이들을 배합하면 철분 흡수율이 높아집니다. 예를 들어 브로콜리 70g과 달걀 1개를 함께 먹으면 철분을 약 2.4mg 정도 흡수하는 효과가 있다고 합니다.

브로콜리와 호두

브로콜리와 호두를 배합하면 암내 제거에 도움이 되는 것으로 알려져 있습니다. 브로콜리가 체내 노폐물을 제거하는 작용을 하는데, 호두 역시 혈중 노폐물을 제거하여 기의 흐름을 원활하게 하기 때문입니다.

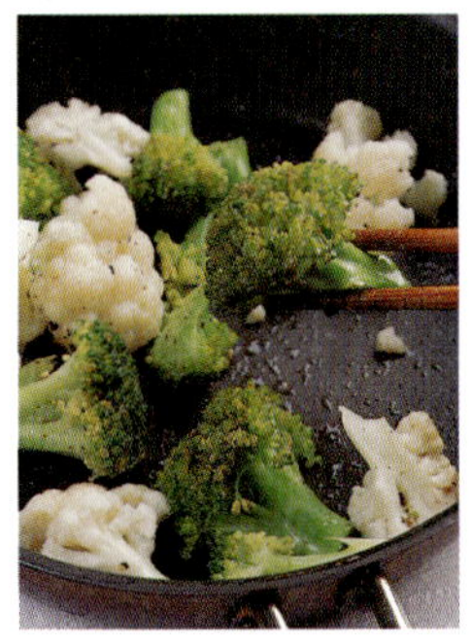

브로콜리와 기름

브로콜리와 기름, 또는 참깨는 궁합이 잘 맞습니다. 브로콜리를 기름에 볶으면 비타민 A 흡수율을 높일 수 있습니다.

콩기름이나 참기름이나 모두 브로콜리의 리놀렌산 효능을 상승시키는데, 특히 참기름을 이용하면 비타민 C · E가 첨가돼 영양가가 더 높아집니다. 노화방지 효과까지 있습니다.

브로콜리와 아몬드 · 아보카도

브로콜리는 셀레늄을 함유하고 있습니다. 셀레늄은 노화를 촉진하는 활성산소를 중화하고 면역체계를 강화해 각종 성인병 예방에 효과적이죠. 이런 셀레늄과 비타민 E가 배합되면 강력한 항산화작용을 합니다.

비타민 E는 세포의 노화를 막고 생식능력을 높이며 혈액을 맑게 하고 혈액의 순환을 촉진하는 비타민이기 때문에 일명 '회춘 비타민' 또는 '섹스 비타민' 으로 알려져 있는데, 아몬드나 아보카도에 많이 함유되어 있습니다. 따라서 브로콜리로 요리를 할 때 아몬드나 아보카도를 배합해서 음식을 만들어 보세요. 항산화작용이 강력해집니다.

○● 브로콜리·콜리플라워의 항암 효과

일본의 나가까와 유조 교수의 연구에 의하면, 브로콜리에는 뛰어난 항산화작용을 가진 베타카로틴, 루테인, 셀레늄, 쿠와세틴, 글루타타이온, 글루칼레이트 등이 풍부하고, 발암물질을 해독하는 페놀, 아이소타이오사이안산염, 인돌, 설파라페인 등이 풍부하여 항암 효과가 크다고 합니다.

또 존스홉킨스 대학병원의 연구 결과에서도, 브로콜리의 살포라페인 성분이 항암 효소를 합성하는 데 큰 기여를 한다고 발표한 바 있습니다. 이 성분이 정상세포에 도달하면 페이즈 2 효소라는 단백질 그룹을 활성화시키는데, 이 효소가 발암물질을 세포 밖으로 몰아내는 분자에 접착하여 없앤다는 연구 결과입니다.
한편, 브로콜리에는 비타민 C를 비롯해서 베타카로틴이 풍부한데, 비타민 C는 항스트레스 비타민으로 혈액 속 T-임파구 생성을 촉진하여 암 환자에게 특히 좋으며, 베타카로틴은 폐암 발생을 낮춘다고 알려져 있습니다. 또 발암물질인 Trp-P-2 억제 효과는 야채류 중 브로콜리가 제일이라는 것입니다.

브로콜리와 함께 콜리플라워도 인돌 성분 및 항암작용이 있는 유황 화합물을 풍부하게 함유하고 있습니다.

나가까와 유조 교수에 의하면, 인돌 성분은 발암물질의 독성을 없애는 작용을 하며, 유황 화합물 중 아이소타이오사이안산염은 발암물질의 대사를 활성화시키는 효소의 작용을 억제하는 효과 있으며, MMTS(메틸메사네사이호설파네이트)에는 암세포의 증식을 억제하는 작용이 있다고 합니다.

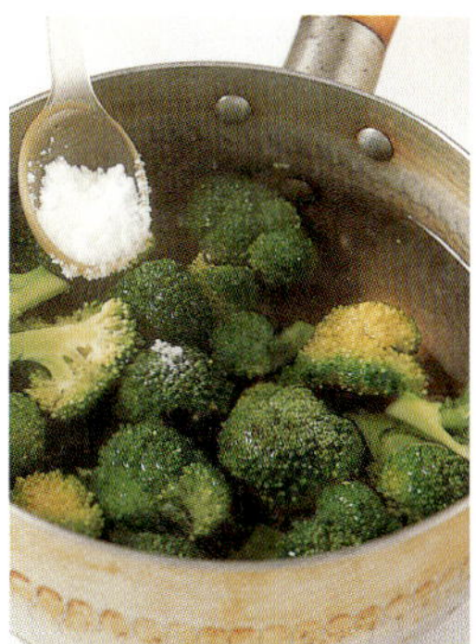

나가까와 교수는 MMTS는 대장암뿐만이 아니라 간암의 발생을 억제하는 효과도 있다는 것을 밝혀냈고, 현재 그에 대한 실험이 진행 중이라고 합니다.

○● 항암 효과 높이는 브로콜리 음식궁합

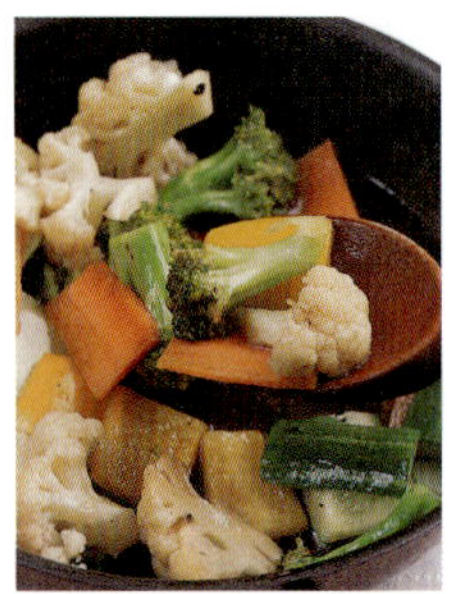

■ 브로콜리 · 콜리플라워와 미역

브로콜리 · 콜리플라워와 미역을 배합하면 항암작용이 상승합니다. 브로콜리나 콜리플라워도 암 예방에 좋은 식품이지만, 미역 특유의 미끈거리는 성분 속에 있는 알긴산도 암세포의 증식을 약화시키기 때문에, 이들을 배합하면 항암작용이 배가됩니다.

■ 브로콜리 · 콜리플라워와 콩

브로콜리 · 콜리플라워와 콩을 배합하면 항암작용이 상승합니다. 콩의 트립신 인히비터 성분도 항암작용을 하기 때문입니다. 특히 브로콜리 · 콜리플라워와 두부를 배합하면 허약체질을 개선하는 데 도움이 됩니다. 브로콜리 · 콜리플라워는 혈액정화 작용을 하며, 두부는 기를 돋우며 위와 장의 기능을 좋게 하기 때문에 허약체질 개선에 도움이 됩니다.

■ 브로콜리 · 콜리플라워와 피망 · 파파야

브로콜리 · 콜리플라워와 피망 · 파파야를 배합하면 좋습니다. 각종 암을 예방하는 데 좋은데, 특히 간암에 좋으며, 간경화증에도 도움이 됩니다. 피망을 '녹색 고추' 라고 합니다. 피망이 고추의 변종이면서 색이 고운 녹색이기 때문에 붙여진 이름입니다. 파파야에는 특유의 강한 치즈 냄새가 있는데, 이 성분이 최음제로 역할을 하고 또 비타민 C가 100g 중 65mg나 될 정도로 함유량이 높아 각종 암을 예방하는데 도움이 됩니다. 따라서 브로콜리 · 콜리플라워와 피망 또는 파파야를 배합해서 먹으면 좋습니다. 세포의 작용과 신진대사를 활발하게 해 줍니다.

■ 브로콜리 · 콜리플라워와 참깨

브로콜리 · 콜리플라워와 참깨는 궁합이 잘 맞습니다. 브로콜리를 참깨로 양념하면 항산화작용이 더 강력해집니다.

■ 브로콜리 · 콜리플라워와 소맥배아 · 어린 배추

브로콜리와 콜리플라워의 셀레늄 성분은 비타민E가 풍부한 소맥배아나 어린 배추와 배합하면 강력한 항산화작용을 합니다.

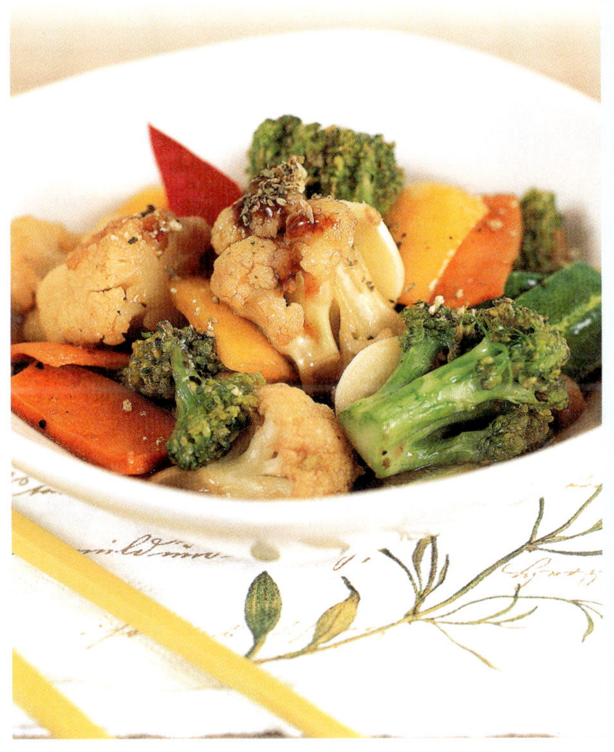

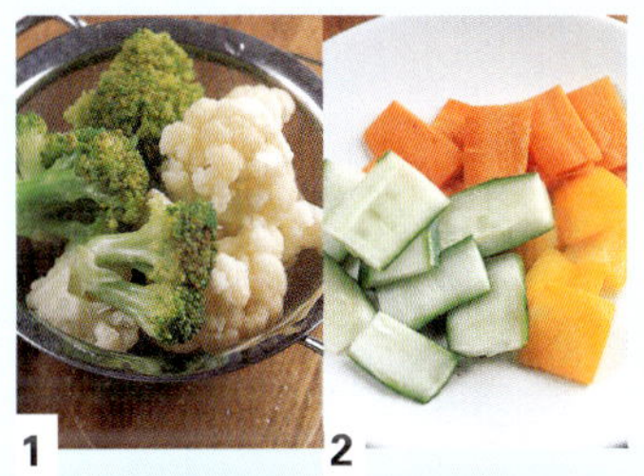

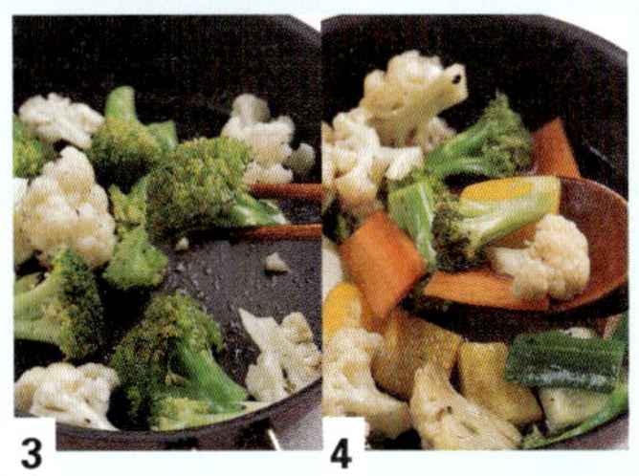

브로콜리와 콜리플라워의 만남

브로콜리 콜리플라워 굴소스볶음

주재료 브로콜리 150g,
콜리플라워 150g
[부재료] 노랑파프리카 1/4개,
당근 1/4개, 오이 1/2개,
붉은고추 1개, 마늘 3개
[볶음양념] 올리브오일 2큰술,
굴소스 1/2큰술, 소금 조금

1 브로콜리와 콜리플라워는 작은 송이로 떼어 끓는 물에 소
금을 약간 넣어 데친 후 찬물에 헹궈 물기를 뺀다.

2 다른 야채는 네모나게 썬다.

3 달군 팬에 올리브오일을 두르고 브로콜리와 콜리플라워를
볶다가 준비한 야채와 저민 마늘을 넣어 볶는다.

4 불에서 내리기 전에 굴소스를 넣어 간을 한 후 모자라는
간은 소금으로 맞춘다.

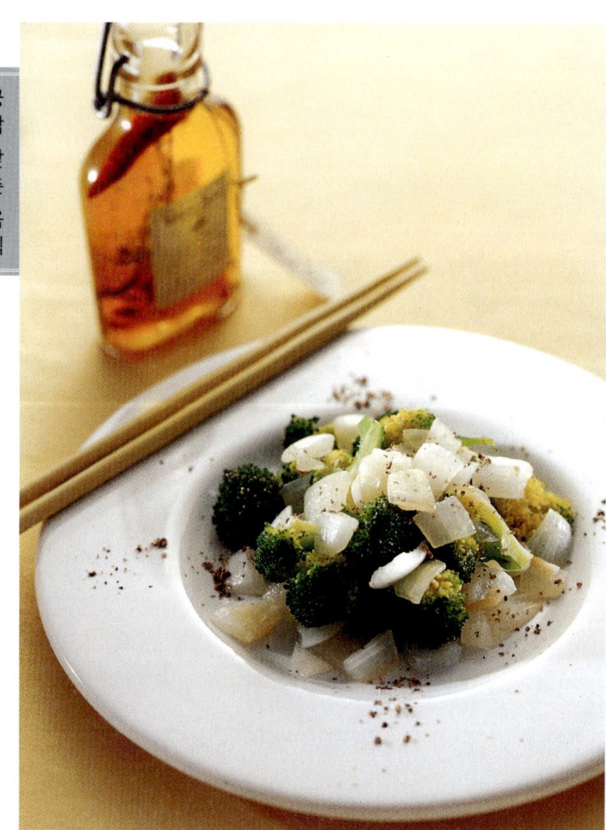

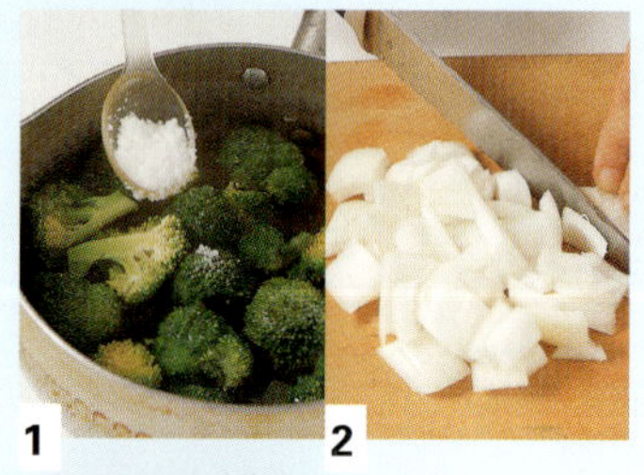

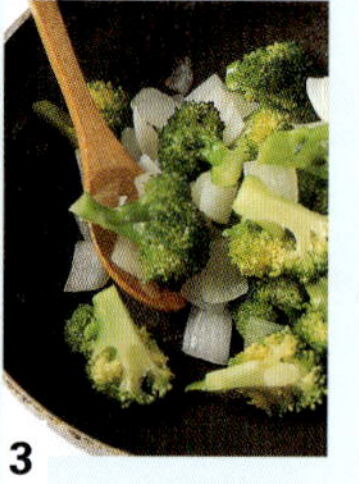

브로콜리와 양파의 만남
브로콜리 양파볶음

주재료 브로콜리 150g, 양파 1/2개

[기타재료] 올리브오일 · 소금 · 후춧가루 조금씩

1 브로콜리는 푸르스름한 것으로 준비해 작은 송이로 잘라 끓는 소금물에 파르스름하게 데친 후 얼른 찬물에 헹궈 물기를 뺀다.

2 양파는 네모지게 썰어 달군 팬에 올리브오일을 두르고 양파를 먼저 볶아 기름에 양파 향이 배게 한다.

3 기름에 양파 향이 배면 삶은 브로콜리를 양파와 어우러지도록 볶은 후 소금과 후춧가루로 간을 맞춘다.

016 상추

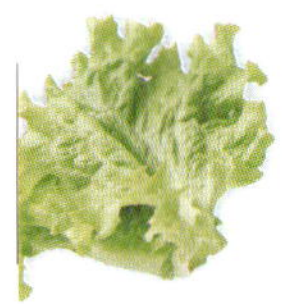

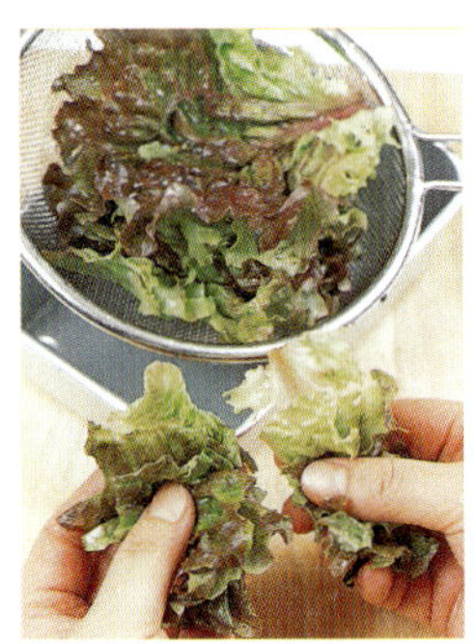

상추는 맛은 쓰고 달며 특히 쓴맛이 강한 상추를 '고거'라고 합니다. 상추는 성질이 서늘하다고도 하고 혹은 차다고도 하며, 독이 없다고도 하고 혹은 조금 있다고도 하지요. 그래서 독사가 상추에 닿으면 눈이 어두워져 보이지 않는다는 설도 있습니다. 상추에는 프로비타민 A가 비교적 많고, 약간의 비타민 C가 있으며, 비타민 E도 함유하고 있어요. 그 밖에 케르세틴-3-베타-디-글루코사이드, 루테오린-7-베타-디-글루쿠론니드 등도 함유하고 있습니다.

소양인에게 잘 맞습니다

상추는 성질이 차기 때문에 태양인이나 소양인인 양체질에 잘 맞습니다. 특히 소양인에게 잘 맞지요. 음성체질인 태음인이나 소음인에게는 맞지 않는 식품이지만 적게 먹는 것은 상관 없습니다. 음체질인 사람이 많이 먹으면 배탈나기 쉽습니다.

가슴에 맺힌 열을 씻어 줍니다

상추는 오장의 기능을 이롭게 하여 경맥을 통하게 하고 가슴에 맺힌 열을 제거해 줍니다. 또한 근육과 뼈를 보양하는 효과도 있어요. 신경을 안정시켜 불안증을 해소하고 소화를 촉진하며 입맛을 돋우어 주기도 하지요. 숙취에 시달릴 때 상추즙을 내어 마셔 보세요. 숙취가 빨리 풀린답니다.

소변을 원활하게 하는 이뇨작용이 뛰어납니다

소변이 찔끔거리고 잘 나오지 않을 때 상추 잎 5~6장을 찧어서 배꼽 주위에 붙이고 찜질을 해 보세요. 속이 시원해지면서 소변이 확 뚫리는 것을 느낄 수 있을 겁니다. 음식으로 섭취하는 것도 좋지만 이처럼 외용약으로 이용해도 마찬가지 효과를 볼 수 있습니다.

소양인으로 여드름이 심할 때 효과가 있습니다

수유 중에 먹으면 모유분비가 잘 됩니다. 유방암 예방에도 좋고요. 특히 피를 맑게 하는 정혈작용과 해독작용이 있어 여드름 치료에 좋은데, 상습적으로 변비가 있으면서 여드름이 심할 때 좋습니다. 또 구취를 제거하며 치아를 희게 합니다. 상추를 바삭 태워 치약에 묻혀 양치하면 치아 표백에 효과가 있답니다. 또 벌레에 물렸을 때 상추즙을 발라 보세요. 가라앉는 것을 느낄 수 있을 겁니다.

눈에 병이 있을 때는 상추를 먹지 마세요

불면증으로 시달리는 사람은 상추쌈을 많이 드세요. 줄기에서 나오는 우윳빛 즙액에 진통과 최면 효과가 있는 물질이 있어 잠이 온답니다. 상추는 절여 먹기도 하고, 상추 잎을 넣어 시루떡을 만들어 먹기도 하는데, 이 떡을 '와거병'이라고 합니다. 단, 상추는 적당히 먹으면 눈을 밝게 해주지만 많이 먹으면 눈이 흐려지고 눈이 아파옵니다. 따라서 눈에 병이 있을 때는 상추를 먹지 않도록 하세요.

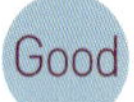 **잘 맞는_음식궁합**

상추와 쑥갓

상추와 쑥갓을 배합하면 불면증에 도움이 됩니다. 상추와 쑥갓 모두가 최면 효과가 있기 때문이지요. 상추와 쑥갓을 섞어 쌈을 해 드셔 보세요. 음체질에게 상추쌈이 잘 안 맞지만 쑥갓과 같이 먹으면 괜찮습니다.

상추와 생강

상추와 생강은 궁합이 잘 맞습니다. 상추를 먹고 체했거나 중독이 된 데에 생강즙을 마시면 독이 풀립니다.

상추와 돼지족 · 민들레

상추와 돼지족을 함께 먹으면 모유가 풍부해집니다. 상추가 모유분비를 촉진하고 돼지족도 같은 작용을 하기 때문입니다. 따라서 이 두 가지를 함께 먹으면 그 효과가 상승하는 것은 당연하겠죠. 혹은 상추와 민들레 뿌리를 함께 즙을 내어 마셔도 모유분비가 좋아집니다.

상추와 오이

상추와 오이도 좋은 궁합입니다. 상추와 오이를 함께 먹으면 소변이 원활해지고 부종이 가라앉는답니다. 잘 익은 오이에서 씨를 빼고 상추와 함께 달여 드셔보세요. 〈해상방〉 의서에는 이때 상추 짓찧은 것을 떡처럼 뭉쳐 배꼽 위에 붙이면 더 효과가 있다고 했습니다.

상추와 쇠비름

상추와 쇠비름을 배합하면 여드름에 효과가 있습니다. 상추가 피부 미백제이며 여드름 치료제이듯이 쇠비름 또한 유기산이 풍부한 피부 미용제로 여드름에 좋습니다. 마치현으로 불리는 쇠비름은 일명 장명채라 하듯이 기운도 돋워주는 나물입니다.

Bad 맞지 않는_음식궁합

상추와 꿀

상추와 꿀은 궁합이 안 맞습니다. 물론 꿀은 생파, 게장, 젓갈 등과도 함께 먹지 않아야 하지요. 설사, 복통, 중독 증상을 일으키기 쉽습니다.

○● 상추의 역사

상추는 서아시아와 지중해 지방이 원산으로 재배 역사가 매우 오래
되어 BC 550년에 페르시아 왕의 식탁에 올랐고 그리스 로마 시대
에도 중요한 채소였다고 합니다. 중국에서는 상추의 약효가 천금같
이 귀하다 하여 '천금채'라고 한답니다. 상추가 우리나라에 전래된
것은 삼국시대 중기로 보입니다. 〈동의보감〉에 의하면 상추를 우리
말로 '부루'라고 불렀다고 하네요, 아직도 북한에서는 이렇게 부른
다는군요, 상추쌈을 먹을 때 눈을 부릅뜨지 않을 수 없다는 데서 유
래된 이름이라니 재미있지요.

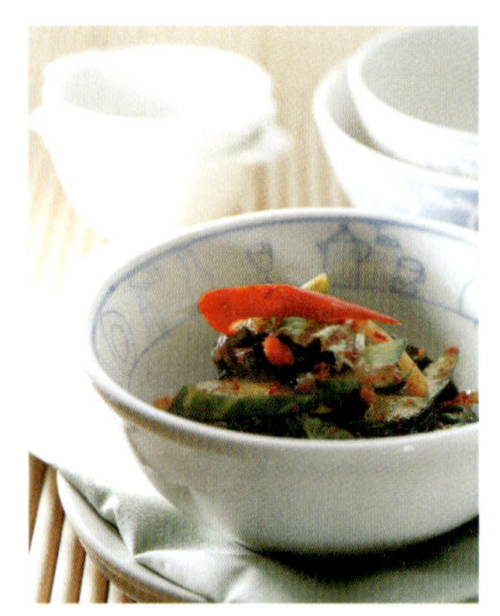

상추와 오이의 만남
상추오이 겉절이

주재료 꽃상추 8~10장, 대파 1대,
오이 1개, 깻잎 5장, 고춧가루 2큰술,
까나리액젓 1큰술, 다진마늘 1큰술,
소금 · 깨소금 · 후춧가루조금씩,
참기름 1작은술

1 꽃상추는 흐르는 물에 씻어 물기를 털어
  내고 손으로 뜯어서 준비한다.
2 대파는 얇게 채 썰어 찬물에 담가 둔다.
3 오이는 반으로 갈라 어슷하게 썬다.
4 깻잎은 깨끗이 씻은 다음 손으로 뜯어 둔다.
5 고춧가루에 까나리액젓을 넣고 색을 낸
  다음 나머지 재료를 분량대로 섞어 양념
  장을 만든다.
6 우묵한 그릇에 준비한 꽃상추, 오이, 깻
  잎, 대파를 넣고 양념장을 넣어 버무린
  다음 그릇에 담는다.

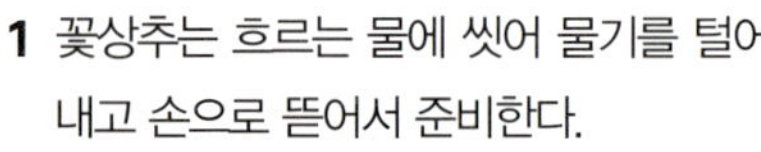
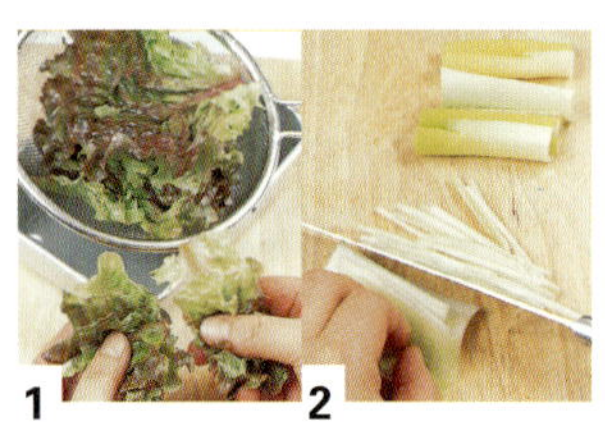
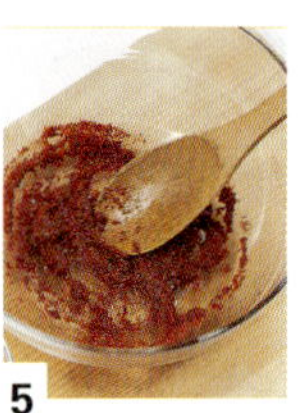

017 양상추

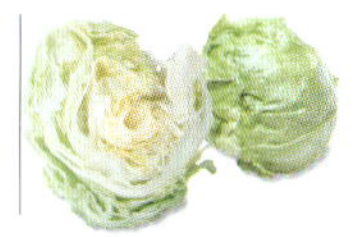

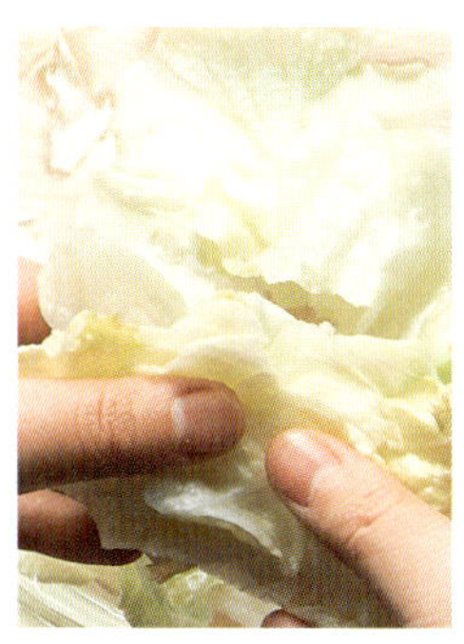

양상추 역시 상추처럼 국화과에 속하는 한해 또는 두 해살이 식물입니다. 그러나 상추와는 달리 잎이 둥글고 넓으며 양배추처럼 덩어리를 이루고 있습니다. 이를 결구라 하지요.

다시 말해서 상추의 품종은 대체로 결구상추, 반결구 상추, 잎상추, 배추상추, 줄기상추의 5군으로 분류하는데 결구성의 개량종 상추를 통틀어 양상추라 합니다. 양상추는 상추를 개량하여 샐러드용으로 만든 품종으로 보면 됩니다. 이 품종 역시 다양하여 붉은 것, 녹색인 것, 로메인 레터스 등이 있습니다. 로메인 레터스라는 이름은 로마시대에 즐겨 먹었다고 해서 붙여진 이름이라고 하네요.

점막과 근육조직을 튼튼하게 해 줍니다

양상추는 약간 쌉쌀한 맛이 있으나 감칠맛이 납니다. 성질은 상추와 마찬가지로 찬 성질이지요. 비타민 A · C · E가 풍부하고 엽록소를 많이 함유하고 있어요. 또 나트륨, 칼슘, 인, 이온, 요오드 등 각종 무기질이 다양하게 들어 있으며 특히 칼슘이 풍부해 갱년기 여성이나 노인들에게 좋은 식품입니다. 이 밖에도 양배추에 들어 있는 마그네슘은 점막과 근육 조직을 튼튼하게 하고, 신진대사를 활발하게 해 어혈을 풀어 줍니다. 또 철분이 풍부해 혈액을 늘리는 증혈작용을 합니다.

혈액순환을 원활하게 해 줍니다

혈액순환을 도와 저혈압이나 빈혈을 개선하며 냉증을 없애 줍니다. 또 이뇨작용이 강하여 부종을 다스리지요. 특히 양상추의 섬유질은 변비를 해소하고 구취를 없애줍니다. 그리고 뇌나 신경 조직의 신진대사를 활발하게 하여 불면증, 불안증, 심계항진 등에 효과를 발휘합니다.

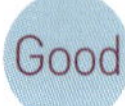 **잘 맞는_음식궁합**

양상추와 팥

양상추와 팥을 배합하면 이뇨효과가 상승하여 방광염이나 혈뇨에 좋습니다. 이 두 가지를 따로 달여 섞어 마시세요.
한편 방광염으로 하복통이 심할 때는 이렇게 두 가지 달인 물을 마시면서 양상추를 짓이겨 거즈에 고루 펴 발라 배꼽을 중심으로 하복부에 붙이면 통증이 가라앉습니다. 마르면 갈아 붙이기를 여러 번 하세요.

양상추와 무

양상추와 무를 배합하면 체열을 떨어뜨리고, 체열에 의한 구취를 없애 줍니다. 샐러드를 해 먹어도 상큼하고 입맛이 돌지요.

양상추와 파슬리

양상추에 파슬리를 배합하면 빈혈에 효과가 있습니다. 양상추 자체가 다량의 철분을 함유하여 증혈작용을 하는데, 파슬리 역시 철분이 풍부하여 빈혈에 도움이 되기 때문이지요. 여드름 치료에도 좋고 피부를 부드럽게 해 주기도 합니다.

양상추와 셀러리

양상추와 셀러리를 배합하면 불안증과 불면증에 좋습니다. 양상추가 불안증 등 신경과민 증상을 완화하고 불면증에 좋다고 알려진 것처럼 셀러리 역시 독특한 향인 알비올 성분이 예민한 신경을 진정하는 작용을 합니다.

양상추와 닭간

양상추와 닭간을 배합하면 혈액순환이 잘 안 되고 빈혈로 인해 손발이 냉할 때 좋습니다. 닭간은 뼈를 튼튼하게 하고 혈액순환을 원활하게 해 줍니다. 양상추를 기름에 볶다가 데친 닭간을 넣고 식초와 소금으로 간해서 드시면 됩니다. 양상추를 기름에 볶으면 양상추에 함유된 카로틴이 더 잘 흡수된답니다.

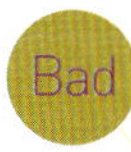

Bad 맞지 않는_음식궁합

양상추와 당근

양상추와 당근은 궁합이 안 맞는 것으로 알려져 있습니다. 정력을 약화시킨다고 하지요. 당근의 식물성 에스트로겐 성분 탓으로 여겨집니다.

plus one

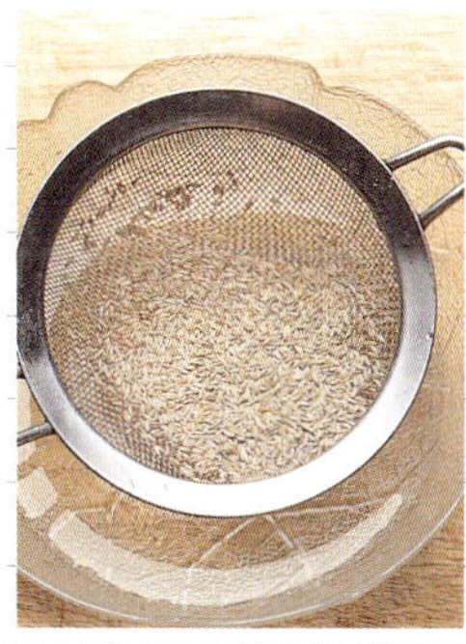

○● 상추씨와 궁합

상추의 씨를 와거자라고 합니다. 맛이 쓰고 성질이 차지요. 한방에서는 유즙이 나오게 하고, 소변을 시원하게 배출하는 약재로 사용합니다. 음부의 종기나 치루 또는 하혈과 상처에 의한 통증을 치료하기도 하지요.

○● 상추씨와 호박씨

상추씨와 호박씨를 배합하면 모유가 풍부해집니다. 모유가 부족할 때 이 두 가지를 함께 가루 내어 1회에 4~8g씩 온수로 드셔 보세요. 상추씨가 유즙 분비를 촉진하며 젖몸살에도 효과를 보입니다. 아니면 상추씨 30개를 갈아서 그 가루를 술로 복용하면 효과가 있는데, 이때 호박씨를 배합하면 더 효과가 큽니다. 호박씨도 모유를 잘 나오게 하기 때문이지요. 호박씨는 단백질을 비롯해서 비타민 A · B$_1$ · B$_2$ · C 등이 풍부한 영양 식품입니다.
〈본초강목〉에는 상추씨 1홉에 생감초 3돈, 멥쌀과 찹쌀 각 반 홉으로 죽을 쒀서 수시로 먹어도 좋다고 했습니다.

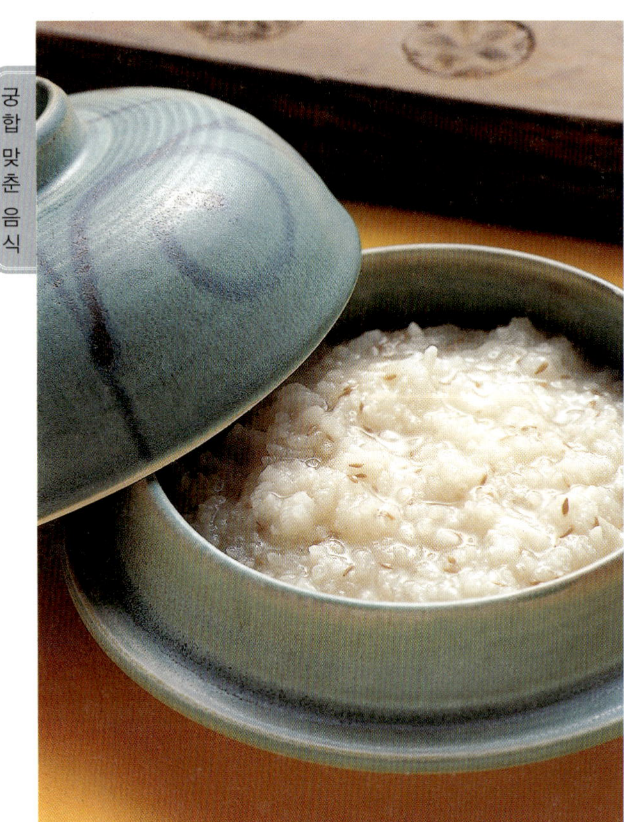

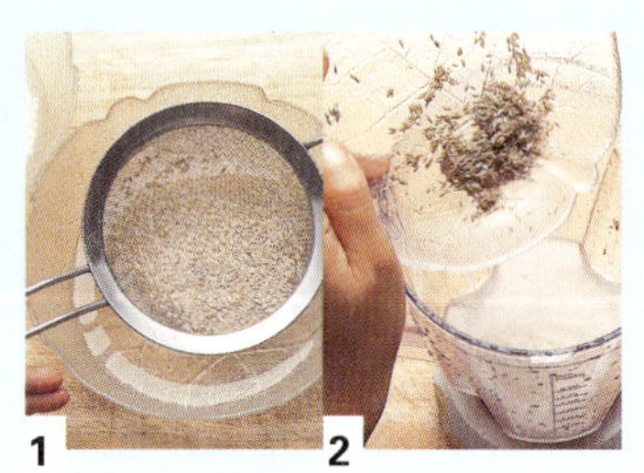

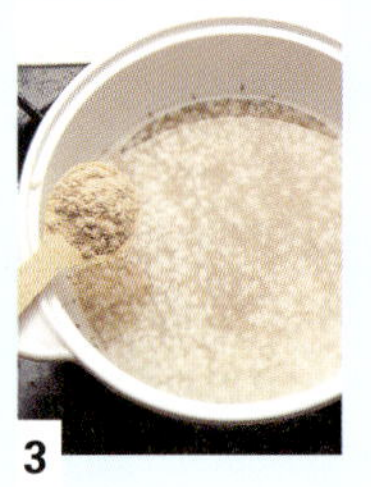

상추씨와 찹쌀의 만남

상추씨 찹쌀미음

주재료 찹쌀 1컵, 상추씨 1컵,
감초가루 조금

1 찹쌀은 깨끗이 씻어 2~3시간 정도 불렸다가 체에 건져 물기를 뺀다. 상추씨도 흐르는 물에 깨끗이 씻어 물기를 빼놓는다.

2 물기 뺀 찹쌀과 상추씨를 믹서에 넣고 물을 조금 부어 걸쭉하게 간다.

3 걸쭉하게 갈아진 재료를 냄비에 안치고 바글바글 끓이면서 감초가루를 넣어 맛을 살린다.

018 셀러리

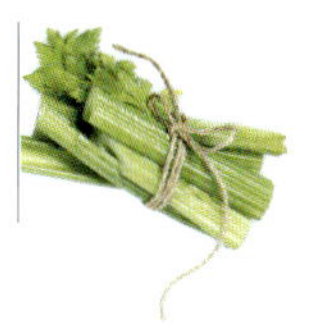

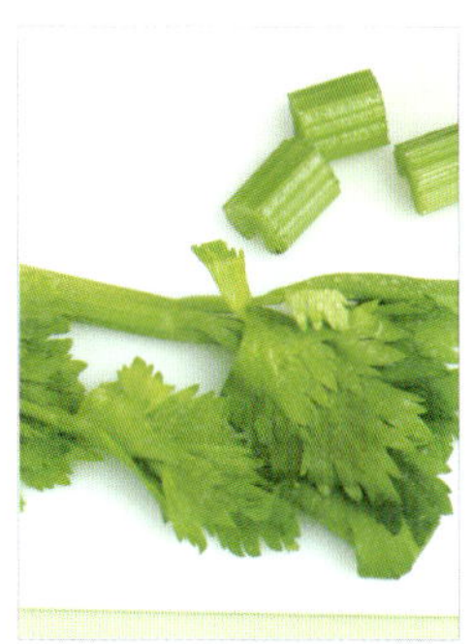

맛이 달고 쓰며 성질은 평이하거나 약간 차다고도 합니다. 카로틴, 비타민 B_1 · B_2 · C 및 철분 등을 함유하고 있으며 셀러리 특유의 향은 여러 종류의 프탈라이드 유도체 성분에 의해서 나는 것입니다. 뿌리에는 유독한 폴리아세틸렌 화합물질이 들어 있어요. 한편 셀러리의 변종인 셀러리아크는 향기가 있고 비대한 구형 뿌리를 식용합니다.

간을 고르게 하고 콜레스테롤을 떨어뜨립니다

셀러리는 약으로서 효능이 대단합니다. 그래서 일명 약근이라고도 하지요. 간의 기운을 고르게 하고 열을 내리며 풍을 제거하고 습을 제거합니다. 그래서 고혈압을 비롯해서 어지럼증, 두통, 얼굴이 벌겋게 상열된 데에 약으로 씁니다. 콜레스테롤도 떨어뜨립니다.

소변을 부드럽게 하고 변비에 좋습니다

셀러리는 칼륨이 풍부하게 들어 있기 때문에 피를 맑게 하는 정혈효과가 크고 소변을 원활하게 합니다.
소변불리나 배뇨통, 혈뇨 등을 치료합니다. 또한 위장을 부드럽게 자극하므로 변비에도 좋고요. 물과 가스가 배에 차서 복부가 기분 나쁘게 팽만한 느낌이 있을 때 깨끗이 낫게 합니다. 특히 강정 효과가 뛰어나 남녀 모두 생식 능력을 되살려 줍니다.

생으로 씹어 먹거나 주스로 갈아 마십니다

셀러리는 생으로 씹어 먹거나 주스나 샐러드를 만들어 먹습니다. 푸른 야채 섭취 부족을 보충하는 데는 안성맞춤이지요. 또는 수프나 스튜를 만들어 먹어도 좋아요. 고기 요리에 곁들이면 셀러리의 향이 식욕을 돋웁니다. 중국에서는 돼지 염통과 민들레 뿌리, 셀러리를 섞어 볶은 요리가 혈압 안정, 강정, 심장병의 치료식으로 전해지고 있습니다. 영국에서는 직사광선으로 손상된 피부를 셀러리와 치즈를 먹어 치료한다고 합니다. 셀러리의 씨도 향신료로 쓴다는군요.

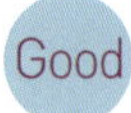 Good **잘 맞는_음식궁합**

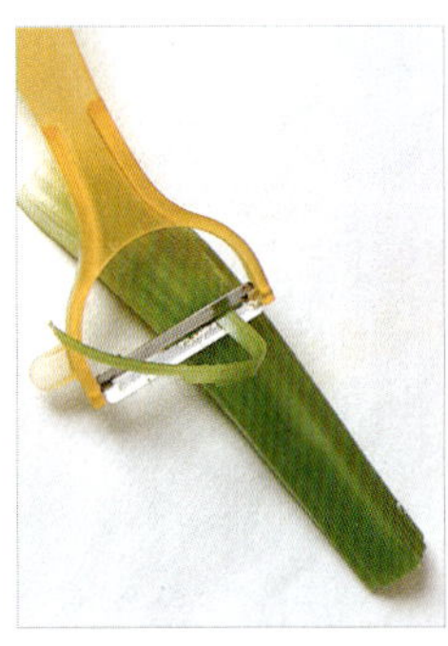

셀러리와 꿀

셀러리 생즙에 꿀을 배합하면 수면을 촉진하는 효능이 상승하고 혈압을 떨어뜨립니다. 셀러리 녹즙에 꿀을 타고 뜨거운 물을 부어 마시면 되지요.
원발성 · 임신성 · 갱년기성 고혈압에 두루 효과가 있는데, 임상 16건 중 14건에서 유효했다는 보고가 있습니다.

셀러리와 후추

셀러리와 후추는 궁합이 잘 맞습니다. 셀러리는 칼슘 냄새가 강한데 후추가 이를 완화해 주지요. 셀러리와 후추를 배합하면 건위, 소화촉진 작용이 상승합니다. 또 후추는 셀러리의 찬 성질을 누그러뜨려 주기도 하지요.

셀러리와 사과

셀러리와 사과를 배합하면 불면증에 좋습니다. 셀러리는 신경을 안정시키고 피를 맑게 하며 혈액순환을 원활하게 하고, 사과의 유기산도 신진대사를 좋게 합니다. 이 두 가지를 함께 갈아 생즙을 만들어 뜨거운 물을 부어 마시면 효과가 있습니다.

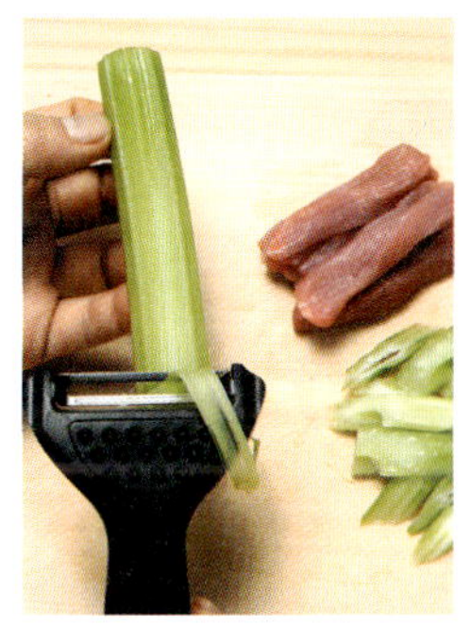

셀러리와 대추

셀러리와 대추를 배합하면 콜레스테롤 강하에 좋습니다. 셀러리를 짓찧어 대추와 함께 달여 마시세요. 고혈압 및 관상동맥경화성 심장병 등에서 혈청 콜레스테롤 수치가 200mg을 초과하는 21건의 사례에서 콜레스테롤이 현저하게 떨어진 경우가 14건이었다는 보고가 있습니다.

셀러리와 당근

셀러리와 당근을 배합하면 신진대사를 촉진하며 소화촉진 작용을 하면서 피부 트러블을 예방합니다. 변비에도 좋고요.

셀러리와 다시마

셀러리와 다시마를 배합하면 체내 독소배출이 잘됩니다. 셀러리나 다시마 모두 체내 열을 식히고 소변을 원활케 하므로 얼굴 홍조와 부종에도 효과를 발휘합니다.

셀러리와 콩

셀러리와 콩을 배합하면 피가 맑아지고 혈압이 떨어지고 갱년기로 얼굴이 달아오르는 것이 해소됩니다. 콩의 사포닌이 혈액정화를 돕고, 혈압강하를 보조하며, 콩의 아이소플라본 성분이 갱년기장애 해소를 도와주지요.

셀러리와 메밀

셀러리와 메밀을 배합하면 체내에 쌓인 열을 내리고, 해독작용 및 혈압강하 작용이 커집니다. 메밀은 위와 장을 튼튼하게 하고 변을 시원하게 하는 성분이 있어 셀러리와 궁합을 맞췄을 때 그 효과가 상승하게 됩니다.

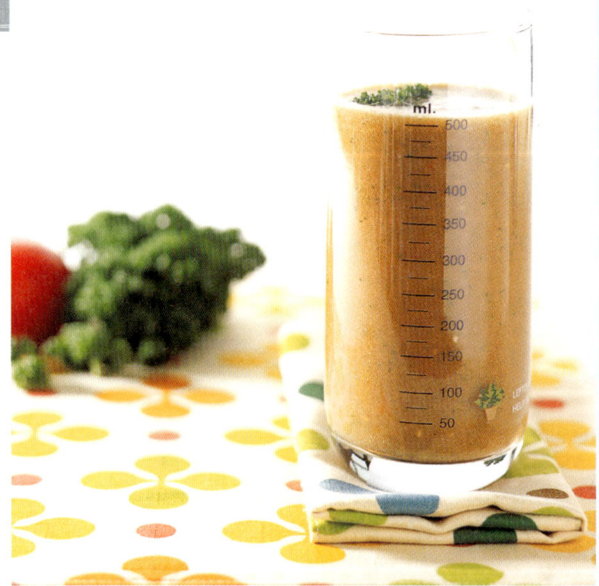

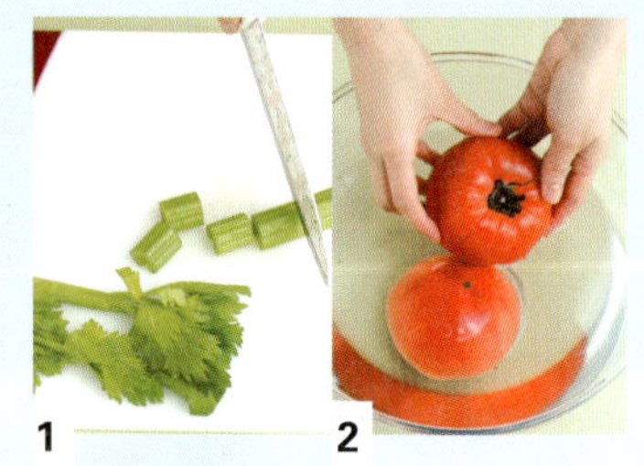

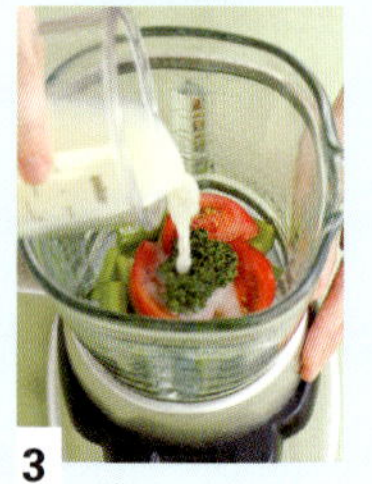

셀러리와 토마토의 만남
셀러리 토마토 레몬주스

주재료 셀러리 1뿌리, 토마토 1개, 레몬주스 50ml, 물 100ml, 파슬리 5g

1 셀러리는 깨끗이 씻어 억센 섬유질을 제거한 뒤 2cm 길이로 자른다.

2 토마토는 흐르는 물에 깨끗이 씻은 뒤 꼭지를 떼어내고 4등분으로 자른다.

3 믹서에 모든 재료를 넣고 간다.

019 시금치

빈혈을 예방하고
체내 독소를 제거합니다

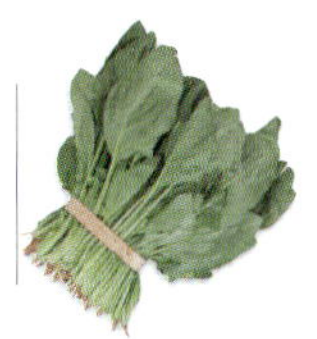

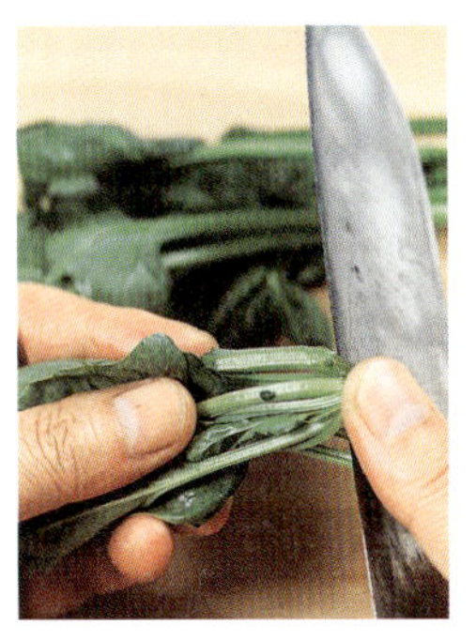

시금치는 명아주과의 한해 또는 두해살이식물입니다. 서남아시아 원산으로 서양종과 재래종이 있는데 '파릉채' 라 하며, 줄여서 '파채' 라고도 합니다. 어린 뿌리는 빨간색을 띱니다. 그래서 일명 적근채라고도 하지요. 시금치는 뿌리의 맛이 특히 좋고, 가을에 심은 것이 품질이 좋습니다.

맛은 달고, 성질은 서늘하며 혹 독이 있다고도 하고, 독이 없다고도 합니다. 시금치에는 각종 영양소가 풍부해 영양적으로 우수한데 특히 비타민 C와 철분이 많이 들어 있습니다. 또 카로틴, 비타민 $B_1 \cdot B_2 \cdot B_6$와 엽산, 칼슘, 요오드 등도 많이 들어 있어요. 잎에는 아연, 엽산, 아미노산과 카로티노이드 등이 들어 있고 뿌리에는 스피나사포닌 A, B가 들어 있습니다.

빈혈에 좋습니다

시금치에는 철분이 많이 들어 있습니다. 또 철분의 흡수를 돕는 비타민 C도 풍부하고 조혈작용을 하는 망간과 엽산도 함유하고 있기 때문에 빈혈에 효과가 있습니다. 잎이 대단히 부드러워 자극성이 적고 소화를 촉진해 주기도 하지요. 이 밖에도 위와 장의 열을 없애 주고, 풍부한 섬유질로 변통을 좋게 해 변비를 해소해 줍니다. 또 오장을 이롭게 하고, 체내에 유독한 독소를 배출해 주지요. 따라서 피부에도 좋습니다. 특히 시금치에 들어 있는 칼슘은 지방의 체내 흡수를 줄이므로 고혈압 예방에 도움이 된다고 하며, 매일 먹는 사람의 경우 대장암 발생은 무려 40%나 감소한다고도 합니다.

한편 탈모예방에도 좋습니다. 시금치의 비오틴 성분이 탈모를 방지하고 영양 상태를 개선시키기 때문이지요. 먹기도 하고, 생즙을 외용하기도 합니다.

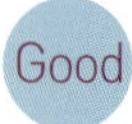 **잘 맞는_음식궁합**

시금치와 조개 · 붉은 살 생선

시금치와 조개를 배합하면 빈혈에 좋습니다. 시금치도 철분이 풍부하지만 조개 역시 철분이 풍부하기 때문입니다. 이 두 가지를 함께 넣어 된장국을 끓이면 조혈작용이 상승합니다. 한편 빈혈에는 고기나 생선의 붉은 살이 좋으므로 시금치와 배합하면 좋습니다.

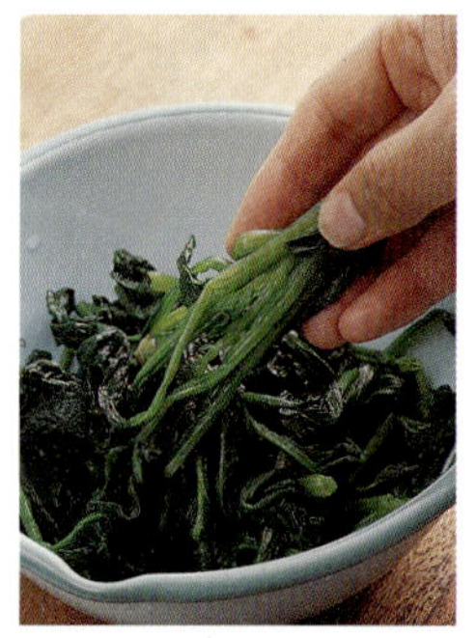

시금치와 계내금 · 달걀

시금치와 계내금을 같은 양씩 배합하여 가루 내어 미음으로 먹으면 소갈증(당뇨병)으로 갈증이 심한 데 효과가 있습니다. 계내금은 닭의 멀떠구니 안에 있는 빛이 누런 얇은 막입니다. 한편 달걀과 배합하면 달걀이 헤모글로빈 합성에 필요한 단백질을 보충해 주기 때문에 효능이 상승합니다.

시금치와 참깨 · 당근

시금치와 참깨를 배합하면 결석을 예방할 수 있습니다. 시금치의 수산성분이 결석을 잘 만드는데, 이 성분을 참깨가 무력화합니다. 아울러 시금치에 부족한 성분을 참깨가 보충해 줍니다. 참깨에는 필수아미노산이 다량 함유되어 있고, 리그닌, 리놀레산, 비타민 E가 많답니다. 한편 당근을 배합하면 비타민 A가 풍부해 시금치의 조혈작용을 더 활발하게 해 줍니다.

시금치와 우유 · 두유

시금치와 우유는 궁합이 잘 맞습니다. 철분 흡수가 잘되고, 소화가 촉진되며, 독소

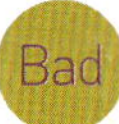

배출이 쉬워집니다. 시금치와 두유를 배합해도 철분 흡수가 상승하며 아울러 시금치의 풋내를 가시게 합니다.

시금치와 바나나 · 귤 · 사과

시금치와 바나나를 배합하면 잉여 나트륨을 배출시켜 부종을 내립니다. 또 감귤류를 배합하면 특히 나이 든 사람의 철분 흡수를 높여 줍니다. 사과를 배합하면 사과의 펙틴 성분이 시금치의 변통작용을 도와 줍니다. 시금치와 사과를 같은 분량으로 섞어 즙을 내어 마시면 변비 해소에 효과 만점입니다.

Bad 맞지 않는_ 음식궁합

시금치와 뱀장어

시금치와 뱀장어를 배합하여 먹으면 구토, 설사를 일으킬 수 있습니다.

시금치와 멸치

시금치와 멸치는 궁합이 잘 안 맞습니다. 시금치의 수산 성분이 멸치의 칼슘 흡수율을 낮추기 때문입니다.

plus one

○● 시금치를 데칠 때

시금치를 데칠 때는 냄비 뚜껑을 열고 끓는 물에 소금이나 식용소다를 조금 넣고 살짝 데치는 것이 좋습니다. 그래야 엽록소가 파괴되지 않아 파랗게 데쳐진답니다. 시금치 데친 물로 검은색 옷을 세탁하면 때가 말끔히 빠진다는 것 아시는지요. 또 시금치 분량의 5배 이상 되는 끓는 물에 소금을 넣어 뿌리 쪽부터 물에 집어넣고 5초 이내로 꺼내세요. 시금치 된장국을 끓일 때도 시금치는 데쳐서 사용하는 것이 좋습니다. 생시금치를 된장국에 직접 넣고 끓이면 영양 파괴도 많고 시금치 속에 든 수산 성분이 된장국에 그대로 녹아내려 그것이 우리 몸 속에 들어가면 결석을 만들어 내기 쉬워요. 반드시 끓는 물에 데쳐 헹군 뒤 사용하세요.

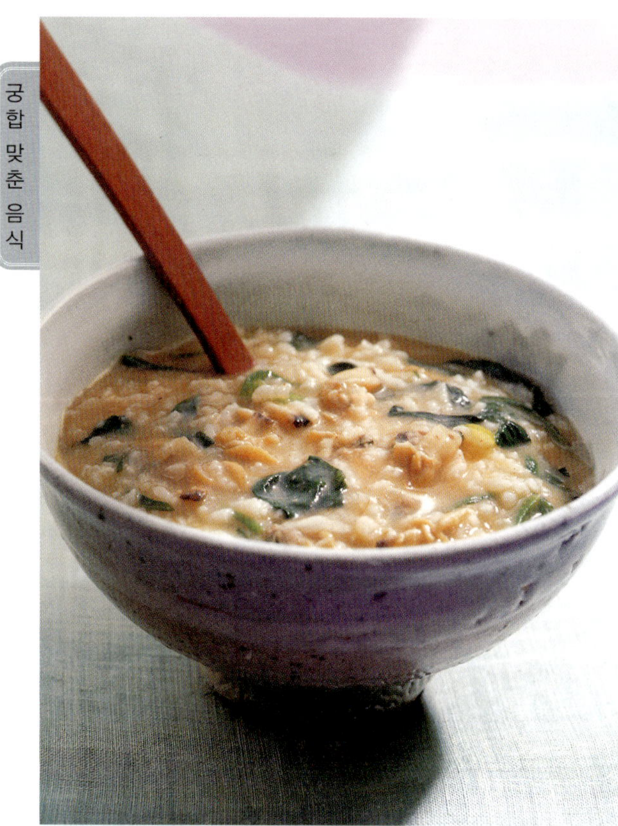

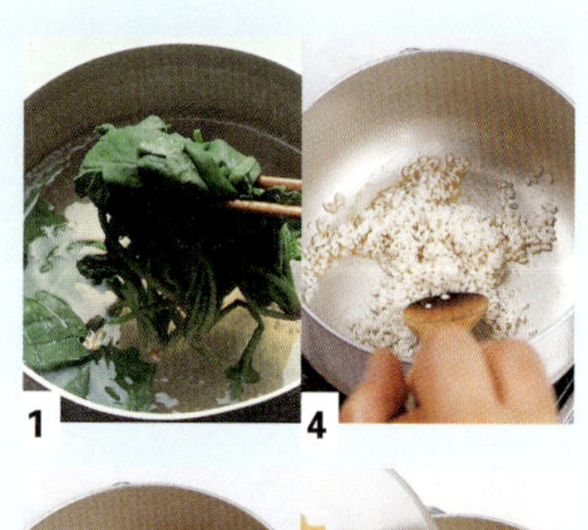

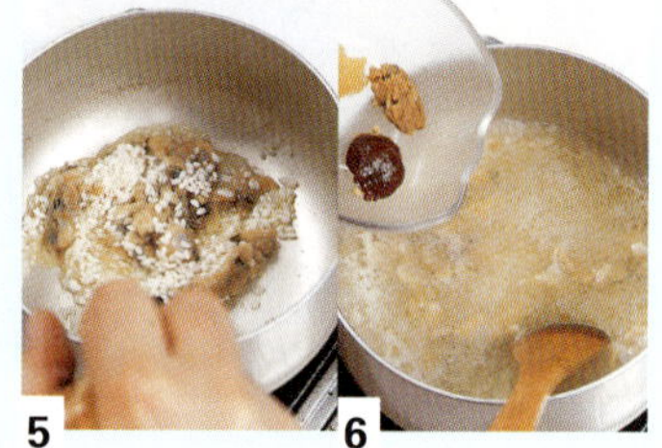

시금치와 조개의 만남
시금치 조갯살죽

주재료 시금치 300g,
바지락 조갯살 150g,
불린 쌀 1컵, 참기름 1큰술,
대파 30g
[된장국물] 된장 1큰술반,
고추장 1/2큰술, 물 5컵,
생강즙 1/2작은술,
다진 마늘 2작은술

1 시금치는 잘 다듬어 씻어 끓는 소금물에 살짝 데쳐 찬물에 헹군 후 물기를 꼭 짜고 대파는 어슷 썬다.
2 바지락 조갯살은 내장을 제거한 다음, 깨끗이 씻어 체에 밭쳐 물기를 거둔다.
3 쌀은 잘 씻어 찬물에 담가 불린다.
4 냄비에 참기름을 두르고 불린 쌀을 넣고 볶는다.
5 쌀이 어느 정도 볶아지면 조갯살을 넣어 함께 볶는다.
6 쌀과 조갯살이 어우러지면 죽물을 붓고 끓인다.
7 바글바글 끓을 때 분량의 된장국물 재료를 합하여 넣고 한 소끔 끓인다.

020 쑥

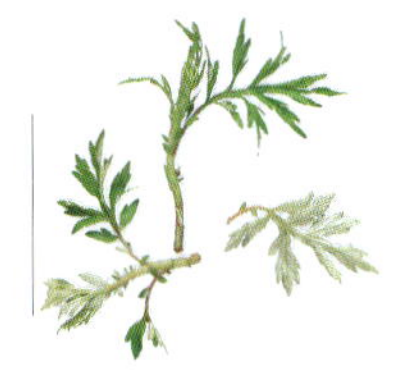

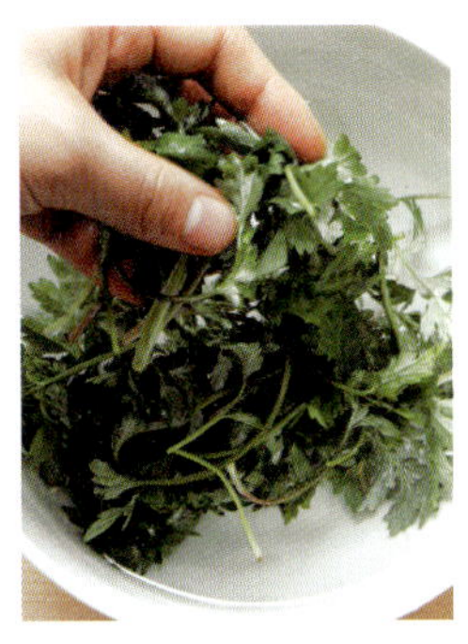

쑥을 애엽이라고 합니다. 그러나 워낙 약효가 좋아 "백병을 구한다"는 '의초' 로 불릴 정도이지요. 〈본초강목〉에는 "쑥은 속을 덥게 하고 냉을 쫓으며 습을 없앤다"고 했습니다. 봄에 채취한 쑥을 말려 오래 보관해 뒀다가 약으로 쓰는 게 좋습니다. 예로부터 오래 묵힐수록 좋은 약이 된다는 6가지 약재 중 하나가 쑥입니다. 쑥은 맛은 쓰고 향긋하며 성질은 따뜻하고 독은 없습니다.

소음인 체질에 잘 맞습니다

쑥은 특히 허약하고 저항력이 약해 감기에 잘 걸리기 쉬운 체질인 소음인에게 잘 어울리는 식품입니다.

손발이 냉하여 저림증이 있을 때 좋습니다

쑥은 몸을 따뜻하게 해 주므로 속이 냉하여 설사가 잦을 때, 몸이 냉하면서 잘 붓고, 하복부가 냉하여 소변이 원활하지 못할 때, 손발 또는 허리가 냉하여 잘 저리거나 통증이 있을 때 두루 효과가 있습니다. 여성들의 생리불순, 생리통, 대하에도 효과가 탁월합니다. 또 위장을 튼튼하게 합니다. 따라서 식욕을 돋우며, 소화가 잘 되도록 돕고, 복통, 토사를 다스립니다. 이 외에도 조직장기의 기능을 정상화시키고 혈액을 정화합니다.

자궁의 혈류를 원활하게 해 줍니다

신경통, 감기는 물론 월경을 고르게 하는 데도 좋습니다. 특히 자궁의 혈류를 원활하게 하고 태아를 안정시킵니다. 그리고 봄철에 특히 많이 나타나는 피부 건조증이나 호흡기질환, 여러 알레르기성 질환을 예방하고 치료하는 데 아주 좋은 약효를 나타냅니다.

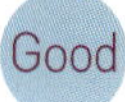

Good **잘 맞는_음식궁합**

쑥과 당귀

쑥과 당귀를 배합하면 습관성 월경불순에 좋습니다. 당귀는 보혈제의 대표적 약재로 비타민 E가 함유되어 있는 여성 보약입니다. 쑥과 당귀를 함께 끓여 차처럼 마시면 됩니다.

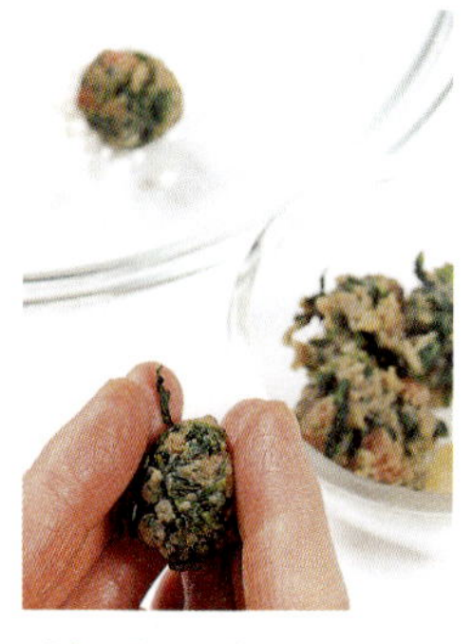

쑥과 달걀

쑥과 달걀을 배합하면 대하증에 좋습니다. 특히 흰색 냉이 흐르면서 허리부터 대퇴부까지 저리고 아프며 식욕이 떨어지고 몸이 여윌 때 좋습니다.
쑥 두 줌과 달걀 10개를 함께 삶아 하루에 몇 개씩 먹습니다.

쑥과 생강

쑥과 생강을 배합하면 임신 중 하혈, 또는 산후 하혈과 설사할 때 좋습니다. 쑥과 생강을 배합하여 물 3대접에 식초 1숟가락을 타서 달여 마십니다. 혹은 쑥 한 묶음과 생강 다섯 조각을 끈적끈적한 즙이 되도록 달여서 나눠 마십니다.

쑥과 결명자

쑥과 결명자를 배합하면 쑥의 독특한 향기는 살리면서 치네올이라는 정유 성분 때문에 쓴맛이 강한 것을 줄일 수 있습니다.

쑥과 검은콩

쑥과 검은콩을 배합하면 월경불순에 의한 불임증에 효과가 있습니다. 검은콩을 볶아 가루 내어 한 번에 8g씩 쑥 달인 물로 먹습니다.

쑥과 연근

쑥과 연근을 배합해서 생즙을 내어 마시면 코피가 잦을 때 좋습니다. 토혈, 각혈, 혈뇨, 혈변, 자궁출혈 등에도 효과가 있습니다.

쑥과 국화 · 율무

쑥과 국화를 배합하면 편두통에 좋습니다. 한편 쑥과 율무를 배합하면 신경통, 류머티즘에 좋고, 부기가 있고 근육이 뭉치는 신경통에 더 효과가 있습니다.

쑥과 석류 · 광나무

쑥과 석류의 씨를 배합해서 주스로 만들어 먹으면 입에서 냄새 날 때 좋습니다. 혹은 광나무[여정목]의 잎 또는 열매와 배합해서 달여 차로 마셔도 좋습니다. 광나무는 목서과의 늘푸른나무로 〈금병매〉에 나오는 구강청량제랍니다.

○● 쑥의 성분과 만들어 먹을 수 있는 궁합 맞는 음식

쑥은 치네올, 튜온, 세스키텔펜, 아데닌, 콜린, 칼슘, 철분 등이 많이 들어 있는 훌륭한 알칼리성 식품이며, 비타민 A와 C도 풍부합니다. 쑥은 어릴수록 향긋하고 약효도 좋으며 쑥에서 나는 독특한 향기는 '애향'이라고 할 정도로 강합니다.

어린 쑥을 삶아 다지고, 쇠고기도 다져 갖은 양념하여 반죽한 후 밀가루를 묻혀 달걀물에 담갔다가 육수에 넣고 끓인 것을 '애탕'이라고 하는데 이 음식은 그 옛날 궁중에서 먹던 음식입니다. 찹쌀가루에 섞어 떡을 만들고 볶은 콩가루를 꿀에 섞어 바른 것을 '애단자'라고 하며 찹쌀가루로 동그란 떡을 만들어 삶은 콩을 꿀에 섞어 바르되 붉은빛이 나게 하는 것을 '밀단고'라고 합니다. 이것들이 모두 초겨울 시절음식이라고 〈동국세시기〉에 기록되어 있습니다.

단, 몸이 너무 더운 체질이나 월경 기간 중에는 쑥을 금기합니다.

○● 여성을 더욱 여성답게 만드는 쑥 음식 세 가지

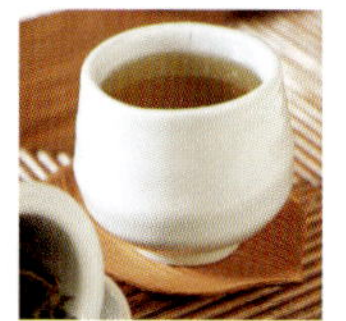

■쑥술

오래 묵힌 쑥을 용기에 담고 1.5배 양의 소주를 붓고 밀봉한 후, 20여 일을 익히면 향기가 그윽한 '애엽주'가 됩니다. 이때 4~5일에 한 번씩 용기를 흔들어 주면 더 좋습니다. 애엽주는 대단한 정력제로 손발이 차면서 고환 밑이 항상 축축하고 복부도 냉해서 소화도 항상 안 되고 식욕도 저하되었을 때 놀랄 정도로 극적인 효과를 얻을 수 있습니다. 물론 월경불순, 월경통, 대하증, 부정기적 출혈이 심한 여성에게도 좋습니다. 여성에게 생기를 주고 활력과 윤기를 주어 여성을 더욱 여성답게 만드는 술입니다.

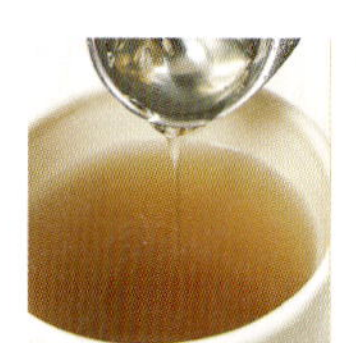

■쑥조청

쑥조청을 만드는 방법에는 두 가지가 있습니다.

첫번째는 말린 쑥을 끓여 물만 받아, 이 쑥물에 찹쌀을 넣고 죽을 씁니다. 이 쑥찹쌀죽에 엿기름을 넣어 죽을 삭히세요. 삭은 죽을 짜서 물만 받은 다음 졸입니다. 냄비 밑이 눋지 않도록 나무주걱으로 저어가면서 졸이면 조청이 됩니다. 조청의 농도는 약간 묽은 꿀 정도면 됩니다.

두 번째 방법은 말린 쑥을 끓여 물만 받아, 눋지 않도록 나무주걱으로 저어가면서 졸이면 조청이 됩니다. 조청의 농도는 앞의 농도면 되고요. 효과는 첫 번째 방법이 더 좋습니다.

이렇게 만들어진 조청을 용기에 담고 완전히 식힌 뒤 밀봉하여 상온에 보관합니다. 당장 복용할 분량만큼씩 따로 뚜껑 있는 작은 사발 같은 데에 담아 두고 1회에 3g씩 떠서 더운물에 타서 먹습니다. 이때 젖은 수저로 조청을 뜨면 안 됩니다. 하루 세 번, 공복에 복용하세요. 온몸이 후끈해지고 간기능도 강화됩니다. 단, 월경 중에는 복용하지 마세요.

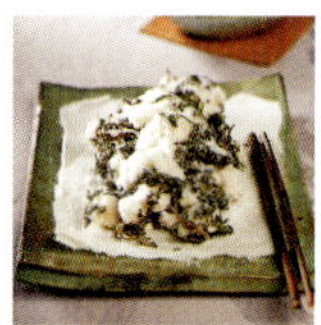

■쑥떡

쑥을 찧어 찹쌀가루에 섞어 떡을 만들고 볶은 콩가루를 꿀에 섞어 바릅니다. 쑥떡을 만들어 상복하면 추울 때 몸이 화끈해지며 항상 손발이 냉하거나 아랫배가 차고 월경불순, 또는 불임증이 있을 때 매우 효과가 있습니다.

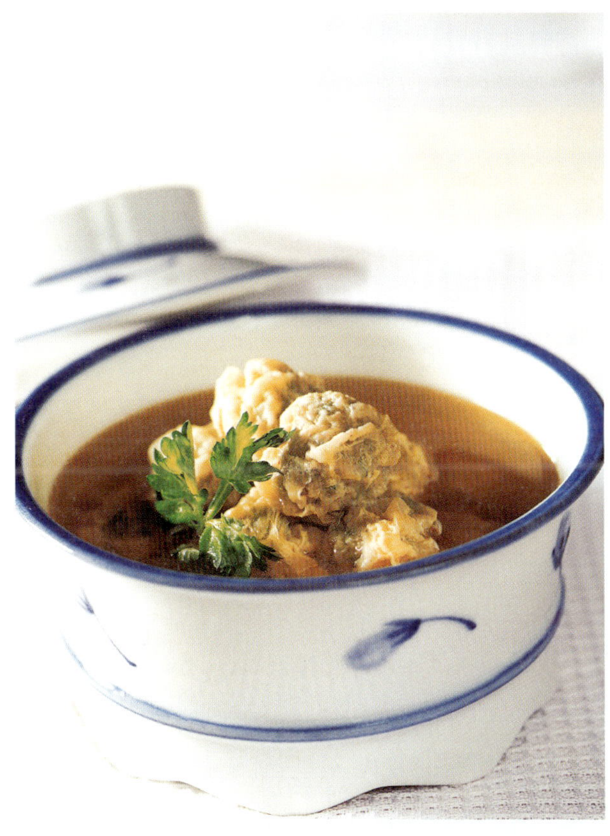

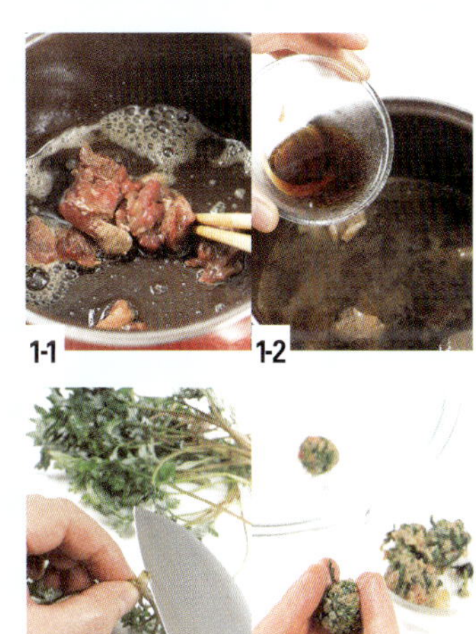

쑥과 달걀의 만남

애탕

주재료 장국용 쇠고기 100g,
완자용 다진 쇠고기 100g,
물 8컵, 쑥 60g, 청장 적당량,
밀가루 2큰술, 달걀 1개

[고기양념] 소금 · 참기름 ·
다진 마늘 1작은술,
후춧가루 약간

[완자양념] 소금 · 참기름 ·
다진 마늘 1작은술,
다진 파 2작은술,
후춧가루 약간

1 사방 2cm 크기로 썬 장국용 쇠고기를 고기양념으로 양념
하여 볶다가 물을 부어 맑은 장국을 끓이다가 청장으로 간
을 맞춘다.

2 쑥은 데친 후 찬물에 헹궈 물기를 꼭 짜고 곱게 다진다.

3 완자용 고기와 다진 쑥을 합한 다음 완자양념을 분량대로
넣고 잘 치대 지름 1.5cm 크기의 완자를 빚는다.

4 완자에 밀가루를 골고루 묻힌 다음 달걀을 잘 풀어 놓은
볼에 담근다.

5 달걀옷을 입힌 완자를 팔팔 끓는 장국에 넣어 익힌 다음
완자가 떠오를 때까지 끓여 바로 국대접에 담아낸다.

021 쑥갓

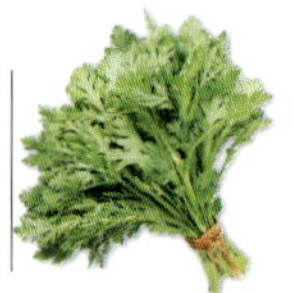

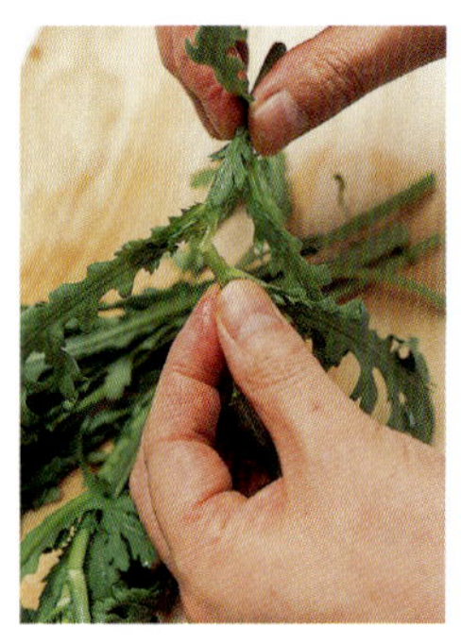

쑥갓은 줄기는 살찌고, 잎에서는 향긋한 내음이 나는데 다북쑥 냄새와 비슷합니다. 장다리가 높이 자라고 짙은 누른 꽃이 핍니다. 꽃은 국화 같아요. 한 꽃에 맺히는 씨가 근 100알이나 된답니다. 맛은 맵고 달며 성질은 평이합니다. 독은 없습니다. 특히 비타민이 풍부한 알칼리성 식품인데, 비타민 A가 무척 많아서 쑥갓 120g만 먹어도 비타민 A의 1일 필요량이 충족될 정도입니다. 세린, 아스파라긴산, 알라닌, 글루타민, 바린, 페닐알라닌 등을 함유하고 있습니다.

변통을 좋게 합니다

쑥갓의 방향 정유 성분은 독특한 향기로서 비위를 조화시키고 위와 장을 따뜻하게 하고 튼튼하게 합니다. 따라서 입맛을 돋우며 소화를 촉진합니다. 대소변도 순조롭게 하는데, 특히 쑥갓의 식물성 섬유가 장을 자극하여 변통을 좋게 합니다.

가래나 담음을 없애 줍니다

쑥갓은 모세혈관을 확장하여 혈압을 떨어뜨리며 심장 기능도 활성화합니다. 또 세균에 대한 저항력을 높여 주어 가래 등 담음(비생리적인 체액)을 없애며, 심신을 안정시키는 효과도 있습니다. 또 기력이 충족되며, 성욕이 증진됩니다.

날것, 또는 살짝 데쳐야 영양 손실이 적습니다

쑥갓은 여린 것을 날것으로 먹거나 쑥갓강회로 초고추장에 찍어 먹어도 좋고
데쳐서 나물로 먹기도 합니다. 날로 먹는 것이 더 좋으며, 데칠 때는 살짝 데쳐
야 영양 손실이 적습니다. 또 싱싱한 것으로 음식을 만들어야 맛이 좋습니다.
여리고 촉촉한 기운이 느껴질 만큼 부드러운 것이 신선한 것입니다.

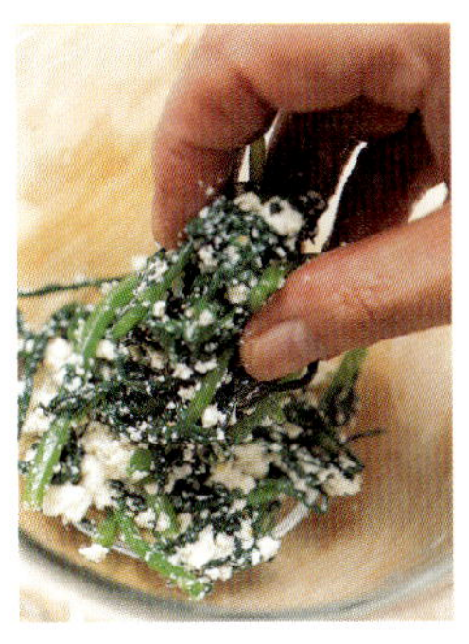

쑥갓과 두부

쑥갓과 두부를 배합하면 성인병 예방에 좋습니다. 쑥
갓은 다른 녹황색 채소에 비해 미네랄이 풍부하고, 두
부도 필수아미노산이 풍부하고 콜레스테롤을 저하시
키는 리놀레산이 들어 있어서 성인병을 예방합니다.

쑥갓과 씀바귀

쑥갓과 씀바귀를 배합하면 봄을 타는 춘곤증에 좋습니다. 이 두 가지 다 심신을
안정시키는 효능이 있어서 상승 효과가 있습니다. 두 가지 다 가래를 없애며 식
욕을 증진하고 소화기능을 좋게 합니다. 두 가지 다 소변을 원활하게 합니다.
두 가지를 배합해서 생즙을 내어 꿀을 타서 드세요.

쑥갓과 셀러리

쑥갓과 셀러리를 배합하면 고혈압에 좋습니다. 쑥갓에는 모세혈관을 확장하고 혈
압을 강하시키는 마그네슘이 풍부하며, 셀러리 역시 혈압강하 · 진경 · 이뇨 · 정
혈 등의 작용이 있습니다. 두 가지를 배합해서 생즙을 내어 꿀을 타서 마시세요.

쑥갓과 솔잎

쑥갓과 솔잎을 배합하면 심장병에 도움이 됩니다. 쑥갓의 쓴맛은 심장을 강화
하고, 솔잎도 혈관벽을 강화하는 효능이 있습니다. 따라서 이 두 가지를 배합하

면 심장기능을 강화해 심장병을 예방할 수 있으며 고혈압을 개선할 수 있습니다. 생즙을 내어 드세요.

쑥갓과 아스파라거스

쑥갓과 아스파라거스를 배합하면 동맥경화에 좋습니다. 쑥갓뿐 아니라 아스파라거스도 루틴이 많아 모세혈관을 튼튼하게 합니다. 미각도 살려 줍니다. 이 두 가지 다 알칼리성 식품이기 때문에 산성체질을 개선할 수 있으며, 아스파라긴산을 함유하고 있어서 피로회복에 좋고 이뇨작용이 있어 신장에도 좋습니다.

쑥갓과 조기

쑥갓과 조기를 배합하면 좋습니다. 그래서 예로부터 조기 지질 때 쑥갓을 넣어 음식을 만들었습니다. 이 두 가지를 배합하면 비타민류와 양질의 단백질이 풍부한 음식이 됩니다.

쑥갓과 참기름

쑥갓과 참기름을 배합하면 이 두 가지 식품의 유효성분 흡수율이 높아집니다. 변통도 원활해집니다.

쑥갓과 굴

쑥갓과 굴을 배합하면 혈관강화 · 혈압강하에 좋습니다. 쑥갓은 혈관을 강화하는 비타민 A · C를, 굴은 비타민 P를 함유하고 있습니다.

plus one

○● 쑥갓무침을 할 때 주의할 점

쑥갓은 데친 다음에 꼭 짜야 합니다. 그렇지 않으면 무침이 질척거리고 수분 때문에 싱겁고 맛이 없어져요. 그리고 쑥갓을 먹기 좋은 크기로 자를 때는 쑥갓의 마디를 자르세요. 그러면 잎과 줄기가 골고루 들어가게 되고 풍미를 더해 줍니다.

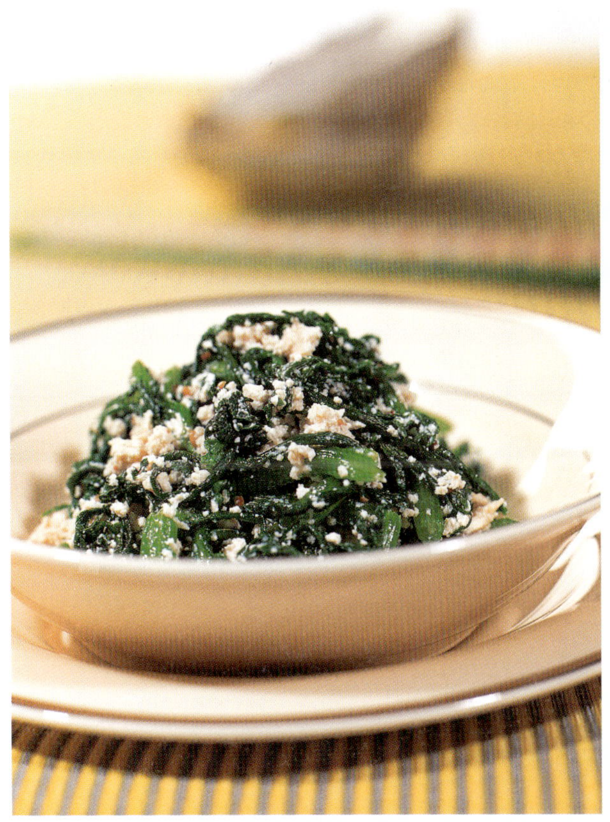

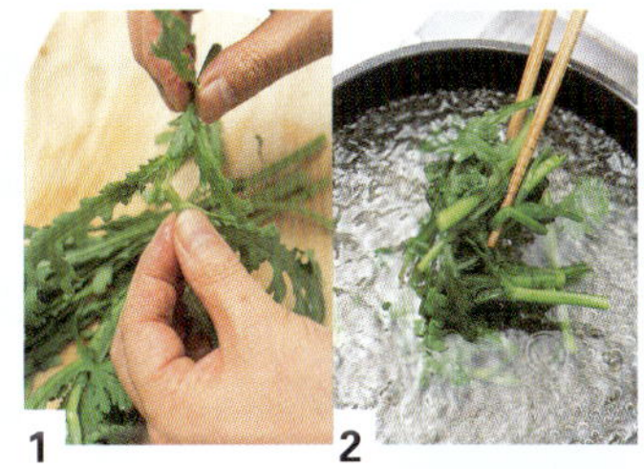

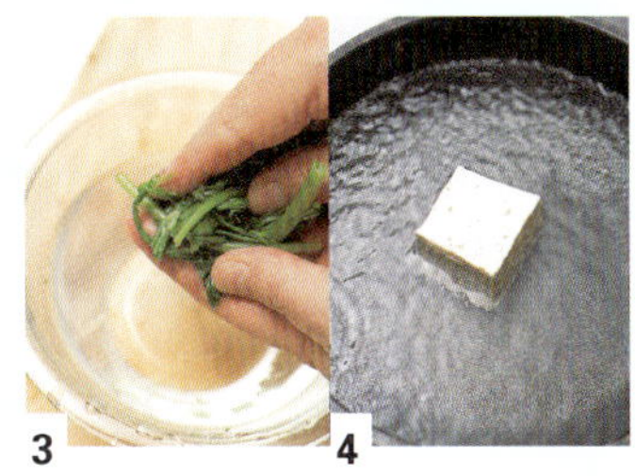

쑥갓과 두부의 만남

쑥갓두부무침

주재료 쑥갓 250g,
두부 200g
[양념] 소금 2작은술,
다진 마늘 1/2큰술,
참기름 1큰술반,
다진 파 1큰술, 깨소금 1큰술,
설탕 1작은술

1 쑥갓은 연한 부분만 잘라서 손질해 놓는다.
2 손질해 놓은 쑥갓은 끓는 소금물에 살짝 데친다.
3 데친 쑥갓은 찬물에 넣어 살짝 헹군 다음 물기를 꼭 짠다.
4 두부는 통째로 끓는 물에 삶아서 체에 건져 물기를 완전히 없앤다.
5 물기 뺀 두부는 칼편으로 으깬다.
6 쑥갓과 두부를 양념에 버무려 완성한다.

022 양배추

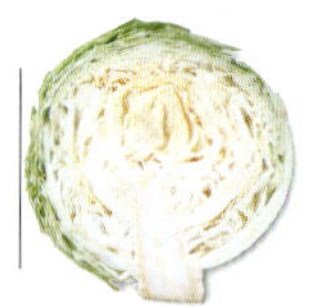

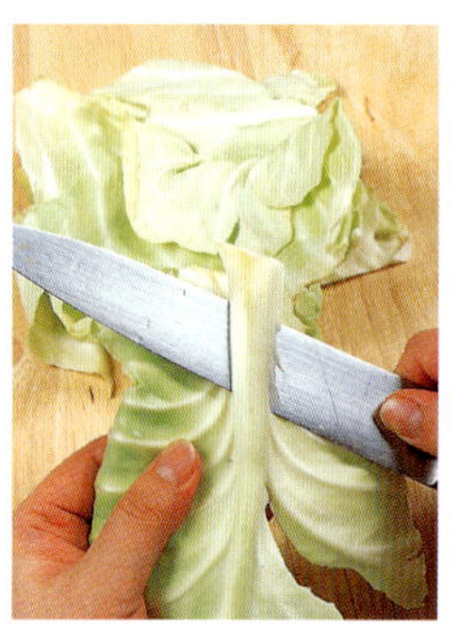

양배추는 뿌리에서 난 잎은 육질이며 모란 꽃잎과 비슷하고 여러 겹으로 겹쳐져 한복판은 빽빽이 모여서 둥근 공 모양을 이루고 있습니다.

맛이 달고 성질은 평이하며 독이 없습니다. 녹색이 짙은 바깥쪽 잎에는 비타민 A, 속의 하얀 잎에는 비타민 C가 풍부합니다. 혈액응고 작용을 하는 비타민 K도 많은데, 속잎보다 바깥 잎에 더 많습니다. 또 항궤양 성분인 비타민 U 및 칼슘 등 미네랄과 식물성 섬유가 풍부합니다. 3대 장수식품(요구르트 · 올리브 · 양배추) 중 하나입니다.

피가 맑아져 간이 튼튼해집니다

양배추의 이온과 염소, 두 미네랄은 강력한 정화작용을 합니다. 따라서 체내 노폐물이 분해되어 장과 피부가 깨끗해지고 피가 맑아져 간이 튼튼해집니다. 미용비타민인 비타민 A · C 및 K도 함유하여 피부 노화도 예방합니다. 아울러 다이어트에도 효과가 있습니다.

소화성 궤양을 치료합니다

양배추의 비타민 U는 항궤양성 비타민으로 단백질과 결합해 손상된 위벽을 보호해 소화성궤양을 치료하고 세포를 튼튼하게 만들어 줍니다. 또 원기를 돋우고 피로를 풀며, 마음을 침착하게 해 주고 불면을 다스립니다. 뼈를 강하게 해 주기도 하고요.

암세포를 파괴합니다

암세포를 파괴하는 종양 괴사 인자, 즉 TNF를 활성화해 암을 예방합니다. 양배추의 플라보노이드, 페룰산, 메틸-메치오닌-술포늄클로라이드 등의 작용으로 백혈구가 늘면서 그 기능이 강화되어 TNF를 많이 만들어 내게 하는 것입니다. 또 발암성호르몬이 세포의 표면에 붙지 못하게 하는 역할도 합니다. 양배추는 공복에 먹으면 좋습니다.

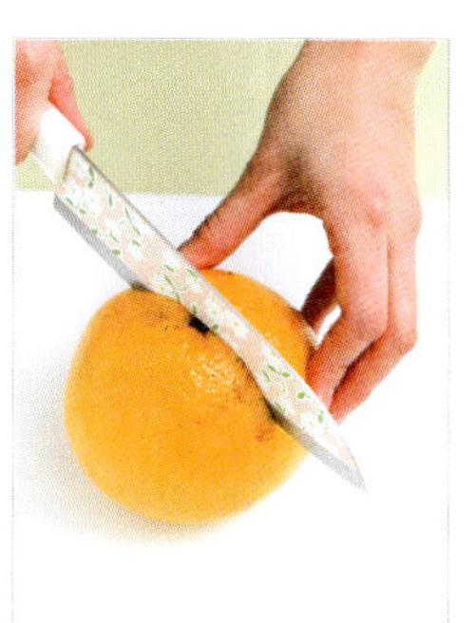

양배추와 자몽

〈조선일보〉에 게재된 내용에 의하면, 일본의 고이소 후끼꼬 씨는 "채소와 과일에도 궁합이 있다"고 했는데, 이는 "궁합이 맞는 과일과 채소가 만나면 각 성분이 상승효과를 내면서, 더 맛있고 영양 많은 주스로 '환생' 한다"는 주장입니다.

그 한 예가 양배추와 자몽입니다. "양배추에 들어 있는 '이소티오시아네이트' 는 웬만한 항암제보다 더 강력한 항암 효과를 가진 것으로 최근 밝혀진 화학물질"이라고 하면서 "이러한 양배추에 비타민 C가 풍부한 자몽을 더하면 이중 항산화 효과를 기대할 수 있다"고 했습니다.

양배추와 당근

양배추와 당근을 배합하면 피부미용에 좋습니다. 양배추에는 소위 '미용비타민' 으로 불리는 성분이 풍부하며, 당근도 '만병의 묘약' 이라고 불릴 만큼 영양의 균형을 이루고 있습니다. 또 조혈을 촉진하고 혈액의 흐름을 좋게 하여 미용에 도움이 되는 성분도 함유하고 있습니다.

양배추와 식초

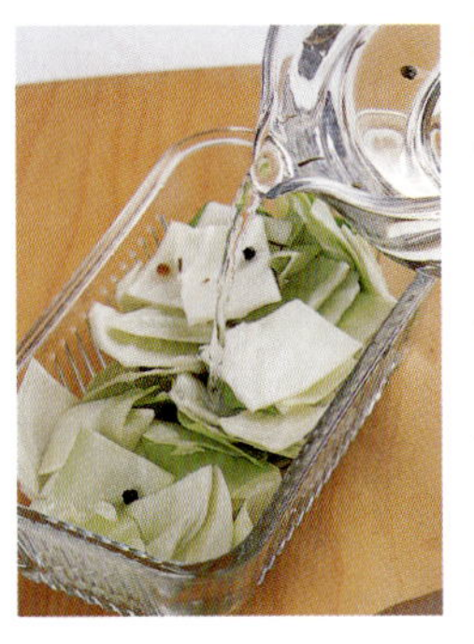

양배추와 식초를 배합하면 양배추 냄새를 줄입니다. 양배추에는 유기질 유황이 들어 있어 특이한 냄새가 나는데 식초가 이를 중화해 주는 것입니다. 사과즙도 효과가 있습니다.

양배추와 파인애플

양배추와 파인애플을 배합하면 장 정화작용이 더 활발해집니다. 양배추의 식물성 섬유와 칼륨이 장의 활동을 돕고, 파인애플에 있는 브로멜린이라는 단백질 분해 효소가 장 내의 부패물을 분해하기 때문입니다.

양배추와 우유

양배추와 우유를 배합하면 암 예방에 좋습니다. 양배추에는 아이소타이오사이안산염·클로로필·스테롤 등의 항암 성분이 함유되어 있으며, 우유에는 락토페린이라는 단백질이 함유되어 있어 NK세포(종양세포를 죽이는 작용을 하는 림프구)를 활성화해 항암 면역력을 높입니다. 이 두 가지는 또 소화관 점막을 보호해 줍니다.

양배추와 사과

양배추와 사과를 배합하면 변비에 좋습니다. 양배추의 식물성 섬유와 칼륨이 변비를 막고 정장작용을 도우며, 사과의 식물성 섬유인 펙틴과 칼륨이 장의 유익한 세균 번식을 도와 장을 튼튼하게 하고 변통을 원활하게 해 줍니다. 양배추 잎 서너장과 사과를 함께 넣고 즙을 내어 마시면 됩니다.

양배추와 오징어

양배추와 오징어를 배합하면 다이어트에 효과가 있습니다. 양배추는 섬유질이 풍부한 저칼로리 식품이고, 오징어는 타우린이 풍부한 고단백·저지방 저칼로리 식품이기 때문입니다.

다만 양배추에 들어있는 비타민 U는 불에 익히지 말고 그대로 먹는 것이 좋습니다. 몸이 찬 사람은 살짝 데친 양배추가 좋고요.

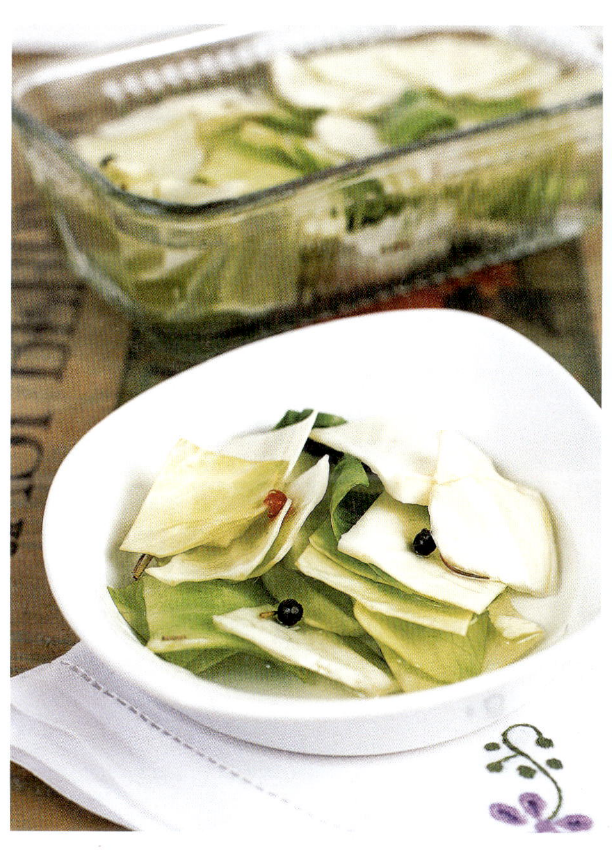

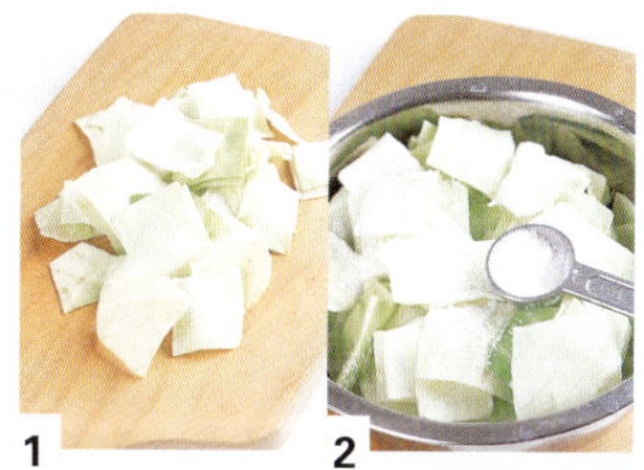

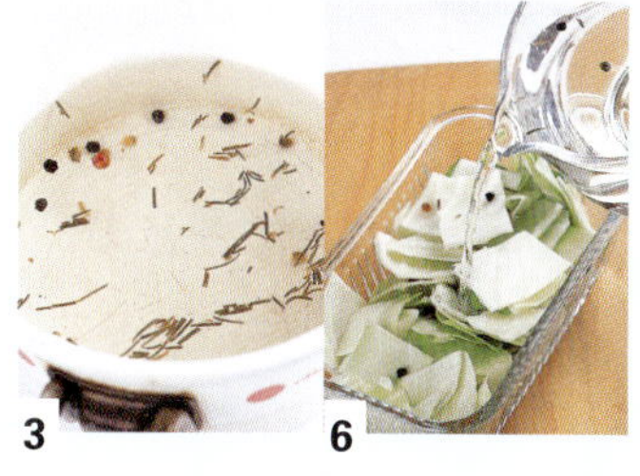

양배추와 식초의 만남

양배추피클

주재료 양배추 1/4통,
식초 · 설탕 1/3컵씩
[기타 재료] 물 4컵,
통후추 2알,
마른 로즈메리 2작은술,
소금 2작은술

1 양배추는 심을 도려내고 한 잎씩 떼어서 먹기 좋은 크기로 네모나게 썬다.

2 그릇에 담고 소금을 뿌려 30분 정도 간이 살짝 밸 정도로 만 절인다.

3 냄비에 물을 붓고 식초와 설탕, 통후추, 마른 로즈메리를 넣고 팔팔 끓여 단촛물을 만들어 식힌다.

4 절인 양배추를 건져 그릇에 담고 한김 식힌 단촛물을 부어 반나절 정도 삭힌 후 냉장고에 보관한다.

023 양파

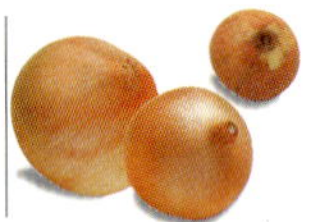

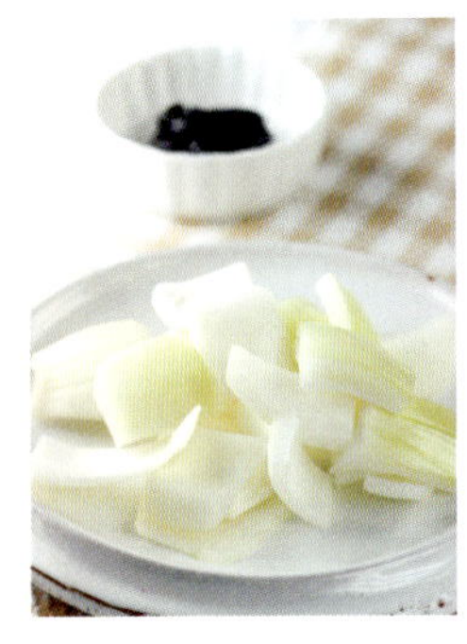

양파는 백합과의 다년생 초본식물로 백합처럼 비늘 줄기가 발아한 것으로 특이한 향이 강합니다. 우리가 먹는 것은 적색의 피막에 싸여 있는 비늘줄기입니다. 페르시아가 원산이기 때문에 양총이라고도 하지요. 우리나라에는 1890년에 들어왔다고 하는군요.

양파는 맛이 달고 매우며 성질은 따뜻합니다. 포도당, 과당, 인, 비타민 B_1 · B_2 · C 등도 들어 있습니다. 매운 맛과 자극적인 냄새가 나는 것은 양파 안에 들어 있는 유화아릴 때문입니다.

뇌와 신경에 에너지를 공급합니다

양파는 위액분비를 촉진해 소화력을 높이고, 변비를 없애 줍니다. 특히 비타민 A는 정자 생산을 돕고, 비타민 B_1은 성 활동을 원활케 합니다. '피로회복 비타민' 으로 불리는 성분을 함유하고 있어 피로회복에 좋으며, 뇌와 신경에 필요한 에너지를 공급하여 기억력을 향상시키고 마음을 편안하게 해 줍니다.

피의 흐름을 부드럽게 합니다

양파의 알리신은 체내에서 비타민 B_1과 결합하여 신진대사를 원활하게 하고, 세포에 활력을 불어넣어 줍니다. 심근을 부활시키고 모세혈관을 튼튼하게 해서 피의 흐름을 부드럽게 해주고요. 따라서 고혈압 · 동맥경화 · 정맥류를 개선하며, 혈전을 예방하고 이미 생긴 혈전은 녹여 줍니다. 양질의 콜레스테롤은 늘리고 나쁜 콜레스테롤은 줄이며, 혈압도 떨어뜨립니다. 또, 양파는 간 속의 지질도 줄여 줘 간을 튼튼하게 하고 만성 피로를 풀어 주는 데도 효과가 있습니다.

인슐린 분비를 촉진합니다

양파의 매운 성분은 유황이 들어 있는 S-메틸 시스테인 설폭사이드 성분인데, 이 성분은 인슐린 분비를 촉진합니다. 또 양파의 황화아릴 등이 발암물질을 해독하는 효소들을 작동시키고 백혈구를 증가시켜 줍니다.

잘 맞는_음식궁합

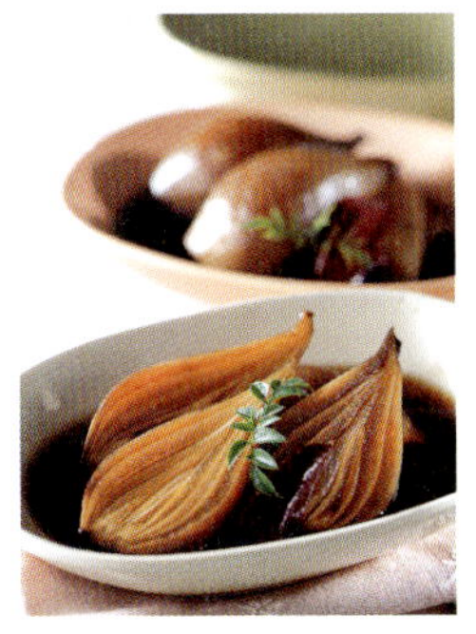

양파와 식초

양파와 식초를 배합하면 불면증에 좋습니다. 양파의 유화아릴이 신경을 안정시키며, 식초도 항스트레스작용을 하는 부신피질 호르몬의 분비를 촉진하기 때문입니다.

양파와 수삼

양파와 수삼을 배합하면 기억력을 좋게 하고 치매를 예방합니다. 양파는 신경안정, 치매예방 효능이 있고, 인삼도 신경안정, 기억증진 효력이 있습니다.

양파와 오미자

양파와 오미자를 배합하면 피로회복에 좋습니다. 양파의 '피로회복비타민' 성분과 오미자의 유기산이 피로물질인 젖산을 해독해 줍니다.

양파와 동물의 간 · 고기 · 뼈

양파와 동물의 간을 배합하면 간의 냄새를 없애 줍니다. 또, 양파는 고기를 연하게 하고 냄새도 없애 줍니다. 갈비찜 할 때 양파를 넣으면 고기가 부드러워지고, 뼈로 곰국을 끓일 때 양파를 넣으면 뼈 성분이 잘 우러납니다.

양파와 당근 · 호박

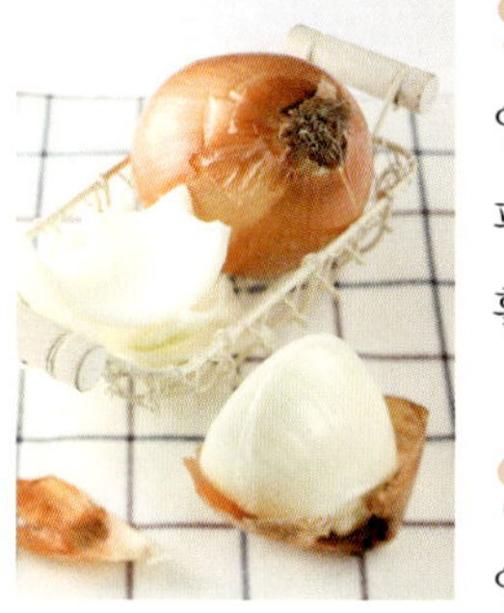

양파와 당근 · 호박을 배합하면 변비에 좋습니다. 양
파의 통변작용이 당근이나 호박의 섬유질에 의해 더욱
활발해지기 때문입니다.

양파와 콩

양파와 콩을 배합하면 당뇨병에 좋습니다. 양파는 인슐
린 분비를 촉진하고, 콩의 필수아미노산이 글리코겐을 합성하므로 당뇨병에 의
한 피로도 풀 수 있습니다.

양파와 사과

양파와 사과를 배합하면 콜레스테롤 강하에 좋습니다. 양파는 혈전을 예방하고
콜레스테롤을 떨어뜨리며, 사과의 칼륨이 잉여 나트륨을 배출하고 콜레스테롤
을 떨어뜨리기 때문입니다.

양파와 꿀

양파와 꿀을 배합하면 양파가 우리 몸에 당분이 흡수되는 시간을 단축해 주므
로 피로회복과 자양강장제로 그만입니다.

○● 양파는 암양파가 좋고 날로 먹어야 약효가 크다

양파는 날로 먹어야 유화아릴이 파괴되지 않습니다. 단, 열을 가
하면 유화아릴이 프로필메르캅탄이라는 물질로 변해 설탕의 50
배나 될 정도로 단맛이 강해집니다. 양파의 갈색 껍질에는 루틴
성분과 유사한 물질이 함유돼 있어 모세혈관의 저항성을 강화하
며, 항산화작용이 강한 프로토카테큐산도 함유되어 있어 치매와
뇌졸중, 암까지 예방할 수 있습니다.
단단하고 겉껍질이 밝은 주황색을 띤 것이 좋은 양파이며 꽃대가
튀어나온 것이 '수양파'인데 오래 두면 썩기 쉬우므로 꽃대가 튀
어나오지 않은 '암양파'를 저장해 두고 쓰면 좋습니다.

024 연근

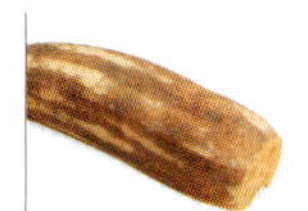

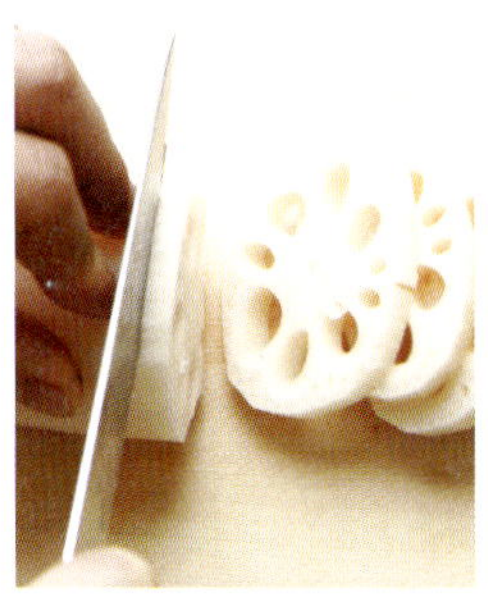

연근은 얕은 연못이나 깊은 논에서 자라는 연의 뿌리줄기를 말합니다. 가을부터 초봄에 걸쳐 뿌리줄기를 파내 수염뿌리를 없앤 후 사용합니다.

횡단면의 중앙에는 작은 둥근 구멍이 있으며, 그 주위에 8개의 큰 구멍이 있습니다. 맛은 달고 떫으며 성질은 평이합니다. 타닌과 아스파라긴산을 함유하고 있습니다.

연근은 마디에 약효가 있으므로 즙을 낼 때는 마디를 함께 넣는 것이 좋습니다. 연근에는 뿌리채소로는 드물게 비타민 C가 풍부하며 쉽게 파괴되지 않는 것도 특징입니다. 연근을 잘라 두면 검게 변하는데, 이것은 타닌과 철분 때문입니다.

피를 맑게 하고 어혈을 풀어 줍니다

지혈작용 · 정혈작용 · 생혈작용을 합니다. 즉 출혈을 멈추게 하고, 어혈을 제거하고 피를 맑게 하며, 새로운 피를 생성합니다. 따라서 기침하면서 피를 토하는 해혈을 비롯해서 토혈, 코피, 혈뇨, 혈변, 자궁출혈 등을 다스립니다.

기침을 다스리고 대소변을 잘 나오게 합니다

흉격을 소통시키고, 기침을 다스리며, 열독을 풀어 줍니다. 또 대소변이 잘 나오게 할 뿐 아니라 비위기능도 돋우며, 뛰어난 강정작용도 합니다.

트림이 잘 나오는 증상을 가라앉힙니다

특히 위궤양 초기에는 배가 고픈 듯도 하고 아픈 듯도 하면서 가슴이 답답하고 트림이 자주 나오는 증상을 보입니다. 〈동의보감〉에서는 이를 '조잡증'이라고 하면서 연뿌리가 가장 좋은 처방이라 했습니다.

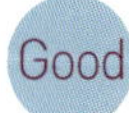

Good 잘 맞는_음식궁합

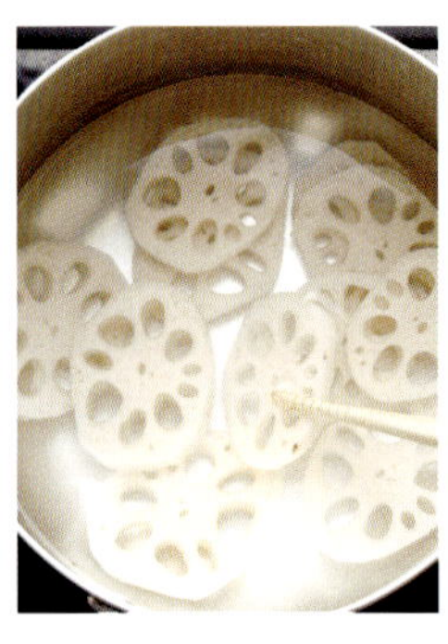

연근과 생강

연근과 생강을 배합하면 감기에 잘 걸리고 기침이나 가래가 끊이지 않는 등 호흡기가 약한 경우에 좋습니다. 연근 30g을 생즙 내어 여기에 생강즙 1작은술을 넣고 뜨거운 물을 부어 마시면 됩니다.

연근과 소금

연근과 소금을 배합하면 지혈작용이 더 활발해져 각종 출혈성 질환을 다스립니다. 특히 월경기에 자궁을 통해 출혈하는 대신 입이나 코로 출혈하는 역경(대상월경)에 효과가 있습니다. 연뿌리를 깨끗이 씻은 후 껍질째 강판에 갈아 즙을 짠 다음 소금을 약간 간간할 정도로 넣어 마시면 됩니다.

연근과 생지황

연근과 생지황을 배합하면 산후 혈액부족이나 어혈로 가슴이 답답하고 머리가 멍한 혈민 증상을 풀어 줍니다. 참고로 '서태후윤부고'라는 미용처방을 소개하지요. 피부를 맑고 윤택하게 하는 처방으로 청나라 여걸 서태후의 비방입니다. 생연근즙 · 생지황즙 · 배즙 · 술 각 1,000cc, 생강즙 500cc, 물 3,000cc를 고아 조청으로 만들어 1일 2~3회, 1회에 1작은술씩 온수로 복용합니다.

연근과 아보카도

연근과 아보카도를 배합하면 변비를 해소할 수 있습니다. 연뿌리와 아보카도의 풍부한 섬유소가 함께 장벽을 자극하여 장의 활동을 촉진하기 때문입니다. 또 이 두 가지를 배합하면 콜레스테롤을 떨어뜨리는 효력도 향상됩니다.

연근과 마디풀(편축)

연근과 마디풀을 배합하면 담석증을 예방하거나 담석을 제거하는 효과가 있습니다. 연뿌리도 좋지만 마디풀 역시 담의 결석을 녹여 주고 황달에도 약효를 발휘합니다. 연뿌리즙과 마디풀 끓인 물을 냄비에서 눋지 않게 주걱으로 저어 가면서 고아 조청처럼 만든 후 1회에 2~3작은술씩 1일 2~3회 공복에 복용합니다.

연근과 요구르트

연근과 요구르트를 배합하면 피도 정화하고 피속의 스트레스 화기를 떨어뜨립니다. 머리가 아프고 나른하며 조금만 무리해도 코피가 잘날 때 특히 좋습니다.

연근과 인삼

연근과 인삼을 배합하면 빈혈에 좋습니다. 연근에는 채소로서는 드물게 비타민 B_{12}가 많아 혈액을 생성하고 장내 유산균의 성장을 촉진하므로, 특히 수술 후 빈혈에도 효과가 있습니다. 연근을 햇볕에 말려 가루 내어 1회에 8g씩 인삼에 꿀을 넣고 끓인 물로 복용합니다. 〈전유심감〉에 나오는 묘방입니다.

○● 연근으로 만든 예전 음식

예전에는 연근으로 두부를 만들어 먹었다고 하네요. 죽을 쒀서 먹기도 했는데, 이 죽을 '우죽'이라고 합니다. 만들기도 아주 쉬워 연근에 쌀을 넣어 끓이기만 하면 되지요. 연근을 껍질째 갈아 달걀흰자, 소금, 녹말가루를 섞어 반죽한 후 둥글게 빚어 기름에 튀겨내는 연근 경단도 있습니다. 경단을 빚을 때 닭고기나 목이버섯 등을 섞어도 좋습니다. 또 흔히 일상반찬으로 많이 만들어 먹는 연근조림도 연근을 쉽게 섭취할 수 있는 방법 중 하나예요. 연근조림은 연근을 식초에 담갔다가 데쳐서 조림간장에 조리기만 하면 됩니다. 일상으로 먹는 반찬이므로 많이 이용하세요. 만들어 두면 며칠은 먹을 수 있습니다.

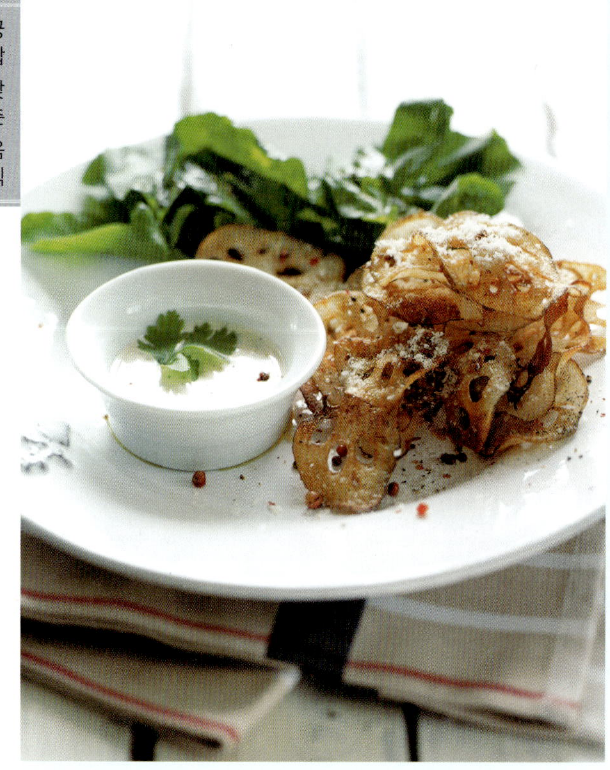

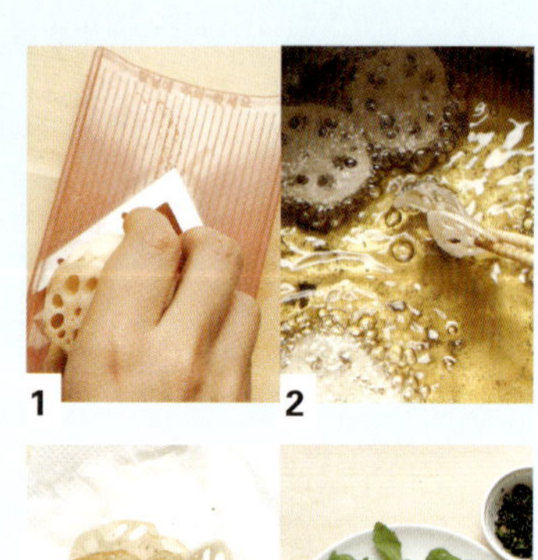

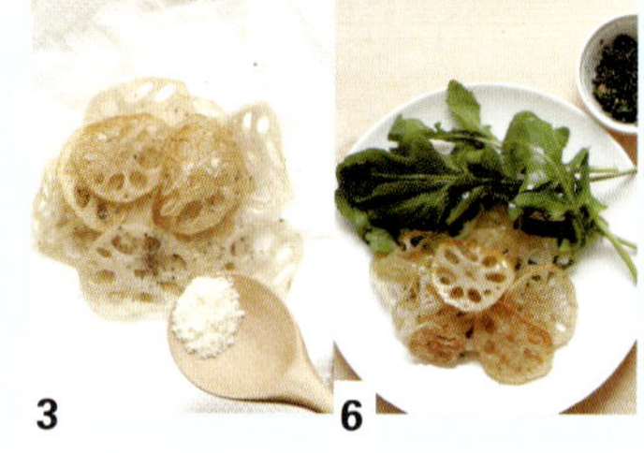

연근과 요구르트의 만남
연근튀김과 루꼴라샐러드

주재료 연근 300~400g,
파마산 치즈(간 것) 1/2컵,
후춧가루 조금, 식용유 3컵,
루꼴라 적당량
[오일드레싱] 올리브오일 3큰
술, 와인비네거 1큰술,
소금·후춧가루 조금씩
[코리앤더 딥] 플레인 요구르트
·마요네즈 100g씩,
다진 코리앤더 1큰술, 다진 청고
추 1개, 소금·후춧가루 조금씩

1 연근 한 뿌리를 슬라이서를 이용해 최대한 얇게 썬다.
2 팬에 식용유 3컵을 붓고 180~190℃로 달군 다음 연근을
   한 번에 4~5개씩 넣어 잠깐 튀겨 기름을 뺀다.
3 튀긴 연근이 식기 전 파마산 치즈가루와 후춧가루를 뿌린다.
4 올리브오일과 와인비네거, 소금과 후춧가루를 스푼으로 잘
   섞어 오일드레싱을 만든다.
5 분량의 요구르트, 마요네즈, 코리앤더, 청고추, 소금, 후춧
   가루를 넣고 잘 섞어 코리앤더 딥을 만든다.
6 접시에 루꼴라를 담은 후 오일드레싱을 뿌리고, 튀긴 연근
   을 보기 좋게 담는다. 코리앤더 딥은 따로 담아 낸다.

연꽃씨는 오장을 보익하여 무기력하고 갈증이 날 때 좋으며, 심기를 안정시키므로 불면증이나 꿈이 많은 데 좋습니다. 유정, 소변혼탁 등에 좋으며 소화불량, 만성설사에도 좋습니다. 이 외에 자궁출혈, 대하증에 좋으며 연씨의 옥소신수닌 성분은 비인암을 억제합니다.

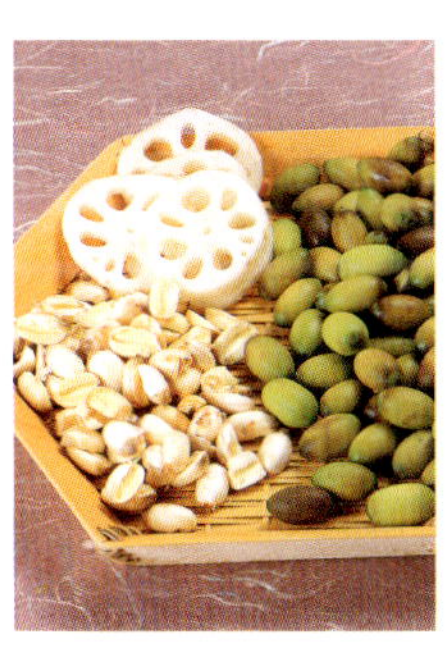

■연꽃씨와 복령

복령은 소나무 뿌리에 기생하는 균핵으로 섞으면 춘정을 돋우고 지구력과 순발력을 강화합니다.

■연꽃씨와 쌀

쌀을 섞어 죽을 쒀 먹으면 강장 · 강정 및 정장작용이 더 활발해집니다. 병 후 위가 약해져 소화가 잘 안 될 때도 좋습니다. 혹은 쌀과 복령을 함께 볶아 가루 내어 설탕에 개어 복용해도 좋습니다. 이것이 〈사재삼서〉에 나오는 '연육갱' 입니다.

■연꽃씨와 설탕

설탕을 섞어 조청을 만들어 먹으면 강장강정 효력이 있습니다. 껍질 벗긴 연씨를 삶아 잘 으깬 뒤 설탕을 넣어 나무국자로 광택이 날 때까지 잘 이긴 다음 참기름을 쳐서 약한 불에 익혀 먹습니다. 〈홍루몽〉에도 나오는 음식입니다.

■연꽃씨와 돼지위장

돼지위장을 섞으면 비위와 장 허약증에 좋습니다. 여위고 면역력이 떨어진 데도 좋습니다. 연씨를 하룻밤 술에 담갔다가 건져 돼지위장에 넣고 삶은 후, 연씨만 꺼내 약한 불에 말려 가루 내어 먹습니다.

■연꽃씨와 마

식욕이 떨어지고, 소화장애가 있으며, 대변이 진흙처럼 질척하거나 물처럼 멀걸게 나올 경우에 좋습니다.

○● 연꽃의 효능과 궁합맞춘 처방

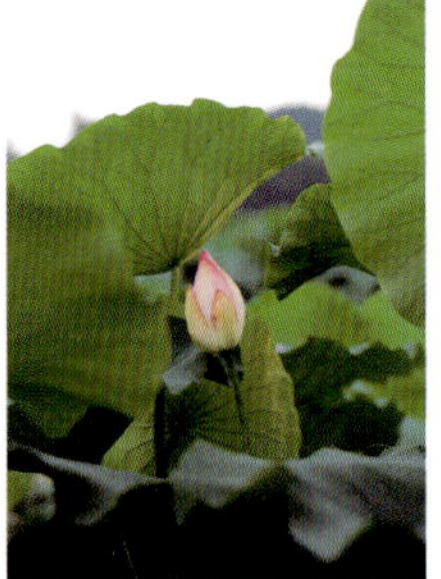

연꽃은 맛이 쓰고 달며 성질은 따뜻하고 독이 없습니다. 케르세틴, 루테오린, 이소케르세틴, 캠페롤 등 여러 가지 플라보노이드를 함유하고 있습니다. 행혈 · 지혈 · 제습 · 거풍 작용을 합니다. 즉 피를 순환시키며, 출혈성 질환을 다스리고 습기나 풍기를 제거합니다. 타박상이나 추락상으로 출혈이 있거나 어혈이 뭉쳐 있을 때 꽃을 말려 가루 내어 먹으면 효과가 있습니다. 또 더위를 풀고, 술독을 제거하며, 아이들 경기를 치료하는 데도 약용합니다.

■ 연꽃와 생강

배합하면 숙취를 풀어줍니다. 술을 마시기 전 또는 마신 후 연 꽃즙을 한 스푼씩 먹어도 좋지만 연꽃즙 한 스푼에 생강즙을 조금 떨어뜨려서 마시면 불쾌 증상이 싹 사라집니다.

■ 연꽃와 게

배합하면 좋습니다. 게를 먹고 중독됐을 때 연꽃즙만 마시거나 연꽃즙에 생강즙을 타서 마시면 곧 풀립니다.

■ 연꽃와 돼지고기

배합하면 신장이 허약할 때 좋습니다. 재료를 함께 뭉근한 불에 삶아서 통째로 먹습니다. 발기력이 회복되고 사고 능력도 되살아납니다.

---

plus one

○● [양귀비소욕분] 이라는 비방 만들기

여성의 질을 조이게 하여 양귀비 같은 탄력 넘치는 명기를 만들어 준다는 좌욕탕제입니다. 연꽃 · 울금 · 아출 분말 3g씩을 따끈하게 데운 우유 1.8ℓ에 타서 좌욕하면 됩니다.

025 오이

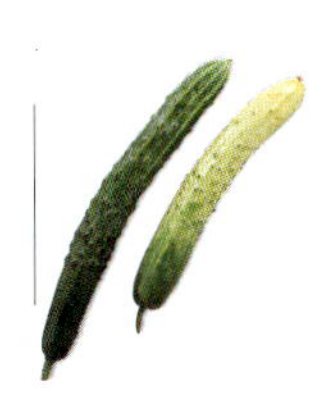

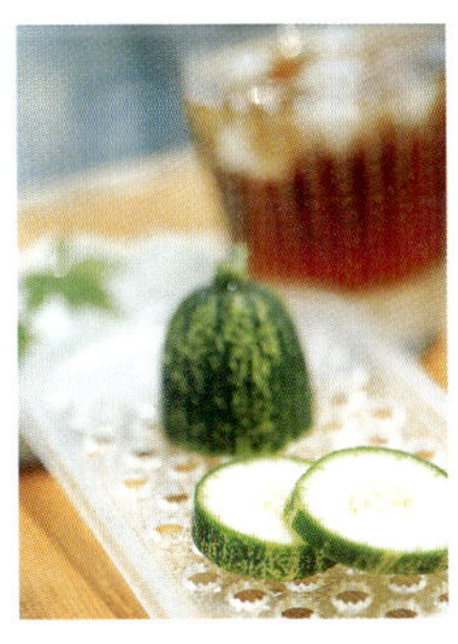

오이는 북서부 히말라야 지역이 원산지로 한나라 장건이 서역에서 갖고 왔기 때문에 호과라고도 합니다. 맛이 달고 성질은 차며 독이 없습니다. 오이 가운데 황색으로 익는 것을 황과라고 하는데, 황과는 맛이 쓰고 독이 있습니다. 수분이 대부분이며, 글루코시드 등 배당체류가 함유되어 있으며, 여러 가지 유리 아미노산, 비타민 G(B_2) · C 등이 함유되어 있습니다. 꼭지의 쓴맛 성분은 쿠쿠르비타신 A · B · C · D입니다. 씨는 오레인산, 리놀산, 팔미틴산 등 지방유를 함유하고 있습니다.

열을 내리고 갈증을 풀어줍니다

오이는 청열 · 이뇨 · 해독작용을 합니다. 따라서 체열이나 흉중의 열을 내리고 갈증을 풀고 더위에 지쳐 몸이 나른하고 식욕이 뚝 떨어졌을 때 좋습니다. 이소케르시트린 성분이 소변을 원활케 해서 부종을 내리고 몸속에 쌓인 습기나 불순물 · 잉여 염분을 배출해 줍니다. 피를 맑게 하고 몸을 정화해 줍니다.

항암 효과와 탈모치료에 좋습니다

오이의 베타카로틴은 강한 항산화 성분으로 항암작용을 하며, 쿠쿠르비타신 C도 항종양작용을 하고, 쿠쿠르비타신 B는 간염을 개선합니다. 또 오이에는 규소와 유황이 다량 함유되어 있어 탈모에도 좋습니다. 오이는 수분이 많은 음성식품이며 칼륨, 철, 마그네슘, 규소 등 미네랄을 함유하고 있는 알칼리성 식품입니다.

잘 맞는_음식궁합

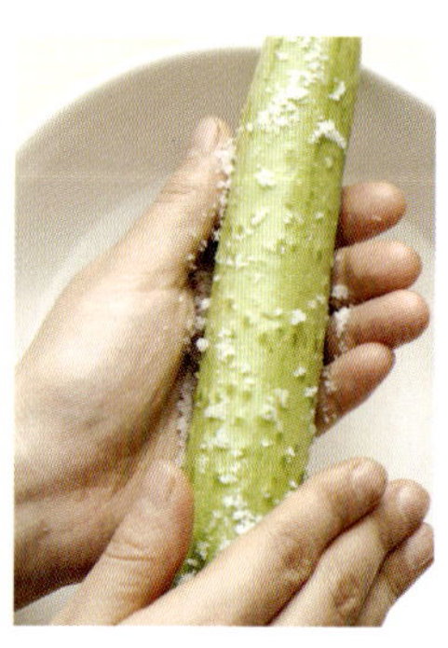

오이와 소금 · 식초

오이를 자르면 아스코르비나아제라는 비타민 C 분해효소가 생깁니다. 따라서 오이를 다른 과일이나 야채와 배합할 때는 소금이나 식초를 약간 섞어 효소의 작용을 억제해 줘야 합니다. 한편 오이는 음성식품이어서 냉성체질이나 저혈압 · 빈혈에는 안 좋은데, 소금을 약간 배합하면 몸의 균형이 깨지지 않도록 막아 주는 역활을 합니다.

오이와 밀가루 · 식초

오이즙을 밀가루와 섞고 식초로 걸쭉하게 반죽해서 천에 두툼하게 고루 펴 발라 타박상이나 삔 자리에 붙이면 통증과 부기가 쉽게 가라앉습니다.

오이와 둥굴레

오이와 둥굴레를 배합하면 피부미용에 좋습니다. 오이의 엽록소와 비타민 C가 피부미용에 효과 있고, 둥굴레는 신진대사를 촉진하여 기미나 주근깨에 좋습니다. 끓여 먹거나 가루 내어 식초를 탄 물로 복용합니다. 식초의 초산이 부신피질 호르몬이라는 '미용호르몬' 의 분비를 촉진합니다.

오이와 꿀

오이에 꿀을 발라 먹으면 열이 내리고 소변이 원활해집니다.

오이와 우유

오이껍질을 썰어 우유에 하루 담갔다가 여드름 부위를 씻어 주면 좋습니다. 땀띠나 벌레 물렸을 때도 좋습니다. 사마귀에는 사마귀 윗부분을 긁어내고 그 자리를 오이 꼭지로 자주 문지르면 효과가 있습니다.

오이와 사과

오이와 사과를 배합하면 혈압강하에 좋습니다. 오이의 칼륨이 체내의 염분과 노폐물을 배출하여 몸을 정화하고, 사과의 칼륨도 혈압을 떨어뜨립니다. 저칼로리의 오이와 펙틴을 함유한 사과를 함께 먹으면 비만 해소에도 효과가 있습니다. 또 사과는 오이의 유효성분이 산화하는 것을 막아 줍니다.

오이와 술

오이는 술독을 풀어 주고 숙취로 인한 갈증을 해소합니다. 〈동의보감〉에는 오이나 오이덩굴, 오이씨가 모두 좋다고 했습니다. 까뮈나 뚜르게네프의 소설에도 술 깨는 데 오이가 좋다는 대목이 나옵니다. 오이즙에 식초를 타서 마시면 더 효과적입니다.

○● 오이로 만드는 다양한 음식

오이김치, 오이깍두기, 오이소박이, 오이장아찌 등을 비롯해서 나물, 냉국, 무침, 찜, 채 등이 있고 오이무름 같은 음식도 있습니다. 또, 오이덩굴을 뿌리 쪽으로부터 30cm 정도에서 자른 뒤 액즙이 흐를 때 채취해 먹거나 외용하기도 합니다. 맛이 싱겁고 성질이 평이하며 독이 없는데, 소변을 시원하게 나가게 하며 혈압을 떨어뜨립니다. 고혈압 환자의 임상결과 유효율이 82.8%였다는 보고가 있습니다. 오이뿌리는 맛이 달고 쓰며 성질이 서늘한데, 소변 불리와 설사에 약이 됩니다. 오이 잎은 맛이 쓰고 성질은 평이하며 독이 조금 있는데, 설사와 오래 된 식체에 좋습니다.

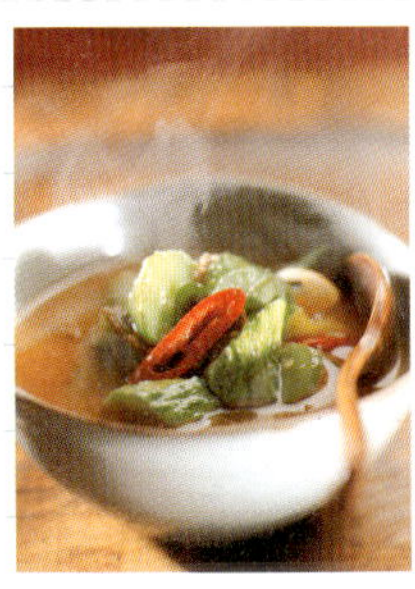
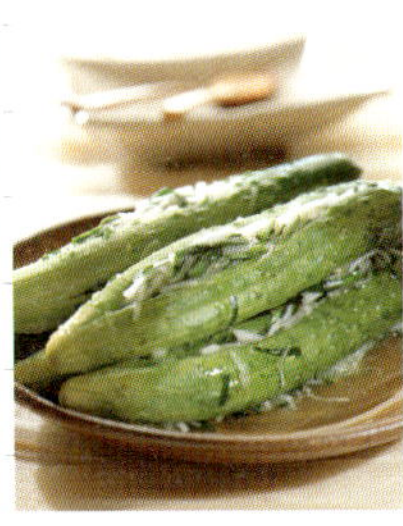

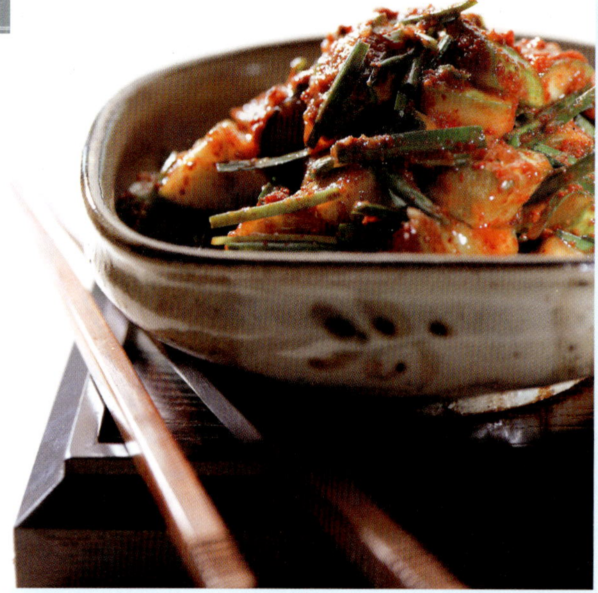

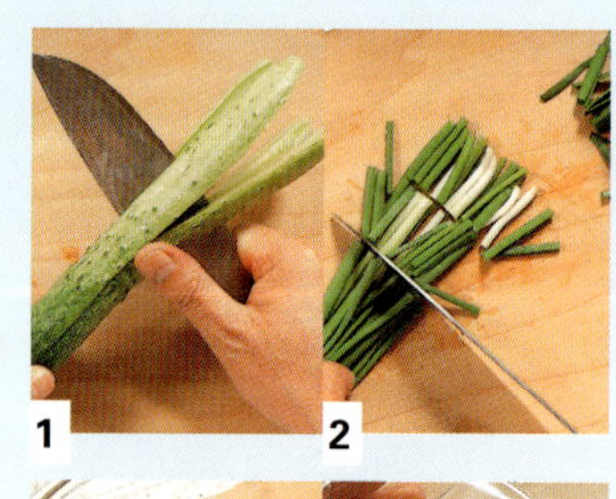

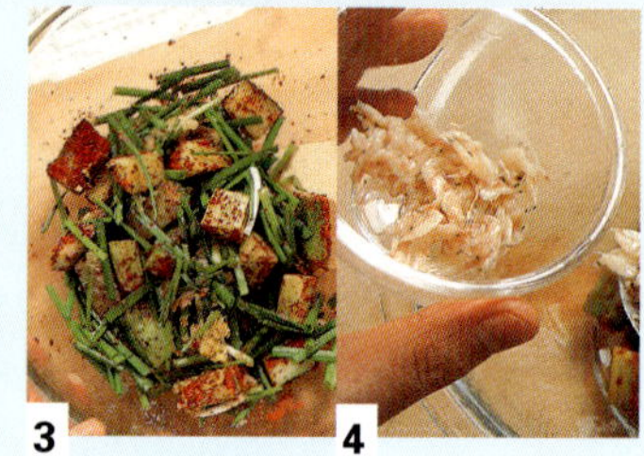

오이와 부추의 만남

오이송송이

주재료 오이 5개,
부추 50g, 실파 20g
[양념] 고춧가루 1/2컵,
다진 마늘 1큰술반,
다진 생강 1/2작은술,
설탕 2작은술,
새우젓 · 소금 조금씩

1 오이는 길게 칼집을 넣어 4등분으로 나눈다.

2 길게 쪼갠 오이를 2cm 길이로 깍둑썰기한다.

3 부추와 실파도 2cm 길이로 잘라 준비한다.

4 깍둑썰기한 오이에 고춧가루를 넣어 버무려 고운 색이 들도록 한다.

5 고춧가루로 물들인 오이에 부추와 실파를 넣고 분량의 양념을 넣어 고루 버무린다.

6 마지막으로 새우젓과 소금으로 간을 맞춘 다음 밀폐용기에 담아 저장한다. 오이는 껍질이 억세지 않고 굵기가 고르면서도 삼각진 것이 좋다. 오이를 씻을 때는 굵은 소금을 손에 묻혀 손바닥으로 굴리듯이 문지른 뒤 물에 헹군다.

026 우엉

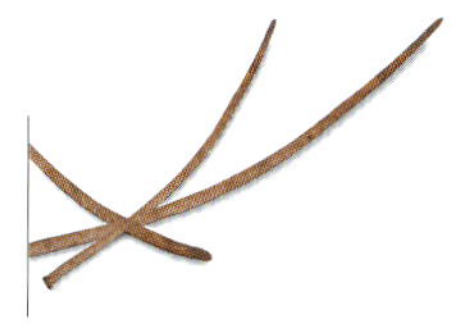

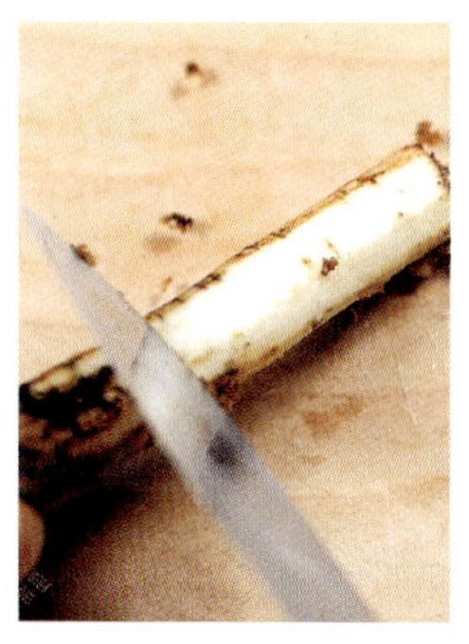

우엉의 원산지는 뚜렷하지 않지만 중국이나 인도일 것으로 추정하고 있습니다. 이 풀을 소들이 잘 먹기 때문에 '소풀' 이라는 뜻으로 '우방' 혹은 '우채' 라고도 합니다. 줄기잎과 뿌리잎의 밑면에는 흰 솜털 같은 것이 나 있습니다.

가을에 열매가 여물면 씨가 맺히는데, 이 씨는 약용합니다. 뿌리는 검푸르고 살지고 길며 팔뚝 같은데, 땅속으로 60cm나 길게 뻗어 들어갑니다. 독특한 향이 있고 양분이 많아서 식용합니다. 뿌리(우엉)는 맛이 쓰며 성질은 찹니다. 수분이 약 70%, 당분이 약 25%인데 다량의 이눌린을 함유하고 있습니다. 타닌, 리그닌, 비타민 A · B · C 등을 함유하고 있습니다.

부기와 종기를 가라앉힙니다

우엉은 풍열을 제거합니다. 따라서 풍열로 얼굴이 붓고 종기가 잘 생기며 어지럽거나 인후가 붓고 열나며 통증이 있거나 해수, 종기를 다스립니다.

월경통을 다스립니다

우엉은 성 호르몬의 분비를 촉진시키고, 혈액순환을 원활히 하여 오래된 피를 내보내는 작용을 하기 때문에 월경을 원활하게 하여 월경불순 · 월경통이나 혈액이 탁해서 여기저기 쑤시는 증상 등에 좋은 약이 됩니다. 또 셀룰로오스와 리그닌 등 식물성 섬유가 변통을 촉진하여 변비를 풀어 주고, 장 내에 유익한 세균이 번식하는 데 도움을 주며 비타민 합성을 활성화합니다.

이뇨작용을 합니다

연근 안에 들어 있는 당질 속 이눌린 성분이 신장 기능을 도와 몸에 쌓여 있는 노폐물이 순조롭게 배설되도록 돕는 이뇨작용을 합니다. 따라서 동맥경화 · 고혈압과 중풍을 예방하며, 피부가 까칠해지는 등 여러 가지 피부트러블에 피부 미용재로 씁니다. 비듬이 많을 때도 효과가 있습니다. 또 고기 먹고 중독을 일으켰을 때, 입 안에 염증이 생겼거나 잇몸이 부었을 때 좋습니다.

Good 잘 맞는_음식궁합

우엉과 쌀뜨물

우엉을 쌀뜨물에 넣고 삶아 낸 뒤 우엉조림을 하면 맛도 좋고 빛깔도 고와집니다. 단, 우엉에서 빼낸 떫은 맛은 타닌 성분으로 소염 · 해독 · 수렴작용을 하며, 특히 땀띠가 심할 때 바르면 효과가 있습니다.

우엉과 도라지 · 다시마

우엉과 도라지를 배합하면 편도선염이나 인후가 붓고 통증이 있을 때 좋습니다. 입 안에 염증이 생겼거나 잇몸이 붓고 염증이 생겼을 때는 우엉 · 다시마를 함께 넣고 달인 물로 양치질을 하거나 혹은 우엉 · 소금을 넣고 달인 물로 양치를 하면 염증을 치료할 수 있습니다.

우엉과 밤 잎

우엉과 밤나무 잎을 배합하면 옻이 오른 데 좋습니다. 습진, 부스럼, 두드러기, 동상, 화상, 독충 따위에 물렸을 때 우엉 끓인 물로 씻으면 좋은데, 밤나무 잎을 섞으면 효과가 상승합니다. 여드름 등 피부트러블에도 좋습니다. 이때는 외용

도 하면서 우엉과 쌀로 죽을 쑤어 소금, 대추로 맛을 내어 먹으면 더욱 효과를
볼 수 있습니다.

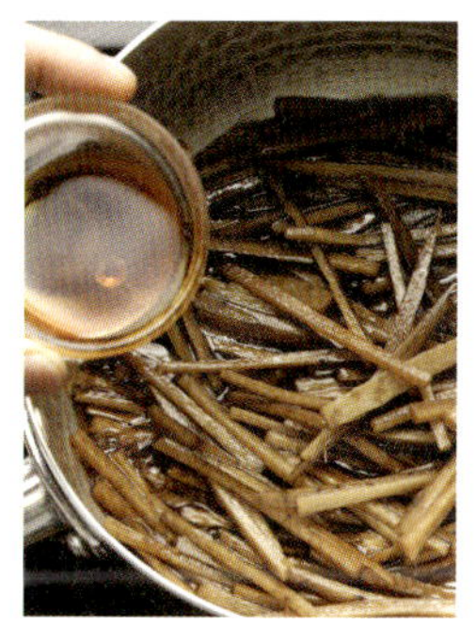

우엉과 꿀·율무

우엉·꿀 또는 우엉·율무를 배합하면 소변불리에 좋
습니다. 우엉 생즙에 꿀을 넣고 끓여 마시거나 우엉과
율무로 죽을 쒀 먹습니다.
특히 우엉과 율무를 함께 먹으면 이뇨작용으로 체내
노폐물을 배설하고 사마귀나 피부 검버섯 등을 없애며
신진대사를 촉진하고 변비에 좋으며 식욕감소로 다이
어트 효과도 있습니다. 뿐만 아니라 혈당조절로 당뇨를 개선하고 지방축적을
막아 성인병까지 예방합니다.

우엉과 육류

우엉은 고기를 먹고 중독을 일으켰을 때 이를 해독합니다. 날 우엉뿌리를 달여
서 마시세요.

우엉과 더덕·연근·바지락

우엉과 더덕, 우엉과 연근을 배합하면 좋습니다. 우엉에는 이눌린 성분이 많아
장에서 칼슘 흡수를 돕습니다. 칼슘 식품과 함께 먹으면 흡수율을 높여 체내 이
용을 좋게 합니다. 칼슘이 많은 식품은 예를 들어 멸치, 들깨 등입니다. 단, 우엉
과 바지락을 배합하면 안 좋습니다. 우엉의 섬유질이 철분 흡수를 방해하기 때
문입니다.

○● 우엉으로 만들 수 있는 궁합 맞춘 음식

우엉의 어린 순은 삶아서 무쳐 먹고, 두껍고 긴 뿌리(우엉)는 조
려서 반찬으로 많이 만들어 먹습니다. 우엉은 껍질에 영양가가
많고 맛도 좋으므로 될 수 있는 대로 흙이 묻어 있는 우엉을 골
라 깨끗이 씻은 다음 껍질째 익히거나 볶아서 먹는 것이 좋아요.

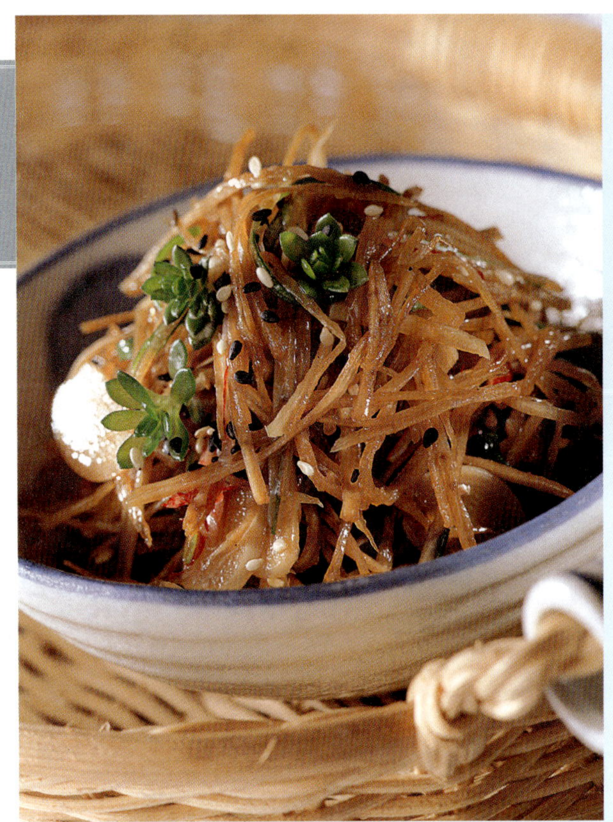

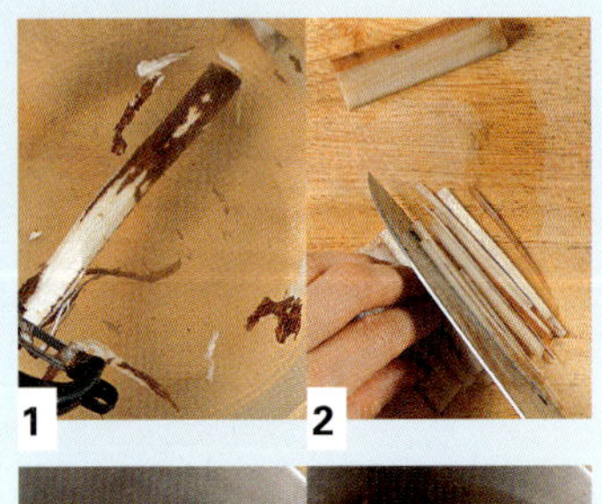

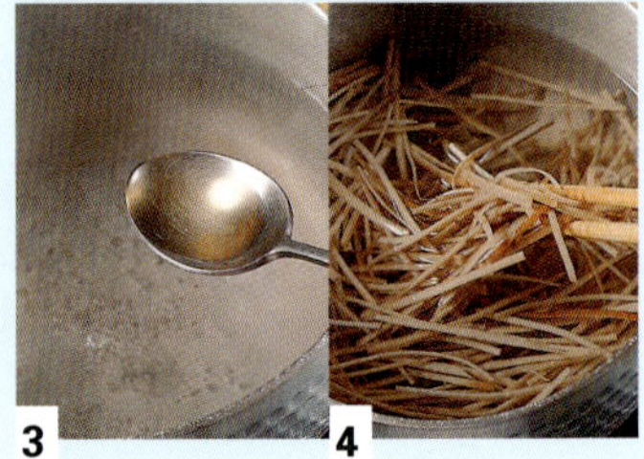

우엉과 식초의 만남

우엉채볶음

주재료 우엉채 200g,
식초 조금, 식용유 적당량,
실파채 · 참기름 조금
[무침양념] 간장 1큰술,
다진 마늘 1큰술
청주 1/2작은술, 소금,
후춧가루, 깨소금, 참기름

1 우엉은 껍질을 벗긴 다음 바로 물 속에 넣는다. 그래야 색
  이 변하지 않는다.

2 우엉을 건져 6cm 길이로 잘라서 옆으로 저며 썬 다음 나란
  히 잡아 0.2cm 굵기의 고운채로 썬다.

3 우엉의 색을 제대로 내기 위해 끓는 물에 식초를 조금 넣
  고 데친다.

4 데친 우엉을 물기를 뺀 다음 무침 양념에 무친다.

○● 우엉 씨의 효능

우엉씨는 모양이 지저분하고 가시가 많습니다. 그래서 악실이라고 하지요. 씨의 가시에 쥐가 걸리면 벗어나지 못합니다. 그래서 서점자라고도 합니다. 맛은 맵고 쓰며 성질은 평이합니다. 지방유가 25~30% 들어 있고, 이 외에 소량의 스테아르산, 팔미트산, 리놀산 등이 함유되어 있습니다. 비타민 B₁도 들어 있습니다.

■ 풍열을 없애 줍니다

풍열로 기침하고 목이 붓고 피부가 가렵고 두드러기나 종기가 나는 것을 없애 주고 이뇨 효과도 있어 부종에 좋습니다. 특히 얼굴이 부었을 때 우엉씨를 볶아 가루 내어 먹으면 부기가 가라앉습니다.

또는 볶은 우엉씨 · 날 우엉씨를 함께 가루 내어 먹으면 인후염, 편도선염에 좋은데 이것을 꾸준히 복용하면 목이 트이고 고름이 나오면서 낫게 됩니다. 우엉씨와 감초를 함께 끓여 마셔도 좋습니다.

■ 시력을 좋게 하고 다리를 튼튼하게 해줍니다

시력을 좋게 하며, 근골을 이롭게 하여 허리와 무릎에 응체한 기를 순조롭게 해 주므로 허리와 다리를 튼튼하게 합니다. 때문에 신경통으로 팔다리가 저리고 아플 때 우엉씨를 진하게 달여 식전이나 취침 전에 마시면 좋습니다. 이 외에 우엉씨는 항균 및 혈당강하 작용도 합니다.

■ 두통에 효과가 있습니다

우엉씨와 선복화를 함께 가루 내어 녹차로 복용하면 두통에 효과가 있습니다.

우엉씨와 뱀도랒씨(사상자)를 배합해 끓여 먹으면 여성의 자궁을 뜨겁게 하고 남성의 음력을 강하게 합니다. 뱀도랒은 뱀이 이 풀 덩굴에 몸을 서리고 이 씨를 즐겨 먹는다 하여 사상자라고 했답니다. 강정, 최음 작용을 하고 자궁 및 난소의 무게를 늘려 줍니다. 우엉씨 · 뱀도랒씨(사상자) · 부추씨를 함께 가루 내어 먹어도 좋습니다. 부추씨도 강정작용이 뛰어납니다.

○● 우엉 잎과 궁합

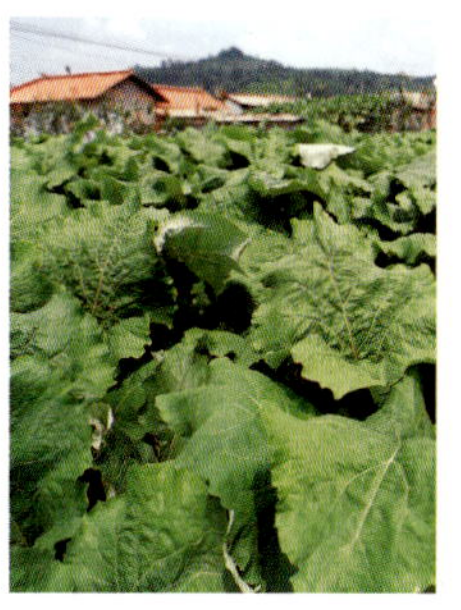

■우엉 잎 생즙 · 생지황 생즙

각 두 컵에 꿀 두 컵을 타서 잘 녹여 한 번에 한 컵씩 물 반 잔에 넣고 끓여 마시면 소변불리나 혈뇨에 효과 있습니다.

■우엉 잎 · 상추씨

함께 끓여 마시면 젖몸살에 좋고 모유 분비도 촉진합니다. 우엉의 줄기와 잎을 달여 물대신 마셔도 좋습니다.

■우엉 잎 · 소금

반반씩 섞어서 짓찧어 헝겊에 고루 펴서 신경통, 관절염 환부에 붙이면 효과가 있습니다. 마르면 자주 바꿔 붙입니다. 우엉 잎 생즙을 달여서 고약처럼 만들어 두피에 바르면 비듬이 많을 때 좋습니다. 프랑스에서는 우엉을 '머리의 피부병을 고치는 풀' 이라고 부른답니다.

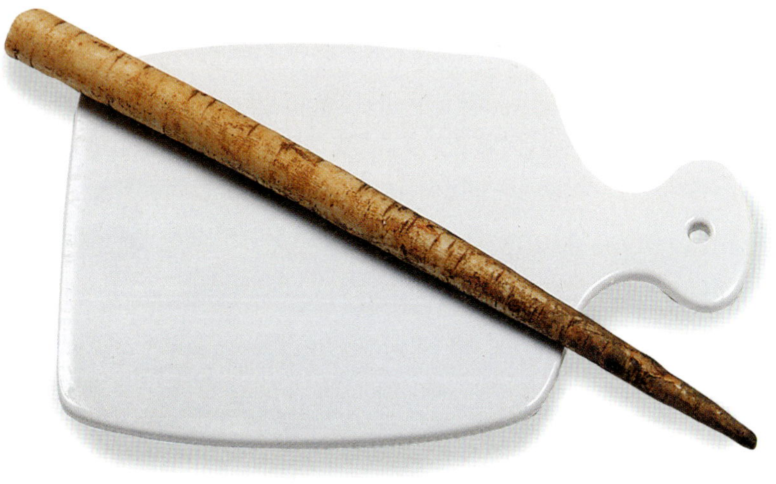

027 죽순

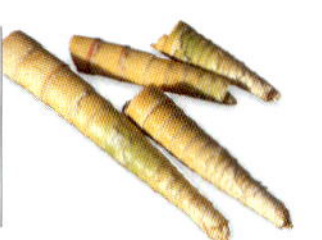

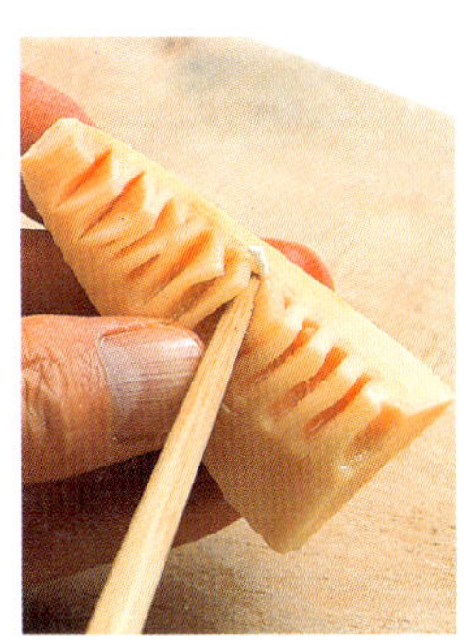

죽순은 맛이 달고 성질은 약간 차며, 단백질 외에 비타민 $A \cdot B_1 \cdot B_2 \cdot$ 칼슘, 철 등이 들어 있고, 식이섬유의 함량도 높습니다. 죽순의 고유한 맛은 글루타민산 등의 아미노산과 당질, 유기산 등이 어울려 생기는 것으로 아린 맛이 나는 것은 아미노산인 티로신이 산화해서 수산이 되었기 때문입니다. 죽순은 요리 재료로 자주 쓰이는데, 죽순으로 음식을 만들 때는 쌀뜨물에 담가 죽순 속의 수산이 녹아나오게 해야 합니다. 이렇게 하면 죽순에 들어 있는 여러 성분이 산화하는 것을 막을 수 있으며, 쌀겨 안에 있는 효소의 작용으로 죽순이 부드럽게 되어 훨씬 맛이 좋습니다. 쌀뜨물에서 꺼내면 껍질을 벗기고 흐르는 찬물에 잘 씻어 떫은맛을 뺀 다음 쓰세요.

장을 튼튼하게 합니다

죽순은 식물성 섬유가 풍부하여 유산균 같은 유익한 세균이 번식하는 것을 도와 장을 튼튼하게 해 주므로 정장작용에 뚜렷한 효과가 있습니다. 변비와 대장암 예방에 효과가 있고, 콜레스테롤 제거에도 좋습니다. 그래서 동맥경화, 고혈압, 비만에 좋습니다.

입덧을 다스리고 신경 안정에 도움이 됩니다

임신 중에 유산을 예방하고, 입덧을 다스립니다. 또 효과가 대단한 신경안정제 역할을 합니다. 별 이유 없이 열이 나고 괜히 울화가 치밀거나 가슴이 두근거리는 증상이 있을 경우, 또는 평소와는 달리 불안, 초조하고 걱정이 많아 잠을 이루기도 어려울 때 신경을 안정시키고 마음을 편하게 가라앉힙니다.

혈액을 맑게 하고 스태미나 강화에도 좋습니다

죽순은 이뇨작용을 하며 혈액을 맑게 하고, 번열과 갈증을 없애며 체액이 원활히 순환되도록 해 줍니다. 현기증이 있거나 가래가 끓을 때 증상을 가볍게 해 주는 것은 물론이고 스태미나를 강화하는 작용도 뛰어납니다. 이 밖에도 혈압을 내리는 효과가 뚜렷해 고혈압, 동맥경화 예방 및 치료에 좋고, 두통이나 심장통 완화에도 도움을 줍니다. 단, 죽순은 성질이 차므로 저혈압이 있거나 몸이 찬 사람, 입술에 푸른 빛이 도는 사람은 많이 먹지 않는 것이 좋습니다.

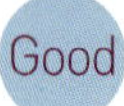

잘 맞는_음식궁합

죽순과 호두

죽순과 호두를 배합해서 먹으면 스트레스로 인한 불면증에 좋습니다. 호두는 트립토판 성분을 함유하고 있는 등 자양강장 식품으로 불면증에 효과가 있는데, 죽순과 배합하면 스트레스로 번열을 동반하는 불면증에 더없이 좋습니다.

죽순과 해삼

죽순과 해삼을 배합해서 먹으면 태아 불안을 안정시켜 유산을 방지합니다. 해삼은 콘드리아친 성분을 함유하고 있어 임신 중 보양식품입니다. 따라서 중국 요리처럼 '죽순해삼탕'을 만들어 먹으면 좋습니다.

죽순과 메추라기

죽순과 메추라기를 함께 먹으면 비타민 $B_1 \cdot B_2 \cdot$ 철, 칼슘 등을 충분히 보충할 수 있고, 죽순의 찬 성질과 메추라기의 따뜻한 성질이 중화되어 어느 체질에게나 효과 있는 강장제가 됩니다.

죽순과 고추

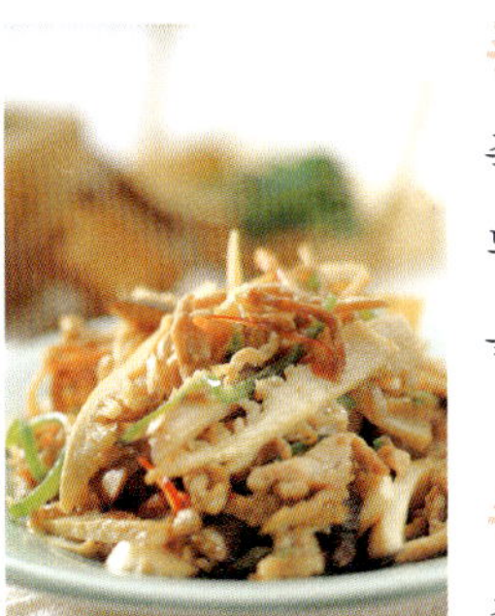

죽순의 이삭 끝을 비스듬히 자르고 깊게 칼집을 넣은 뒤 붉은 고추와 함께 쌀뜨물에 삶으면 죽순의 감칠맛을 살리면서 약효도 좋아집니다.

죽순과 꿀

죽순과 꿀로 조청을 만들면 오래 보관해 두고 변비 해소나 정장 목적으로 상복하는 데에 좋습니다. 죽순을 얇게 썰어 냄비에 넣고 설탕, 소금, 물을 넣고 뚜껑을 연 채로 끓이다가 거품이 생기면 불을 줄인 다음 물이 3분의 1 정도로 줄었을 때 꿀을 넣어 노릇하게 졸입니다. 이것을 보관해 두고 일정량씩 매일 먹으면 변비를 다스릴 수 있습니다.

---

plus one

○● 죽순을 오래 두고 먹는 방법

죽순으로 장아찌를 만들면 오래 두고 먹을 수 있습니다. 죽순을 항아리에 담아 돌로 눌러 둔 다음, 진간장을 붓기를 2~3회 반복해서 만듭니다. 1개월 정도 삭혔다가 드세요.

의서에는 "죽순은 껍질을 벗기고 삶으면 맛을 잃고 날것을 칼질하면 부드러움을 잃는다"고 했습니다. 그러니 "삶아서 오래 두는 것이 마땅하고 날것은 반드시 사람에게 해가 된다"고 했습니다. 특히 알레르기 체질이거나 중이염을 앓을 때는 피해야 합니다. 또 섬유질이 많아 소화가 어렵기 때문에 위장이 좋지 않으면 안 좋습니다. 지나치게 먹으면 복부가 차가워지지요.

○● 생죽순 손질 요령

생죽순일 경우에는 밑둥을 잘라내고 껍질에 칼집을 길게 골고루 넣어 깨끗이 씻으세요. 껍질에 칼집을 넣어야 껍질속 죽순이 잘 익는답니다. 이렇게 손질한 죽순을 쌀뜨물을 부어 뚜껑을 덮고 익히세요. 죽순이 어느 정도 익으면 젓가락으로 찔러 쑥 들어가는지 확인하고 잘 익었으면 찬물에 1시간 정도 담가 떫은 맛을 빼고 조리하면 됩니다.

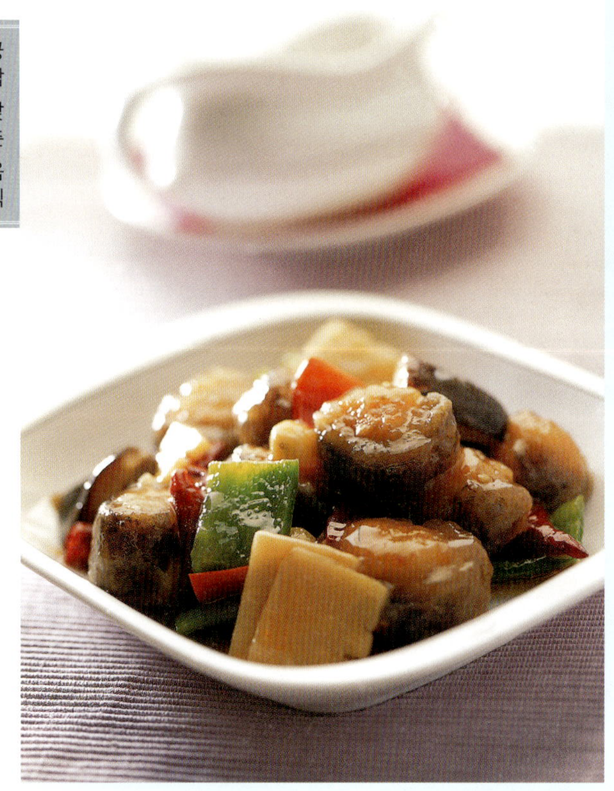

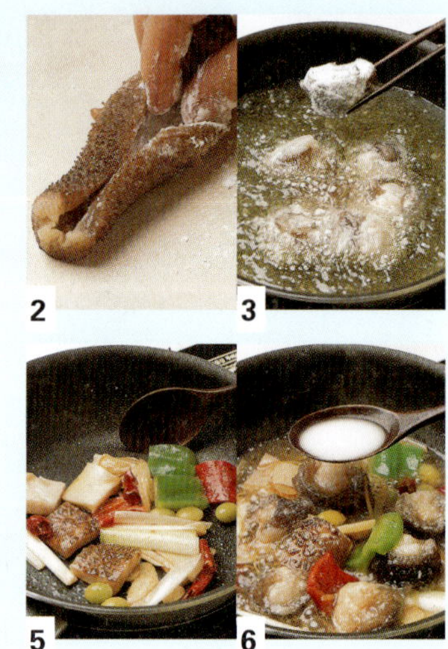

죽순해삼탕

주재료 불린 해삼 300g
(2개 정도), 녹말가루 20g,
새우 40g, 다진대파 1/2작은술,
소금 · 청주 아주 조금씩,
녹말 · 후춧가루 아주 조금씩,
튀김기름 2컵
[소스] 고추기름 2큰술,
대파 · 생강 1/2개씩, 마늘 2개,
청주 · 간장 1큰술씩,
죽순 40g, 표고버섯 2개,
청 · 홍피망 1/2개씩, 은행 10알,
물 2/3컵, 굴소스 1큰술,
후춧가루 1/2작은술, 치킨파우
더 1작은술, 물녹말 2큰술

1 새우는 다진 대파와 소금, 청주, 후춧가루, 녹말가루로 밑
간하고 해삼은 반을 갈라 속에 녹말가루를 바른다.

2 양념해 놓은 새우를 해삼 속에 넣고 입구를 잘 아무린 다
음 2cm 길이로 썰어 녹말가루를 골고루 바른다.

3 튀김기름이 170℃ 정도가 되면 해삼을 넣고 2분 정도 튀겨
낸다.

4 대파, 생강, 마늘은 잘게 썰고 죽순, 표고버섯, 청 · 홍피망
은 사방 2×2cm 크기로 썬다. 은행은 껍질을 벗긴다.

5 팬에 고추기름 2큰술을 두르고 대파, 생강, 마늘을 볶다가
청주, 간장을 넣고 죽순과 남은 재료를 넣어 15초 정도 볶
는다.

6 물 2/3컵을 붓고 튀긴 해삼, 굴소스, 후춧가루, 치킨파우더
를 넣고 30초 정도 볶은 다음 물녹말을 넣어 걸쭉하게 완
성한다.

○● 대나무의 또 다른 궁합

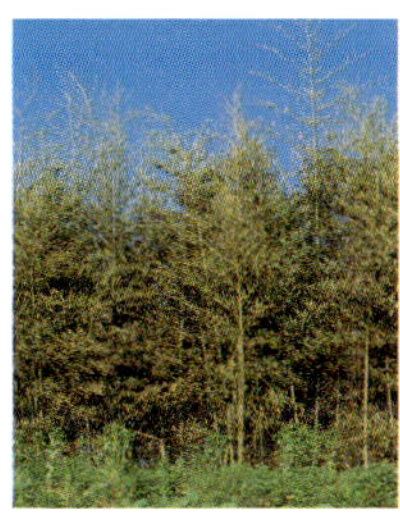

■ 댓잎과 궁합

댓잎은 열을 떨어뜨립니다. 얼굴이 벌겋게 달아오르고 소변이 붉으며 입 안이 헐고 열에 의해 코피가 날 때 좋습니다. 혀가 바짝 말라 건조하고 홍색을 띨 때 댓잎을 끓여 마시세요. 댓잎과 박을 배합해도 좋은데 박 껍질과 댓잎을 섞어 달여 마시면 기침이 심할 때 효과가 있습니다.

■ 담죽엽(얼룩조릿대)과 궁합

담죽엽은 얼룩조릿대의 잎입니다. 쌀을 이는 데 쓰는 조리를 만든다 해서 조릿대라고 하며, 녹색 잎이 겨울에는 분단장을 한 것처럼 하얗게 되어 얼룩얼룩하다고 해서 얼룩조릿대라고 합니다. 담죽엽에는 특히 비타민 K가 많이 함유돼 피를 맑게 하고 칼슘이온을 늘리며 산성체질을 알칼리성 체질로 바꿔 줍니다. 또 신경피로를 풀어주고 스태미나를 보강합니다. 담죽엽과 치자를 배합하면 마음을 편하게 해 주고 번뇌를 없애며 숙면을 취하게 해 줍니다.

■ 죽여와 궁합

대나무 속껍질을 죽여라고 하지요. 열을 제거하는 효능이 있습니다. 때문에 열과 함께 오는 구토나 딸꾹질, 열을 수반하는 담, 그리고 열을 수반하는 출혈·구취·신트림·불안증·출혈 등에도 쓰입니다. 죽여와 멧대추씨를 배합하면 번열로 잠을 이루지 못하는 것을 치료합니다. 죽여와 오매, 감초를 함께 끓여 마시면 여름철 더위로 갈증이 멎지 않을 때 좋습니다. 오매는 매실을 겻불에 태운 것입니다.

■ 죽실과 궁합

대나무 열매를 죽실이라 합니다. 맛이 별로 없고 떫습니다. 기력을 늘려 주고, 소화기능이 원활하지 못해 몸 안에 생성된 병리적 종양인 적취를 제거합니다. 죽실과 마름을 배합하면 식욕을 증진하는 효능이 뛰어나고요.

■ 죽력과 궁합

대나무 기름을 죽력이라고 합니다. 죽력은 만드는 과정부터 까다로워요. 푸른 큰

대나무를 60cm 정도로 베어서 두 쪽으로 쪼갠 뒤 물에 하룻밤 정도 담가 놓았다
가 꺼내어 돌 위에 걸쳐놓고 불에 그슬리는데 한쪽은 높이 하고 한쪽은 낮게 합니
다. 여기서 즙을 받아 거즈로 걸러 식힌 다음 병에 담아 놓고 먹으면 됩니다.

이런 방법으로 얻은 죽력은 중풍으로 의식이 온전하지 못할 때 증상을 낮게 하는
효과가 아주 뛰어난 선약입니다. 죽력은 열성 경련 또는 발열성 질환이 있는 어린
이에게 의식 장애가 나타날 때 좋습니다. 이 밖에 기관지염, 폐렴 등으로 가슴이
답답하고 호흡이 곤란하며 기침이 심한데다 가래까지 끓는 경우에도 효과가 있습
니다. 죽력과 갈분(칡의 전분)을 배합하면 어린이 발열이나 어린이 경기에 효과가
있습니다.

■죽황(천죽황)과 궁합

대나무 마디에서 나오는 유액을 굳히면 덩어리처럼 생긴 결정체를 얻을 수 있는
데, 이것을 죽황이라고 합니다. 혹은 천죽황이라고도 하지요. 규산, 칼륨, 칼슘 등
이 함유되어 있는 이 결정체는 예민해진 몸과 마음을 가라앉히고 가래를 없애 줍
니다. 중풍으로 인사불성이 되었을 때나 어린이 열성 경련에 효과가 있습니다. 죽
황과 백합뿌리를 배합하면 어린이 경기나 어린이가 밤에 울고 짜증낼 때 효과가
있습니다.

○●죽순을 채취할 때 주의점

죽순은 대나무의 땅속줄기 마디에서
나오는 연한 싹입니다. 껍질에 싸여
서 땅 밖으로 나오지요. 대나무는 꽃
을 피우는 경우도 가끔 있지만 원래
는 꽃을 피우지 않습니다. 꽃이 피면
작고 희어서 마치 조화 같은데, 꽃을
피우고 나면 대나무는 죽고 맙니다.
죽순은 녹색이나 황록색을 띠면서 5
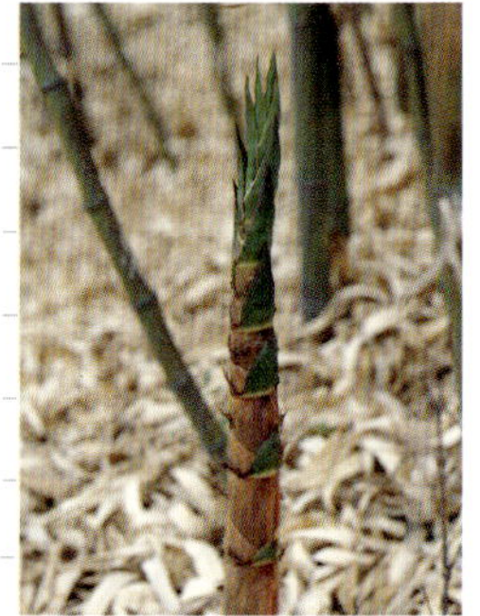
월에 나는데 왕대, 솜대, 맹종죽 등의 죽순을 다 식용하지만, 이
가운데서도 맹종죽의 죽순을 상품으로 꼽습니다. 〈본초강목〉에는
"죽순을 채취할 때 바람을 맞으면 굳어지므로 마땅히 바람 부는
날을 피해야 한다"고 했습니다.

028 토란

선병질 체질을 개선하고
정력을 강화합니다

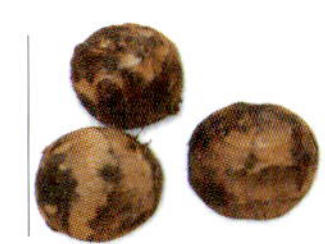

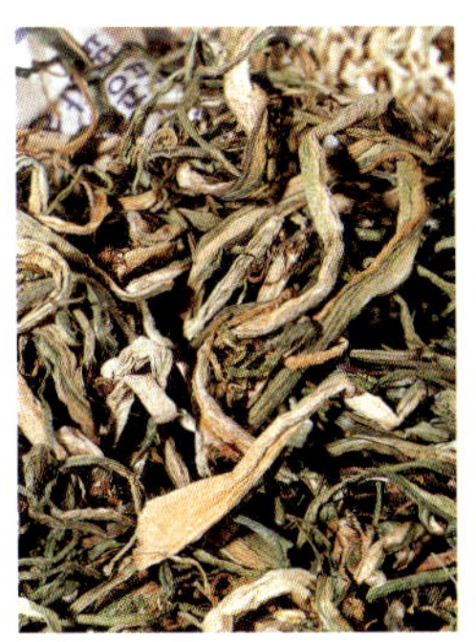

토란은 영양가가 높아 '땅의 달걀'이라는 뜻으로 토란이라 했다는군요. 한약명은 우자입니다. 토우라고도 하지요. 토란은 맛이 맵고 아리며, 성질이 차고 독이 있습니다. 주성분이 녹말로 단백질이 적으나 아미노산 조성은 좋은 편입니다. 갖가지 무기질이 함유되어 있고, 무기질 중에 칼륨 함량이 높습니다. 대신 비타민은 적은 편이에요. 토란의 끈적거리는 물질은 갈락틴이고, 아린 맛의 성분은 호모겐티신산과 옥살산칼슘입니다. 말린 토란 줄기에는 칼슘, 인, 칼륨, 비타민 B군, 당질, 단백질 등이 다른 야채에 비해 아주 많이 포함되어 있습니다. 예를 들어 칼슘은 셀러리가 100g 중 34mg이 들어 있는 것에 비해 말린 토란 줄기는 1200mg이나 들어 있다고 합니다. 이 토란대를 가루 내어 참깨와 버무려 평소에 양념으로 자주 이용하세요.

심장을 튼튼하게 해 주고 소화기능을 돕습니다

토란은 소화가 매우 잘되는 것이 특징입니다. 〈동의보감〉에도 토란이 소화기기능을 돕고 갈증을 풀며 뿌연 소변을 맑게 하는 작용을 한다고 했습니다. 노화를 방지하는 호르몬의 분비를 촉진하는 작용을 하기도 하지요.
토란 특유의 미끈거리는 성분인 무틴은 체내에서 글루쿠론산을 만들어 간장이나 신장을 튼튼하게 해주고, 심장이나 선병질 체질을 개선해 줍니다. 그래서 심장이 괜히 두근거리거나 섹스 때에 심장 박동이 심하거나 숨막힘이 심할 때 이

를 해소합니다. 또 땀을 걷어 들이는 작용이 있어 잘 때 식은땀이 나거나 손바닥
에 땀이 잘 나는 증상을 개선하는 데 좋습니다.

아이들 야뇨증, 골다공증에 효과가 있습니다

어린이의 야뇨증, 코흘림, 귀울림 등에도 효과가 있습니다. 토란은 성질이 차기
때문에 몸 안의 열을 식히고, 변비에도 좋습니다. 한편 토란줄기는 칼슘 함량이
높아서 성장기 어린이나 골다공증이 염려되는 중장년층에게 좋습니다.

알레르기 비염에 좋습니다

정력 강화 효과가 뛰어나고, 스트레스 해소 효과도 높습니다. 따라서 스트레스
로 인한 두통, 눈의 피로, 갈증 등을 해소합니다. 또 콧물, 재채기 등 알레르기성
비염에도 좋습니다.

Good 잘 맞는_음식궁합

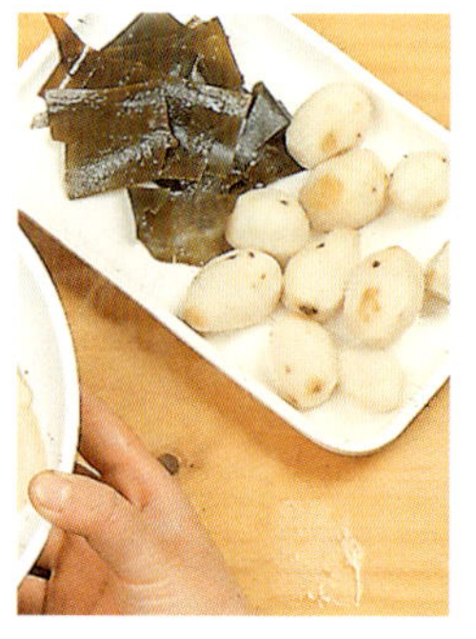

토란과 다시마

토란과 다시마는 궁합이 잘 맞습니다. 토란의 유해성
분과 아리고 떫은맛을 다시마가 제거해 줍니다. 또 토
란의 수산석회는 체내에 쌓여 결석을 만들기 쉬운데.
다시마가 이를 예방합니다.

토란과 밀가루

토란과 밀가루를 배합해 외용하면 류머티즘, 신경통, 오십견, 타박상 등 통증을 가라
앉힐 수 있습니다. 껍질을 두껍게 벗긴 토란을 강판에 갈아 같은 분량의 밀가루를 섞
은 뒤 껍질 벗긴 생강을 조금 갈아 넣고 찧어서 거즈에 고르게 펴 발라 환부에 붙이면
됩니다. 이때 토란은 흙이 묻어 있는 것이어야 약효를 볼 수 있습니다. 찜질을 하면
독성 때문에 벌겋게 부으면서 염증이나 물집이 생길 수도 있으나 암모니아나 비누로

씻으면 금세 가라앉습니다. 그래도 피부가 민감하면 기름종이를 대 주면 됩니다.

토란과 소철

토란과 소철을 배합하면 정력 증강에 효과가 있습니다. 소철의 빨간 열매는 강장 성분이 있는 양질의 전분 덩어리입니다. 토란과 소철의 열매를 쌀뜨물에 담갔다가 요리해 드세요. 소철은 월경불순, 불감증, 발기부전 등에도 효과가 있습니다.

토란과 붕어

토란과 붕어를 배합하면 맛도 좋고, 토란에 부족한 단백질과 철분, 비타민 B_1 · B_2 등을 공급할 수 있습니다. 소화기능도 돕고 소변도 순조롭게 하며 빈혈에도 좋습니다.

토란줄기와 참깨

토란줄기와 참깨를 배합하면 체력증진과 정력강화에 효과가 있습니다. 말린 토란줄기를 가루 내어 참깨와 천일염을 같은 양으로 섞어 양념으로 사용합니다. 토란줄기가루와 볶은 깨소금을 같은 양으로 섞거나 2대 1 비율로 섞으면 됩니다.

○● 토란으로 음식을 만들 때 주의점

토란으로 여러 가지 요리를 해서 먹습니다. 특히 한가위에는 시절 음식으로 토란탕을 먹는 전통이 있습니다. 그러나 토란은 아린 맛이 있어 반드시 한 번 삶은 후 요리해야 하는데, 소금물에 삶으면 아린맛이 잘 제거되며 독성도 가시고 끈끈함도 줄어듭니다. 또 토란을 손질할 때 맨손으로 하면 손이 아리고 간지럽습니다. 반드시 비닐장갑을 끼거나 기름을 발라 조금 두껍게 껍질을 벗기는 것이 좋습니다. 가장 좋은 방법은 쌀뜨물에 잠시 담가 두었다가 껍질을 벗겨 쌀뜨물에 삶은 다음 찬물에 헹구는 방법이지요. 그래야 독성이 사라지고 미끈거림도 줄어듭니다. 단, 토란이 목의 점막을 자극하거나 가래를 끓게 할 수도 있으므로 평소 가래와 기침이 잦다면 토란을 먹지 않는 것이 좋습니다. 또 수산칼슘이 많이 들어 있어 누구라도 지나치게 많이 먹지 않는 것이 좋습니다.

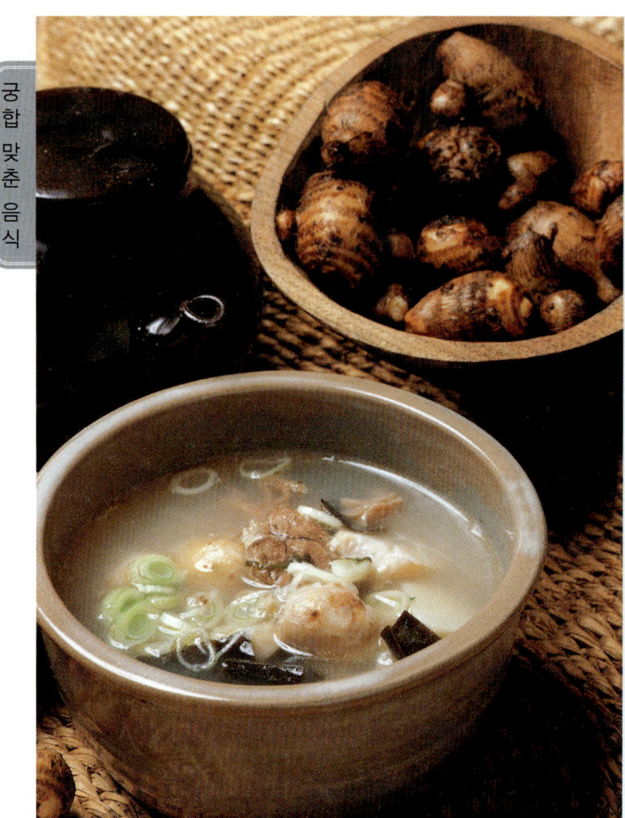

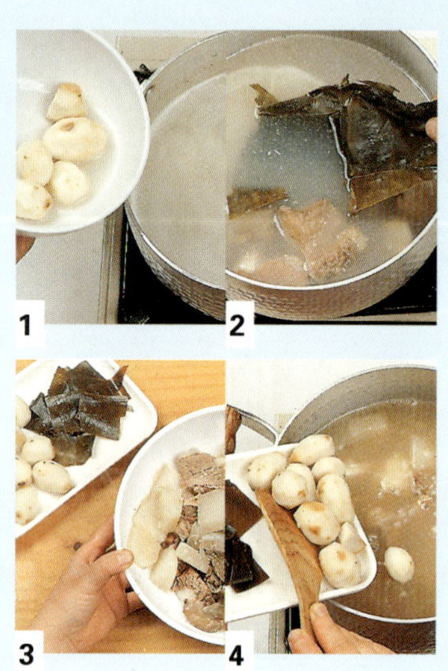

토란과 다시마의 만남

토란곰국

주재료 토란 20개,
다시마 20cm, 쇠고기 300g,
무 300g, 다진 파 2큰술,
다진 마늘 1큰술,
후춧가루 조금,
참기름 1작은술, 물 8컵

1 토란은 쌀뜨물에 담가 두었다가 껍질을 벗기고 소금물에 비벼 씻어 쌀뜨물에 넣어 무르게 삶아 찬물에 헹군다.
2 팔팔 끓는 물에 쇠고기를 덩어리째 넣어 삶다가 고기가 속까지 잘 익으면 다시마와 통무를 함께 넣어 삶는다.
3 국물이 끓으면 건더기를 건져내어 고기는 납작하게 썰고 다시마와 무는 나박썰기하여 분량의 양념으로 무친다.
4 건더기를 건져낸 국물을 다시 끓이다가 양념한 쇠고기, 무, 토란, 다시마 순으로 넣어 한소끔 끓인다.
5 마지막에 국간장으로 간을 맞춘 다음 한소끔 더 끓인다.

029 표고버섯

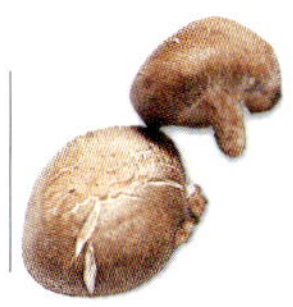

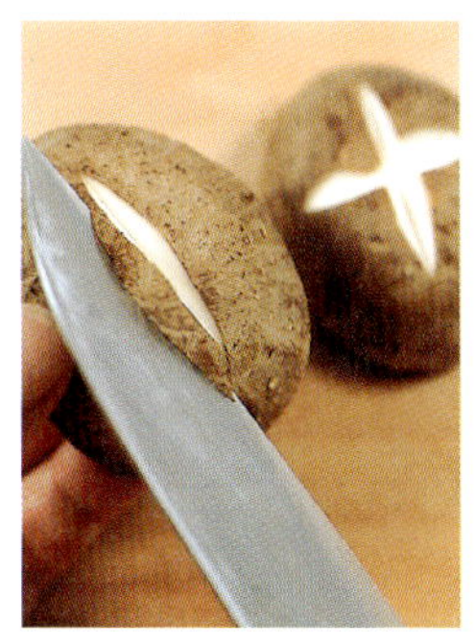

표고버섯은 맛은 달고 성질은 평이합니다. 단백질과 가용성 무기질소물 및 섬유소를 함유하고 있고, 맛을 내는 성분은 5-구아닌산 나트륨이며, 독특한 향기의 주성분은 레티오닌입니다. 저칼로리 식품이며 비타민 B군의 중요한 공급원입니다. 표고로 여러 가지 요리를 해 먹거나 끓여서 차로 마시거나 가루 내어 먹는데 생것보다 말린 것이 좋고, 말려도 햇볕에 말린 것이어야 합니다. 표고버섯을 말리면 케톤 성분이 많아지며 영양가도 훨씬 높아지는데, 특히 에르고스테린 성분은 햇볕에 말린 표고에서만 얻을 수가 있습니다. 에르고스테린은 자외선에 닿으면 비타민 D로 변하는 물질로 체내에서 칼슘 흡수를 높여 줍니다.

체력을 보강해 줍니다

표고는 허약체질에 좋습니다. 체력보강과 건위작용 및 간장 보호작용을 합니다. 그래서 식욕을 증진하며, 소화를 돕고, 장의 연동운동을 활발하게 해 변비나 설사를 다스립니다.

풍을 다스리고 가래를 삭여 줍니다

콜레스테롤을 떨어뜨리고 혈압과 혈당을 조절하며 혈액순환을 원활하게 합니다. 특히 〈동의보감〉에 "표고버섯은 풍을 다스리고 가래를 삭인다"고 했듯이 감기를 예방하고, 중풍을 방지하고, 가래가 오래 낫지 않는 것을 다스려 줍니다.

빈혈을 예방하고 피부를 매끄럽게 합니다

비만을 개선하고 조혈작용을 도와 빈혈을 예방합니다. 또 피부를 부드럽고 매끄럽게 하고 주름이나 기미를 없애기도 합니다. 머리카락도 검게 하고 발모 효과까지 있습니다. 비타민 D 전구체가 있어서 칼슘 흡수를 촉진하는 역활을 합니다. 또 인터페론 성분을 촉진시켜 암세포 증식도 억제하지요.

 Good 잘 맞 는_음 식 궁 합

표고버섯과 청주

표고와 청주를 배합하면 혈액순환이 좋아지고 숙면하는 데 도움이 됩니다. 청주 한 잔에 표고 생것 한 개를 넣고 따끈하게 데워 마시세요. 이것을 '추룡주' 라고 하지요. 말린 표고를 술에 1개월 이상 숙성한 후 여과해서 마셔도 좋습니다. 〈금병매〉에 나오는 초강력 정력제라는 '마고주' 가 이것입니다.

표고버섯과 박

표고와 박을 배합하면 표고의 소화를 돕고 표고의 중독을 막을 수 있습니다. 박은 지붕 위로 타고 올라가 둥근 열매를 맺는 덩굴풀입니다. 밤이면 하얀 꽃을 피우는 이 식물의 열매가 박입니다. 나물을 만들어 먹기도 하고 쪄서 먹기도 하는데, 버섯을 먹고 식중독을 일으켰을 때 박의 껍질을 달여 마시거나 즙을 내 마시면 중독을 해결할 수 있습니다. 또 생선이나 게를 먹고 중독이 되었을 때도 박껍질 달인 물을 마시면 해독이 쉽게 됩니다.

표고버섯과 꿀

표고와 꿀을 배합하면 면역을 강화하는 데 도움이 됩니다. 경부의 림프가 부어 있을 때도 효과를 봅니다. 허약한 아이들에게 좋으며, 만성 질환으로 소모성 증상이 뚜렷한 중년의 보양식품으로 좋습니다. 표고를 꿀물에 담갔다가 잘 말린 후 프라이팬에서 볶아 거칠게 가루 내어 양념통에 넣어 식탁에 올려놓고 공복에 1큰수저씩 온수로 먹으면 좋습니다.

표고버섯과 얼음설탕

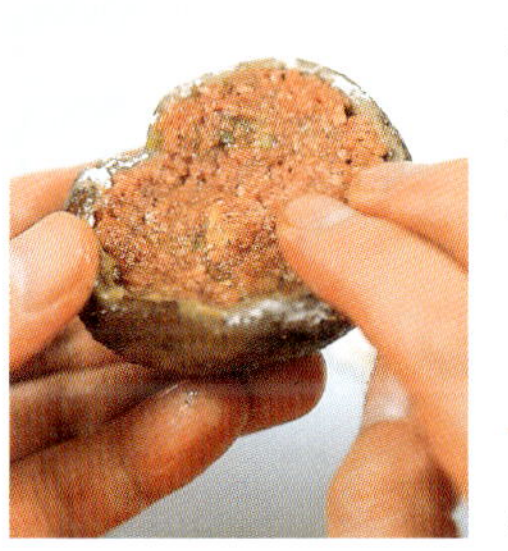

표고와 얼음설탕을 배합해 달여 마시면 가래가 심한 기침에 효과가 있습니다. 신경을 안정 시키는 효과도 있어 과민하거나 불면증이 있을 때도 좋습니다.

표고버섯과 녹두

표고와 녹두를 배합하면 표고에 의한 중독을 해독시켜 줍니다. 표고밥을 지었을 때 표고가 까맣게 변색하면 표고에 독이 있는 것이니 먹지 말아야 합니다. 혹시 잘못 먹어 중독이 되었을 때는 녹두로 죽을 쒀 먹거나 생즙을 내어 먹습니다.

표고버섯과 참치 · 고등어 · 꽁치

표고와 참치, 고등어 혹은 꽁치를 함께 먹으면 비타민 D를 효과적으로 섭취할 수 있습니다. 따라서 뼈를 강화하는 작용이 배가하지요. 성장기 어린이, 임신 및 수유기 여성과 골다공증이 염려되는 경우에도 좋은 식품입니다.

○● 한방에서 말하는 표고의 명칭

표고버섯은 송이과의 식용버섯입니다. '마고' 라고도 하지요. 여러 종류가 있는데, '동고' 는 이른 봄에 생겨서 갓이 열리지 않은 것이고, '화고' 는 표면이 희고 터져서 꽃처럼 무늬가 생긴 것입니다. 또 '화고' 같으면서 표면이 갈색인 것을 '흑화고' 라 하는데 갓이 얇으면서 크게 벌려져 있는 것을 '향신' 이라 하며, 동고와 향신 중간쯤 되는 것을 '향고' 라 합니다. 마른 표고 중에서는 갓의 표면이 거북이 등처럼 균열되어 있으며 끝이 말려든 것이 좋습니다.

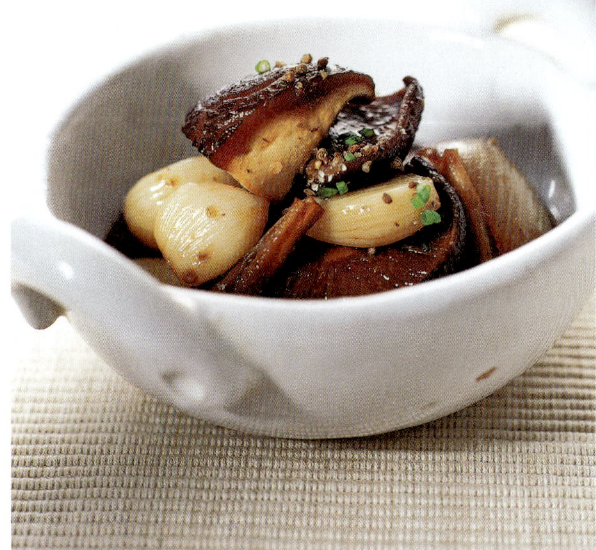

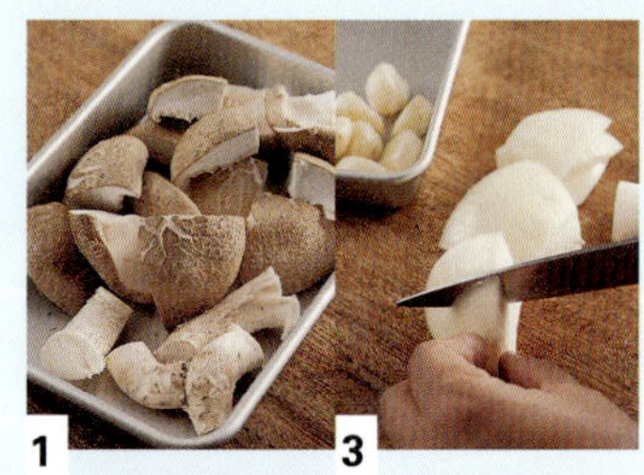

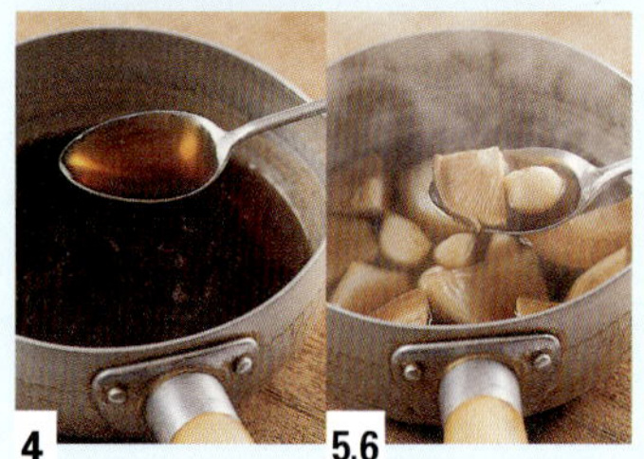

표고와 물엿의 만남
표고버섯 장조림

주재료 표고버섯 10개,
마늘 6쪽, 양파 1/2개,
들깨 1작은술, 다진 실파 1큰술
[조림장] 진간장 5큰술,
물 1과 1/2컵, 참기름 1큰술,
물엿 2작은술

1 표고버섯은 갓이 너무 퍼지지 않은 것으로 준비해 밑동을 잘라낸다.
2 큰 것은 4등분하고 작은 것은 2등분한다.
3 마늘은 통으로 준비하고, 양파는 굵직하게 채썰거나 네모나게 썬다.
4 조림장 재료를 분량대로 준비하여 한소끔 팔팔 끓인다.
5 조림장에 표고버섯과 부재료를 넣는다.
6 국물이 반으로 졸아들 때까지 중불에서 뭉근히 조린다.
7 그릇에 담고 들깨와 다진 실파를 얹는다.

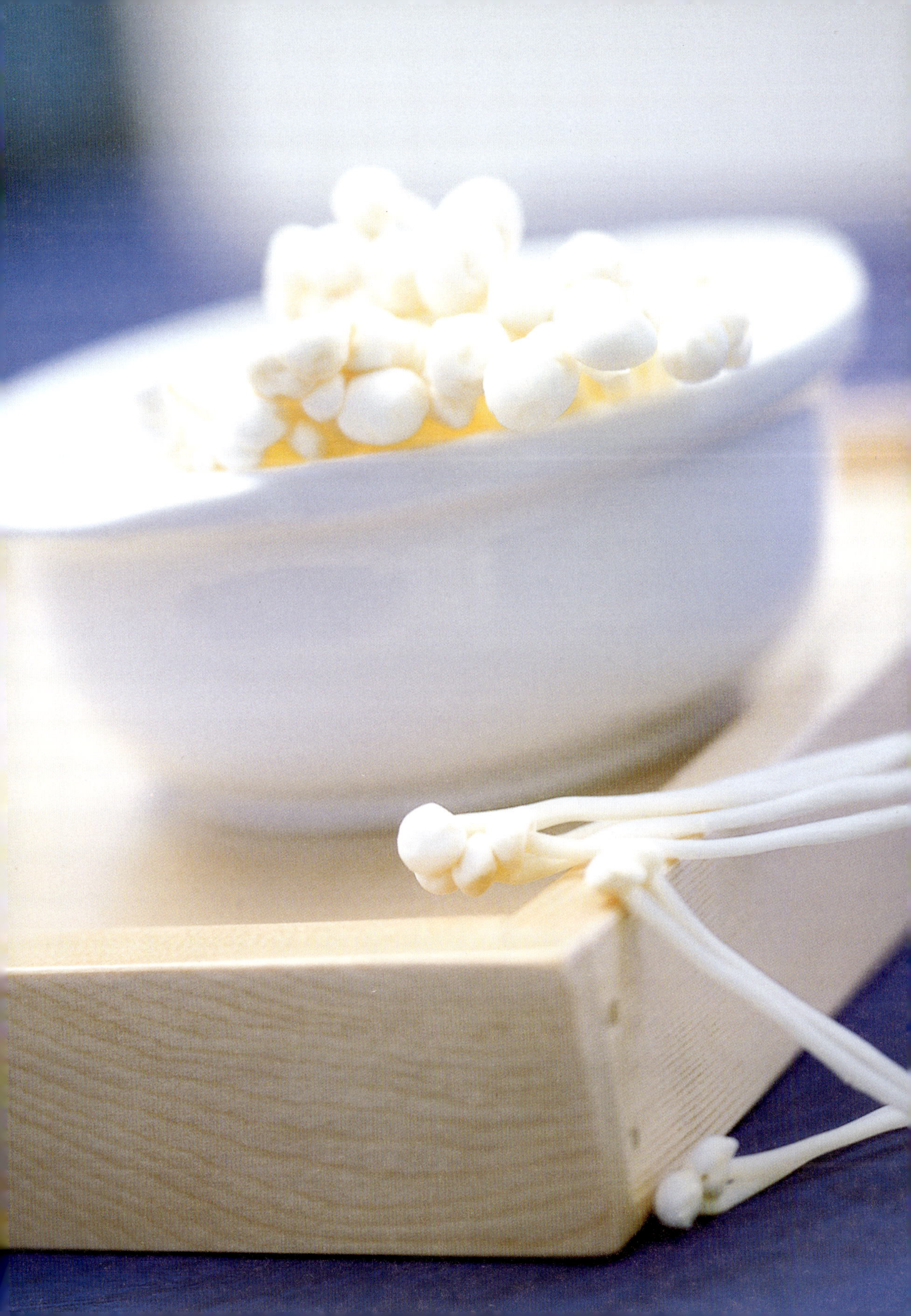

○● 느타리와 궁합

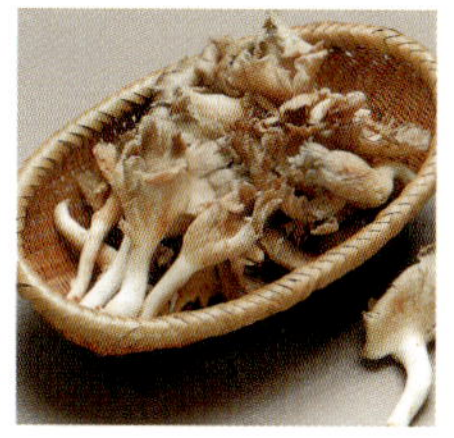

느타리는 통통하고 길이가 길지 않은 것이 좋습니다. 너무 가열하면 감칠맛이 떨어지고, 버섯 중에 가장 쉽게 상하는 버섯입니다.

■느타리와 황주

느타리를 황주와 함께 끓여 마시면 손발이 저리고 근육통이나 경련이 있을 때 좋습니다. 황주는 차조로 만든 술입니다.

○● 동충하초와 궁합

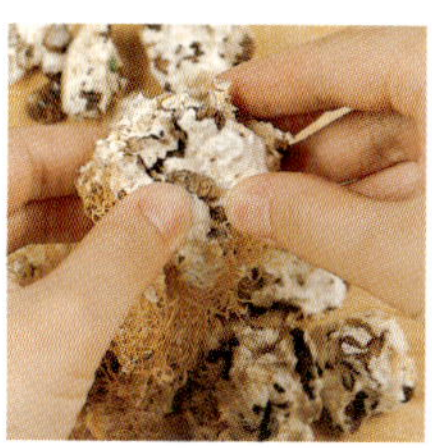

동충하초는, 겨울에는 곤충의 몸에 살면서 양분을 흡수해 살다가 여름에 죽은 곤충의 몸에서 자란 버섯입니다. 번데기 동충하초, 벌 동충하초, 눈꽃 동충하초 등 여러 종류가 있습니다. 동충하초는 불로장생의 묘약이며 영양강장의 비약으로 널리 알려져 있습니다. 그밖에 항암작용도 하고 마약중독을 해독하기도 합니다.

■동충하초와 오리

기침과 천식에 좋습니다. 밤에 잘 때 땀을 많이 흘리는 데도 좋습니다. 털을 벗기고 깨끗이 씻은 청둥오리에 구멍을 내고, 그 구멍마다에 동충하초를 꽂아 쪄서 먹으면 됩니다.

○● 목이버섯과 궁합

목이버섯은 예수를 팔아넘긴 유다가 목을 맨 나무에서 자랐다고 해서 '유다의 귀'라고도 부르는데, 흑색보다 백색의 목이버섯을 더 귀하게 여겨 '은이(銀耳)'라 명명하고 각종 요리에 사용하고 있습니다. 키틴질이 많아 고혈압을 예방하고 강장작용을 합니다. 신경통, 자궁출혈, 피부미용 등에도 좋습니다.

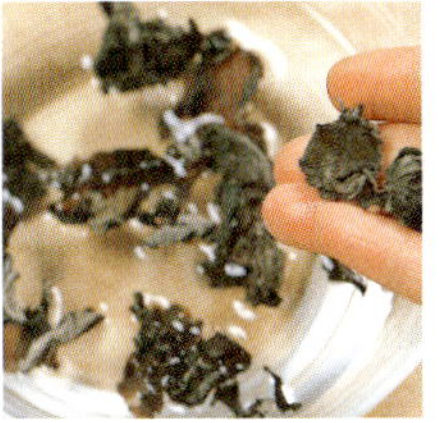

■목이와 설탕

기력증진에 효과 있는 훌륭한 요리가 됩니다. 순백색의 말린 백목이를 물에 불리면 흰 꽃이 핀 것처럼 반투명의 유백색이 되는데, 이렇게 불린 버섯을 물에 넣고 투명한 상태가 될 때까지 졸인 다음, 여기에 설탕을 넣어 끈적거릴 정도까지 졸인 것이 '은이갱' 이라는 요리입니다.

■목이와 닭

정력증진에 좋은 요리입니다. 불린 목이를 양념 재료와 함께 내장을 뺀 닭의 뱃속에 담아 물 반, 술 반으로 은근히 고아 먹습니다. 이를 '홍소계육' 이라고 합니다.

■목이와 율무

피부미용에 도움이 됩니다. 목이의 식물성 아교질이 강력한 피부미용 작용을 하며, 보정 · 보혈작용을 합니다. 율무도 피부미용에 좋은 식품입니다.

■목이와 갈치

생리 트러블을 개선합니다. 목이가 혈액을 정화하고 생리를 원활하게 하며 식이섬유가 변비를 해소하면서 생리 때의 피부 트러블까지 개선합니다. 갈치는 응어리를 푸는 작용이 크고 간을 보양하여 피부에 윤기를 주며 생리 때의 식욕부진이나 피로를 개선해줍니다.

■목이와 연근

피부 미용에 좋습니다. 목이도 피부 미용에 좋지만, 연근은 찬 성질이 있고 또 타닌 성분 등을 지니고 있어서 살균 및 소염작용도 하므로 열에 의해 피부 트러블이 생긴 경우나 아토피에 좋습니다.

■목이와 녹각교

출혈을 동반하는 설사에 좋습니다. 이 두 가지를 볶아서 가루 내어 1회에 12g씩 따뜻하게 데운 술로 복용합니다. 녹각교는 아교처럼 만든 한약재입니다.

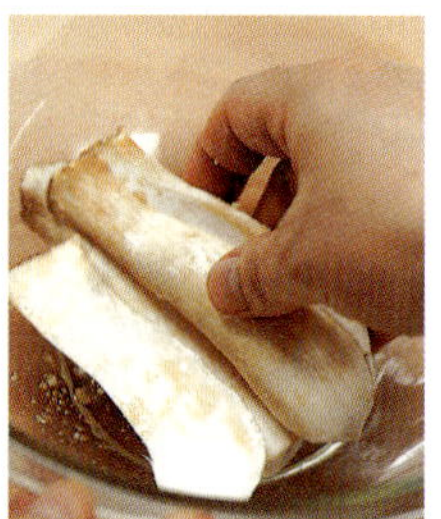

○● 송이버섯과 궁합

송이를 〈동의보감〉에서는 "맛이 매우 향기롭고 솔나무 기개가 있으며… 목이 가운데 으뜸간다"고 했습니다. 살아 있는 적송의 뿌리, 특히 지표에서 불과 10cm 정도 깊이에 있는 뿌리에서만 나며, 화강암이 풍화한 흙에서 일조량과 우량이 알맞아야 일품의 송이버섯이 잘 자랄 수 있습니다. 특히 비타민 $B_2 \cdot D$의 공급원이며 콜레스테롤을 떨어뜨립니다. 만성설사나 유선염에도 효과가 있으며, 목이 부어 막힌 데도 좋습니다. 항암작용도 있습니다.

■송이와 호박

고혈압, 심장병, 비만증에 좋습니다. 송이의 향과 씹히는 감촉을 살리려면 강한 양념이나 가열은 피합니다.

■송이와 쇠고기 · 양파

함께 구이를 해 먹으면 좋습니다. 송이를 재빨리 구워낸 후 쇠고기와 양파를 구워야 향이 좋습니다. 기름소금에 찍어 먹으면 맛이 있어요.

○● 상황버섯과 궁합

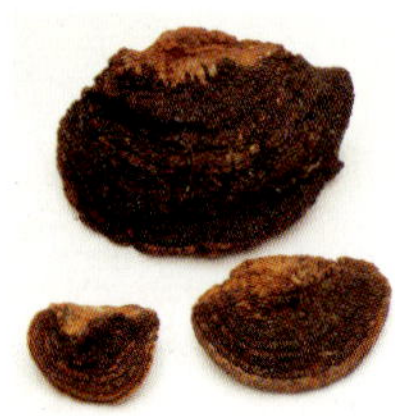

오래된 뽕나무 줄기에 자생하는 상황버섯은 '죽은 사람을 살리는 불로초'로 알려져 있습니다. 항암작용이 뛰어나다고 해요. 체중 70kg인 성인의 1일 복용량은 상황 3~5g이 적정입니다.

■상황버섯과 영지버섯

배합해서 끓이면 마시기에 좋고 항암 효과가 상승합니다.

○● 석이와 궁합

석이는 깊은 산의 바위에 붙어 자라는 버섯입니다. 나뭇잎 모양으로 겉면은 잿빛으로 윤이 나고 안면은 검은빛으로 거칠게 생겼습니다. 체력 증강에 좋고, 설사나

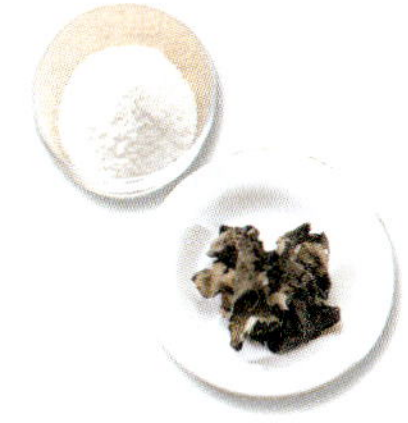

장출혈 및 복통을 치료합니다. 석이는 주로 고명으로 많이 쓰는데 석이를 기름에 볶아 먹으면 영양소의 흡수가 좋아집니다. 물에 불린 석이의 누런 빛이 나는 쪽에 소금을 뿌리고 비벼서 먼지를 제거한 후 참기름으로 볶아 간을 해서 먹습니다.

○● 싸리버섯과 궁합

싸리버섯은 배추나 산호초처럼 생긴 버섯입니다. 갓이 여러 갈래로 갈라져 있고 끝이 연분홍이며 밑 부분은 노랗거나 흰색입니다. 단백질이 풍부하고, 아린맛이 있어 미지근한 물에 담갔다가 요리하는데, 보랏빛이 나는 싸리버섯은 우리지 않아도 됩니다.

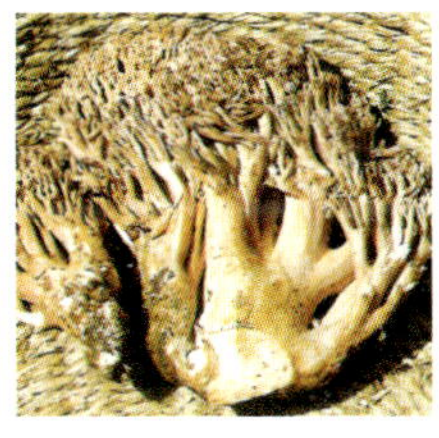

■ 싸리버섯과 양파

비타민 B_1의 체내 흡수를 촉진합니다. 이 두 가지를 함께 달걀과 빵가루로 옷을 입혀 튀겨 먹으면 맛도 있고 약효도 있습니다.

○● 양송이와 궁합

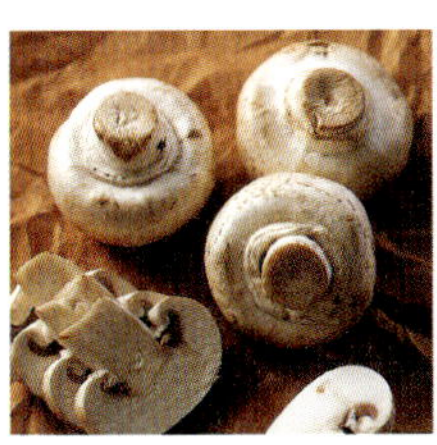

양송이는 비가 온 후 채소밭이나 들판, 정원에서도 자라지만 퇴비나 말똥이 썩은 자리에서 잘 자랍니다. 향은 별로 없지만 연하고 맛이 달며 성질은 평이합니다. 비타민 B_2 · D가 많으며 타이로시나제, 엽산 등을 많이 함유하고 있습니다. 따라서 골다공증, 고혈압, 빈혈 등의 치료에 좋습니다. 소화를 돕고 정신을 맑게 합니다. 모유의 분비도 촉진합니다. 또 전분이 함유되어 있지 않으므로 당뇨병이나 비만에 좋습니다. 요리할 때 갓이 핀 것을 쓰면 먹물을 풀어 놓은 것처럼 요리가 검어지므로 갓이 피지 않은 것으로 요리해야 합니다. 양송이는 날로도 먹을 수 있으므로 너무 오래 가열하지 않도록 합니다.

■ 양송이와 레몬

양송이가 갈색으로 변하는 것을 막을 수 있습니다.

○● 영지버섯과 궁합

영지를 '불로초' 라고도 부릅니다. 이 버섯은 콩팥 모양
을 띤 목질상으로 최면작용, 진통작용 및 간 기능 보호
작용이 있습니다. 암의 면역요법에 효과가 있다는 보고
도 있습니다.

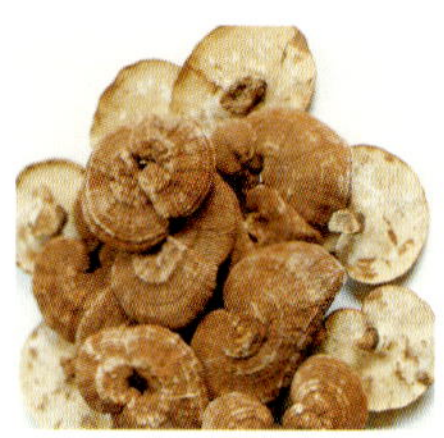

■영지와 인삼 · 대추

섞어서 끓여 먹으면 좋습니다. 감초는 많이 넣지 않는 것이 좋습니다.

○● 팽이버섯과 궁합

팽이버섯은 수풀이나 죽은 나뭇가지, 특히 팽이나무의
썩은 그루터기에서 군락하며 잘 자라는 황갈색 버섯입
니다. 맛은 약간 짭짤하며 뒷맛이 쓰고 성질은 찹니다.
비타민 B가 많으며, 소화가 잘되고 간장과 위장을 튼튼
하게 합니다. 어린이에게 꾸준히 먹이면 성장발육에 도
움이 됩니다.

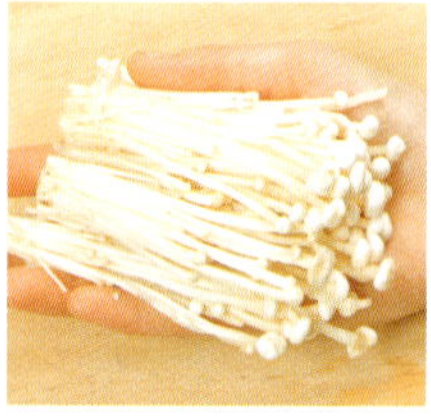

■팽이와 쇠고기

피부 미용에 좋고 노화로 근육이 늘어지고 처지는 것을 예방하는 데 효과가 있습
니다. 팽이는 체액의 균형을 잡아 주며 미끈거리는 점액 성분이 피부에 윤기를 주
고 섬유질이 변통을 좋게 해서 체내의 독소를 배출해 줍니다. 쇠고기는 콜라겐 성
분이 풍부해 피부에 탄력을 주고 혈허를 보충해 줍니다.

■팽이와 된장

된장에는 비타민 B_1 · B_2, 나이아신 등이 많아 팽이와 배합하면 그 흡수율이 높아
집니다. 이때 멸치국물을 첨가하면 더 효과적입니다.

030 호박

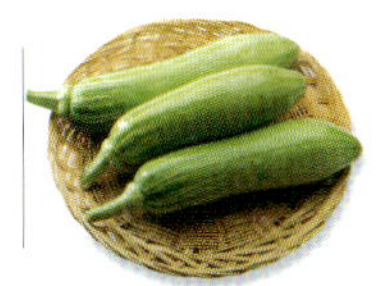

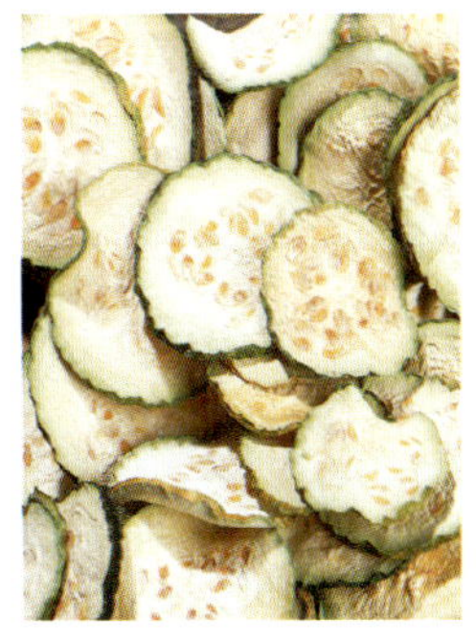

호박 중에 어린 것을 애호박, 익어서 잘 굳은 것을 청둥호박, 보기에 예쁜 것을 화초호박이라고 합니다.

호박은 맛이 달고 성질은 따뜻한데 꼭지가 말라 있고 표피에 틈이 생긴 것이 더 달고 성질이 더 따뜻합니다.

호박에는 카로틴 형태로 함유된 비타민 A가 풍부하게 들어 있고 익은 호박은 노란색이 짙을수록 맛있고 카로틴 성분도 풍부합니다. 그 밖에 비타민 $B_1 \cdot B_2 \cdot C$ 및 섬유소와 칼륨, 칼슘, 철분 등을 풍부하게 함유하고 있습니다. 암을 억제하는 프로테아제의 일종이 들어 있다고 합니다.

호박은 삶아 먹거나 구워 먹어도 되고 호박죽을 끓여 먹어도 됩니다. 어떻게 하든 반드시 익혀 먹어야 합니다. 비타민 C를 파괴하는 아스코르비나아제를 함유하고 있기 때문입니다. 또 호박을 먹을 때는 반드시 씨도 버리지 말고 말려서 함께 먹는 것이 좋습니다.

부종을 다스리고 간경화증에 좋습니다

호박의 약효는 크게 이뇨작용과 해독작용, 간기능 보호작용과 거풍작용을 합니다. 따라서 부종을 다스려 산후 부종에 좋고, 니코틴 해독이나 숙취 해소에 좋으며, 간경화증 말기 복수가 찼을 때에도 효과가 있습니다.

이 밖에도 카로틴이 풍부한 호박은 시력감퇴, 야맹증, 안구건조증, 백내장을 예방하는 효과가 있습니다.

중풍 예방 효과가 있습니다

거풍작용이 있어 풍기를 몰아내므로 중풍 예방에 효과가 있습니다. 지해정천
작용을 하므로 해수와 천식에도 특효입니다. 이 외에도 태아를 안정시키는 안
태 작용도 합니다.

빈혈, 어지럼증, 저혈압에 좋습니다

피부를 아름답게 합니다. 따라서 종기가 잘 생기거나 피부가 쉽게 헐 때도 좋습
니다. 또 허약 체질을 개선합니다. 따라서 빈혈 · 어지럼증 · 저혈압에 좋습니
다. 여름철 갈증도 해소합니다.

당뇨병에 효과가 있습니다

호박은 췌장에 작용해 인슐린의 분비를 촉진하는 역할을 합니다. 따라서 당뇨
병에 효과가 있습니다. 또 호박의 프로테아제 성분은 항암작용을 하는데, 폐암
예방에 효과가 있다고 합니다.

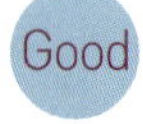

잘 맞는_음식궁합

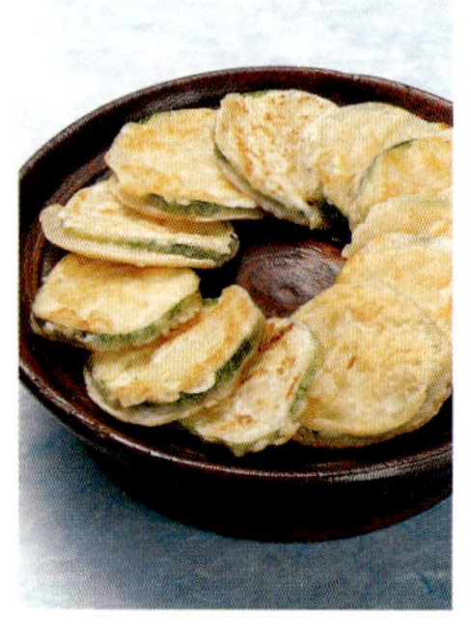

호박과 달걀

호박과 달걀을 배합하면 자양강장 효능이 상승합니
다. 신경도 안정되어 불면을 개선하고요. 또 달걀에 부
족한 비타민 C와 식이섬유를 호박이 가지고 있는 성분
이 보충해 줍니다.

호박과 미꾸라지

호박과 미꾸라지를 배합하면 부종에 좋습니다. 늙은호박의 속을 파내고 미꾸라
지를 넣어 중탕하여 먹습니다.

호박과 돼지고기

호박은 돼지고기나 꿀과 궁합이 잘 맞습니다. 호박에 돼지고기와 가래떡을 넣고 떡볶이를 해서 드셔 보세요. 이 음식은 옛 우리 선조들이 먹던 음식입니다. 특히 호박과 돼지고기를 배합하면 단백질과 비타민 A 섭취가 좋아집니다.

호박과 머위

호박과 머위를 배합하면 기침을 내리고 간장을 보호합니다. 머위 잎이나 어린 꽃대, 또는 꽃(관동화)을 써도 좋습니다.

호박과 불수감

호박과 불수감을 배합하면 술로 지친 간장을 회복시키는 데 좋습니다. 불수감은 운향과의 늘푸른 떨기나무의 감귤류입니다. 간장의 특효약이며, 불안감을 진정하고 정욕을 살아나게 합니다.

호박과 피라미

호박과 피라미를 배합하면 신장병 치료에 도움이 됩니다. 피라미는 신장, 췌장, 임포텐츠의 특효약입니다. 늙은호박 속에 피라미를 통째로 넣고 삶아 먹습니다. 모유분비에도 좋습니다.

호박과 잉어

호박과 잉어를 배합하면 산후 회복에 좋습니다. 산후 부종도 빠지고 모유도 늘어납니다. 잉어에는 비타민 A가 1700IU나 되므로 호박과 배합하면 흡수량이 높아집니다.

호박과 꿀 · 기름

호박과 꿀은 궁합이 잘 맞습니다. 또 호박과 기름도 궁합이 잘 맞습니다. 호박을 기름에 지져 먹으면 영양소 섭취를 효과적으로 할 수 있을 뿐 아니라 베타카로틴의 흡수가 좋아져서 이 성분이 체내에서 레티놀로 변하면서 눈의 망막에 있는 간상세포가 빛을 감지하는 기능을 도와주기 때문에 시력 보호 효과까지 있습니다. 그러나 호박과 양고기는 궁합이 맞지 않습니다.

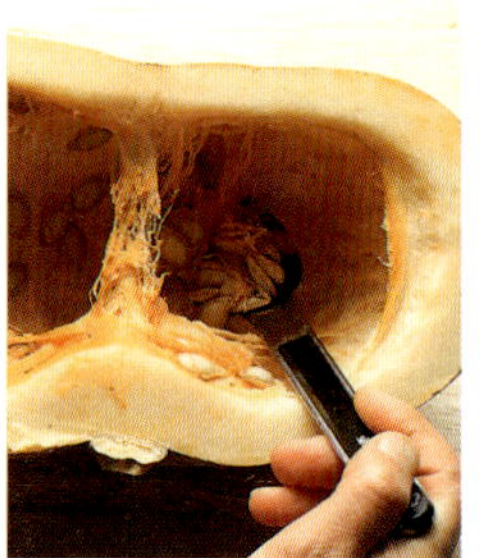

호박씨에는 단백질과 지방, 비타민 B_1, 칼슘, 인이 풍부하며 특히 혈중 콜레스테롤을 낮추고 혈액순환을 원활하게 하는 효능이 있습니다. 질 좋은 불포화지방산과 머리를 좋게 해 주는 레시틴도 많이 들어 있습니다. 또 간장의 작용을 돕는 메티오닌도 많이 들어있습니다. 혈압을 조정, 호르몬 작용을 활발하게 하고, 전립선 비대증에도 효과가 있습니다. 모유도 잘 나오게 합니다. 미혼인 경우에는 유방이 커지지요. 호박씨를 말려서 껍질을 벗겨 먹거나 볶거나 데친 후 말려서 먹습니다.

■ 호박씨와 배

기침에 좋습니다. 호박씨는 예로부터 백일해의 묘약으로 알려져 있으므로 진해작용이 강한 배와 함께 끓여 마시면 좋습니다. 이때 꿀을 배합하면 더 좋습니다. 호박씨만 볶아 가루 내어 꿀에 타 먹어도 좋습니다.

■ 호박씨와 호두

변비 치료에 도움이 됩니다. 호박씨의 식물성 섬유와 호두의 양질의 지방질이 조화되어 효과를 나타냅니다.

■ 호박씨와 참깨

산후 젖이 부족할 때 좋습니다. 모유 분비만 촉진하는 것이 아니라 비타민 A · B_1 · B_2 · C · E 및 양질의 단백질과 리놀렌산 등 같은 불포화지방산까지 영양소를 충분히 섭취할 수 있어 산후 체력 회복에 아주 좋습니다.

■ 호박씨와 무화과

치핵 증상을 완화하는 데 도움이 됩니다. 치핵에 껍질 벗긴 호박씨를 달여 그 물로 씻으면 좋은데, 무화과도 단백질 분해 효소가 들어있어 근육을 부드럽게 하므로 함께 배합하면 효과가 더 좋습니다.

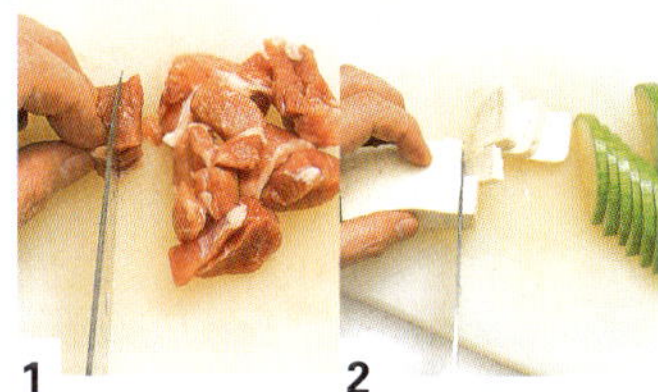

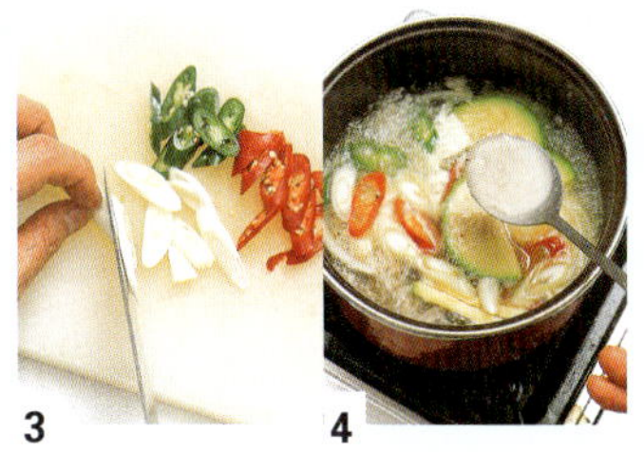

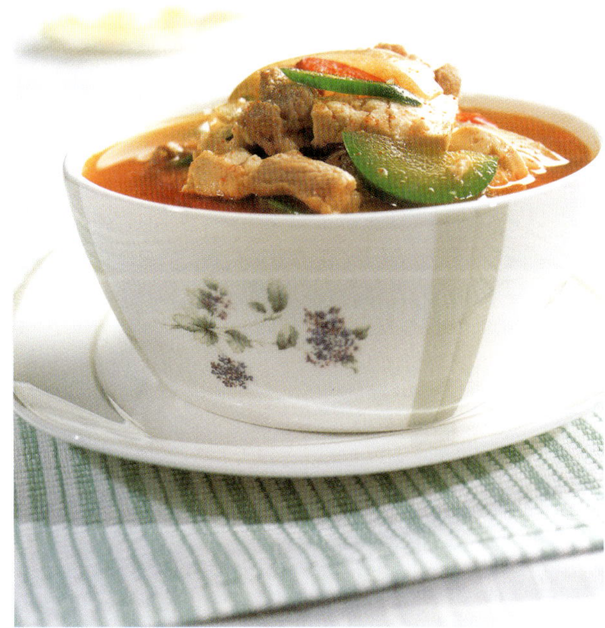

호박과 돼지고기의 만남
호박젓국찌개

주재료 돼지고기 · 호박 ·
두부 200g씩, 청홍고추 15g씩,
양파 100g, 대파 30g,
참기름 1큰술, 물 4컵
[양념] 다진 마늘 1큰술,
새우젓 3큰술,
흰후춧가루 · 고춧가루 2큰술씩

1 돼지고기는 살코기로 준비하여 납작하게 썰어 준비한다.
2 호박은 반달 모양으로 도톰하게 썰고, 두부는 한입 크기로
　썬다.
3 고추, 대파는 어슷 썰고 양파는 굵게 채 썬다.
4 냄비에 참기름을 두르고 돼지고기를 볶다가 물을 붓고 끓
　여 떠오르는 거품을 걷어낸다.
5 돼지고기가 어느 정도 익으면 준비한 야채를 모두 넣고 한
　소끔 끓인다.
6 양념을 분량대로 넣어서 간을 맞춘다.

	잘 맞는 음식궁합	
가지	가지와 식물성기름	리롤레산과 비타민 E 섭취를 많이 할 수 있다
	가지와 조개	중풍 예방에 효과가 있다
감자	감자와 우유, 치즈	감자에 부족한 단백질과 지방을 보충할 수 있다
	감자와 돼지고기	허리와 무릎이 새큰거리고 힘이 없을 때 좋다
고구마	고구마와 귤	감기 예방과 치료에 도움이 된다
	고구마와 마	기력을 살리고 비위를 튼튼하게 한다
	고구마와 김치	나트륨 성분을 배출한다
냉이	냉이와 식초	눈의 피로를 도와준다
	냉이와 질경이	부종치료에 도움이 된다
	냉이와 결명자	눈의 질환에 도움이 된다
달래	달래와 꿀	면역력을 키워준다
	달래와 식초	불면증을 개선한다
	달래와 다시마	피부미용에 좋다
당근	당근과 기름	소화흡수를 돕는다
	당근과 레몬	비타민 C 섭취를 돕는다
	당근과 된장	잡티, 잔주름이 없어지고 보습에도 효과가 있다
더덕	더덕과 고추장	더덕의 찬 성질을 중화해 준다
	더덕과 돼지고기	모유가 잘 나오게 한다
	더덕과 맥문동	허리와 다리에 힘이 빠질 때 좋다
도라지	도라지와 감초	편도선염에 효과가 있다
	도라지와 치자	불면증을 해소한다
	도라지와 귤껍질	더위를 먹었을 때 좋다
	도라지와 칡뿌리	술독을 풀어준다
두릅	두릅과 초장	비타민 성분을 지켜준다
	두릅과 쇠고기	입맛을 돋워준다
	두릅과 감초	위궤양을 다스린다
무	무와 찹쌀	몸이 찬 체질의 소화를 돕는다
	무와 메밀	해독작용을 한다
	무와 두부	몸이 찬 체질로 설사를 할 때 좋다
	무와 식초, 생강	냉방병으로 가래가 끓을 때 좋다
	무와 소금	가래에 피기 섞여 나오는 것을 치료한다
	무와 꿀	호흡기질환에 좋다
	무와 무화과	목의 염증을 완화한다
	무와 감	중풍을 예방한다

<table>
<tr><td></td><td colspan="2" style="background:#f5c14a">잘 맞는 음식궁합</td></tr>
<tr><td rowspan="6">미나리</td><td>미나리와 생선</td><td>생선중독을 일으켰을 때 해독작용을 한다</td></tr>
<tr><td>미나리와 복어</td><td>복어의 독성분을 해독한다</td></tr>
<tr><td>미나리와 쑥갓</td><td>초기고혈압에 효과가 있다</td></tr>
<tr><td>미나리와 겨자</td><td>산뜻한 맛과 향기가 살아난다</td></tr>
<tr><td>미나리와 차조기</td><td>무월경증에 효과가 있다</td></tr>
<tr><td>미나리와 금속</td><td>해독제 역할을 한다</td></tr>
<tr><td rowspan="7">배추</td><td>배추와 김치</td><td>찬 성질이 중화된다</td></tr>
<tr><td>배추와 된장</td><td>가래를 없애는 약효가 있다</td></tr>
<tr><td>배추와 식초</td><td>배추의 채독을 완화한다</td></tr>
<tr><td>배추와 부추, 갓</td><td>육류나 회를 먹을 때 맛이 좋아진다</td></tr>
<tr><td>배추와 생강</td><td>두통을 가라앉힌다</td></tr>
<tr><td>배추와 우유</td><td>위장점막을 보호한다</td></tr>
<tr><td>배추와 무</td><td>체내 독소를 배출한다</td></tr>
<tr><td rowspan="7">부추</td><td>부추와 식초</td><td>간보호 및 피로해소에 좋다</td></tr>
<tr><td>부추와 다시마, 된장</td><td>강정 및 정장 효과가 있다</td></tr>
<tr><td>부추와 생강</td><td>구역질을 가라앉힌다</td></tr>
<tr><td>부추와 돼지고기</td><td>양성, 음성의 조화를 이룬다</td></tr>
<tr><td>부추와 후추</td><td>만성설사에 좋다</td></tr>
<tr><td>부추와 참깨</td><td>전립선염이나 통풍예방에 좋다</td></tr>
<tr><td>부추와 우유</td><td>입덧을 가라앉힌다</td></tr>
<tr><td rowspan="7">브로콜리</td><td>브로콜리와 치즈</td><td>비타민 A의 효력이 상승한다</td></tr>
<tr><td>브로콜리와 양파</td><td>바이러스에 대한 저항력을 높인다</td></tr>
<tr><td>브로콜리와 게</td><td>겨드랑이 땀냄새를 없앤다</td></tr>
<tr><td>브로콜리와 고기, 양파</td><td>철분 흡수율을 높인다</td></tr>
<tr><td>브로콜리와 호두</td><td>암내제거에 도움이 된다</td></tr>
<tr><td>브로콜리와 기름</td><td>노화방지에 효과가 있다</td></tr>
<tr><td>브로콜리와 아몬드, 아보카도</td><td>성인병 예방에 효과가 있다</td></tr>
</table>

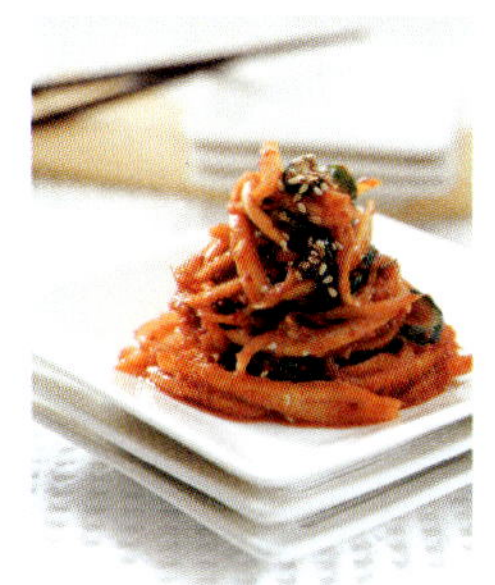

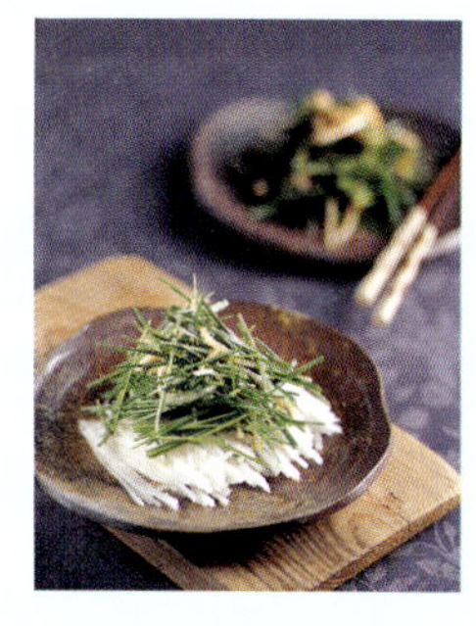

<table>
<tr><td></td><td colspan="2">잘 맞는 음식궁합</td></tr>
<tr><td rowspan="5">상추</td><td>상추와 쑥갓</td><td>불면증에 도움이 된다</td></tr>
<tr><td>상추와 생강</td><td>상추 먹고 체했을 때 생강즙이 독을 푼다</td></tr>
<tr><td>상추와 돼지족</td><td>모유가 풍부해진다</td></tr>
<tr><td>상추와 오이</td><td>소변이 원활해진다</td></tr>
<tr><td>상추와 쇠비름</td><td>여드름에 효과가 있다</td></tr>
<tr><td rowspan="5">양상추</td><td>양상추와 팥</td><td>방광염, 혈뇨를 다스린다</td></tr>
<tr><td>양상추와 무</td><td>구취를 없앤다</td></tr>
<tr><td>양상추와 파슬리</td><td>빈혈에 효과가 있다</td></tr>
<tr><td>양상추와 셀러리</td><td>불안증과 불면증에 좋다</td></tr>
<tr><td>양상추와 닭간</td><td>빈혈로 손발이 냉할 때 좋다</td></tr>
<tr><td rowspan="8">시금치</td><td>시금치와 조개</td><td>빈혈에 좋다</td></tr>
<tr><td>시금치와 붉은살생선</td><td>빈혈 치료에 좋다</td></tr>
<tr><td>시금치와 계내금, 달걀</td><td>당뇨병으로 갈증이 있을 때 좋다</td></tr>
<tr><td>시금치와 참깨, 당근</td><td>결석을 예방한다</td></tr>
<tr><td>시금치와 우유, 두유</td><td>독소배출이 쉬워진다</td></tr>
<tr><td>시금치와 바나나</td><td>잉여 나트륨을 배출시킨다</td></tr>
<tr><td>시금치와 감귤</td><td>철분 흡수를 높여준다</td></tr>
<tr><td>시금치와 사과</td><td>변비해소에 효과가 있다</td></tr>
<tr><td rowspan="8">셀러리</td><td>셀러리와 꿀</td><td>고혈압을 떨어뜨린다</td></tr>
<tr><td>셀러리와 후추</td><td>소화촉진 작용이 상승한다</td></tr>
<tr><td>셀러리와 사과</td><td>피를 맑게 한다</td></tr>
<tr><td>셀러리와 대추</td><td>콜레스테롤 강하에 좋다</td></tr>
<tr><td>셀러리와 당근</td><td>피부트러블을 예방한다</td></tr>
<tr><td>셀러리와 다시마</td><td>체내 독소배출이 잘 된다</td></tr>
<tr><td>셀러리와 콩</td><td>혈액정화를 돕는다</td></tr>
<tr><td>셀러리와 메밀</td><td>체내에 쌓인 열을 내려준다</td></tr>
<tr><td rowspan="8">쑥</td><td>쑥과 당귀</td><td>습관성 월경불순에 좋다</td></tr>
<tr><td>쑥과 달걀</td><td>대하증에 좋다</td></tr>
<tr><td>쑥과 생강</td><td>산후 하혈과 설사할 때 좋다</td></tr>
<tr><td>쑥과 검은콩</td><td>불임증에 효과가 있다</td></tr>
<tr><td>쑥과 연근</td><td>코피가 잦을 때 좋다</td></tr>
<tr><td>쑥과 국화</td><td>편두통에 좋다</td></tr>
<tr><td>쑥과 율무</td><td>신경통, 류머티즘에 좋다</td></tr>
<tr><td>쑥과 석류</td><td>입 냄새를 없애준다</td></tr>
</table>

쑥갓	쑥갓과 씀바귀	춘곤증에 좋다
	쑥갓과 셀러리	고혈압에 좋다
	쑥갓과 아스파라거스	동맥경화에 좋다
	쑥갓과 참기름	변통이 원활해 진다
	쑥갓과 두부	성인병 예방에 좋다
	쑥갓과 조기	비타민류와 양질의 단백질을 섭취할 수 있다
	쑥갓과 굴	혈압강하에 좋다
	쑥갓과 솔잎	심장을 강화한다
양배추	양배추와 자몽	항산화효과를 기대할 수 있다
	양배추와 당근	혈액의 흐름을 좋게 한다
	양배추와 식초	양배추 냄새를 줄인다
	양배추와 파인애플	장 정화작용을 한다
	양배추와 우유	암 예방에 좋다
	양배추와 사과	변비에 좋다
	양배추와 오징어	다이어트에 효과가 있다
양파	양파와 식초	불면증에 좋다
	양파와 수삼	치매예방에 좋다
	양파와 오미자	피로회복에 좋다
	양파와 육류	육질이 부드러워지고 누린내가 가신다
	양파와 당근, 호박	변비에 좋다
	양파와 콩	당뇨병에 좋다
	양파와 사과	콜레스테롤 강하에 좋다
	양파와 꿀	피로회복에 도움이 된다

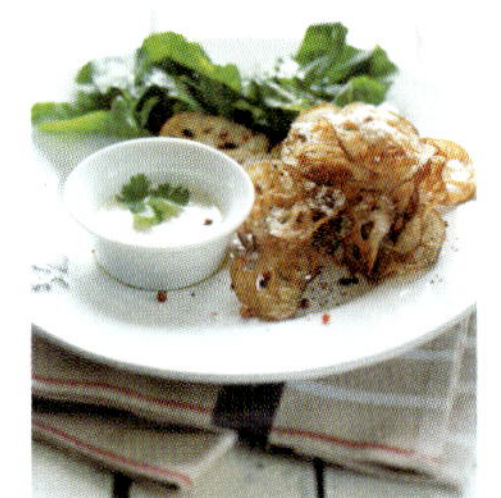

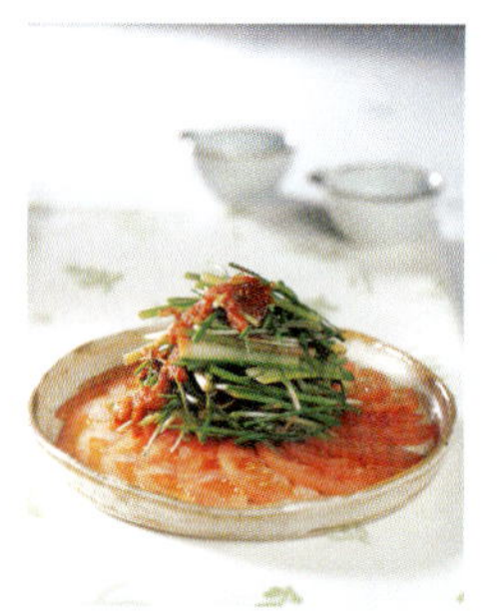

잘 맞는 음식궁합	
연근	
연근과 생강	기침, 가래를 가라앉힌다
연근과 소금	지혈작용을 한다
연근과 생지황	어혈을 풀어준다
연근과 아보카도	변비를 해소한다
연근과 마디풀	담석증을 예방한다
연근과 요구르트	코피가 잘 날 때 좋다
연근과 인삼	빈혈에 좋다
오이	
오이와 소금, 식초	효소의 작용을 억제한다
오이와 밀가루	통증과 부기를 가라앉힌다
오이와 둥글레	피부미용에 좋다
오이와 꿀	소변이 원활해진다
오이와 우유	땀띠나 벌에 물렸을 때 좋다
오이와 사과	혈압강하에 좋다
오이와 술	술독을 풀어준다
우엉	
우엉과 쌀뜨물	우엉빛깔이 좋아진다
우엉과 도라지	편도선염이나 인후가 붓고 아플 때 좋다
우엉과 다시마	잇몸 염증을 풀어준다
우엉과 밤 잎	옻이 올랐을 때 좋다
우엉과 꿀	소변불리에 좋다
우엉과 율무	체내 노폐물을 배출한다
우엉과 육류	해독작용을 한다
우엉과 더덕, 연근, 바지락	칼슘 흡수를 돕는다

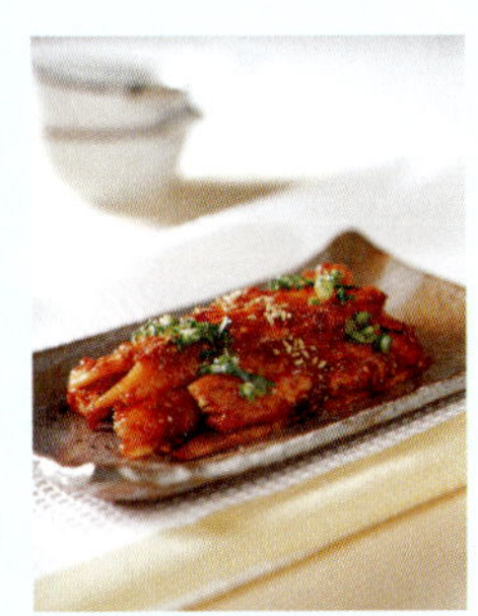

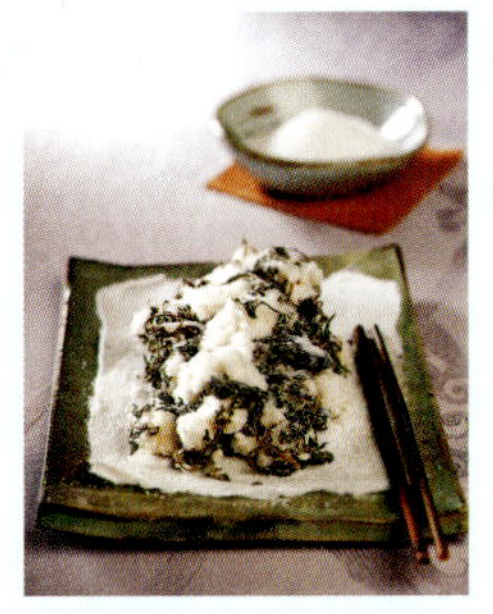

<table>
<tr><td rowspan="5">죽순</td><td colspan="2">**잘 맞는 음식궁합**</td></tr>
<tr><td>죽순과 호두</td><td>불면증을 해소한다</td></tr>
</table>

	잘 맞는 음식궁합	
죽순	죽순과 호두	불면증을 해소한다
	죽순과 해삼	유산을 방지한다
	죽순과 메추라기	어느 체질에게나 좋은 강장제가 될 수 있다
	죽순과 고추	죽순의 감칠맛이 살아난다
	죽순과 꿀	변비해소에 좋다
토란	토란과 다시마	토란의 떫은 맛을 가시게 한다
	토란과 밀가루	신경통, 타박상 등 통증을 가라앉힌다
	토란과 소철	정력증강에 효과가 있다
	토란과 붕어	빈혈에 좋다
	토란줄기와 참깨	체력증진에 좋다
표고버섯	표고버섯과 청주	혈액순환이 좋아진다
	표고버섯과 박	표고의 중독을 막을 수 있다
	표고버섯과 꿀	면역력을 강화한다
	표고버섯과 얼음설탕	심한 기침에 효과가 있다
	표고버섯과 녹두	해독작용을 한다
	표고버섯과 참치, 고등어, 꽁치	골다공증에 좋다
호박	호박과 달걀	신경이 안정된다
	호박과 미꾸라지	부종에 좋다
	호박과 돼지고기	단백질과 비타민 A의 섭취가 좋아진다
	호박과 머위	간장을 보호한다
	호박과 불수감	간장을 보호한다
	호박과 피라미	신장병 치료에 도움이 된다
	호박과 잉어	산후회복에 좋다
	호박과 꿀, 기름	베타카로틴의 흡수가 좋아진다

	맞지 않은 음식궁합	
고구마	고구마와 쇠고기	유효성분 섭취를 방해한다
	고구마와 땅콩	비만, 당뇨에 좋지 않다
냉이	냉이와 국수	가슴이 답답해진다
당근	당근과 오이	비타민 C를 파괴한다
	당근과 양배추	비타민 C를 파괴한다
상추	상추와 꿀	설사, 복통을 일으킬 수 있다
양상추	양상추와 당근	정력을 약화시킨다
시금치	시금치와 뱀장어	구토, 설사를 일으킬 수 있다
	시금치와 멸치	칼슘 흡수율을 낮춘다

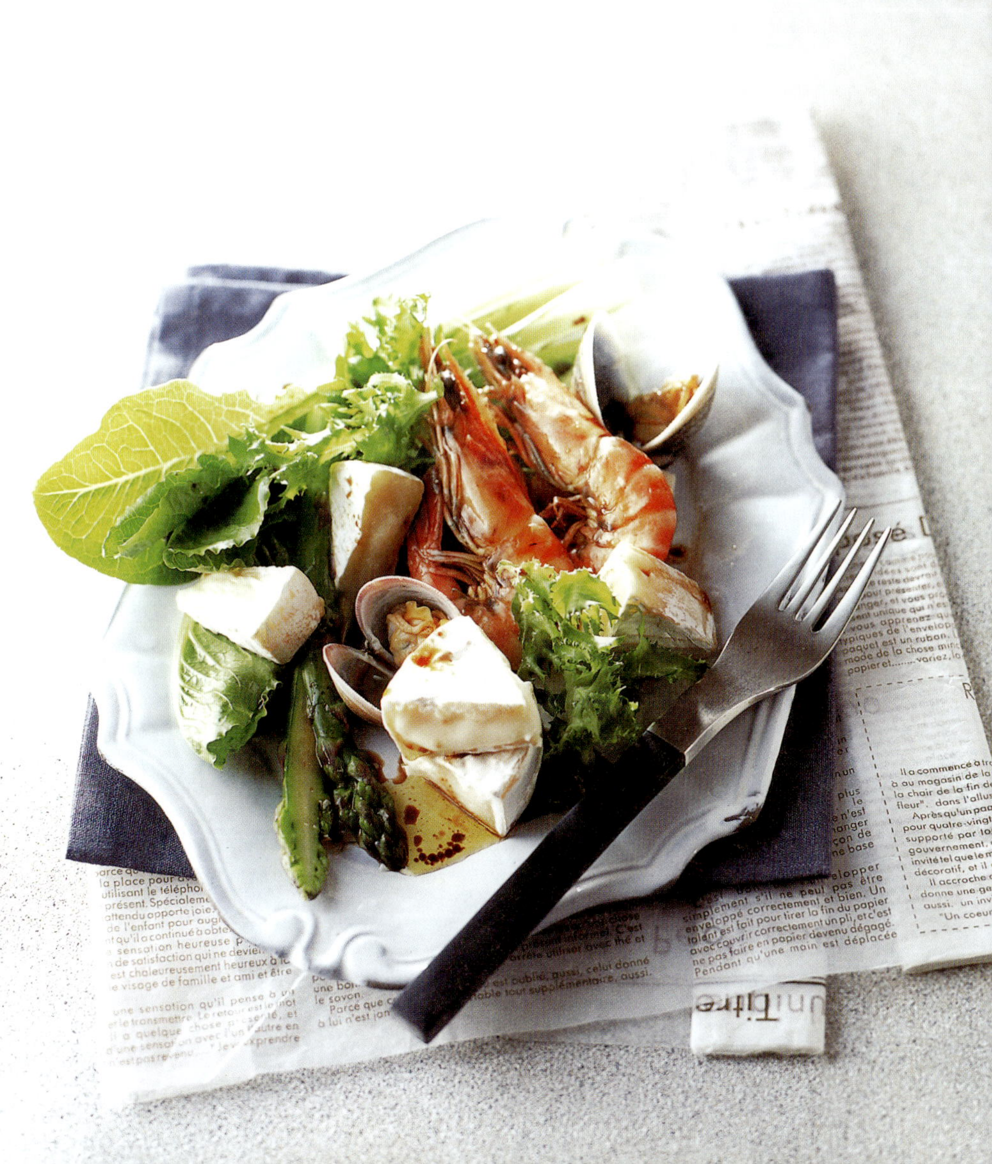

2장

생선, 해물 음식궁합

불포화지방산과 질 좋은 단백질이 풍부한 생선, 해물은 우리 건강을 지키는 데 없어서는 안 되는 유익한 성분을 제공하는 재료들이다. 하지만 이러한 생선, 해물류 중에는 독성이 있는 것들도 있다. 이러한 독성분을 배출하려면 음식궁합을 잘 맞추어야 한다. 또한 생선, 해물류는 생으로 먹기도 하고, 익혀서 먹기도 하는데 생으로 먹을 때는 특히 주의가 필요하고 익혀서 먹을 때는 어울리는 궁합 재료를 찾아 약효 성분은 강화하고 독성분은 제거하는 지혜를 발휘해야 한다.

031 가자미

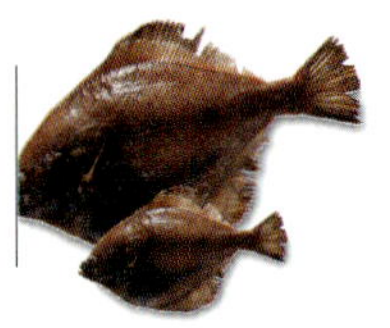

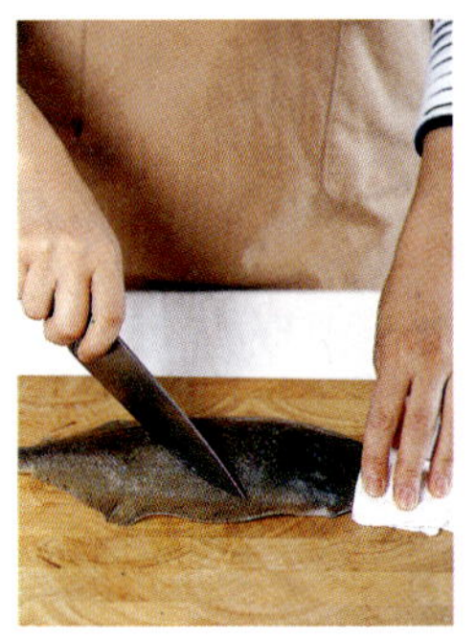

가자미는 넙치처럼 눈이 한쪽으로 몰려 있습니다. 일반적으로 가자미는 몸의 오른쪽에 눈이 있고, 넙치는 왼쪽에 눈이 있습니다. 또 가자미는 넙치보다 크기가 다소 작고, 입이 훨씬 작으며 이빨이 덜 발달한 것이 보통입니다. 가자미는 암컷이 수컷보다 수명이 길어 나이가 많은 가자미는 거의 암컷일 정도로 암컷이 많습니다. 맛이 달고 겨울철에 가장 맛이 있습니다. 성질은 평이합니다.

지방질이 적은 다이어트 식품입니다

단백질이 풍부하고 칼슘, 인, 철, 칼륨, 레티놀, 비타민 $B_1 \cdot B_2 \cdot C$ 등을 함유하며, 지방질이 적습니다. 따라서 다이어트 식품이며 미용식품입니다.

피부미용에 좋습니다

지느러미에 단백질의 일종인 콜라겐이 들어 있어 세포를 단단히 결합시키는 역할을 하므로 피부미용에 좋습니다. 푹 고아서 먹으면 콜라겐이 손상 안 됩니다. 그러나 많이 먹으면 기를 상충시켜서 머리가 맑지 못하고 울화가 치밀게 됩니다. 특히 가자미 알을 어린이가 먹으면 기침을 하거나 습진이 생길 수 있으니 조심해야 합니다.

가자미와 좁쌀

가자미는 좁쌀과 궁합이 잘 맞습니다. 가자미를 소금에 절인 후 메좁쌀로 밥을 지어 마늘, 생강, 고춧가루, 엿기름가루 등과 함께 삭혀 먹으면 가자미식해가 되는데 맛이 좋습니다.

가자미와 기름

가자미를 기름에 구우면 가자미의 레티놀 성분을 더 효과적으로 흡수할 수 있어 피부의 각질화 현상을 막을 수 있고 망막세포를 활성화할 수 있습니다. 석쇠를 달군 뒤 기름 탄 간장에 생강 등을 넣은 양념을 발라 구이를 합니다. 이렇게 하면 특유의 냄새도 제거할 수 있습니다.

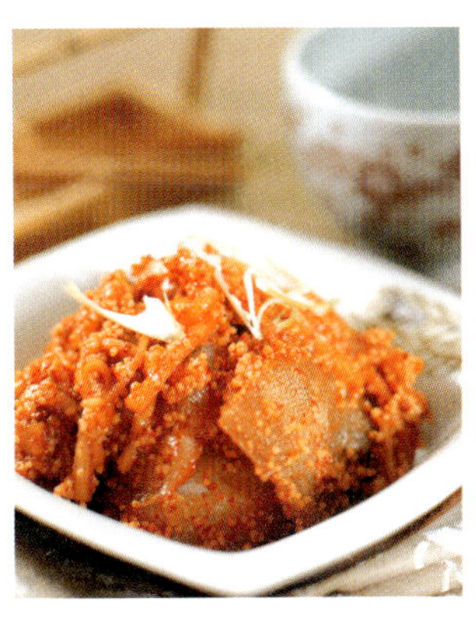

가자미와 메조의 만남
가자미식해

주재료 참가자미 5마리, 무 1/2개, 메좁쌀 1컵, 소금 1컵
[양념장] 고춧가루 1/2컵, 다진 마늘 1/2큰술, 다진 생강 1작은술, 소금 조금

1 가자미는 3cm 길이로 잘라서 소금을 뿌려 하룻밤 절여 두었다가 꾸득꾸득하게 말린다.
3 무는 채 썰어 소금에 절였다가 물기를 짠다.
4 메좁쌀로 밥을 지어 양념장을 섞은 후 가자미와 무채를 넣고 소금으로 간을 한다.
6 양념에 버무린 가자미식해를 항아리에 담고 돌이나 무거운 접시로 눌러 1주일 정도 익힌다. 물이 생기면서 익은 냄새가 나면 먹을 수 있다.

032 갈치

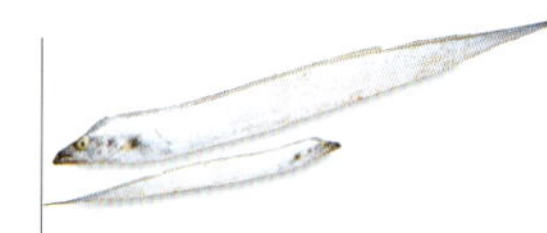

칼처럼 생겼다 하여 갈치라 불리는 깊은 바다에 사는 바닷물고기로 산란기인 8~9월경에 얕은 바다로 옮겨 삽니다. 갈치의 표면은 부드럽고 반짝이는 은빛 비늘로 덮여 있습니다. 이 은빛 비늘의 성분인 구아닌은 인조 진주나 화장품의 원료로 이용되지요. 맛이 달고 성질은 따뜻합니다. 필수아미노산, 무기질, 비타민류가 고루 함유되어 있으며 지방은 지느러미 쪽에 많습니다.

머리를 좋게 합니다

자양·강장 작용이 커서 오장육부의 기능을 돕고 기력을 돋웁니다. 간을 보양하며, 특히 식욕을 촉진하며 소화를 돕지요. 또 EPA, DHA 등이 풍부해 혈전을 예방하고 머리를 좋게 합니다.

피부를 윤택하게 합니다

기혈의 순환을 개선하여 피부에 윤기를 주어 매끄럽게 합니다. 체내의 응어리, 예를 들어 자궁근종 등을 푸는 효능도 있어 생리 트러블이 심할 때 좋습니다.

지혈, 해독 작용을 합니다

지혈작용과 해독작용도 합니다. 참고로 중국에서 실시한 임상 실험에서는 갈치류에서 6-TG를 추출하여 급성 백혈병을 치료한 결과 70%의 유효율을 보였다고 합니다.

갈치와 목이버섯

갈치와 목이버섯을 배합하면 생리 때 피부 트러블이 심한 데에 좋습니다. 목이버섯은 혈액을 맑게 하며 피부에 윤기를 주는데 갈치도 이런 효능이 있어서, 그 효력이 상승합니다. 월경불순, 월경통, 자궁근종에 좋습니다.

또 목이버섯은 식이섬유가 풍부하여 변비에 좋은데, 갈치도 많이 먹으면 설사할 정도의 식품이므로, 이 두 가지를 배합하면 배변이 원활해집니다.

갈치와 백합뿌리

갈치와 백합뿌리를 배합하면 신경이 예민한 것을 안정시킬 수 있습니다. 백합뿌리는 소위 '백합병'이라 불리는 신경성 질환에 좋은데, 갈치와 배합하면 신경도 안정되고 자양·강장 효력이 증강합니다.

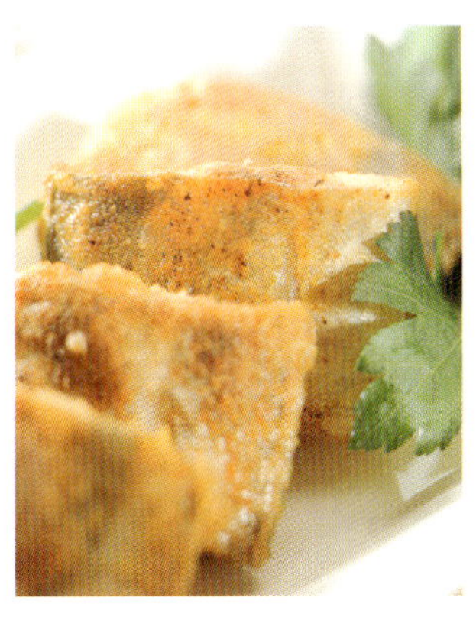

갈치와 카레의 만남
갈치카레구이

주재료 갈치 1마리 **[갈치양념]** 소금·후춧가루 적당량씩 **[지짐옷]** 카레가루 1/2컵, 밀가루 1/2컵, 식용유 적당량

1 갈치는 손질해 4cm 길이로 토막 낸다.
2 토막 낸 갈치는 소금, 후춧가루를 뿌려 10~15분 정도 재운다.
3 카레가루와 밀가루를 동량으로 섞어 체에 내려 지짐옷을 만든다.
4 양념해 놓은 갈치는 마른 거즈로 물기를 거둔 다음 지짐옷을 고루 입힌다.
5 팬에 기름을 두르고 지짐옷 입힌 갈치를 놓아 앞뒤로 노릇노릇하게 지진다.

033 게

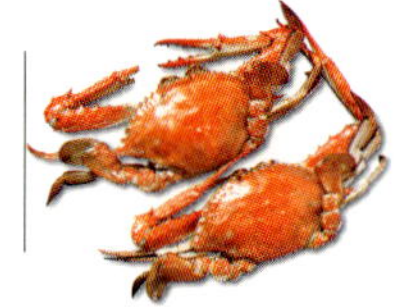

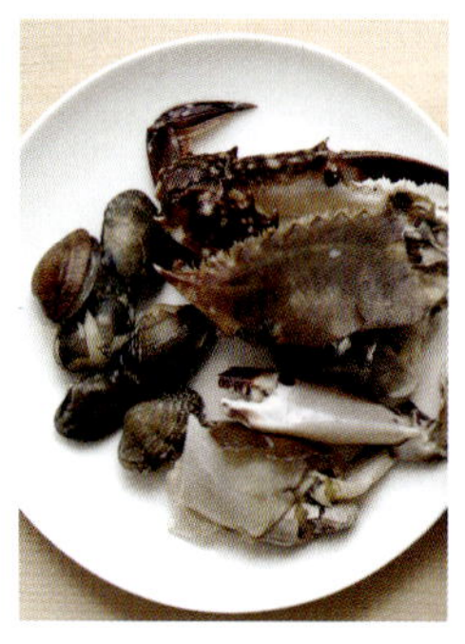

게는 필수아미노산이 풍부하며 지방 함량이 적고 소화가 잘되는 식품입니다. 그래서 비만한 사람, 성인병 우려가 있는 사람, 허약한 사람에게 좋습니다. 그러나 서리가 오기 전의 게에는 독이 있어서 먹지 않는 것이 좋습니다. 또 집게발과 눈이 하나인 것, 발이 4개이거나 6개인 게는 모두 독이 있다고 옛 의서에 기록되어 있습니다.

부기를 내려 줍니다

게는 맛이 짜기 때문에 뭉친 혈액을 풀어 주고, 성질이 차기 때문에 열을 내려 줍니다. 따라서 가슴에 열이 맺히고 얼굴이 붓는 것을 풀어 줍니다.

근육과 뼈의 손상을 빨리 회복해 줍니다

게는 혈중 콜레스테롤 수치를 떨어뜨리는 작용이 있어 혈압을 안정시켜 동맥경화증에 좋습니다. 노화방지에도 좋은데, 특히 알에는 세포를 활성화하는 핵산이 듬뿍 들어 있어서 효과가 있습니다. 게에 풍부한 키토산은 암세포 증식을 억제합니다. 이 외에 발기부전에 효과적이고, 사춘기 청소년의 음경을 튼튼하게 발달시키는 데도 도움이 됩니다. 또 간을 자양하고 골수를 보양하기 때문에 근육과 뼈의 손상을 빨리 회복해 줍니다. 옻이 오른 것도 해독해 줍니다.

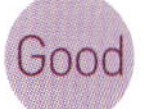

게와 식초 · 술

게를 식초와 배합하면 식초에 들어 있는 유기산과 아미노산이 젖산 생성을 방해해 몸속에 피로물질이 쌓이는 것을 막아 사지관절을 잘 통하게 합니다. 또, 게를 술과 배합하면 어혈을 풀고 산후복통을 다스려 줍니다. 게 요리를 할 때 식초와 술을 넣으면 게의 비린맛도 없애 주고 살도 탄력 있게 해 더 맛있게 먹을 수 있습니다.

게와 오미자 · 백지

게 요리할 때 오미자를 함께 넣으면 게를 삶아도 색이 변하지 않으며, 백지를 함께 넣으면 게살이 흩어지지 않습니다. 산초를 넣으면 부풀기 쉬운 반면, 마늘을 넣으면 너무 익거나 부푸는 것을 막을 수 있습니다.

게와 차조기

게를 먹고 중독이 되었을 때는 차조기잎을 생으로 즙을 내어 먹거나 말린 차조기잎을 끓여 먹습니다. 물고기와 게를 지나치게 먹어서 생긴 적체를 '어해적'이라고 하는데, 이런 데에 좋습니다. 혹은 마늘즙이나 갈대뿌리 끓인 물, 또는 동아의 생즙을 마셔도 해독이 됩니다.

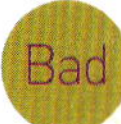

게와 감

게와 꿀, 게와 감은 궁합이 안 맞습니다. 익힌 꿀은 성질이 따뜻하지만 생꿀은 성질이 차, 찬 성질의 게와 함께 먹으면 안 좋습니다. 또 게와 감을 함께 먹으면 복통과 큰 설사를 일으키는데, 감의 타닌산이 게의 단백질과 결합하여 딱딱하게 굳은 채 장에 남기 때문입니다.

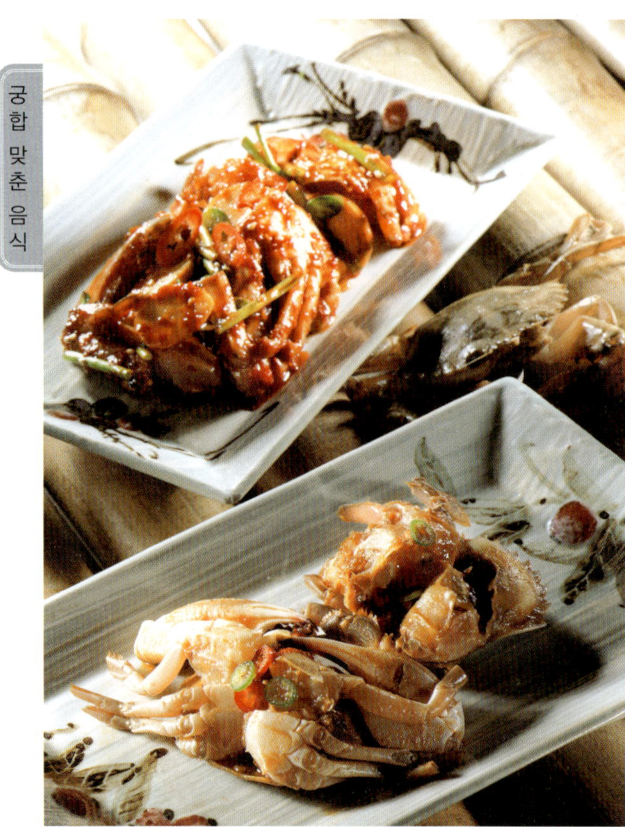

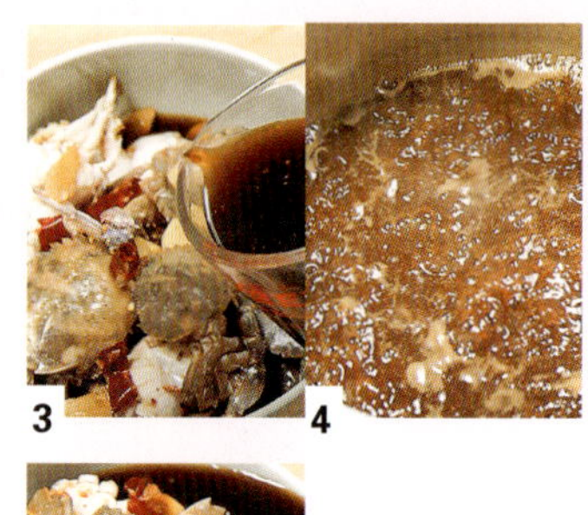

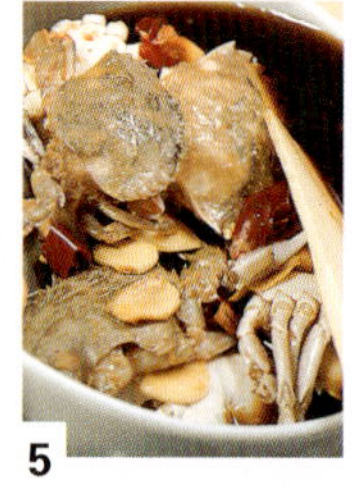

꽃게와 생강의 만남

간장게장

주재료 꽃게 10마리
(약 600g), 간장 2컵,
국간장 1컵, 물 1/2컵,
생강 1톨, 마늘 1/2컵 ,
마른고추 2개

1 게는 껍질째 솔로 문질러서 깨끗이 씻어 헹군 후 등딱지를
떼어내고 안쪽 몸통에 붙어 있는 수염 모양의 허파도 떼어
낸다. 앞다리는 간이 잘 배도록 칼집을 넣는다.

2 생강은 얇게 저미고, 마른고추는 반 갈라 씨를 털어 뺀다.

3 손질한 게를 단지에 담고 생강, 마늘, 마른고추를 넣고 간
장을 부어 뚜껑을 덮어 둔다.

4 1주일쯤 지난 후에 간장 물을 따라 냄비에 붓고 물을 더 넣
어 끓인다. 한소끔 끓어오르면 불을 약하게 해 20분 정도
더 끓인 다음 완전히 식혀 다시 게장에 붓는다.

5 같은 방법으로 간장 끓여 붓기를 이틀간 두 번 반복한 다
음 보름간 두었다가 꺼내 먹는다.

034 고등어

심혈관계 질환을 예방하며
편두통을 줄입니다

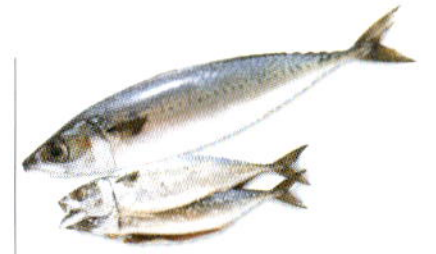

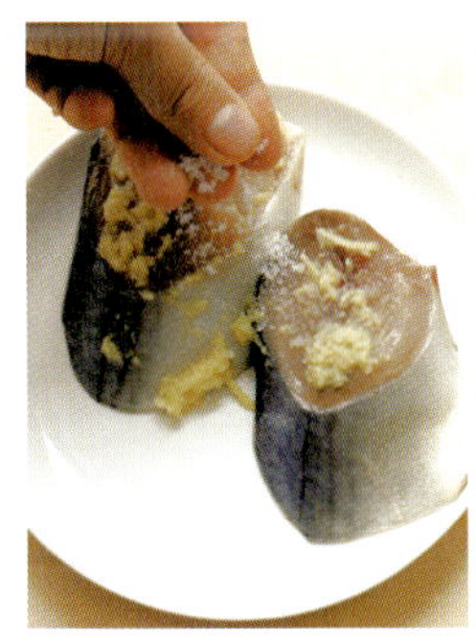

고등어는 등푸른 생선의 대표로 가을이 제철입니다. 어두일미라지만 고등어는 뱃살이 제일 맛있지요. 독특한 맛을 내는 기름의 함량이 가을에 증가하는데, 이 기름이 가장 많이 끼는 부위가 뱃살입니다.

고등어는 난해성 바닷물고기로 태어라 합니다. 짙은 청색 바탕에 암청색 얼룩줄무늬가 예뻐서 일명 벽문어라고도 하지요. 먼 바다에 살면서 장거리를 회유하는 습성이 있습니다. 단백질 함량이 풍부하여 맛이 독특하고 영양가도 높습니다.

머리에서 땀이 많이 나는 체질에 잘 맞습니다

고등어는 성장기 어린이나 기력이 쇠한 노인, 냉증이 있는 사람이나 위가 약한 사람, 빈혈이 있고 피부가 거친 사람에게 좋습니다. 특히 성질이 급하고 맥이 강한 사람, 몸에 열이 많고 머리에서 땀이 많이 나는 체질, 스트레스에 민감해 변비가 잘되고 장이 긴장하기 쉬운 체질에 좋습니다.

뇌세포를 활성화하고 성기능을 강화합니다

고등어에는 셀레늄도 풍부하고 오메가-3 지방산인 EPA, DHA 함량이 아주 높습니다. 그래서 암·심혈관계질환 예방에 좋으며, 체력을 길러 주고, 뇌세포를 활성화하고, 성기능을 강화합니다.

편두통을 가라앉힙니다

고등어는 피를 보해 주며 피의 순환을 좋게 하고, 소화기를 튼튼하게 해 줍니다. 소변이 잦은 경우에도 좋습니다. 특히 편두통에 좋습니다. 신시내티 의과대학의 발표에 따르면 고등어를 먹으면 편두통 발생률을 반 이상 줄일 수 있다고 했습니다. 단, 고등어를 비타민 A나 D와 함께 먹으면 편두통 치료 효과가 줄어든다는 연구결과가 있습니다.

성인병 예방에 좋습니다

고등어는 오메가-3 지방산인 EPA, DHA 함량이 높아서 항암, 성인병 예방, 신경조직과 뇌세포 활성화, 체력증진, 성기능 증강 등에 효과가 있습니다. 특히 폐결핵, 식욕부진, 소화불량 및 편두통 예방과 치료에 좋습니다.

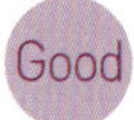

Good **잘 맞는_음식궁합**

고등어와 식초

고등어와 식초를 배합하면 고등어의 부패를 방지할 수 있습니다. 신선도가 떨어지면 히스타민 작용으로 알레르기를 일으킬 수 있으므로 주의해야 합니다. 특히 회로 먹지 않는 것이 좋습니다.

고등어와 무

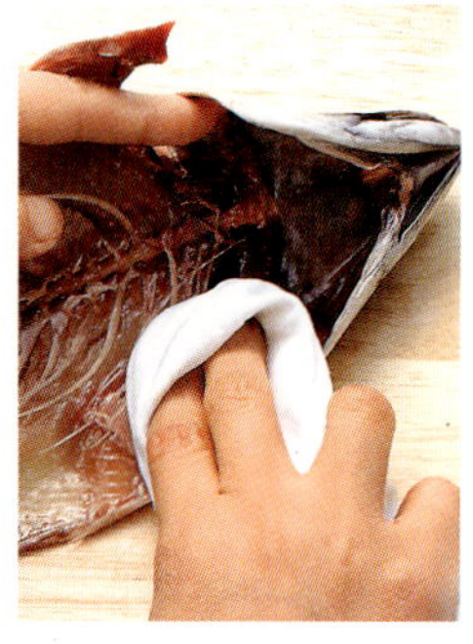

고등어는 강한 산성식품이므로 야채와 곁들여 먹어야 산성을 중화할 수 있습니다. 무와 배합하면 궁합이 잘 맞는데, 냄새도 없애고 영양도 보완해 주기 때문입니다. 고등어를 조릴 때 무를 넣어서 조리면 좋습니다. 무의 유황화합물이 고등어의 비린내를 없애 맛을 좋게 합니다. 또 무에 풍부한 비타민 C와 소화효소 성분이 고등어의 부족한 영양을 보충해 주고 소화가 잘되게 합니다.

고등어와 소금

고등어와 소금을 배합하여 자반을 만들어도 부패를 방지할 수 있습니다. 그러나 고혈압이나 당뇨병, 심장병, 신장병 등이 있을 때는 고등어자반을 먹지 않아야 합니다.

고등어와 된장

고등어와 된장을 배합하면 고등어 특유의 비린내를 없애 줍니다. 또 고등어를 다진 마늘과 생강을 넣은 조림양념에 담갔다가 요리해도 비린내가 가십니다. 자반고등어는 쌀뜨물에 담갔다가 구우면 짠맛과 비린내가 가시고, 구운 고등어에 식초나 레몬즙을 한두 방울 떨어뜨리면 비린내가 훨씬 덜합니다.

고등어를 튀기거나 조릴 때 된장을 조금 넣으면 특유의 비린내를 없앨 수 있습니다. 고등어를 보관할 때도 식초를 뿌려 두면 부패가 잘 안 됩니다. 고등어국이나 찌개가 식어서 비릿할 때 레몬즙을 조금 넣어 보세요. 비린내가 가신답니다.

고등어와 차조기

고등어의 신선도가 떨어지면 알칼리성 아미노산인 히스티딘이 히스타민이라는 유해성분으로 변해 두드러기나 복통, 설사 등 알레르기성 중독을 일으킵니다. 이때 차조기잎을 끓여 먹으면 해독이 됩니다.

plus one

○● 고등어 요리를 할 때는

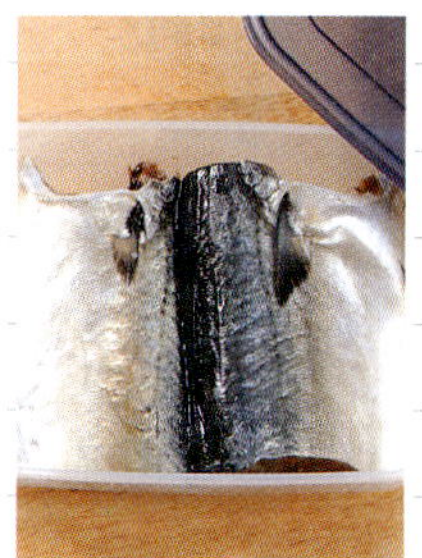

고등어나 꽁치 같은 등푸른생선을 먹을 때 흔히 껍질을 걷어내고 먹는데 몸에 좋은 불포화지방산인 EPA는 특히 껍질 쪽에 많으므로 버리지 말고 드시는 것이 좋습니다. 찌개, 조림, 구이, 튀김 등 조리법을 다양하게 하여 껍질까지 다 먹도록 하세요. 혹시 통조림 꽁치나 고등어를 이용할 때도 국물을 버리지 말고 이용하는 것이 좋아요. 국물 속에 EPA가 녹아 있기 때문입니다.

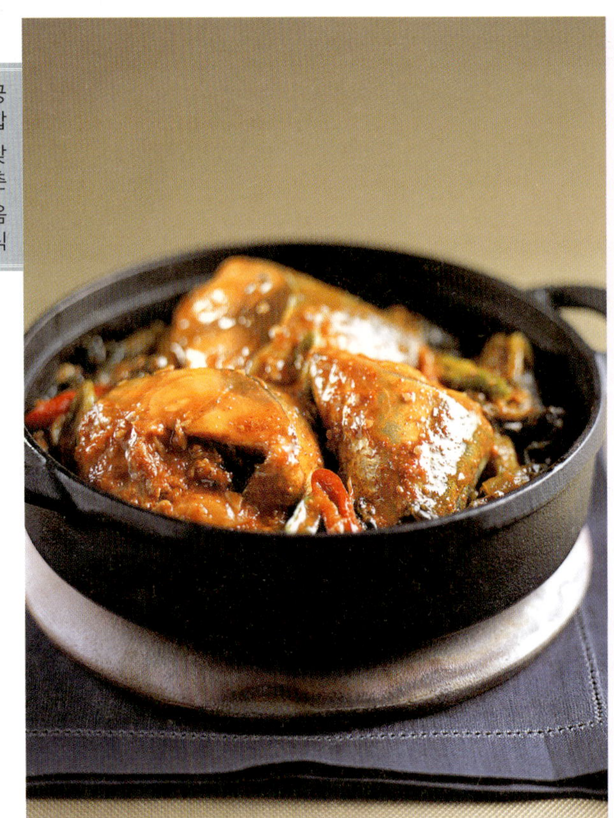

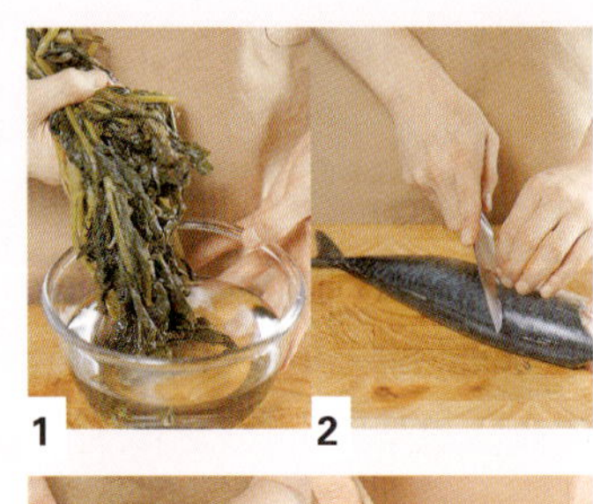

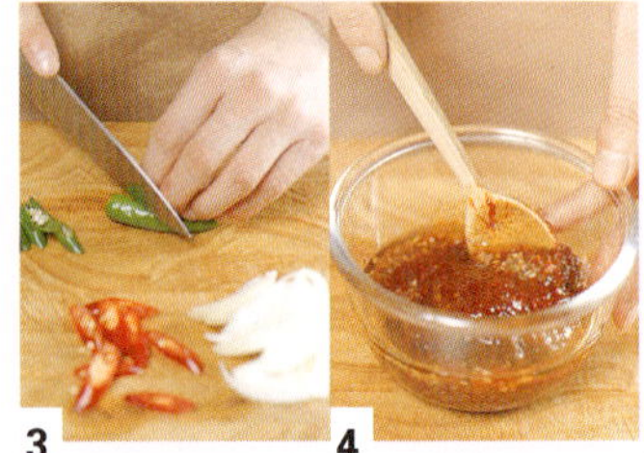

고등어와 우거지의 만남

고등어우거지조림

주재료 우거지(없으면 무청) 600g, 고등어 1마리 (500g), 풋고추 50g, 청양고추 20g, 양파 100g, 물 1~1컵반
[양념장] 고추장·된장 2큰술씩, 간장·다진 마늘 2큰술씩, 고춧가루·맛술 2큰술씩, 참기름 2큰술, 깨소금 1큰술, 다진 생강 2작은술, 설탕 2작은술

1 우거지는 끓는 물에 데쳐 껍질을 벗긴 다음 냉수에 헹궈 둔다.
2 고등어는 머리를 자르고 손으로 내장을 꺼낸 후 지느러미를 제거한 다음 어슷 썬다.
3 풋고추와 홍고추는 어슷 썰고, 양파는 채 썬다.
4 분량의 재료를 합하여 양념장을 만든다.
5 냄비 바닥에 데친 우거지를 2/3 정도 깔고 그 위에 토막 낸 생선을 놓고 풋고추, 홍고추, 양파 썬 것을 얹은 다음 다시 남은 우거지로 생선을 덮는다.
6 생선 안친 냄비에 양념장을 얹은 뒤 분량의 물을 붓고 생선이 익을 때까지 중불에서 국물을 끼얹어 가며 조린다.

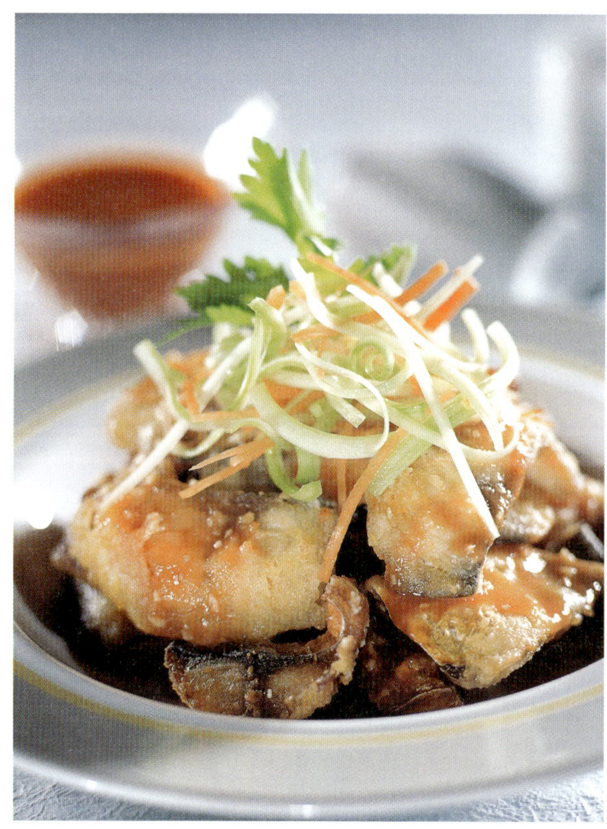

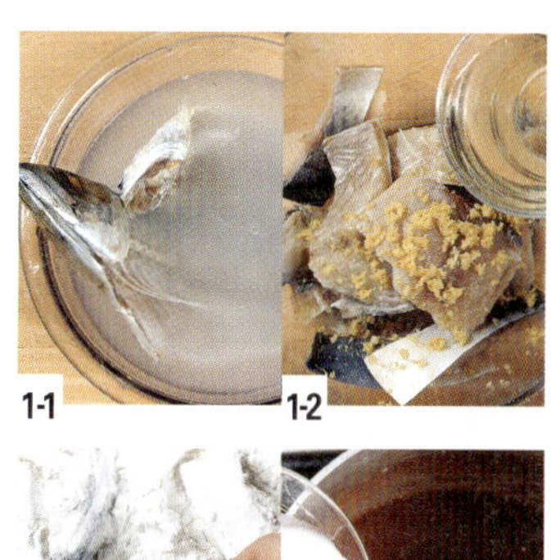

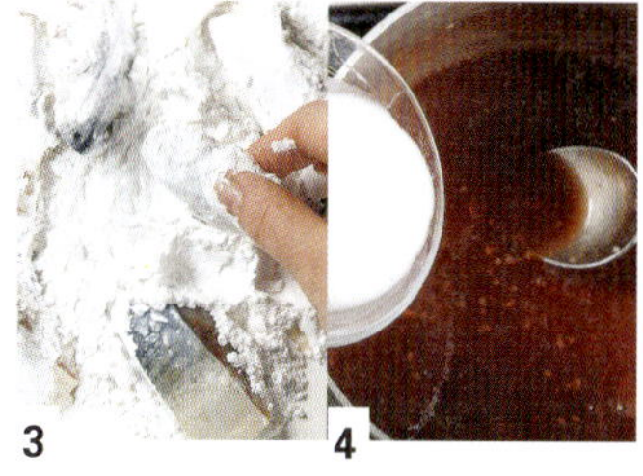

고등어와 소금의 만남
자반고등어조림

주재료 자반고등어 1마리,
당근 1/2개, 셀러리 1/2대,
실파 4뿌리,
녹말가루 · 튀김가루 적당량씩
[밑간재료] 청주 1큰술반,
생강즙 1작은술
[케첩소스] 토마토케첩 · 식초
2큰술씩, 설탕 1큰술,
생강즙 1작은술,
녹말가루 1/2큰술

1 자반고등어는 겉에 묻은 소금을 대충 털어내고 물에 깨끗이 씻어 쌀뜨물에 담가 소금기를 뺀 다음 건져 큰 가시를 발라내고 적당한 크기로 썰어 밑간을 한다.

2 당근과 셀러리는 4㎝ 길이로 곱게 채를 썰어서 물에 담가 두었다가 건져 물기를 빼고, 실파는 송송 썬다.

3 토막 낸 고등어에 녹말가루를 묻혀서 170℃의 기름에 노릇하게 튀긴다.

4 냄비에 분량의 소스재료를 넣고 끓이다가 녹말물을 넣어서 걸쭉하게 끓여 튀긴 고등어에 끼얹은 다음 야채와 실파를 얹는다.

035 굴

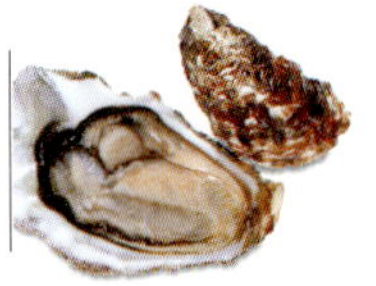

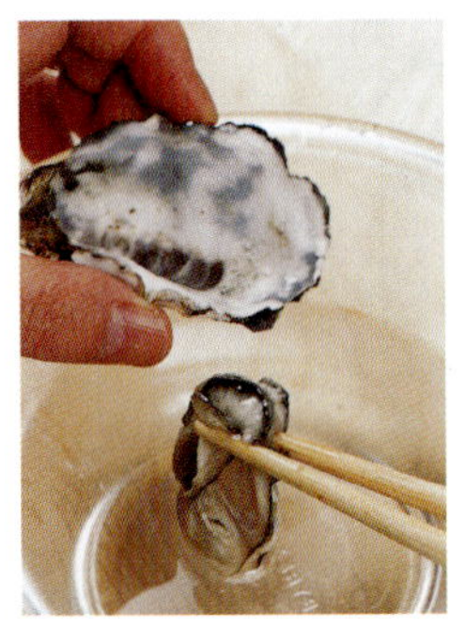

굴은 '바다의 우유' 로 불릴 만큼 여러 가지 영양소를 가장 이상적으로 갖고 있는 영양 덩어리입니다. 그러나 부패가 빠른 것이 흠이지요. 레몬을 이용하면 나쁜 냄새도 없애 주고 식중독을 일으키는 세균의 번식도 막을 수 있습니다.

물론 철분의 흡수 및 이용도 촉진하고요. 굴은 성질이 차기 때문에 몸이 찬 체질은 많이 먹지 않는 것이 좋습니다. 따라서 소양인, 태양인에게 좋은 식품입니다.

보혈효과가 있습니다

굴은 혈액을 생성하고, 생성된 혈액을 맑게 해 주며, 아울러 보혈하는 식품입니다. 간기능이 훼손돼 GOT, GPT 수치가 높을 때나 췌장기능이 손상돼 혈당치가 높아졌을 때 치료제로 쓰입니다.

철분과 망간, 타우린, 아미노산, 글리코겐 등이 다량 함유되어 있어서 '천연의 약' 으로 불리기도 합니다.

콜레스테롤을 저하시킵니다

굴 속의 스테롤류는 혈청 콜레스테롤 수치를 낮춥니다. 소화도 돕고 신경도 안정시켜 줍니다. 아미노산이 풍부하여 피로하고 여위어 가는 데 좋습니다. 또 성능력 및 정자 생산을 증가시키며, 발기중추활동도 정상화해 줍니다. '섹스 미네랄' 이라고 불리는 아연을 함유하고 있기 때문이지요. 굴 100g 속에 100mg의 아연이 함유되어 있습니다.

5~8월 사이는 먹지 않는 것이 좋습니다

굴은 글리코겐 함유량이 최고치에 달하는 겨울에 먹는 것이 가장 좋습니다. 산란기인 5월부터 8월까지는 영양도 떨어지고 수컷이 돌연변이하여 암컷이 되므로 이때 먹으면 중독될 수 있습니다. 굴은 찬 소금물에 가볍게 헹구듯 씻어야 영양소 파괴를 막을 수 있습니다.

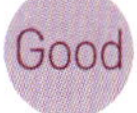 Good **잘 맞는_음식궁합**

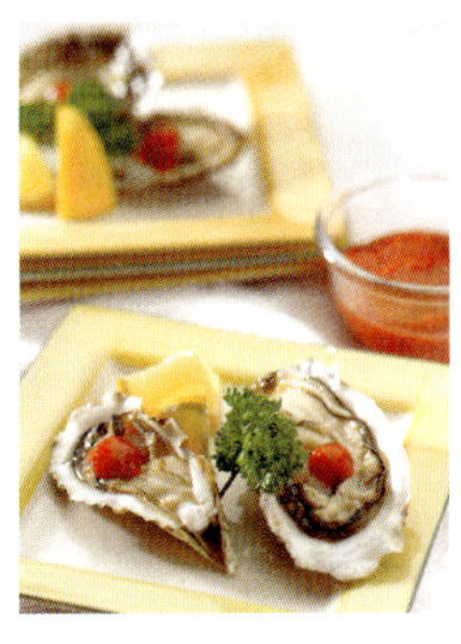

굴과 레몬

굴은 부패가 빠릅니다. 이 단점을 보완해 주는 것이 레몬입니다. 굴에 레몬을 떨어뜨리면 레몬의 구연산이 식중독을 일으키는 세균의 번식을 억제하는 살균효과를 발휘하며, 철분 흡수 및 이용률도 향상시킵니다.

굴과 식초

굴을 따라갈 정력제가 없다는 말이 있습니다. 그러나 떫은맛의 식품과 배합하면 효력이 떨어지고 신맛의 식품과 배합해야 효력이 상승합니다. 생굴은 초장에 찍어 먹고, 굴전을 부쳐 먹을 때도 초간장에 찍어 먹는 것이 좋습니다.

굴과 통밀

소화기가 약해 입도 짧고 시큼한 변을 보거나 냄새 나는 트림을 잘하는 아이가 잠잘 때 땀을 많이 흘린다면 굴 껍데기를 씻어 말린 후 가루를 내어 통밀 끓인 물로 마시게 하면 효과가 있습니다.

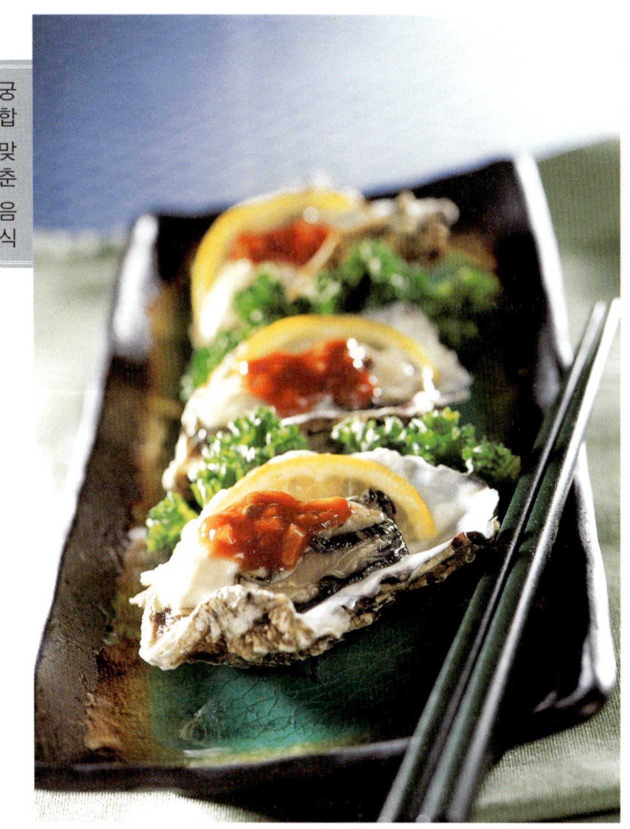

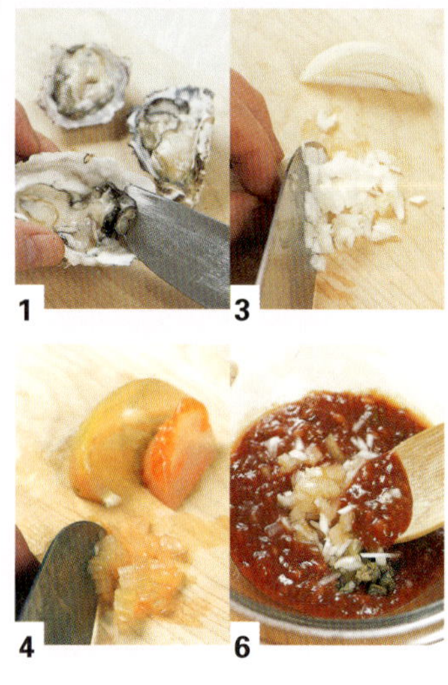

굴과 레몬의 만남

굴칵테일

주재료 석화 10개

[칵테일 소스]

토마토케첩 1/2컵,
레몬즙 1/2개분,
케이퍼 15g, 우스터소스
1큰술반, 다진 양파 15g,
핫소스 2큰술, 토마토 1/2개,
소금 · 흰후추 · 설탕 적당량씩

1 석화는 뚜껑을 떼고 굴을 도려낸다.
2 꺼낸 굴은 잘 씻어 물기를 거두고, 껍질도 깨끗이 씻은 다음 굴을 원래대로 담는다.
3 양파는 곱게 다진다.
4 토마토는 껍질과 씨를 발라내고, 살만 송송 썬다.
5 케이퍼는 반을 갈라 곱게 다진다.
6 준비한 소스 재료를 섞어 칵테일소스를 만든다.
7 그릇에 석화를 담고, 소스를 뿌린다.

036 김

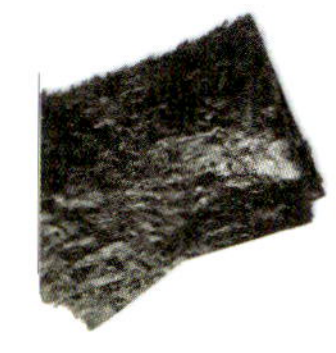

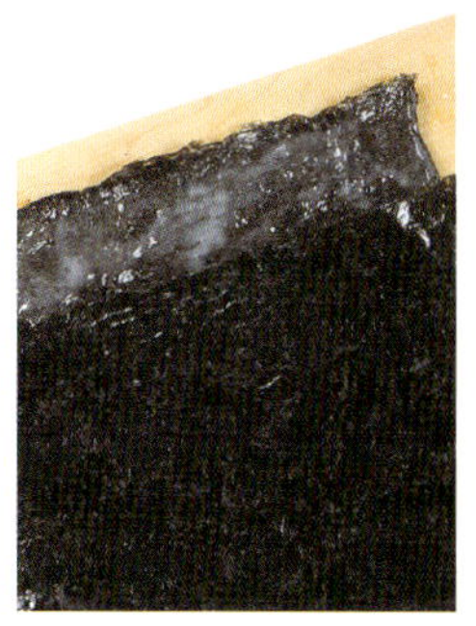

김은 겨울 것이 좋습니다. 겨울 김이 단백질 함량이 높기 때문입니다. 김의 단백질은 콩보다 풍부하며 맛이 달고 성질이 찹니다. 알칼리성 홍조류인 김에는 칼슘 · 철분이 많고 비타민 $A \cdot B_1 \cdot B_2 \cdot C \cdot D$ 등이 고루 들어 있습니다.

비타민 A 함유량은 김 한 장과 달걀 2개가 맞먹을 정도이며, 동물의 간에 함유된 것보다 우수합니다. 비타민 C도 시금치보다 많습니다. 엽산, 철분과 함께 조혈작용에 없어서는 안 될 성분이지요.

설사를 다스리고 가래를 삭여 줍니다

김의 향기는 미생물에 의해 분해되어 나오는 것인데, 소화를 촉진하고 식욕을 증진합니다. 또한 술독을 빨리 풀어 주며 유행성 설사를 다스려 줍니다. 가래를 삭여 단단한 덩어리를 부드럽게 하며, 해열 및 이뇨 효과가 있어 해수 · 천식에 좋고, 잡열을 잡아 주어 혈기가 부드러워지고, 잠을 잘 자게 해 주며 기분까지 좋아지게 합니다.

기미, 주근깨를 잡아 줍니다

타우린 성분은 담즙 분비를 촉진하며, 라미닌 성분은 혈압을 강하합니다. 또 기미와 주근깨의 원인인 멜라닌 색소가 짙어지는 것을 막아 주며, 장의 연동운동을 촉진해 변비를 해소합니다.

 ## 잘 맞는_음식궁합

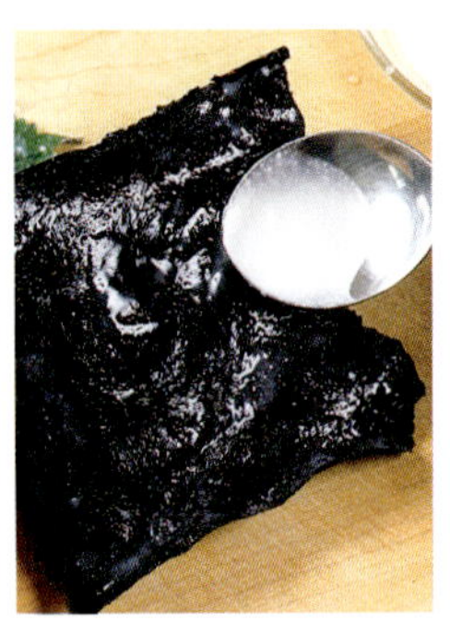

김과 기름소금

김을 구울 때 기름소금을 발라 두 장을 합쳐 구우면 베타카로틴 흡수를 촉진하고, 향기 발산이 덜되어 더 맛있습니다. 기름 바른 김을 오래 두면 산패가 되므로 구워서 바로 먹는 것이 좋습니다.

한편, 김은 구웠을 때 청록색으로 번쩍이는 것이 좋은 품질입니다. 구우면 붉은 색소가 청색의 피코시안으로 바뀌기 때문에 청록색으로 변하는 것입니다.

김과 파래

파래에는 메틸메티오닌과 비타민 A가 풍부하여 니코틴의 독을 풀며 담배 때문에 손상된 폐의 점막을 재생하고 보호해 주며 폐암을 예방해 줍니다. 파래에 찹쌀풀을 발라서 말린 후 기름에 튀긴 '파래튀각' 은 궁합을 잘 맞춘 음식입니다.

파래로 맑은 국을 끓여 먹기도 하는데 이 국을 '청태탕' 이라고 합니다. 김과 파래를 함께 말려 알갱이지게 가루 내어 밥에 뿌려 먹으면 맛도 있고 영양 면에서도 더 우수해집니다.

김과 식초

김을 지나치게 먹으면 부작용이 생겨 복통이 일어나며 흰 거품을 토하게 됩니다. 이때 뜨거운 식초를 조금 마시면 곧 풀립니다. 장 속의 유해한 독성을 제거해 주기 때문이지요.

김을 먹을 때 식초를 곁들여도 좋아요. 김을 구워 비닐봉지에 넣어 비벼 부순 다음 식초, 물엿, 송송 썬 실파 등을 넣어 무쳐 드세요.

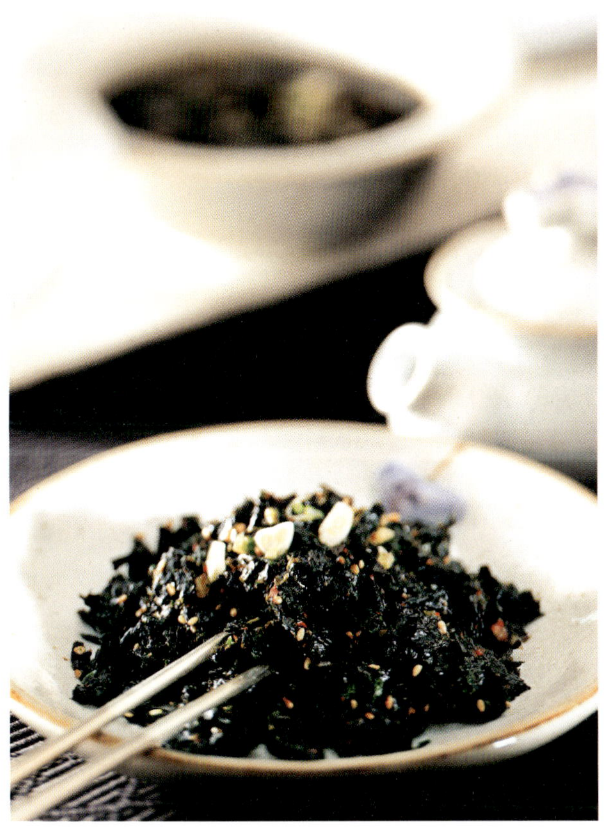

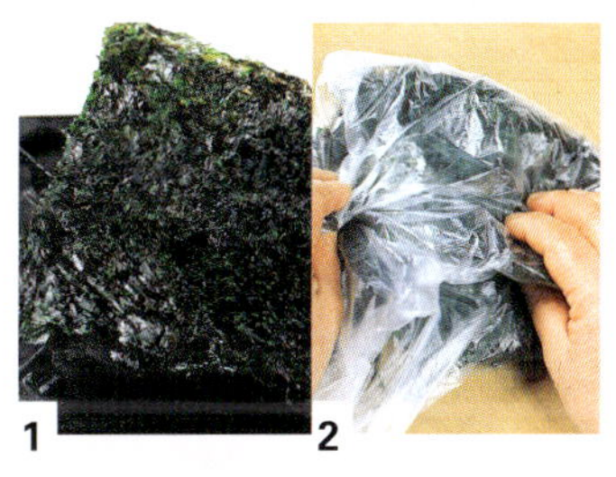

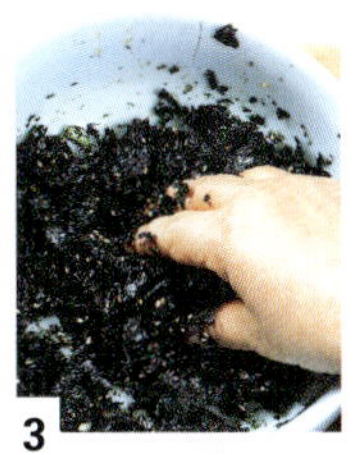

김과 식초의 만남

김무침

주재료 파래김 7장,
물 2작은술, 집간장 2작은술
간장 1작은술,
다진 마늘 2작은술,
실파 3줄기, 고춧가루 1작은술,
참기름 듬뿍 1큰술반,
깨소금 1작은술

1 김은 타지 않게 불에서 멀리 하여 바싹 굽는다. 덜 구우면 잘게 바스러지지 않으므로 타지 않을 만큼 바싹 굽는다.

2 구운 김은 비닐 봉지에 넣어 손으로 비벼 부순다. 이렇게 하면 주변에 흘리지 않고 깔끔하게 처리할 수 있다.

3 김이 간장을 잘 흡수하므로 간이 고루 배게 하기 위해서 반드시 따로 양념장을 만들어 무쳐야 한다. 준비한 양념장에 부순 김을 넣어 손끝으로 가볍게 무친다.

037 꽁치

빈혈과 허약체질에 그만입니다

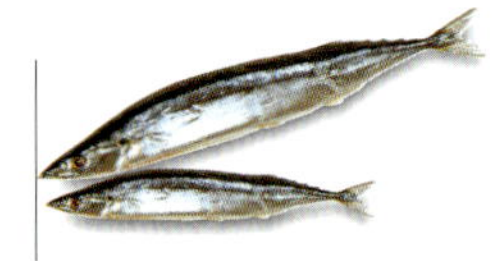

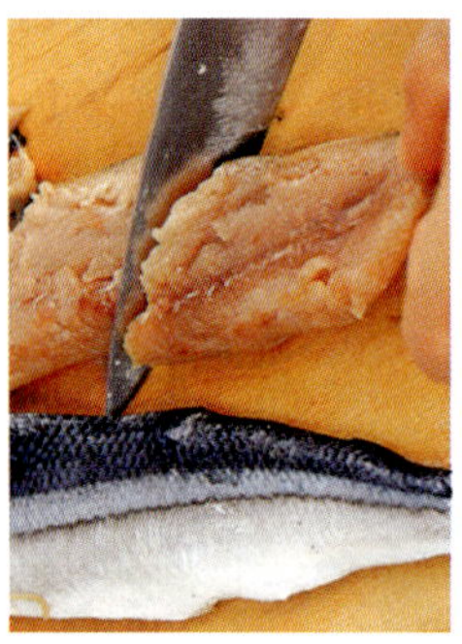

꽁치는 가을에 영양가나 맛이 한층 더 좋아집니다. 지방 함유량이 여름보다 2배나 늘기 때문이지요. 맛이 담담하고 성질은 찹니다. 소화흡수가 뛰어난 단백질도 풍부하고 필수아미노산의 함유량이라고 할 수 있는 단백가가 달걀을 100으로 했을 때 96이나 됩니다. 비타민 A는 쇠고기에 비해 16배나 많고, '붉은 비타민'이라 불리는 비타민 B_{12}도 풍부합니다. 칼슘·철분·비타민 B_1·B_2·D도 많이 들어 있습니다.

태양, 소양체질에 잘 맞습니다

꽁치는 성질이 찹니다. 그래서 태양 체질이나 소양체질에 잘 맞습니다. 음성체질로 평소에 배가 차고 설사를 잘 할 때는 안 좋습니다. 또 통풍이 있을 때도 안 좋습니다.

골다공증 예방에 도움이 됩니다

꽁치는 허약체질 개선에 그만입니다. 양기부족과 피로회복에도 좋습니다. 특히 꽁치 통조림은 뼈까지 먹을 수 있어서 골다공증 예방에 도움이 되며 성장기 어린이에게도 좋습니다. 그러나 알레르기성 체질이나 통풍, 또는 평소 설사가 잦은 경우에는 조심해야 합니다.

심장병과 뇌혈전증을 예방합니다

꽁치는 EPA도 풍부하여 콜레스테롤을 떨어뜨리며 심장병과 뇌혈전증을 예방
합니다.

빈혈에 좋습니다

꽁치는 비타민 A가 풍부하고 $B_1 \cdot B_2$도 많습니다. 칼슘, 철분, 비타민 B_{12} 등도 풍
부해 조혈작용을 하므로 빈혈에 좋습니다.

Good 잘 맞는_음식궁합

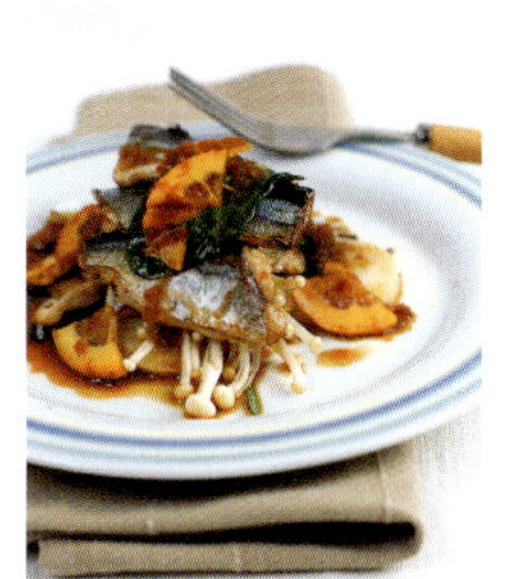

꽁치와 귤

꽁치구이를 할 때는 귤즙이나 레몬즙을 뿌리고, 조릴
때는 된장을 조금 넣으면 특유의 비린내를 줄일 수 있
습니다.

꽁치와 열무

꽁치와 열무를 배합하면 골다공증에 좋습니다. 특히
꽁치통조림은 뼈까지 먹을 수 있어 도움이 되고, 열무김치에는 칼슘이 풍부하
여 골다공증에 좋습니다.

먹기 좋게 썬 열무김치를 고추장에 된장을 조금 섞은 것으로 버무린 다음 볶다
가 꽁치와 함께 끓여 찌개를 해 먹으면 됩니다. 꽁치의 산성이 열무김치의 알칼
리성으로 중화된답니다.

꽁치와 청주

꽁치와 청주를 배합하면 비린내를 없앨 수 있습니다. 꽁치 요리를 할 때는 내장
을 빼낸 후 꽁치에 소금을 뿌려 꽁치 살이 단단해지도록 1~2시간 두었다가 청
주를 뿌려 구우면 비린내가 가십니다.

꽁치와 무

꽁치의 비린내를 무의 유황화합물이 없애 줍니다. 무 대신 양파나 감자를 이용해도 좋아요. 꽁치에 의한 두드러기 등 식중독을 무의 성분이 중화해 줍니다.

꽁치와 차조기

꽁치는 두드러기를 일으킬 수 있으므로 알레르기체질은 주의해야 합니다. 알레르기성 중독을 일으켰을 때는 차조기 잎을 끓여 먹으면 해독이 됩니다.

꽁치와 파슬리 · 레몬

꽁치와 파슬리 · 레몬을 배합해도 좋습니다. 비린내를 없애고 꽁치에 부족한 영양을 보완할 수 있으니까요.

꽁치와 흑임자

칼슘 흡수를 돕는 비타민 D가 풍부한 꽁치와 칼슘이 풍부한 검은깨를 배합하면 칼슘 섭취 효과가 배가합니다. 흑임자를 갈아 넣은 양념장에 꽁치를 재워 두었다가 구워 먹으면 됩니다.

---

plus one

○● 꽁치를 고를 때는

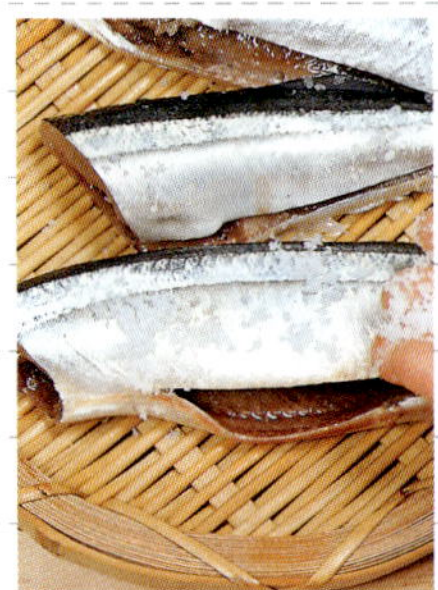

꽁치는 변질되기 쉬우므로 신선한 것을 골라야 합니다. 등의 푸른빛이 짙고, 배는 은백색으로 광택이 나며, 꼬리가 노르스름하고, 눈이 선명하며, 몸체가 탄력 있는 것이 신선한 것이고 영양 상태도 좋은 것입니다. 꽁치를 손질할 때는 먼저 칼등으로 비닐을 긁은 다음 머리를 자르고 배를 갈라 내장을 꺼냅니다. 그런 다음 소금물에 깨끗이 씻어 토막을 내고 소금을 뿌려 두면 됩니다. 싱싱한 꽁치를 바로 먹을 때는 내장째 구워 먹는 것이 맛있습니다. 과메기는 원래 청어 말린 것이었는데 요즘엔 꽁치를 과메기로 만든다고 하죠. 몸에 좋은 꽁치를 색다르게 즐길 수 있는 한 방법이랍니다.

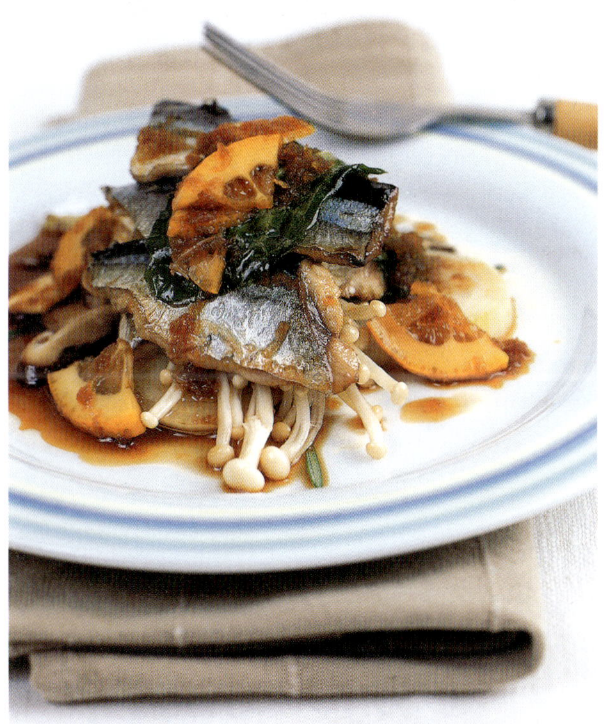

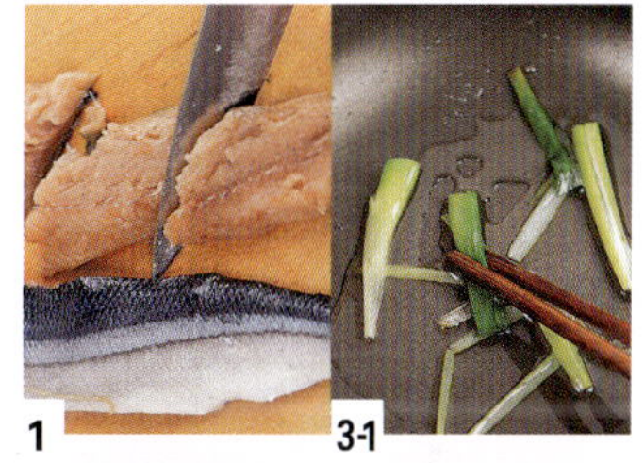

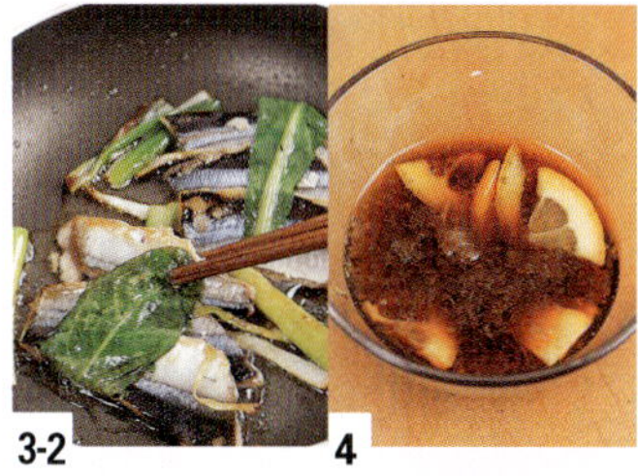

꽁치와 레몬의 만남

꽁치스테이크

주재료 꽁치 3마리,
대파 2대, 식용유 3큰술
[레몬간장소스]
진간장 4큰술, 레몬 1/4개,
(반은 저미고 반은 즙을 낸다)
무즙 2큰술, 설탕 2작은술,
소금 조금

1 꽁치는 머리와 꼬리를 잘라내고, 반으로 갈라 내장을 정리하여 물에 씻은 후 뼈를 추려내고 반으로 썰어 소금을 뿌려 놓는다.

2 대파는 다듬어 4~5cm 길이로 썰어 놓는다.

3 달군 팬에 식용유를 두르고 대파를 달달 볶아 파기름을 만들어 꽁치를 넣고 앞뒤로 뒤집어 가며 굽는다.

4 냄비에 준비한 소스 재료를 넣어 한소끔 끓여 꽁치 스테이크를 접시에 담고 레몬간장소스를 듬뿍 끼얹는다.

038 낙지

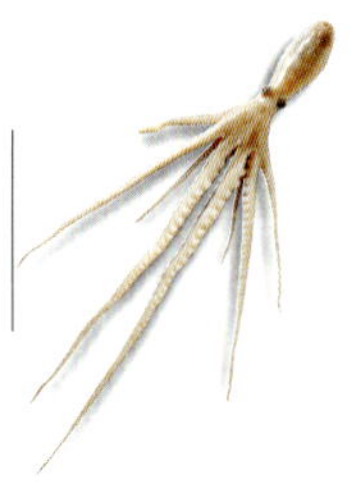

낙지는 맛이 달고 짜며 성질은 찹니다. 필수아미노산 함량이 많고 칼슘, 철분을 갖고 있는데, 타우린과 히스티딘 등 아미노산이 칼슘의 분해 흡수를 돕습니다. 또한 나쁜 콜레스테롤을 분해하는 좋은 콜레스테롤이 함께 들어 있다는 것도 장점입니다.

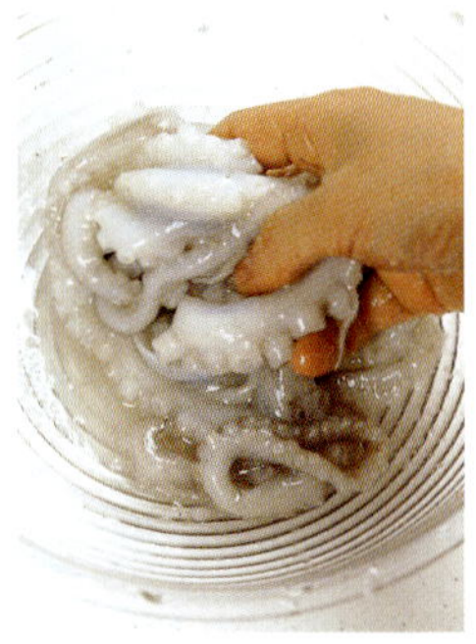

간기능을 도와 피로회복에 좋습니다

낙지의 특이한 맛은 베타인 성분인데 간기능을 돕고 신진대사를 왕성하게 합니다. 그래서 피로를 회복시키며, 기혈부족에 좋습니다.

종기의 궤양을 치료합니다

수렴작용을 하며 새살이 돋아나게 합니다. 그래서 화농성 종양이나 오래된 종기의 궤양을 치료합니다. 특히 낙지에서 분리한 바올린이 항종양 작용을 한다고 알려져 있습니다.

태양, 소양체질에 맞습니다

낙지는 양성체질과 궁합이 맞습니다. 그러나 양성체질은 낙지백숙·낙지어

채 · 낙지부침 등을 해 먹으면 좋지만 맵게 요리한 낙지전골 · 낙지볶음은 안 좋습니다. 몸이 냉하고 소화기능이 약한 음성체질은 낙지회보다 맵게 요리한 것이 잘 맞습니다.

 ## 잘 맞는_음식궁합

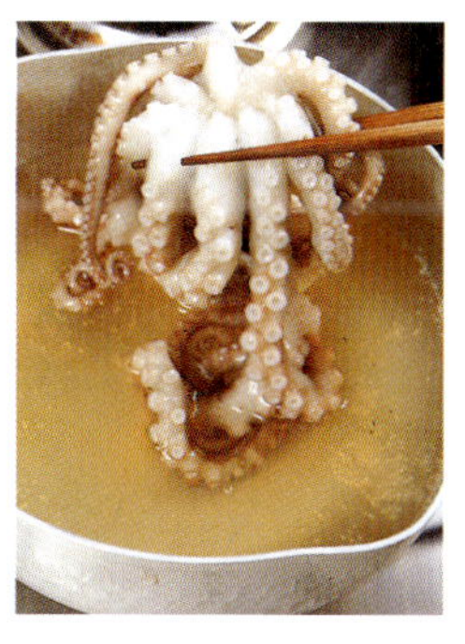

낙지와 콩나물

낙지볶음을 할 때 콩나물을 넣으면 맛이 좋아집니다. 3:1의 비율로 섞으세요. 낙지는 살짝 데친 후 볶아야 물이 흥건해지지 않고, 양념볶음을 한 후 마지막으로 고춧가루와 마늘을 넣어 다시 슬쩍 볶아내야 제맛이 납니다.

낙지와 생강 · 식초

낙지 · 생강 · 식초를 배합하면 기운을 북돋우는 익기작용과 혈을 보하는 보혈작용이 한층 상승합니다. 〈본초강목〉에도 "신선한 낙지를 생강, 식초로 요리하여 먹는다. 소금을 넣고 구워 먹어도 맛이 매우 좋다"고 했습니다.

낙지와 생굴

낙지는 성질이 차기 때문에 맵게 볶음하면 성질이 중화되어 좋습니다. 매운 낙지볶음에는 조개탕이나 생굴이 어울리는데, 생굴 역시 낙지처럼 양성체질에 맞는 식품입니다.

낙지와 무

낙지는 강한 산성식품이기 때문에 알카리성인 채소를 곁들여 먹어야 합니다. 특히 무가 좋습니다. 무는 맛이 달고 매우며 성질이 따뜻하여 낙지의 찬 성질을 중화해 줍니다.

유명한 낙지볶음집에 가면 심심하게 무친 콩나물과 함께 큼직하게 썬 단무지가 함께 나오죠. 이것은 궁합이 잘 맞는 상차림입니다.

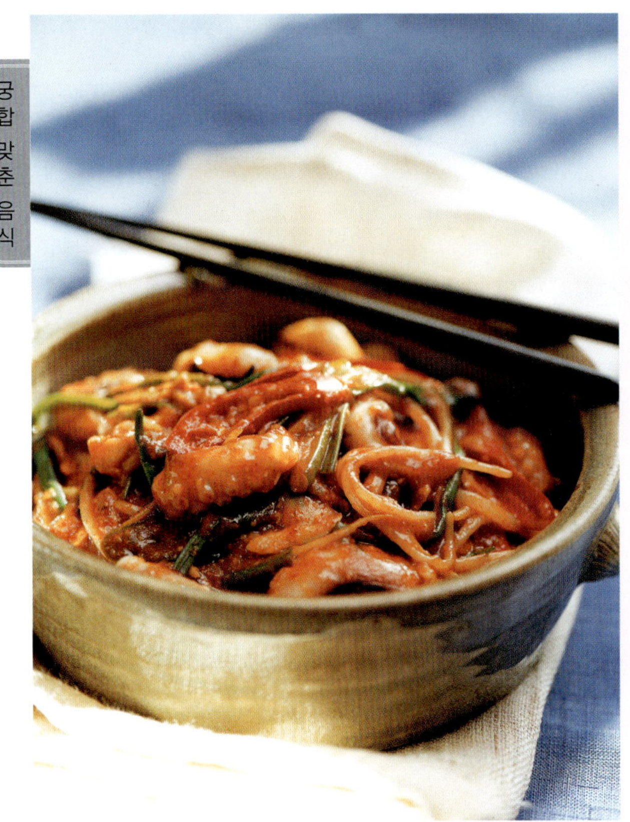

낙지와 콩나물의 만남
낙지해물찜

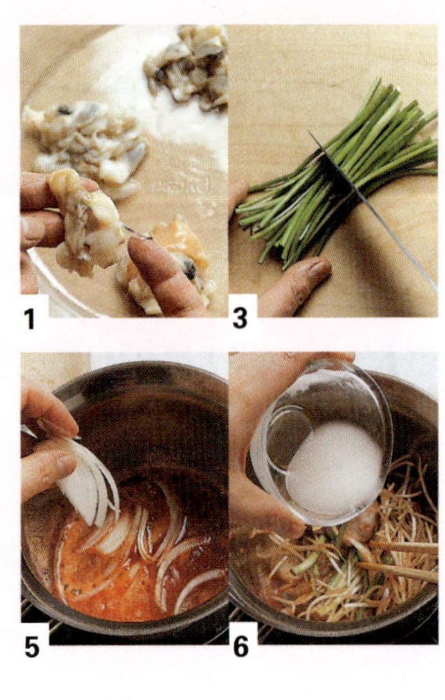

주재료 낙지 500g, 조갯살
(명지살, 해오라기, 꼭지살)
각 100g씩, 대파 50g,
콩나물 300g, 양파 100g,
미나리 200g, 풋고추 30g,
홍고추 20g, 물 2컵
[녹말물] 찹쌀가루, 녹말가루,
물을 걸쭉하게 섞는다.
[양념]고운 고춧가루 3큰술,
굵은 고춧가루 2큰술,
다진 마늘 3큰술,
생강즙 1작은술,
설탕 2작은술, 청주 2큰술,
참기름 1큰술, 소금 조금

1 낙지는 깨끗이 손질하여 큼직하게 썰고 조갯살 종류는 내
   장을 제거하여 물기를 없앤다.
2 대파는 굵직하게 썰고 양파는 채 썬다. 풋고추와 홍고추는
   어슷썰기로 준비한다.
3 콩나물은 머리와 꼬리를 떼고 미나리는 깨끗이 손질하여
   씻어 콩나물 길이로 썬다.
4 녹말가루와 찹쌀가루, 물을 섞어 녹말물을 만든다.
5 큰 냄비에 물을 붓고 분량의 양념을 넣어 끓어오르면 손질
   해 놓은 대파, 양파, 풋고추, 홍고추를 넣고 소금으로 간을
   해서 끓인다.
6 끓는 국물에 낙지와 조갯살을 넣고 낙지가 너무 익기 전에 콩
   나물과 미나리를 넣은 후 녹말물을 넣어 걸쭉하게 만든다.
7 불을 끄고 마지막으로 참기름을 두른 후 한 번 더 고루 섞
   어 상에 낸다.

039 넙치

넙치는 심해에 살다가 2~6월 산란기에 얕은 바다로 옮겨 사는 바닷물고기입니다. 아평이라 하며 가자미처럼 눈이 한쪽에 몰려 있어서 비목어라고도 합니다. 앞에서도 밝혔듯이 가자미는 몸의 오른쪽에 눈이 있고, 넙치는 왼쪽에 눈이 있습니다. 또 넙치는 가자미보다 큽니다. 입도 가자미보다 크고 이빨도 가자미보다 더 발달해 있습니다. 맛은 달고 독은 없습니다. 칼슘, 인, 철, 비타민 B_2, 니코틴산 등을 함유하고 있으며, 비타민 B_1은 미량에 불과합니다.

급성위장염 치료에 좋습니다

기운을 돋우고 비위를 튼튼하게 하는 작용을 합니다. 따라서 식욕이 없거나 소화가 잘 안 되거나 급성위장염 치료에 씁니다. 소염작용과 해독작용도 합니다.

Good 잘 맞는_음식궁합

넙치와 해조류
넙치와 해조류를 배합하면 넙치에 부족한 비타민 B_1을 보완할 수 있으며, 식욕감퇴나 피로감, 나른함, 부종 등을 없앨 수 있습니다. 넙치는 복어의 독을 해독해 줍니다.

넙치와 아욱
넙치와 아욱은 궁합이 잘 맞습니다. 넙치는 회로 먹어도 맛있고 어채, 저냐 등을 해 먹지만 아욱을 넣은 토장국에 넙치살을 저며 넣고 국을 끓이면 넙치에 부족한 성분을 보완할 수 있고, 비린내를 없앨 수 있습니다.

040 다시마

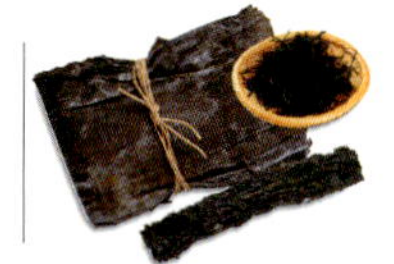

뼈의 성장 발육을
좋게 합니다

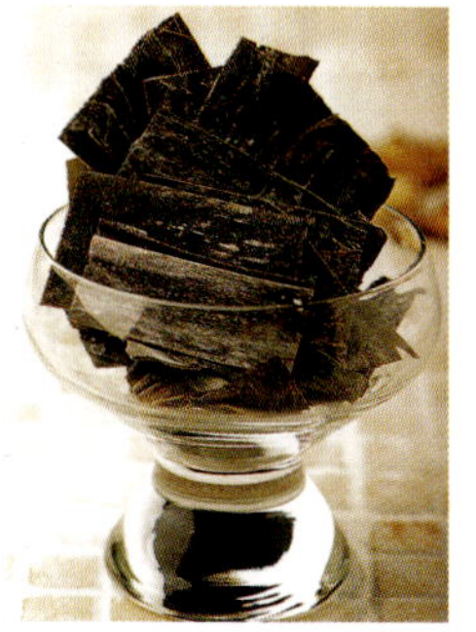

다시마는 알칼리성 식품으로 산성체질을 개선합니다. 또한 찬 성질의 식품이어서 열이 많은 양성체질, 즉 소양인이나 태양인에게 잘 맞는 식품입니다. 다시마는 칼슘을 많이 함유하고 있을 뿐 아니라 칼슘의 활동을 돕는 마그네슘도 풍부해 뼈를 튼튼하게 합니다. 실험 결과 골단부의 칼슘 양을 늘린디는 것이 증명되어 뼈의 성장 발육, 특히 골화과정에 중요한 영향을 미치는 것으로 알려져 있습니다. 따라서 어린이의 키 성장에 도움이 됩니다.

배변, 신경통, 고혈압, 동맥경화를 예방합니다

섬유질 · 칼슘 · 요오드를 함유하고 있기 때문에 장의 연동운동을 활성화해 배변을 촉진, 장 속의 유해물질을 빠르게 배설해 줍니다. 또 갑상선 호르몬의 생성을 도와 신진대사를 활발하게 하고, 피의 흐름을 좋게 하며, 골단부의 칼슘

양을 늘려 뼈의 성장발육을 돕습니다. 관절 부위가 뭉치고 결리고 아픈 것과 신경통을 다스리며, 고혈압·동맥경화를 예방합니다.

비만을 예방합니다

칼로리가 낮기도 하지만 체내의 칼로리 소모량을 높이는 역할을 하여 비만을 해소합니다. 운동능력을 증강하고 피로회복을 빠르게 하며, 적혈구를 31.4%나 늘리고 혈색소도 20.8%나 늘립니다.

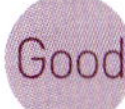

Good 잘 맞는_음식궁합

다시마와 마늘

다시마는 마늘을 먹은 후 나는 냄새를 없애 줍니다. 다시마 간 것과 생강즙, 우유를 함께 섞어 마시는 것이 좋습니다.

다시마와 찹쌀

다시마와 찹쌀을 같은 양씩 배합하여 가루 내어 알을 만들어 상복하면 비만 및 고질적인 변비 해소에도 좋습니다. 이때 톳도 함께 넣으면 좋습니다. 톳은 알긴산, 칼슘, 철, 요오드 등 유용한 성분을 다량 함유하고 있으며 장내 수분을 흡수해 대변의 양을 증가시키는 효능이 있습니다.

다시마와 토란

다시마가 토란의 유해성분과 떫은맛을 제거해 부드럽게 해 줍니다. 토란에는 수산석회가 들어 있어 그대로 먹으면 결석의 원인이 될 수 있습니다.

다시마와 검은콩

동맥경화 예방 효과가 있는 다시마와 콜레스테롤 혈전 개선에 효능이 있는 검은콩을 배합하면 고콜레스테롤혈증, 고혈압, 당뇨병, 비만 등을 예방하는 데 도움이 됩니다.

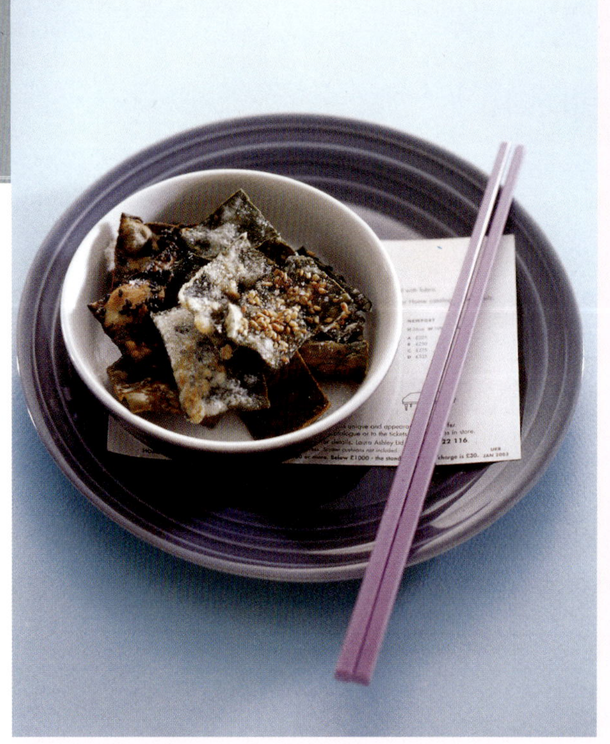

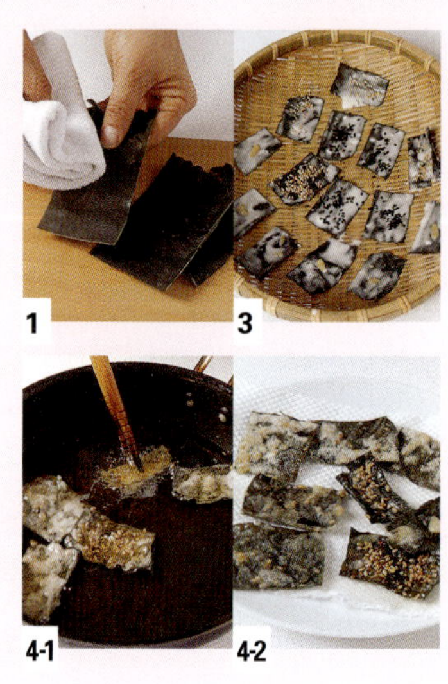

다시마와 찹쌀의 만남

다시마부각

주재료 마른 다시마 50g
[기타재료] 밀가루 5큰술,
물 1/4컵, 소금 조금,
참깨 · 들깨 · 검은깨 2작은술씩,
잣 1/2큰술, 설탕 2작은술

1 마른 다시마는 먹기 좋게 잘라 약간 젖은 면보로 흰 가루를 닦아 낸다.
2 밀가루에 물을 부어 풀을 끓인다.
3 다시마에 풀을 바르고 참깨와 들깨, 검은깨, 잣 등을 고명으로 얹어 반나절 정도 꾸덕꾸덕하게 말린다.
4 말린 다시마를 끓는 기름에 튀긴 후 설탕을 조금 뿌려 맛을 더한다.

041 달팽이

강력한 정력제이며
소아 발육부진에도 좋습니다

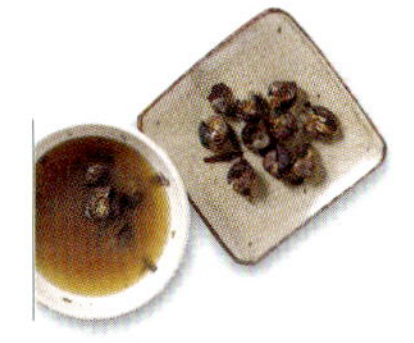

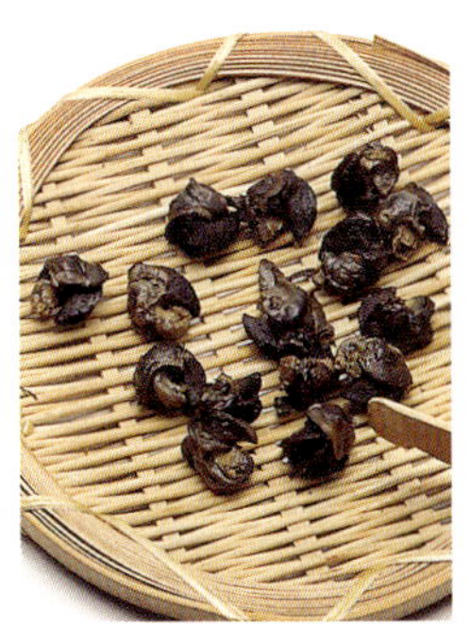

달팽이는 껍데기가 나선형이며 더듬이가 쇠뿔 같다고 하여 '와우(蝸牛)' 라 합니다. 스페인의 '카라코레스', 프랑스의 '에스카르고' 가 유명한 달팽이 요리인데 남 유럽에서만도 1년에 대략 2억 5천만 마리가 식용된다고 합니다.

냉한 체질에는 맞지 않습니다

달팽이는 성질이 차기 때문에 열성체질과 궁합이 맞으나 몸이 차고 설사가 잦은 냉한 체질에는 안 맞습니다. 특히 어린이가 지나치게 쇠약한데 설사마저 오랫동안 할 경우에는 금합니다.

발열성 질환에 좋습니다

달팽이의 성질은 찹니다. 때문에 청열 · 해독작용이 커서 발열성 질환 · 염증성 질환에 쓰입니다.

종양질환에 쓰입니다

맛은 짭니다. 따라서 응결된 것을 부드럽게 풀어 주므로 종양 질환에 쓰입니다. 물론 강력한 정력제이며, 소아 발육부진에 좋고, 혈당을 강하합니다.

간질 치료제로 쓰입니다

달팽이는 소변불통 · 인두염 · 모유 부족 · 코피 · 사지마비 · 근육경직 · 탈항 등에도 쓰이며, 놀란 후 생긴 간질 같은 질환도 치료합니다. 또 기관지천식에도 좋습니다. 헬리틴 성분이 기관지를 확장해 주기 때문입니다.

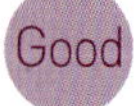 Good **잘 맞는_음식궁합**

달팽이와 버터

달팽이는 버터와 궁합이 잘 맞습니다. 달팽이살에 양파 · 마늘 · 버섯 등을 짓찧어 섞은 뒤 버터로 볶아 먹습니다. 통설에 의하면 포도잎을 먹여 사육한 것이 제일 맛이 있으며 그 중에서도 겨울잠을 자기 전, 두 살짜리 달팽이 맛이 더 일품이라고 합니다.

달팽이와 소금

소금과 달팽이는 배합상 금기입니다. 생 달팽이의 살을 요리할 때 일차적으로 소금을 넣은 식초에 담갔다가 씻어 쓰는 건 괜찮지만, 다 된 요리에 소금을 치는 것은 안 됩니다.

달팽이와 백포도주

달팽이 요리를 백포도주와 함께 먹는 것은 프랑스에서 유래된 것입니다. 그러나 포도 농장에서 포도잎을 먹는 달팽이의 피해를 막기 위해 맥주를 담은 그릇을 놓아 둔다는 말이 있듯이 달팽이는 원래 맥주를 좋아하므로 달팽이 요리에는 백포도주보다 오히려 맥주가 더 어울립니다. 맥주가 달팽이 요리를 소화시키는 데 더 효과적이기 때문입니다.

plus one

○● 식용 달팽이와 약용 달팽이

프랑스에서 주로 먹는 식용 달팽이는 우리나라 달팽이 보다 큽니다. 우리나라에서는 달팽이를 주로 약용으로 씁니다.

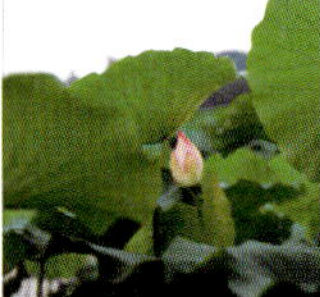

■달팽이와 연꽃잎

달팽이와 연꽃잎을 함께 먹으면 대단한 정력제가 됩니다. 연꽃잎을 불린 쌀과 함께 죽을 쑤면 태평천국의 황제 홍수전이 즐겼다는 '하비죽'이 되는데, 이때 달팽이 살을 섞어서 죽을 쑵니다. 달팽이를 약으로 쓸 때는 여름잠을 자기 전, 그러니까 교미와 산란기에 해당하는 시기에 잡습니다. 이때는 생식과 번식을 위해 가장 컨디션이 좋을 때이기 때문입니다.

■달팽이와 뿔도마뱀

달팽이와 뿔도마뱀을 함께 가루 내어 먹으면 기관지천식에 좋습니다. 뿔도마뱀을 '합개'라 하는데, 인삼과 배합해도 천식에 좋습니다. 이를 '삼개산'이라고 합니다. 달팽이를 끓는 물에 넣어 탕사시킨 후 말리면 그 패각 직경에서 약 1mm 정도 빗나간 외면이 유달리 회갈색이며 광택이 나는데, 이 부위는 매우 취약해서 쉽게 부서집니다. 내부의 달팽이 몸체가 손상되지 않게 조심스럽게 이 부위를 부수어서, 내부의 유백색 몸체를 끄집어냅니다. 이것을 깨끗이 씻어서 다시 프라이팬에서 볶아낸 것을 약용합니다.

■달팽이와 마

달팽이를 위와 같은 요령으로 손질하여 볶은 것을 말린 마와 함께 배합하여 가루 내어 먹으면 정력에 좋습니다. 이때 다섯 가지 열매(오미자 · 복분자 · 사상자 · 토사자 · 구기자)를 섞어 끓인 물로 복용하면 더 효과적입니다.

■달팽이와 참기름

'와우유'는 달팽이를 소금물에 살짝 담갔다가 꺼내 껍질 째 끓여, 그 물만 반으로 졸인 소스입니다. 혹은 껍질을 벗기고 냄비에 넣고는 달팽이가 잠길 정도로 참기름을 넣고 달팽이가 흐물흐물해질 정도로 끓여 그 기름을 마셔도 좋습니다.

■달팽이 껍데기와 양의 기름

달팽이 껍데기는 탈항 · 치통 · 소아 발육부전 등에 효과가 있으며, 특히 딸기코나 얼굴에 불그스럼한 부스럼이 계속 돋아나는 데도 효과가 있습니다.

달팽이구이

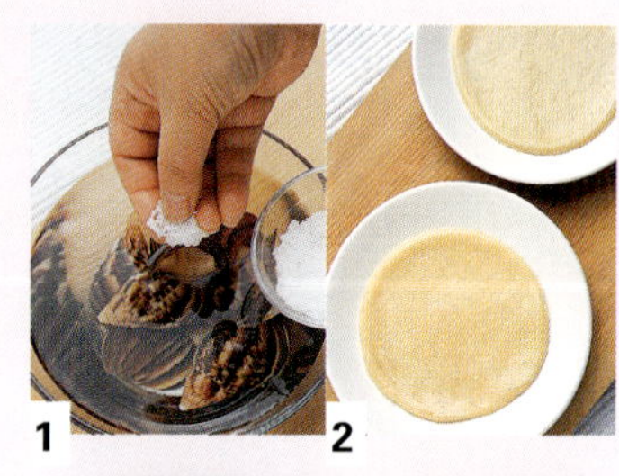

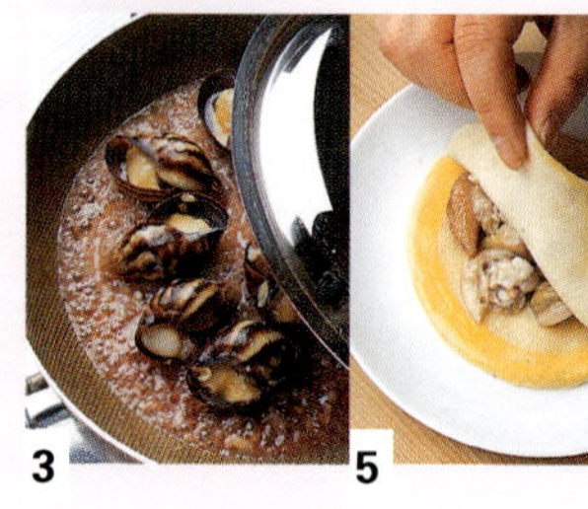

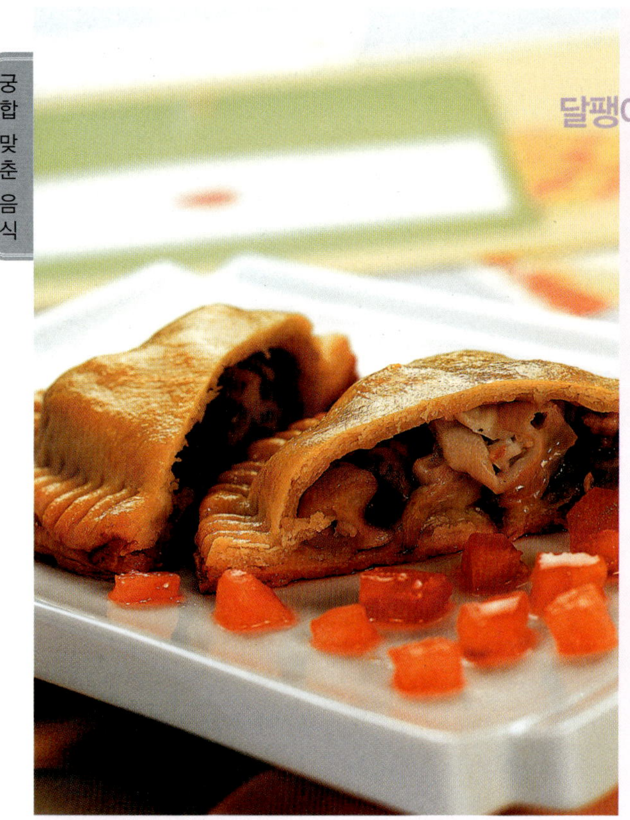

주재료 달팽이 200g,
박력분 150g, 녹인 버터 150g,
물 3큰술, 소금 1작은술,
다진 양파 1/3개 분량,
토마토 1개, 다진 마늘 1/2큰술,
브랜디 1큰술, 포터와인 1/2컵,
달걀노른자 1개 분량,
포터와인소스 1/3컵,
소금 · 후춧가루 ·
올리브유 적당량씩

1 달팽이는 옅은 소금물에 담가 여러 번 씻어 불순물을 빼낸다.

2 체에 두 번 내린 박력분, 버터, 물, 소금을 넣어 반죽한 다음 비닐봉지에 담아 냉장고에 1시간 정도 두었다가 두께 0.2cm, 지름 10cm 크기의 동그란 피를 여러 장 만들어 놓는다. 토마토는 사방 0.3cm 크기로 썬다.

3 팬에 올리브유를 두르고 다진 마늘과 양파를 볶다가 달팽이, 브랜디, 포터와인을 넣고 소금, 후춧가루로 간하여 조린다.

4 조린 달팽이 살을 꺼내어 내장을 잘라내고 작게 썬다.

5 밀가루 피 가운데에 달팽이를 놓고 가장자리에 달걀노른자를 살짝 발라 다른 밀가루 피로 덮은 다음 포크로 모양을 내 180℃의 오븐에서 30분간 굽는다.

6 윗면에 달걀노른자를 붓으로 발라 색을 내고 잠시 더 구워서 꺼내 2등분하여 접시에 담고 시판하는 포터와인소스를 곁들이고 토마토 다진 것을 뿌려낸다.

042 대구

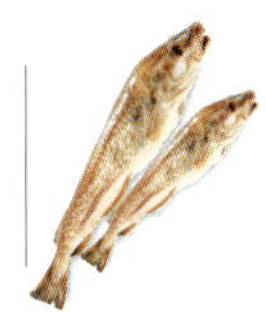

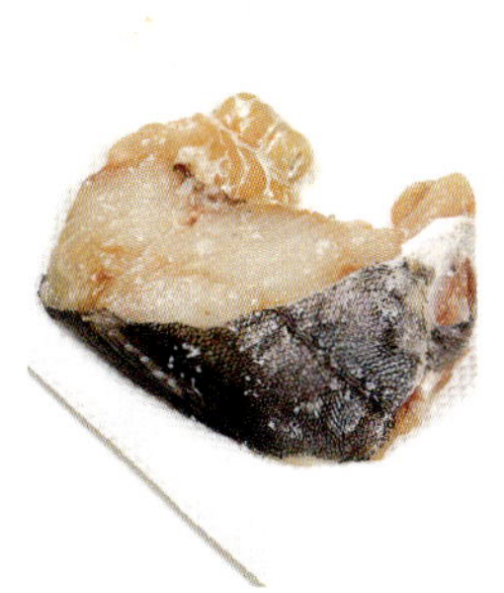

대구는 깊은 바다에 사는 한대성 물고기입니다. 입이 주발만 하다고 하여 완어라고도 하고 입이 커서 '대구' 라고도 한답니다. 맛이 달고 성질은 평이합니다. 〈동의보감〉에서는 "고기의 성질이 평하고 맛이 짜고 독이 없다. 먹으면 기운을 보하는 데 내장과 기름의 맛이 더 좋다"고 했습니다.

칼슘, 인, 철, 칼륨, 비타민 A·B_1·B_2, 나이아신, D 등을 함유하고 있고 지방 함량이 적어 맛이 칼칼합니다.

여성의 대하증 치료에 효과가 있습니다

활혈·소종·지통 효능이 있습니다. 특히 여성의 대하증 치료에 효과가 있어 아랫배나 엉덩이가 냉하면서 냉이 흘러 외음부가 가렵거나 붓는 경우에 좋고, 산모의 젖이 잘 돌지 않을 때에 좋습니다.

야맹증, 구루병에 좋습니다

대구간유는 불포화도가 높은 맑고 노란 지방유인데 비타민 A·D가 많아 야맹증이나 구루병 등에 좋습니다. 또 대구간유 속에는 오메가지방산이 풍부해 만성 류머티즘이나 통풍 등 관절염의 염증과 통증을 완화해 줍니다. 이는 오메가지방산이 우리 몸의 연골 세포를 손상시키는 효소의 활동을 억제하기 때문입니다.

대구포와 들기름

대구포와 들기름을 배합하여 요리하면 맛이 각별합니다. 참기름보다 낫고, 대구에 들어 있는 영양 성분을 더 효과적으로 흡수할 수 있습니다.

대구와 마늘, 생강

대구와 마늘·생강을 배합하면 좋습니다. 대구 요리를 할 때 아가미 틈으로 내장을 빼고, 배 양쪽 벽에 붙은 검은 막도 훑어내어 쓴맛이 우러나지 않게 하고, 소금을 뿌려 대구살이 단단해지게 합니다. 그리고 청주, 다진 마늘, 생강 등을 이용하여 요리합니다. 그래야 비린내가 없어집니다.

대구와 쌀

말린 대구와 쌀을 배합하면 노약자나 허약자의 보양식으로 뛰어납니다. 뱃속에 알을 남겨 둔 채 말린 대구가 약효가 더 있습니다. 이것을 '약대구' 라고 하는데 이것을 갈아서 멥쌀이나 찹쌀을 넣고 죽을 쑤어 먹으면 보양식이 됩니다.

대구와 석류껍질

말린 대구와 석류껍질을 배합해서 끓여 먹으면 구충제로 효과가 있습니다. 한편 묵은 말린 대구를 씻지 않고 끓여서 그 물을 마시면 회충이 죽어서 나온다고 다산 정약용의 치험방에 나옵니다. 말린 대구 자체가 훌륭한 구충제 역할을 하지요.

---

plus one

○● 버릴 것 없는 생선, 대구

기름기가 적고 담백한 맛이 나는 살은 물론이고 머리, 눈, 알, 아가미, 창자, 간유 껍질까지 대구는 버릴 것이 없는 생선입니다. 눈알은 영양가가 높고 맛도 좋아 고급 요리에 쓰이고, 알은 알젓으로, 아가미와 창자로는 창란젓을 담습니다. 대구껍질은 삶아 가늘게 채쳐 무치거나 대구껍질로 다른 음식을 말아 낸 요리는 예로부터 별미로 손꼽혔답니다.

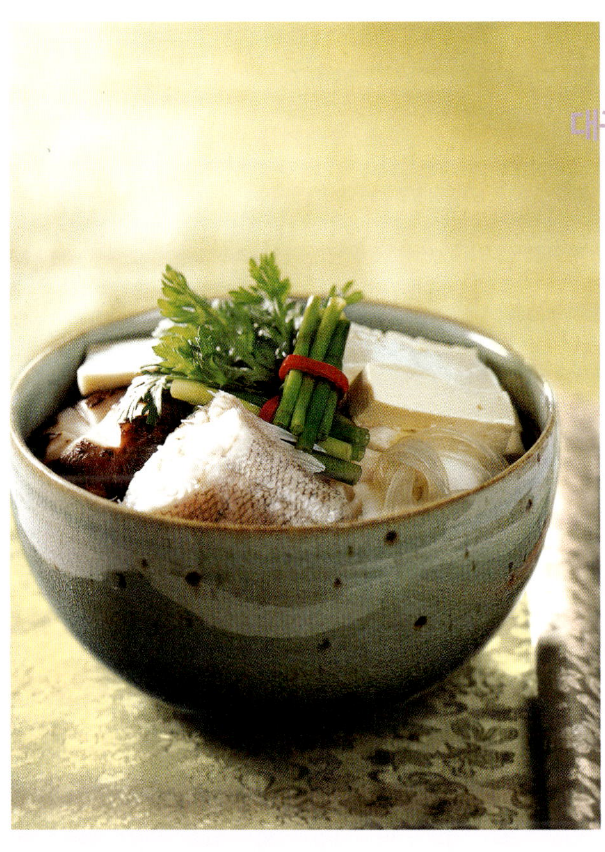

대구지리

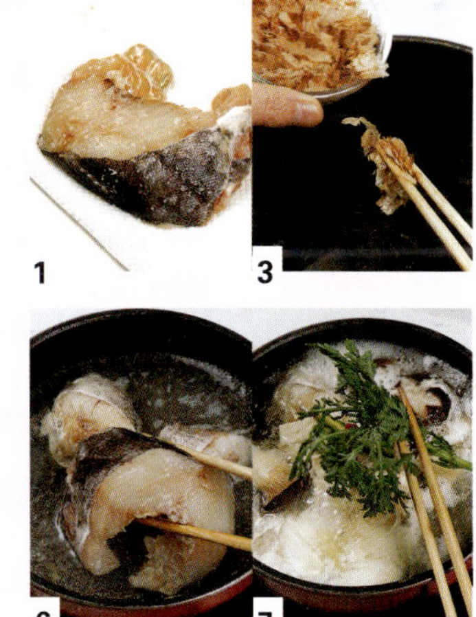

주재료 대구 800g,
불린 당면 150g, 배춧잎 2장,
쑥갓 · 미나리 50g씩,
두부 250g, 생표고 · 새송이버섯
100g씩, 소금 약간
[다시마 가다랭이국물] 물 10컵,
다시마 · 가다랭이포 20g씩
[맛나쯔유소스] 간장 · 물 1/2
컵씩, 설탕 2큰술, 맛술 1/4컵,
가다랭이포 15g
[맛나폰즈소스] 맛나쯔유소스
1컵, 레먼즙 2큰술, 사과즙 ·
다시마가다랭이 국물 3큰술씩,
무간것 · 실파 · 고춧가루 약간씩

1 대구는 소금을 뿌려 1시간쯤 두었다가 물기를 닦는다.

2 쑥갓과 미나리는 5cm 길이로 썰고 두부는 큼직하게 썬다. 생
  표고버섯은 +자로 모양을 내고, 새송이버섯은 편으로 썬다.

3 물 10컵에 다시마를 넣고 살짝 끓인 다음 불을 끄고 가다
  랭이포를 넣어 5분 정도 기다렸다가 고운 체에 밭쳐 다시
  마 가다랭이 국물을 만든다.

4 간장, 설탕, 맛술을 섞고 분량의 물을 부어 살짝 끓인 다음
  불을 끄고 가다랭이포를 넣고 5분 정도 있다가 고운 체에
  밭쳐 맛나쯔유소스를 만든다.

5 맛나폰즈소스 재료를 섞어 맛나폰즈소스를 만든다.

6 받아놓은 국물을 끓이다가 대구를 넣고 배추와 두부, 생표
  고버섯, 새송이버섯도 넣어 소금으로 간을 맞춘다.

7 당면, 미나리, 쑥갓을 넣어 완성하고 상에 낼 때는 맛나폰즈
  소스, 고운 고춧가루, 무 간 것, 송송 썬 실파를 곁들여 낸다.

043 도미

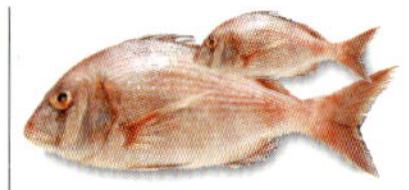

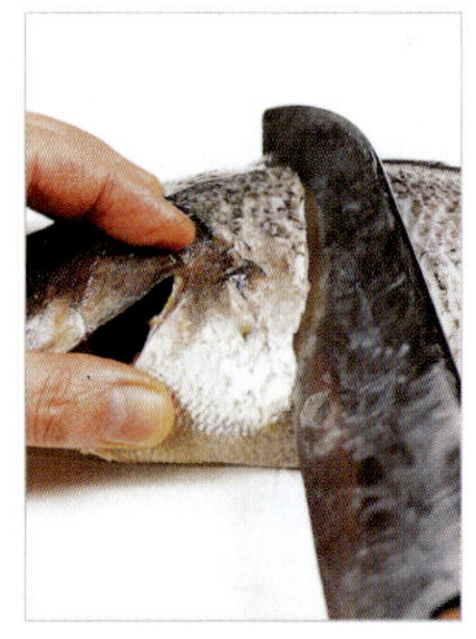

도미는 '돔' 입니다. 붕어 닮은 바닷물고기이어서 '해즉' 이라고도 합니다. 맛이 달고 성질은 찹니다. 심해의 수압으로 살이 단단하고 특유의 향이 있는데 매우 매혹적인 향입니다. 참돔 · 감성돔 · 황돔 · 붉돔 · 흑돔 등 종류가 많은데 3~4월에 제일 맛이 좋습니다. 제주 자리돔은 5~6월이 제철이고요. 분홍빛 참도미를 최고로 치며 일명 '먹도미' 로 불리는 감성돔도 정력을 보강하는 작용을 하기 때문에 발기부전을 해소하는 효능을 높이 평가받고 있습니다.

기력을 돋우고 소화기능을 강화합니다

단백질이 풍부하고 칼슘, 철분, 인 같은 무기질 함량이 높습니다. 신경을 안정시키고 조혈작용을 해 빈혈에도 좋습니다. 또, 소화기를 강화하고 기력을 충실하게 해 줍니다. 맛이 담백하고 지방질이 적어 다이어트에도 좋으며 회복기 환자에게도 좋습니다. 도미를 맑게 끓인 국물은 모유 분비를 촉진하는 것으로 알려져 있습니다.

주의!

습진이나 종기가 잘 생기는 체질은 피하도록 하고, 아니사키스 모양의 선충이 기생하는 수가 있으므로 회로 먹을 때는 특별히 주의해야 합니다.

먹도미와 산수유

먹도미(감성돔)와 산수유를 배합하면 좋습니다. 먹도미의 머리와 몸통의 뼈를
햇볕에 말려 가루 낸 다음 산수유 가루와 같은 양씩 섞고 꿀에 반죽해 콩알 크기
로 알을 만들어 먹으면 정력 강화에 좋습니다. 산수유는 약간 따뜻하고 신맛이
나는 열매로 신장의 기능을 활성화해 정력을 강화해 줍니다. 산수유 열매를 채
취해 햇볕에 잘 말려 씨를 제거한 후 가루를 내어 쓰면 됩니다.

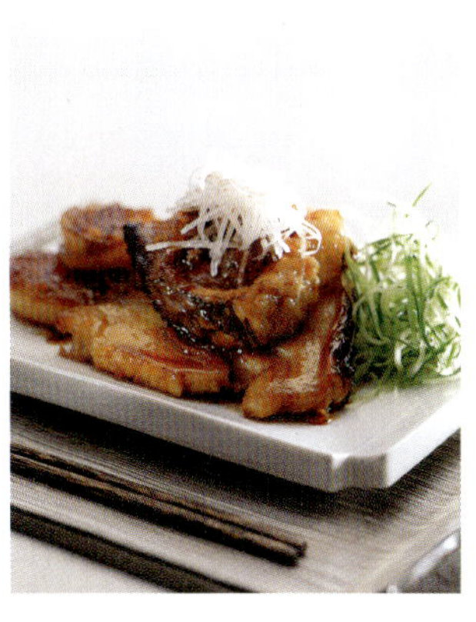

도미와 양파의 만남
도미양파조림

주재료 도미 600g, 양파 4개,
래디시 4~5개, 오이 2개
[도미양념장] 와인 2큰술,
소금 · 후춧가루 조금씩
[양파양념장] 간장 5큰술, 맛술 5큰술,
청주 2큰술, 마늘즙 2큰술, 후춧가루 조금
[조림소스] 유자청 2큰술,
생강즙 1작은술, 설탕 3큰술,
맛술 2큰술, 간장 3큰술

1 도미는 적당한 크기로 포를 떠서 양념장
에 재워 놓고, 양파는 반으로 큼직하게
잘라 양념장에 재워 둔다. 오이와 래디시
는 가늘게 채 썬다.
2 조림 소스 재료를 분량대로 섞어 놓는다.
3 양념에 잰 도미를 200˚C 오븐에 10분
동안 구워 낸다.
4 팬에 기름을 두르고 양파부터 익히다가
구운 도미를 넣고 소스를 뿌려 조린다.

044 메기

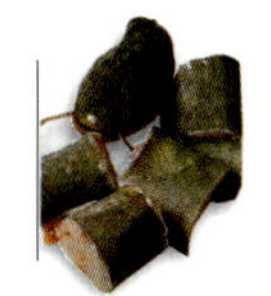

신장염으로 부기가 있을 때 좋습니다

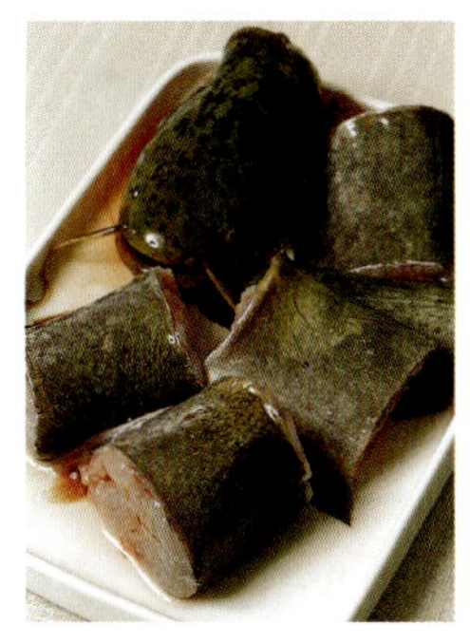

메기를 점어(鮎魚)라고 합니다. 또는 종어(宗魚)라 하는데 민물고기 중에 가장 맛이 좋기 때문에 '으뜸'이라는 뜻의 '종(宗)' 자를 붙인 것입니다. 그래서 조선시대에는 대궐과 고관에게 올리는 진상품으로 한 몫을 단단히 했다고 합니다. 특히 살이 많고 큰 민물 '여메기'를 으뜸으로 삼았습니다. 메기는 암컷이 수컷보다 크고, 머리는 넓적하며 입이 크고 이빨이 잘며 입가에 수염이 두 쌍 있습니다. 몸은 비늘 대신 끈끈한 점액으로 덮여 있고요. 무리를 지어 다니지 않으며, 밤중이나 물이 탁해졌을 때 활동하는 특징을 갖고 있습니다. 다른 어류에 비해 철분 함량이 많고 지방이 적으며, 질 좋은 단백질로 구성되어 있어 보양식으로 우수합니다.

태음인에게 잘 맞습니다

메기는 태음인과 궁합이 잘 맞습니다. 태음인은 일반적으로 동·식물성 단백질이나 칼로리가 높고 맛이 중후한 식품을 좋아하는데, 어류 중에는 메기를 비롯해서 장어나 미꾸라지 등이 좋습니다. 단, 등이 푸른 어류와는 궁합이 잘 안 맞습니다.

신장약이나 부종약으로 씁니다

메기는 소변이 시원치 않거나 잘 부을 때 소변을 수월하게 내보내는 데 도움을

줍니다. 그래서 신장염이나 부종에 약으로 쓰는데, 〈당본초〉에는 "메기는 수종
(水腫)을 다스리고 소변을 이롭게 한다"고 했습니다. 또 더위를 먹어 입이 마르
고, 어지럽고 피곤할 때도 메기가 좋습니다.

몸이 약해졌을 때 보약으로 씁니다

메기는 맛이 좋을 뿐 아니라 단백질과 인지질 외에 각종 비타민도 풍부합니다.
그래서 〈명의별록〉에서는 "메기는 백병을 다스려 준다. 곰국을 만들어 먹으면
몸을 보한다"고 했습니다.

메기완자탕을 끓여 먹습니다

메기는 여러 가지 방식으로 요리를 할 수 있는데, 강정효과를 얻으려면 회와 메
기살을 갈아 만든 완자탕이 좋습니다. 또 다시마 국물에 메기를 끓이면서 파나
생강을 넣고 먹으면 좋습니다. 신경을 많이 썼거나 성교 과다로 하반신이 부실
할 때는 이것을 먹으면 곧 낫는다고 예로부터 널리 알려질 정도입니다.

메기와 참깨

메기는 회로 먹어도 좋은데, 간장에 무즙을 넣고 깨를 많이 넣어 얇게 저며 먹으
면 맛있습니다. 참깨는 맛뿐만 아니라 어육의 중독을 방지합니다.

메기와 머위

메기를 먹고 체했거나 식중독을 일으켰을 때는 머위즙을 마시면 좋습니다. 머
위에는 해독작용이 있어 생선을 요리할 때 함께 넣으면 식중독을 미리 막을 수
있습니다. 머위의 새순에는 비타민과 칼슘을 비롯하여 테르펜 등 정유성분이
들어 있어 입맛을 돋우고 위액이 잘 분비되도록 돕습니다. 겨울잠에서 깨어난
곰도 머위의 새순을 제일 먼저 먹는다고 합니다. 머위의 새순을 먹으면 일 년 내

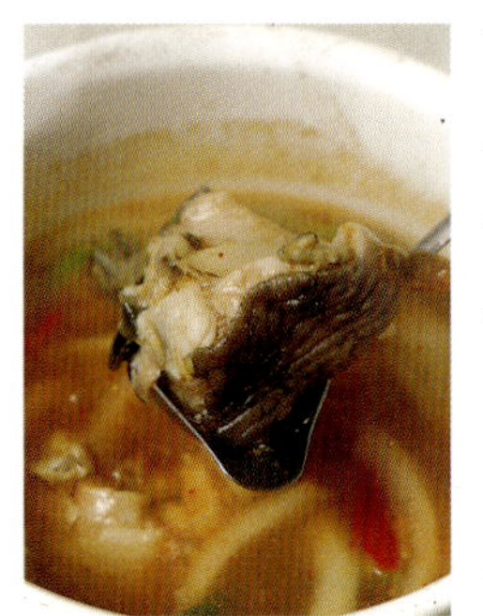

내 해독이 되어 큰 병 없이 지낼 수 있다고 하는 옛말도 있습니다. 조개 조림을 할 때 머위를 같이 넣으면 좋고 찜에도 잘 어울립니다. 중국 광동에서는 게 요리를 할 때 마무리는 머위로 한다고 합니다.

메기와 아가위

메기 먹고 체한 데는 아가위(약명은 '산사육'이라고 합니다)를 태워 가루 내어 먹으면 좋습니다. 아가위는 메기뿐 아니라 모든 생선으로 인한 체기에 효과가 있으며, 고기 먹고 체한 데에도 효과가 있습니다.

메기와 황련

메기의 타액을 황련 가루로 개어 알을 빚어 오매(매실을 그슬린 것) 끓인 물로 1회 5~7알씩, 1일 3회 공복에 먹으면 당뇨병에 효과가 있다고 알려져 있습니다. 또 당뇨병에는 특히 독침을 가지고 있는 메기를 잡아, 그 독침을 달여서 복용하면 더 좋다고 합니다.

Bad 맞지 않는_음식궁합

메기와 쇠간 · 꿩 · 멧돼지고기

메기는 소의 간과 궁합이 안 맞습니다. 함께 먹으면 중풍을 일으킬 염려가 있으며 고질병이 재발할 수도 있습니다. 또 꿩이나 멧돼지고기 등과 함께 먹어서도 안 됩니다.

plus one

○● 체했을 때 민간처치법

생선에 의한 체증에는 팥을 태운 가루를 먹으면 효과가 있고, 돼지고기를 먹고 체했을 때는 새우젓이나 꽈리의 뿌리 달인 것이 좋습니다. 단 메기는 아가미뼈가 없는 것을 먹으면 치명적이라고 합니다.

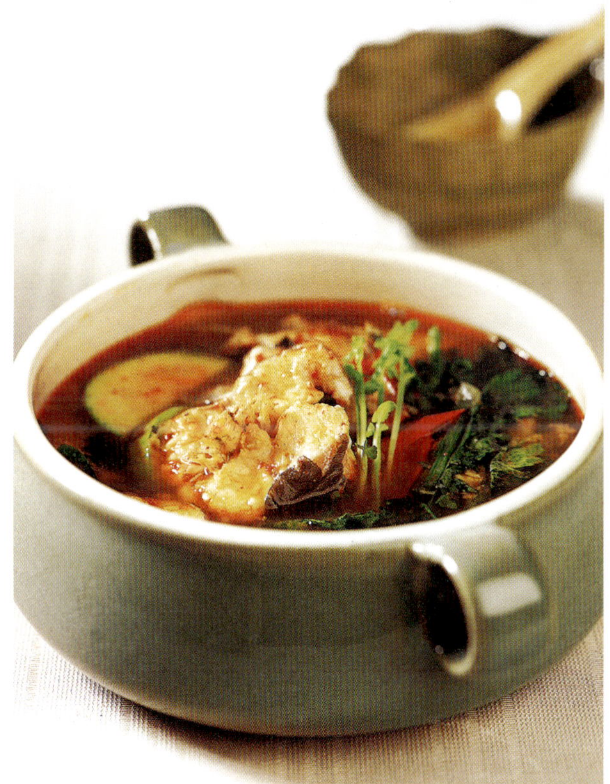

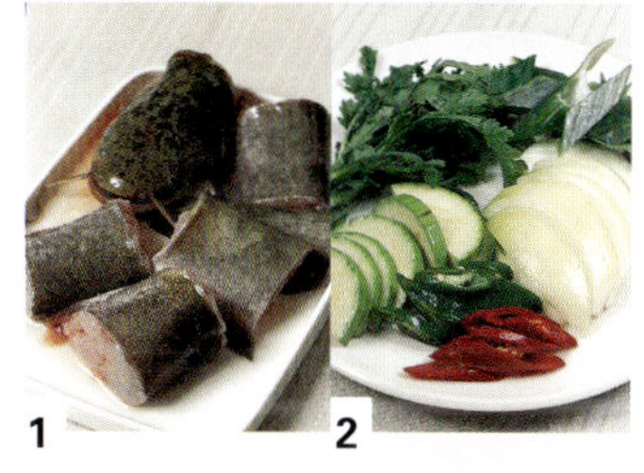

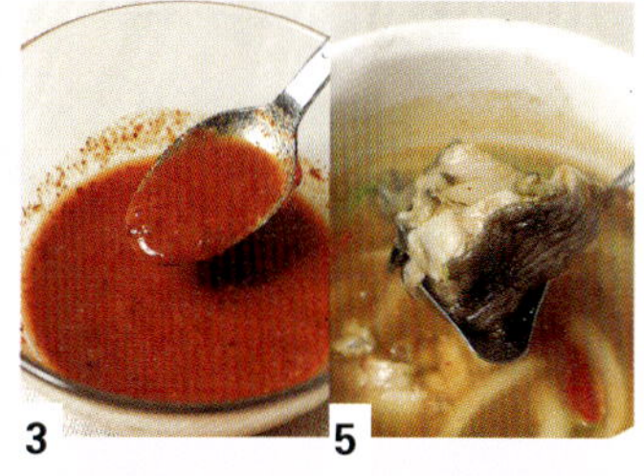

메기와 호박의 만남

메기매운탕

주재료 메기 2마리
호박 1/4개, 대파 1뿌리
양파 2/3개, 청·홍 고추 1개씩
물 5컵, 소금 약간
[국내기용] 멸치 30마리
다시마 1장
[양념장] 고춧가루 2큰술,
진간장 1큰술, 고추장 1/2큰술,
다진 마늘 1작은술,
설탕 2작은술,
소금·후춧가루 약간씩

1 메기는 깨끗하게 손질해 먹기 좋은 크기로 자른다. 표면이 미끄러워 집에서 손질하기 힘든 편인데 구입하는 곳에서 깨끗하게 손질해 먹기 좋은 크기로 잘라도 좋다.

2 호박은 반달 모양으로 저며 썰고 대파와 양파, 고추는 어슷하게 저며 썬다.

3 준비한 양념장 재료를 한데 담아 고루 섞는다.

4 냄비에 다시용 멸치와 다시마를 담고 물을 부어 10분 이상 팔팔 끓인 후 건지는 건진다.

5 멸치국물에 메기를 넣고 한소끔 끓이다가 양념장을 풀고 팔팔 끓인다. 여기에 부재료를 넣고 10분 정도 더 끓인다. 모자라는 간은 소금으로 맞춘다.

○● 가물치의 궁합

가물치를 예어라고 합니다. 머리에 일곱 개의 별 같은 얼룩점이 박혀 있고 밤이면 북두칠성을 향한다 하여 '예의를 아는 물고기'라는 뜻으로 '예어'라 이름 붙인 것입니다. 가물치는 여성에게 좋은 생선이기 때문에 가모치라고 불릴 정도입니다. 냉이 많이 흐를 때나 특히 산후허약에 가장 좋은 생선이라고 알려져 있습니다. 단, 가물치는 성질이 차기 때문에 열성체질에는 좋지만 냉한 체질에는 안 좋습니다. 또 가물치는 기를 하강시키는 작용을 하기 때문에 기력이 극히 약한 경우에는 오히려 손해가 있을 뿐입니다. 종양이나 피부질환이 있을 때도 먹어서는 안 됩니다.

■ 가물치와 막걸리

가물치는 막걸리와 궁합이 맞습니다. 그래서 회를 칠 때는 막걸리에 씻어 사용합니다. 그래야 가물치의 비린내와 잡맛을 제거할 수 있습니다. 가물치는 마늘, 부추와 궁합이 맞기 때문에 회를 먹을 때는 이들 식품과 함께 먹는 것이 좋습니다. 그러나 가급적 회로 먹지 않아야 합니다. 간디스토마의 위험이 있기 때문입니다.

○● 뱅어의 궁합

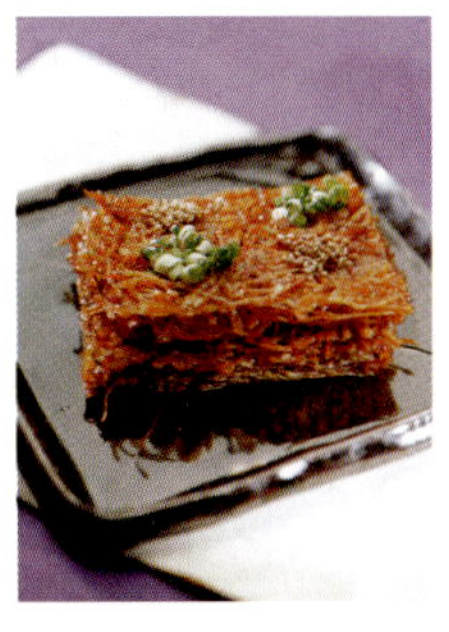

뱅어는 가늘고 길며 옆으로 납작하고 몸이 반투명해 살아 있을 때에는 머리에서 뒤쪽으로 걸쳐서 뇌의 형상을 선명하게 볼 수 있을 정도입니다. 그래서 수정 같다고 하여 '수정어'라고도 합니다. 죽으면 몸이 하얗게 변하기 때문에 백어라고도 하지요. 맛은 달며 폐에 진액을 보충하며 위나 장에 울체된 것을 풀어 주고, 특히 뼈를 튼튼하게 해 줍니다. 그러나 양성체질과는 궁합이 맞지 않아 많이 먹으면 습진 등 피부병이 생길 수 있습니다.

■ 뱅어와 쇠고기

뱅어로는 뱅어저냐를 만들어 먹거나 뱅어찌개 등을 만들어 먹습니다. 뱅어는 쇠고기와 궁합이 잘 맞기 때문에 찌개를 끓일 때는 뱅어와 쇠고기를 배합해서 끓여야 맛이 좋습니다.

045 멸치

뼈 형성과 발육을 돕는 칼슘덩어리입니다

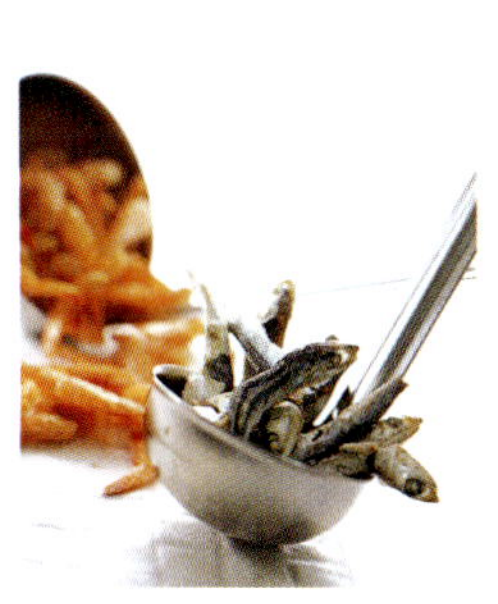

어른 손가락 크기의 멸치는 2월에서 6월 사이에 잡히는데 봄에 알을 품었을 때 가장 맛이 좋습니다. 멸치 100g당 칼슘이 무려 1,860mg이나 됩니다. 가공하여 말린 어린 멸치를 '해연' 이라 하는데 칼슘 섭취에 제격입니다. 핵산도 수산물 중 정어리와 함께 가장 많습니다. 인 역시 1,980mg이나 되고, 철분은 7mg이나 되며, 그리고 비타민 A · B_1 · B_2 · 나이아신 등이 함유되어 있습니다. 성분 중의 지방은 불포화지방산입니다.

골다공증을 예방합니다

멸치는 칼슘 덩어리입니다. 그래서 어린이 발육을 돕고, 골다공증을 예방하며, 동맥경화나 고혈압에 좋고, 임신 중이나 산후 특히 태아의 뼈 형성과 산모의 뼈 성분 보충에 필요합니다.

초조 · 불안 · 우울 · 불면증을 다스립니다

모유 분비도 촉진합니다. 또 신경 전달을 원활하게 해 주어 신경을 안정시키므로 초조 · 불안 · 우울 · 불면증을 다스려 줍니다. 혈액이 산성화되는 것도 막아 줍니다. 혈액이 산성화되면 괜히 짜증이 나고 부산해지며, 질병에 대한 저항력이 떨어지고 피로해집니다. 멸치는 이런 증상을 막아 줍니다.

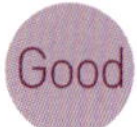

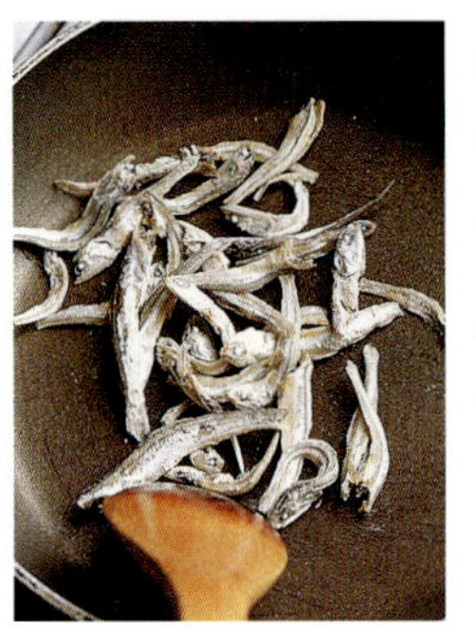

조미료로 훌륭합니다

글루타민을 다량 함유하고 있어서 훌륭한 조미료 역할을 합니다. 마른 멸치는 냄비에 살짝 볶은 뒤 찬물을 붓고 끓이면 비린내가 덜합니다.

멸치는 마른 것 그대로 고추장에 찍어 먹어도 맛있지만 멸치조림이나 볶음은 도시락 반찬으로 그만이며, 멸치수제비나 달걀을 씌워 만든 멸치저냐도 맛있습니다. 참고로 말린 멸치를 구입할 때는 희고 딱딱하고 부서지지 않은 것이 좋고 추자도 것이 소문나 있습니다.

멸치와 된장

멸치와 된장을 배합하면 소위 '화병' 으로 열기가 달아오르며, 입에서 단내가 나거나 가슴에서 열불이 나고, 손발이 화끈거리는 증상들을 가라앉힐 수 있습니다. 신경을 안정시키는 멸치와 화기를 내리는 된장은 아주 이상적인 배합입니다.

멸치와 피망

멸치와 피망을 배합하면 좋습니다. 두 가지 다 발육기 어린이나 임산부에게 훌륭한 영양 공급원으로, 특히 칼슘이 풍부하기 때문입니다. 또한 비타민 B군과 비타민 C 섭취를 효율적으로 할 수 있습니다. 특히 피망의 비타민 P는 비타민 C의 파괴를 막아 주며, 비타민 D는 칼슘 흡수를 촉진해 줍니다.

멸치와 연꽃잎

멸치젓은 싱싱한 생멸치를 소금에 절여 발효시킨 것으로 김치를 담그거나 나물을 무칠 때 쓰면 감칠맛이 나지요. 야채류에 부족하기 쉬운 단백질, 지방질을 공급해 주기도 합니다. 멸치젓에 하엽(연꽃잎)을 넣었다가 그것을 백박풍(白駁風)의 환부에 바르면 훌륭한 치료제가 됩니다. 백박풍이란 온몸에 흰 얼룩이 생기는 것으로 치료가 어려운 고질 병입니다.

멸치와 우유

멸치와 우유를 배합하면 칼슘 보급원으로 좋습니다. 우유 40g과 멥쌀(혹은 찹쌀) 20g을 넣고 물 100~200cc를 부은 후 죽을 만들어 멸치가루를 섞어 따뜻할 때 드세요. 영양뿐 아니라 맛과 향도 아주 좋습니다.

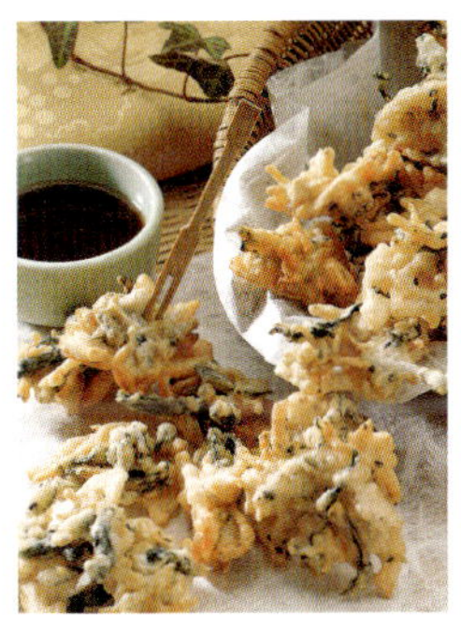

멸치와 미역

멸치로 끓인 미역국은 산후 어혈을 풀고, 산후 뼈마디가 쑤시는 데 좋으며, 모유 분비도 잘되게 해 줍니다. 산후우울증에도 좋습니다. 산후우울증에는 멸치젓의 멸치를 잘 다진 후 상추씨를 으깨어 넣고 갖은 양념으로 맛을 내어 쌈장으로 먹습니다. 젖몸살에도 좋아요.

멸치와 식초

멸치와 식초는 궁합이 잘 맞습니다. 식초가 멸치의 비린내를 없애 줍니다. 말린 잔멸치를 현미식초에 하룻밤 담갔다가 꺼내어 잘 말려서 볶아 가루 내어 조미료처럼 쓰면 음식 맛도 좋아지고 아이들 성장에도 도움이 됩니다.

멸치와 잣

잣은 빈혈, 고혈압, 호흡기 보강식품이요, 임산부와 태아를 편안하게 하는 안태식품입니다. 그래서 멸치국물에 불린 쌀과 잣을 넣어 죽을 쒀 먹으면 습관성 유산을 막을 만큼 안태 효과가 크며, 임신 중 정서불안 해소에도 효과가 있습니다.

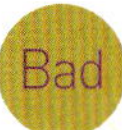 **Bad** 맞지 않는_ 음식궁합

멸치와 시금치

멸치와 시금치는 궁합이 안 맞습니다. 시금치의 수산 성분이 멸치의 칼슘 흡수율을 방해하기 때문입니다. 또, 수산과 칼슘이 결합하면 수산칼슘이 생기는데, 이것은 녹지 않고 몸에 축적돼 통풍을 일으키는 원인이 된답니다. 멸치에는 시금치보다는 풋고추가 더 잘 어울리지요.

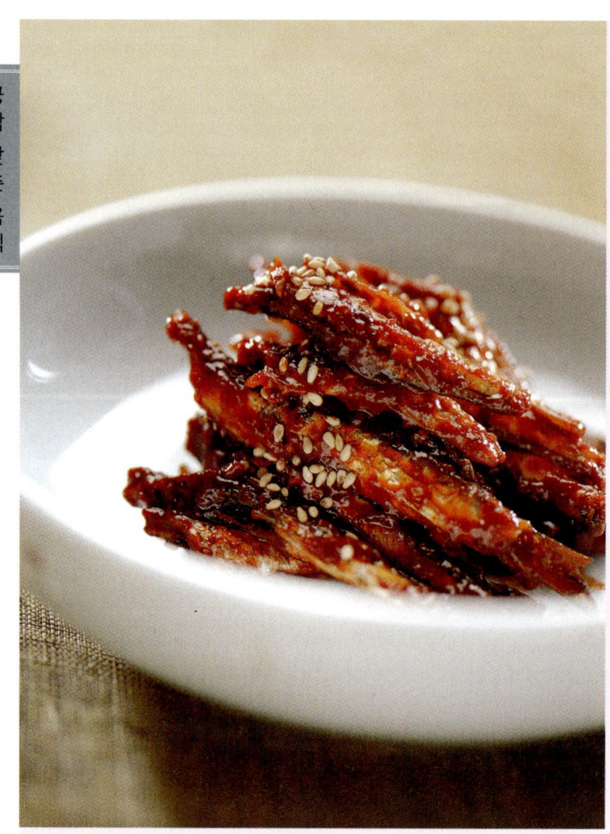

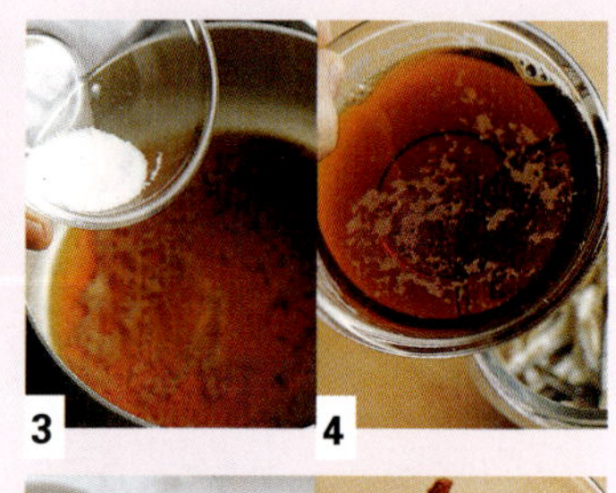

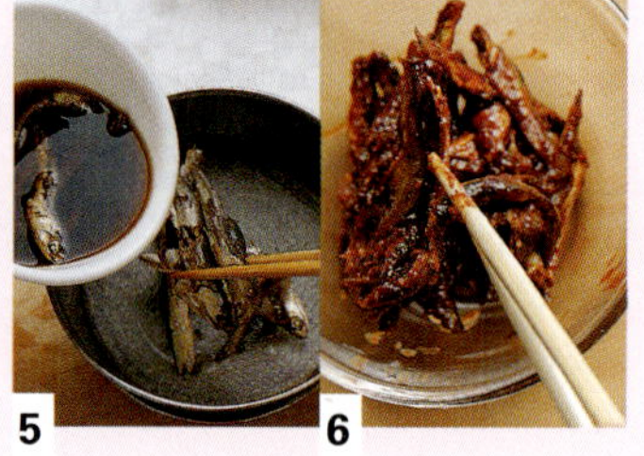

멸치와 식초의 만남
마른멸치장아찌

주재료 마른멸치 1근
[양념장] 간장 2컵반,
물 4컵, 청주 1컵,
식초 8컵, 설탕 2컵반,
물엿 2컵반

1 멸치는 내장을 제거하고 체에 넣어 흔들어 부스러기를 떨구어 낸다.
2 손질한 멸치를 마른 냄비에 볶아 냄새를 없앤다.
3 분량의 양념장을 냄비에 넣고 끓여 식힌다.
4 유리병에 멸치를 담고 양념장을 식혀서 부은 후 2개월 동안 둔다. 이때 반드시 냉장 보관해야 한다.
5 2개월 후 꺼내서 멸치만 건져 낸 다음 망에 담는다.
6 고추장 항아리에서 고추장을 충분히 덜어낸 후 건져낸 멸치를 박아 한 달 보름 정도 냉장 보관하여 숙성한 후 꺼내 먹는다. 멸치 중에서는 중간 크기의 흰 멸치가 상품이며 빛이 뽀얗고 모양이 반듯하며 크기가 고른 것이 좋다.

046 명태

숙취를 해소하고 피부미용에도 좋습니다

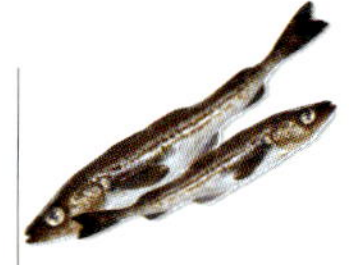

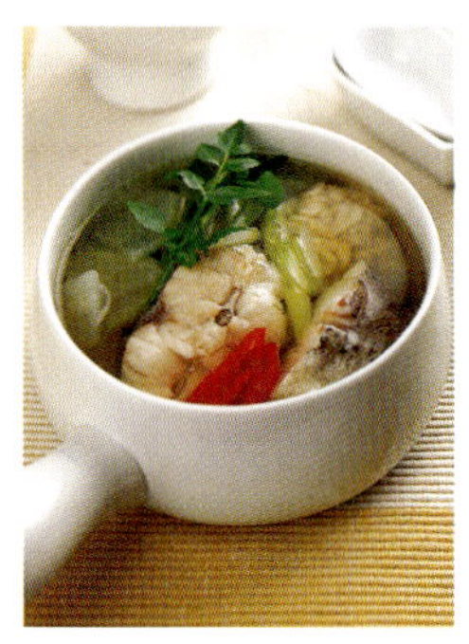

명태를 태어 또는 무태어라고도 합니다. 대구과에 속하는 바닷물고기인데, 생김새는 대구와 비슷하지만 더 홀쭉하고 길쭉합니다. 명태는 여러 가지 이름으로 불리는데, 얼리지 않은 것을 '생태', 얼린 것을 '동태', 그냥 말린 것을 '북어'(또는 건태), 눈 맞고 말린 것을 '황태', 반쯤 말린 것을 '코다리'라고 합니다. 또 산란기 중에 잡은 명태를 얼렸다 녹였다를 반복해 가공한 것을 '더덕북어'라고 합니다. 명태의 새끼를 '노가리'라고 하고요. 또한 창자를 '창난'이라 하고, 알을 '명란'이라 합니다. 일반적으로 수컷 생선의 뱃속에 있는 정액의 흰 덩어리를 '이리'라고 하는데, 명태의 경우는 '고지'라고 합니다. 북어는 맛이 짜고 성질은 따뜻합니다.

간을 보하고 숙취를 풀어 줍니다

허로와 풍증을 다스려 주고, 간을 보하고 숙취를 풀어 줍니다. 알코올 성분을 분해하는 메티오닌, 타우린 등을 많이 함유하고 있기 때문입니다.

눈을 밝게 해 줍니다

간유 성분과 비타민 A 등을 많이 함유하고 있는 까닭에 눈을 밝게 해 줍니다. 소변을 잘 나오게 하며, 혈변이 있을 때도 효과가 있습니다.

식욕을 돋워 줍니다

명란(알)은 비위를 도와 식욕을 돋우고 소화력도 높여 줍니다. 또 피로를 회복
시키며, 뇌와 신경에 에너지를 충분히 공급해 주고, 피부미용에도 효과가 있습
니다.

 잘 맞는_음식궁합

북어와 밀가루

북어를 갖은 양념하여 찜이나 튀김요리를 해서 잘 먹는데, 양념한 북어를 용기
에 넣어 보관할 때는 양념 맛이 겉돌기 쉽습니다. 이때 북어 사이사이에 밀가루
를 켜켜이 깔면 양념이 북어에 잘 붙고 맛이 변하지 않습니다.

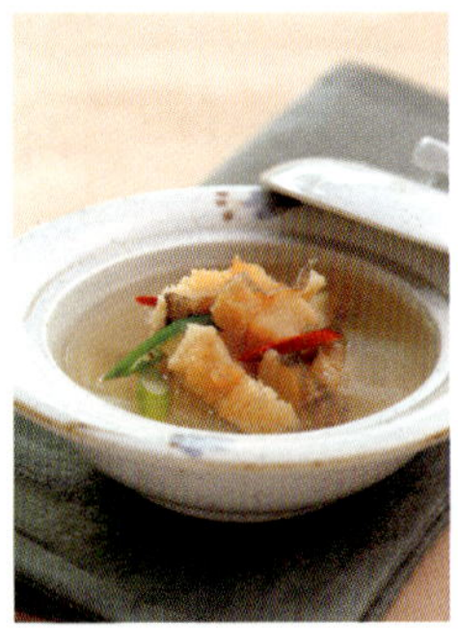

북어와 쌀뜨물

북어 요리를 할 때는 북어를 물에 담가 7~8시간 불린 후
두들겨 손질을 먼저 해야 하지요. 이때 물 대신 쌀뜨물을
이용하면 훨씬 좋습니다. 명태를 말려 북어를 만들 때는
지방이 산화되어 떫은맛이 생기는데, 쌀뜨물에 담그면
이 떫은맛을 없앨 수 있습니다. 또 북어살도 부드러워집
니다. 쌀뜨물의 콜로이드성 물질이 떫은맛을 흡착하며,
북어의 맛난 성분이 흘러나오는 것을 막아 줍니다.

북어와 콩나물 · 더덕 · 팥

북어와 콩나물을 배합하면 숙취 해소에 좋습니다. 북어국을 끓일 때 콩나물을
넣고 끓이면 국물 맛도 시원하고 숙취해소도 더 잘됩니다. 한편 요로결석에 북
어국 · 더덕반찬 · 팥죽을 함께 먹으면 효과가 있습니다.

명란과 새우젓

명란으로 찌개를 끓일 때 새우젓으로 맛을 냅니다. 참고로 명란은 빛깔이 곱고

선명한 것으로 골라야 하고, 너무 오래 끓이면 비린내가 나서 안 좋습니다.

명태와 아가위

명태를 비롯해서 일반적으로 생선으로 인해 체기가 생겼을 때는 아가위 태운 가루를 먹으면 풀립니다. 아가위는 산사육이라는 약명으로 건재약국에서 구입할 수 있어요. 육류도 소화시키고, 혈액순환에도 좋은 약재입니다.

○● 명태로 만들 수 있는 여러 가지 음식

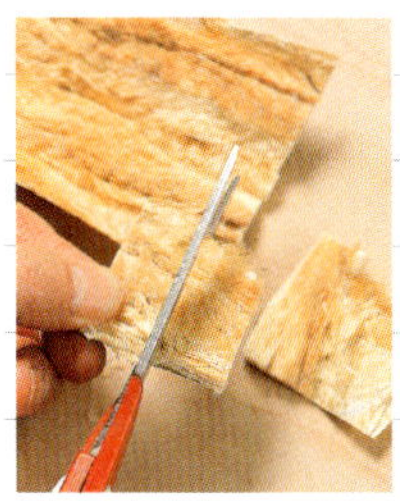

생태로 찌개나 매운탕을 만들어 먹으면 시원하고 얼큰합니다. 생태회도 좋고 또 생태로 순대를 만들어 엄동에 얼려 먹어도 맛이 있습니다. 술안주로는 황태찜을 비롯해서 노가리나 북어보푸라기도 만들 수 있습니다.

그 밖에 구이, 장아찌, 저냐, 조림, 찜 등도 우리가 즐겨 먹는 반찬입니다. 지금은 잘 안 만들어 먹지만 북어대가리를 짓찧어 갖은 양념을 하여 무친 북어대가리무침도 예전에는 많이 만들어 먹던 반찬입니다. 명태는 버릴 것이 없다는 말이 있듯이 고지로는 탕을 하거나 저냐를 해서 먹으며, 명란(알)으로 담근 명란젓이나 창난(창자)으로 담근 '창난젓'도 맛있습니다. 그러나 〈방약합편〉에는 북어를 많이 먹으면 회충이 생긴다고 했습니다.

○● 명태의 영양

명태는 다른 생선보다 지방 함량이 적고 아미노산을 많이 함유하고 있는 생선입니다. 또한 칼슘, 인, 비타민 A 및 세포 발육에 필요한 리신과 뇌 영양소인 트립토판이 많이 들어 있습니다. 명란(알)에는 단백질과 비타민 E가 풍부하며, 고지(수컷의 정액 덩어리)에는 핵단백질과 글리세리드, 인, 카로티노이드, 스테롤 같은 지방질이 들어 있어서 맛이 고소합니다. 간으로는 간유를 만드는데, 간에는 비타민 A와 D가 많이 들어 있습니다.

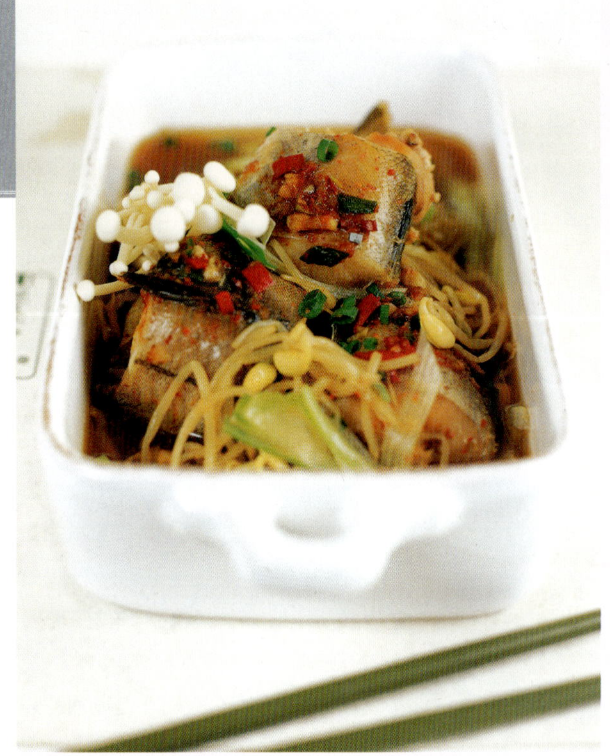

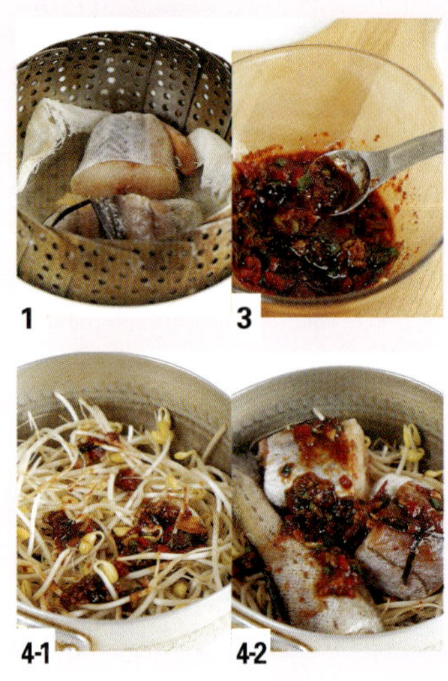

동태와 콩나물의 만남

동태콩나물찜

주재료 동태 1마리,
콩나물 200g,
팽이버섯 1봉지, 대파 1대
[양념장] 진간장 3큰술,
고춧가루 1큰술,
다진 마늘 1작은술,
참기름 1/2큰술,
청주 2작은술,
소금 · 후춧가루 조금씩

1 동태는 살이 도톰하고 조금 큰 것으로 준비해 깨끗하게 손질하고 토막 낸 후 한김 오른 찜통에 넣어 살짝 찐다.

2 콩나물은 씻어 물기를 빼고 팽이버섯은 밑동을 자른다. 대파는 어슷하게 썰거나 3~4㎝ 길이로 자른다.

3 준비한 재료를 섞어 양념장을 만든다.

4 냄비에 콩나물을 안친 후 반 분량의 양념장을 올려 뚜껑을 덮고 비린 맛이 없게 찌다가 콩나물 위에 살짝 찐 동태를 올리고 양념장을 듬뿍 끼얹어 동태가 익도록 찌면서 팽이버섯과 대파를 올려 맛을 더한다.

047 문어

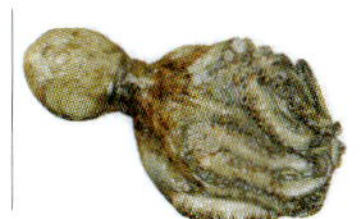

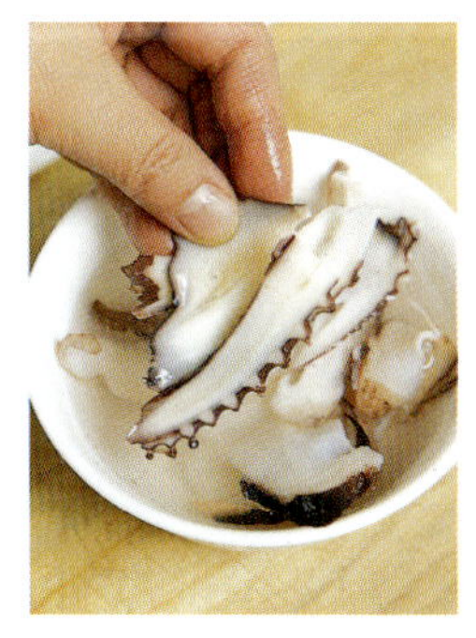

문어는 연체동물로 몸통은 공처럼 둥글고, 발이 몸통의 4~5배나 될 정도로 깁니다. 발이 8개이기 때문에 팔초어라고도 합니다. 비늘이 없고 표면이 미끈거리며 살아 있을 때는 주름이 잡혀 있습니다. 맛이 달고 짜며 성질이 차고 독이 없습니다. 트립토판, 시스틴, 히스티딘, 아르기닌, 아미노산 등을 함유하고 있습니다. 고단백 식품이며 지방질과 당질이 적은 저칼로리 식품입니다. 예전에는 잔치 때에 마른 문어의 발을 갖은 모양으로 오려서 잔칫상에 모양으로 곁들여 놓기도 했습니다. 이를 문어조라고 했습니다. 문어는 회로도 먹지만 백숙, 숙회, 장아찌, 조림 등을 해 먹습니다. 4월에 가장 맛이 좋아요.

종기의 궤양 치료제로 씁니다

문어는 기혈이 허약할 때 혈을 자양하고 원기를 북돋워 줍니다. 화농성 종양이나 오래된 종기의 궤양을 치료하며 새살을 돋게 합니다.

동맥경화나 지방간에 도움이 됩니다

문어의 엔테카펩티드 성분은 호흡기능을 촉진하고 관상동맥의 혈액량을 늘리고 혈압을 떨어뜨립니다. 또 문어는 정력제입니다. 아미노산의 일종인 타우린이 풍부하여 피로회복에도 좋은데, 이 성분은 혈중 콜레스테롤을 떨어뜨려 동맥경화에도 도움이 되고 지방간을 예방합니다.

어혈을 풀어 줍니다

이 외에도 문어는 산후 어혈로 두통, 현기증이 있을 때 좋으며 여성의 월경불순에도 좋습니다. 소화가 더디 되는 단점이 있지만 이런 이유로 다이어트와 당뇨병 치료에 도움이 되기도 합니다.

잘 맞는_음식궁합

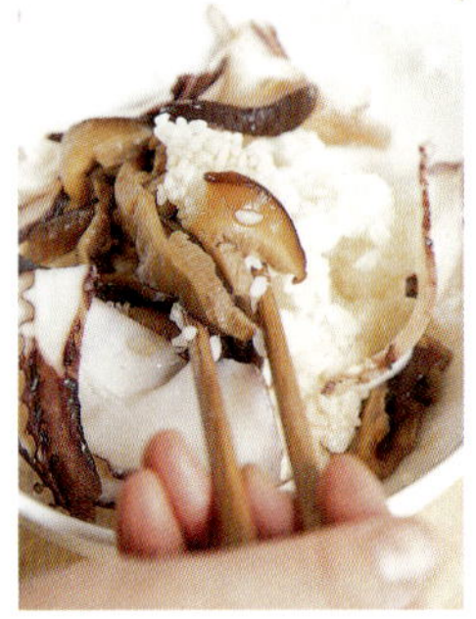

문어와 생강 · 식초

문어와 생강, 식초를 배합하면 기혈을 돕는 익기 · 보혈작용이 향상됩니다. 〈본초강목〉에도 "신선한 것을 생강, 식초로 요리해 먹으라"고 기록되어 있습니다. "맛은 해파리와 비슷하다"고 했고요. 또 "소금을 넣고 구워 먹으면 맛이 매우 좋다"고 했습니다.

문어와 무

문어는 무와 궁합이 잘 맞습니다. 더운 물에 무를 얇게 썰어 넣고 이 물에 문어를 잠시 우려내면 문어의 육질이 부드러워지며 소화도 잘됩니다. 문어요리를 하기 전에 육질을 부드럽게 만들어서 요리를 하는 것도 방법입니다.

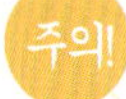

이럴 때는 먹지 마세요
알레르기성 체질을 비롯해서 위장기능이 약하거나 위하수의 경우, 가스가 잘 차거나 저혈압 · 냉증이 있는 경우에는 피하는 것이 좋습니다. 두드러기를 앓았던 경험이 있을 때도 문어를 안 먹는 것이 좋습니다. 주로 양성체질에 잘 맞는 식품입니다.

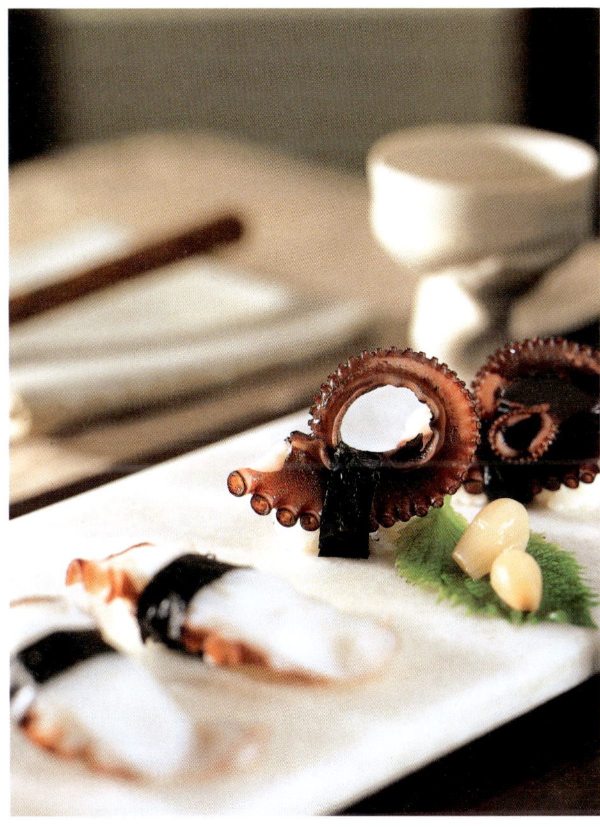

문어초밥

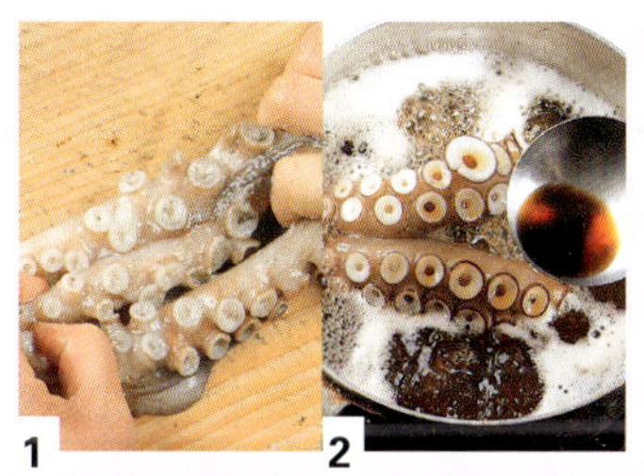

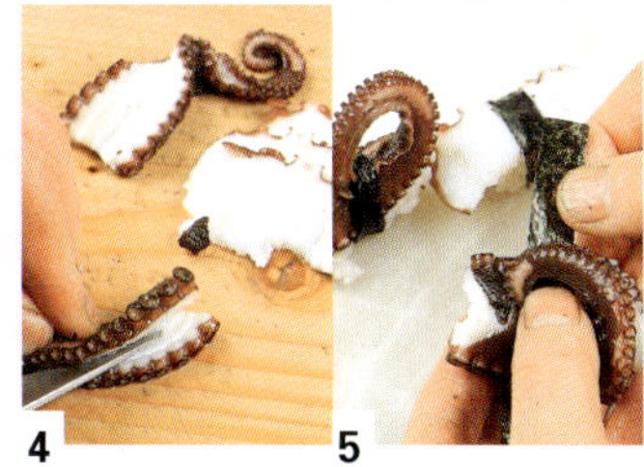

주재료 초밥 100g
(10개 분량), 와사비 조금,
간장 조금, 문어 다리 1개,
소금 반줌, 간장 1/2컵,
맛술 1/4컵,
김 띠 0.5cm 폭으로
썬 것 10개

1 문어는 머리를 뒤집어 내장을 빼내고 눈을 떼낸 다음 문어 다리를 가지런히 펴 놓고 소금을 뿌려 손으로 쫙쫙 훑어 다리에 붙어 있던 진흙 뻘이 깨끗이 빠지게 한 다음 깨끗이 헹구어 건진다.

2 큰 냄비에 문어가 잠길 정도의 물을 부어 끓인다. 물이 팔 팔 끓기 시작하면 진간장을 넣어 갈색이 나게 하고 맛술을 간장 양의 절반만 넣어 맛을 낸 후, 문어를 넣어 삶는다.

3 삶은 문어 다리를 건져서 약 2mm 두께로 약간 어슷하고 길죽하게 썬다.

4 꼬리 부분은 가운데 칼집을 넣어 펼친다.

5 문어에 와사비를 바르고 초밥 뭉친 것을 얹은 후, 뒤집어서 김띠를 두른다.

6 문어 꼬리는 예쁘게 말려 올라간 꼬리를 세워서 김띠를 둘 러 고정시킨다.

048 미꾸라지

오장을 보하고
기력을 돋워 줍니다

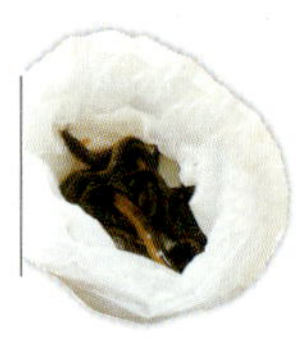

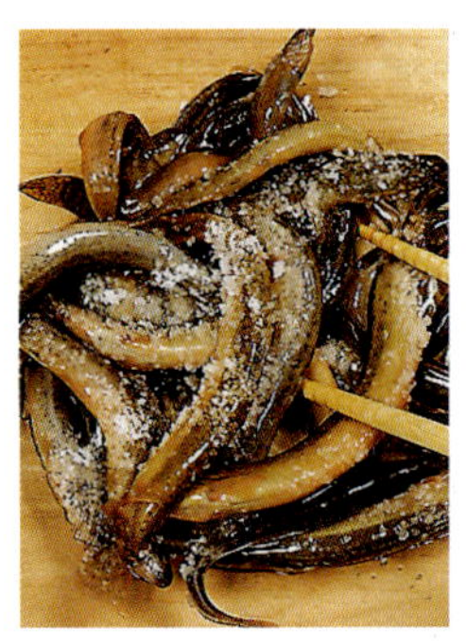

미꾸라지를 추어라 하는데, 성질이 따뜻한 식품입니다. 장어를 능가하는 비타민군과 칼슘으로 이루어져 있는 대단한 건강식품이고, 비타민 A · D를 섭취하기에도 용이합니다.

장을 보하여 설사를 다스립니다

오장을 보하고 설사를 그치게 합니다. 그만큼 기력을 돋우며 체내 효소를 활성화합니다. 장에 특히 좋고 더위도 막아 줍니다.

완선의 특효약이기도 합니다

완선은 피부병의 일종으로 둥글고 붉은 헌데가 나고 몹시 가려운 병입니다. 이때 미꾸라지 껍질을 환부에 대고 테이프로 고정하기만 하면 됩니다. 보통 6마리 정도가 적당하며, 마르면 교체합니다.

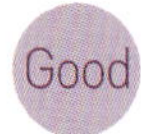 Good 잘 맞는_음식궁합

미꾸라지와 우엉

미꾸라지와 우엉은 궁합이 잘 맞습니다. 두 가지를 배합하면 강정 효과가 상승합니다.

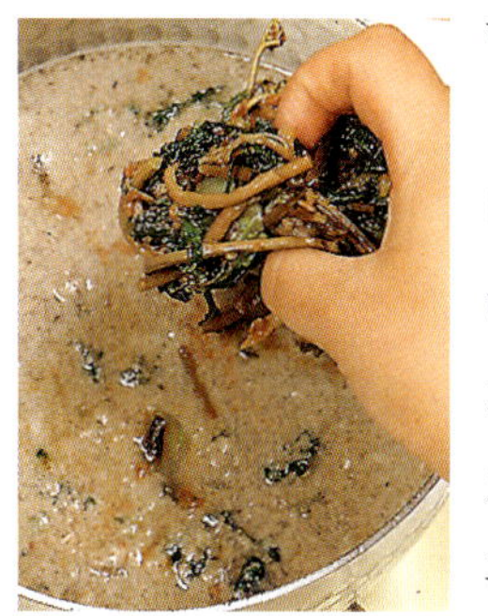

미꾸라지와 산초

미꾸라지는 흙냄새, 비린내를 많이 품고 있는 민물고기로 웬만큼 요리를 잘해도 그 냄새를 없앨 수 없어 먹기가 힘듭니다.

특히 미꾸라지의 내장과 뼈까지 모두 사용하는 추어탕은 그 냄새를 중화시키는 향신료가 반드시 필요한데, 이때 가장 좋은 향신료가 산초입니다. 산초는 상쾌한 향기와 매운맛이 독특한데, 이 성분은 산쇼올 성분이며 미꾸라지를 비롯한 어류의 비린내를 없애 줍니다. 특히 눈이 피로하고 눈꺼풀의 떨림 증세가 있을 때 미꾸라지와 산초를 배합해 먹으면 효과가 있습니다.

미꾸라지와 양파

미꾸라지와 양파를 배합해 먹으면 여름을 타거나 스태미나가 부족할 때 좋습니다. 원기가 솟는 즉효성 강장요리입니다. 미꾸라지와 양파를 함께 먹으면 부신피질호르몬이 활성화하기 때문입니다.

미꾸라지와 구기자

미꾸라지와 구기자를 배합하면 자양강장의 묘약이 됩니다. 구기자 열매도 좋고, 어린잎도 좋습니다. 열매도 신체에 활력을 북돋워 주는 정력제이며, 어린잎도 단백질을 많이 함유한 자양강장제입니다. 혈관벽도 튼튼하게 하며, 혈액순환도 원활하게 해 줍니다.

미꾸라지와 연잎

미꾸라지와 연잎을 배합하면 당뇨병에 의한 성신경쇠약증에 효과가 있습니다. 당뇨병의 병력이 5년만 경과해도 대다수가 성신경쇠약증으로 임포텐스를 호소하거나 역류성 사정으로 고생합니다. 이럴 때 머리, 꼬리를 떼고 그늘에서 말린 미꾸라지를 가루 내어 연잎 가루 낸 것과 함께 먹으면 좋습니다. 일명 '옥초산'이라고 합니다.

미꾸라지와 설탕

미꾸라지와 설탕을 배합하면 미꾸리지에서 진액이 빠져나옵니다. 미꾸라지의 몸 위에 흰 설탕을 뿌려 두면 미꾸라지에서 점액이 빠져나오는데, 이 점액과 설탕이 혼합되면 미꾸라지를 버리고, 그 액만 모아 먹습니다. 대단한 정력제로 정평이 나 있습니다. 이것이 바로 '이추활액' 입니다.

 맞지 않는_음식궁합

미꾸라지와 개고기

미꾸라지는 개와 상극이므로 개고기와도 함께 안 먹는 게 좋다고 알려져 있습니다.

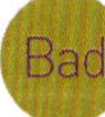

plus one

○● 미꾸라지로 만드는 두 가지 음식

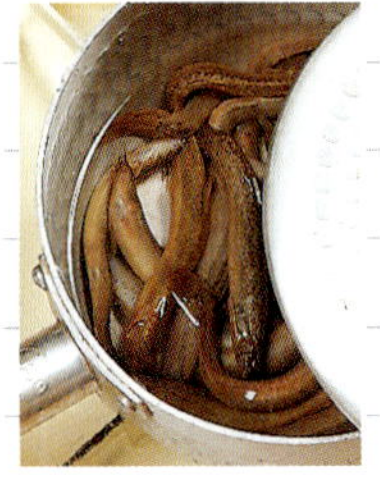

미꾸라지 요리를 대표하는 추어탕은 보양식으로 인기가 높지요. 추어탕을 끓일 때는 흔히 미꾸라지를 푹 삶은 후 곱게 갈아 갖은 야채를 함께 넣고 끓입니다. 그런데 미꾸라지는 통째로 이용한 요리가 있습니다. 그 중 하나가 '도랑탕' 이라는 요리입니다.

일명 '약두부탕' 이라 하지요. 미꾸라지 산 것을 끓는 물에 넣으면 펄떡펄떡 뛰는데, 이때 두부를 통째 넣으면, 미꾸라지들이 찬 두부 속으로 파고 들어가 익습니다. 이것을 잘라 양념장에 찍어 먹는 약선요리랍니다.

또 하나는 큰 그릇에 물을 붓고 기름 몇 방울을 떨어뜨린 뒤 미꾸라지를 넣고 어느 정도 지난 다음 물을 갈아 주기를 몇 번 거듭한 후 기름 바른 냄비에 넣고 술을 부어 약한 불로 천천히 끓여 먹습니다. 어느 것이나 미꾸라지를 통째 이용했기 때문에 칼슘을 온전히 섭취할 수 있는 건강 음식입니다. 뼈를 튼튼하게 해 주는 것은 물론 신비의 정력제로서 더욱 좋습니다. 미꾸라지는 겨울에는 먹이를 먹지 않고 동면하므로 기름기가 빠져 맛이 없습니다. 가을에도 맛있지만 봄이면 산란기를 앞두고 살이 올라 맛이 좋습니다.

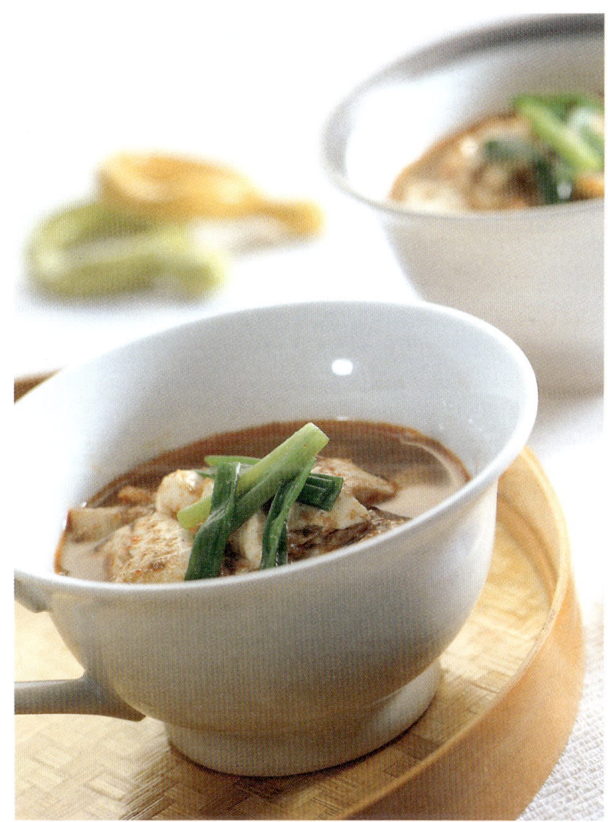

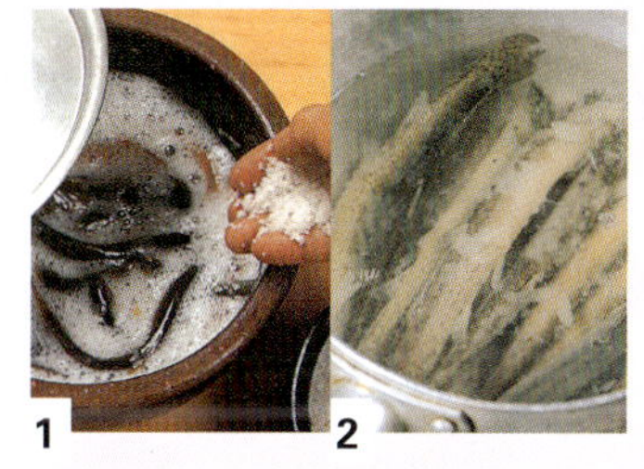

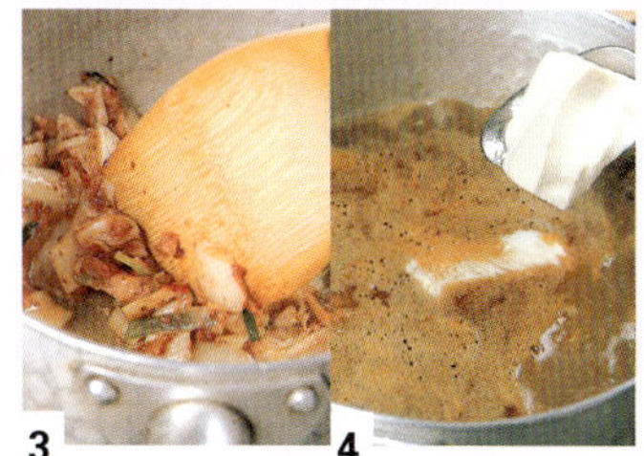

미꾸라지와 두부의 만남

약두부탕

주재료 미꾸라지 400g,
호박잎 6장, 배추김치 200g,
물기 뺀 연두부 2모
[향신채] 대파 1/3대,
마늘 2톨, 생강 1/2톨,
양파 1/4개
[양념장] 된장·고추장 1큰술씩,
다진 마늘·청주 1큰술씩,
고춧가루·다진 파 2큰술씩
후춧가루 적당량,
참기름·소금 적당량씩

1 미꾸라지, 호박잎, 소금을 넣고 뚜껑을 덮은 채 두었다가
미꾸라지가 조용해지면 누런 거품과 미끈거리는 진을 제
거하고 물기를 거둔다. 배추김치는 잘게 썰어 양념장을 덜
어 갖은 양념한다.

2 미꾸라지를 냄비에 담고 물을 넉넉히 부어 끓이다가 향신
채를 넣고 1시간 이상 푹 끓여 믹서에 간다.

3 양념해 놓은 김치를 볶다가 양념장을 마저 넣고 미꾸라지
간 것을 부어 끓인다.

4 끓고 있는 미꾸라지 탕에 연두부를 한 수저씩 떠 넣고 중불
에서 바글바글 충분히 끓인다.

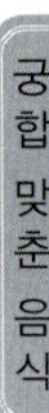

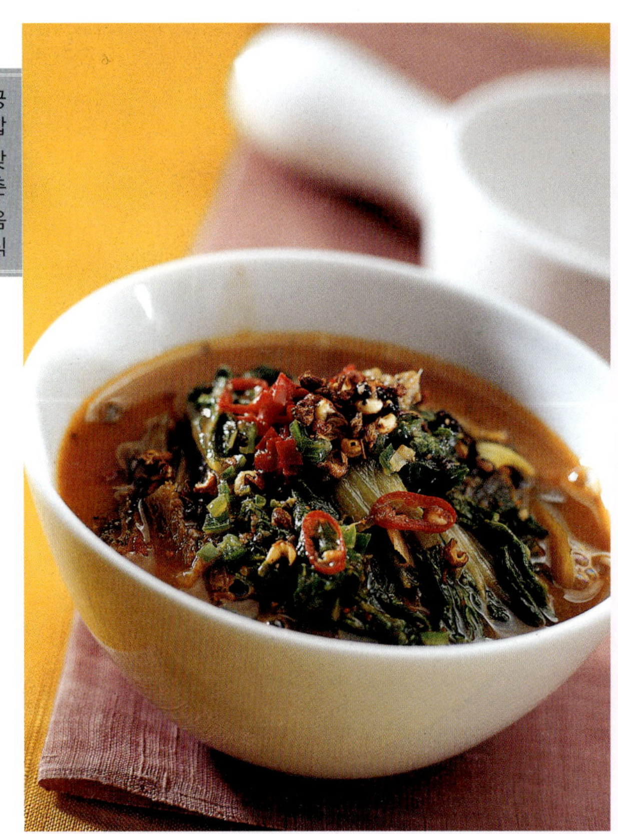

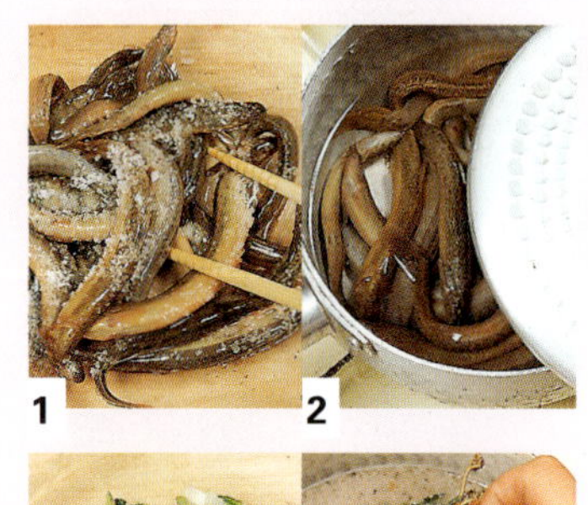

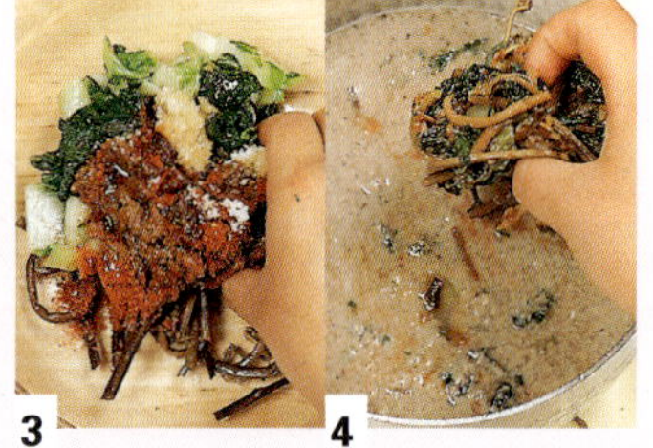

미꾸라지와 산초의 만남

추어탕

주재료 미꾸라지 400g,
고사리 100g, 연배추 150g,
소금 적당량
[양념] 된장 1큰술,
고춧가루 2큰술,
다진 파 2큰술, 참기름 조금,
다진 생강 2큰술,
풋고추 · 붉은고추 2개씩,
후춧가루 · 산초가루 조금씩

1 미꾸라지는 산 채로 넓은 그릇에 담아 소금을 뿌리고 뚜껑을 덮어 두었다가 미끈거리는 것이 없어지면 여러 차례 거품이 가실 때까지 헹군다.

2 깨끗이 씻은 미꾸라지를 냄비에 담고 물을 부어 푹 곤 다음 믹서에 갈아 놓는다.

3 고사리는 다듬어 송송 썰고, 연배추도 삶아 송송 썰어 된장, 고춧가루, 다진 마늘, 다진 파, 참기름으로 무친다.

4 믹서에 갈아 놓은 미꾸라지에 양념한 야채를 섞어 맛이 우러날 때까지 푹 끓인 다음 다진 생강과 고추를 썰어 넣고 마지막에 후춧가루와 산초가루를 넣어 비린내를 없앤다.

049 미역

피를 맑게 하고
젊음을 지켜 줍니다

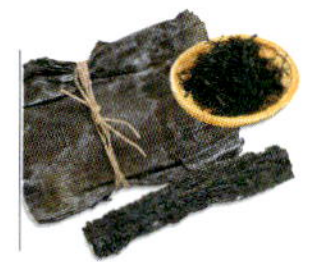

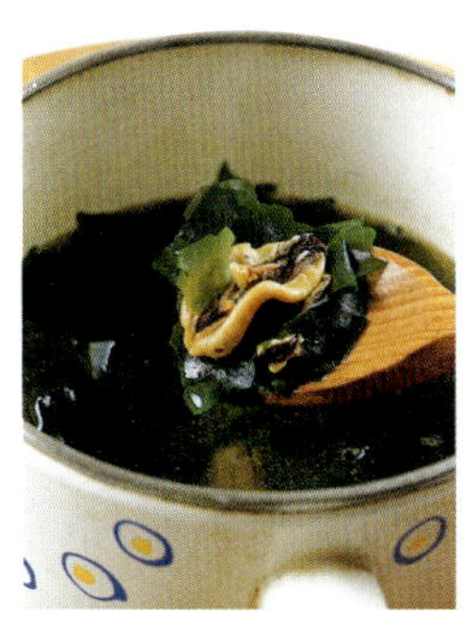

해초 가운데서 가장 훌륭한 식품이 갈조류인 미역입니다. '바다의 채소'라고도 하지요. 그만큼 단백질, 비타민, 칼슘, 철분, 카로틴 등이 균형 있게 들어 있고, 특히 요오드와 칼슘이 많이 들어 있습니다. 또 식이섬유 함량이 높은 식품 20가지 중 1위가 미역(말린 것)입니다. 100g당 43.43g이나 되지요. 한편 미역 뿌리는 정액과 비슷한 점액질의 즙을 분비하는데, 여기에는 수십억의 '알'이 있고 각각 바위에 붙어 번식합니다. 이것을 미역자루, 또는 미역귀라 하며, '곽이'라 합니다. 천연 비타민, 천연 미네랄의 보고라고 할 수 있지요.

갑상선 기능을 정상으로 만들어 줍니다

미역에는 요오드가 풍부합니다. 100g당 57mg이나 되지요. 요오드는 갑상선 호르몬에 직접 작용하여 갑상선 기능을 정상으로 만드는 성분입니다. 또 이 호르몬은 성호르몬과도 관계가 있어 젊음을 지켜 주기도 하고 신진대사를 높이는 기능을 해 신경을 진정시켜 주기도 하지요.

피를 맑게 합니다

미역에는 여러 영양성분이 균형 있게 들어 있습니다. 그래서 피를 만들어 주고 피를 깨끗하게 해 줍니다. 칼슘이 많아 골다공증을 예방하며, 뇌신경의 흥분을 진정시켜 줍니다. 또 혈액의 응고를 막는 프코이딘, 혈중 콜레스테롤을 떨어뜨리는 프코스테롤 등이 함유되어 있어서 동맥경화, 고혈압, 중풍 등을 예방할 수 있습니다.

비만과 변비를 개선합니다

식이섬유도 풍부합니다. 그래서 비만과 변비도 개선합니다. 미역의 미끈미끈한 물질인 알긴산은 면역력을 2~3배 높이며, 암세포의 증식을 막는다고 합니다.

답답증을 풀어 줍니다

미역은 성질이 찹니다. 그래서 열이 나고 가슴이 답답해지는 '번열증'에 효과가 큽니다. 그리고 미역은 단단하게 맺힌 것을 부드럽게 푸는 작용도 합니다.

잘 맞는_음식궁합

미역과 버섯 · 육류

미역은 버섯 중독을 해독합니다. 또 산성식품인 달걀이나 고기 등을 같이 먹을 때 산도를 중화해 소화 흡수도 잘되게 하지요.

미역과 오이

미역과 오이는 궁합이 잘 맞습니다. 미역초무침을 할 때 오이를 소금에 살짝 절여 꼭 짜서 함께 무치면 좋습니다. 미역과 오이를 배합하면 열을 떨어뜨리는 효과가 상승합니다. 특히 꽃가루 알레르기에 미역과 오이를 식초에 무쳐 먹으면 좋습니다.

미역과 두부

미역과 두부를 배합하면 좋습니다. 두부를 많이 섭취하면 콩의 사포닌이 몸속의 요오드를 배출시키는데, 미역을 배합하면 요오드를 보충할 수 있습니다.

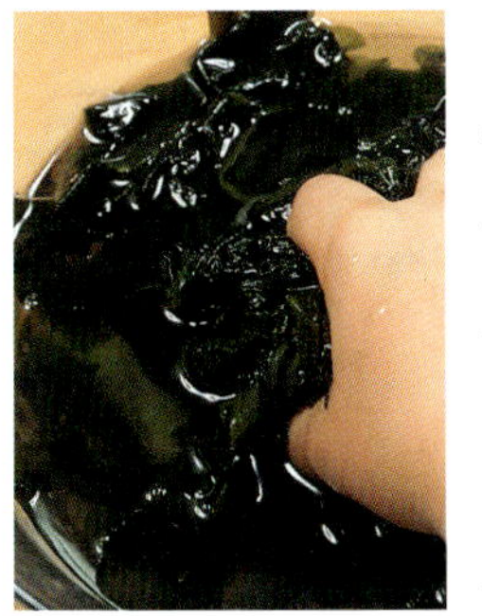

미역과 참기름

미역과 참기름은 궁합이 잘 맞습니다. 미역 요리를 할 때 참기름을 사용하면 미역에 들어 있는 요오드 및 각종 영양성분의 흡수율이 훨씬 높아집니다.

미역과 식초

미역과 식초를 배합하면 좋습니다. 식초가 미역에 함유된 칼슘의 체내 흡수를 촉진하여 더위와 갈증을 풀고 스트레스를 완화하는 역할을 합니다. 또 덥다고 청량음료를 지나치게 마시면 다량의 인산을 섭취하게 되어 칼슘 흡수율을 더욱 떨어뜨리므로 이때 미역과 식초를 배합해 먹으면 좋습니다. 참고로 초무침을 할 미역은 식초를 넣은 물에 살짝 데쳐 찬물에 헹군 후 사용합니다.

미역과 오동잎 · 칡

미역에 체한 데는 오동잎을 달여 차처럼 마시거나, 칡뿌리를 끓여 차로 마시면 잘 풀립니다.

Bad 맞지 않는_음식궁합

미역과 파

미역과 파는 궁합이 안 맞습니다. 파가 미역의 칼슘 흡수를 방해하기 때문입니다.

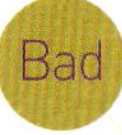
plus one

○● 좋은 미역을 고르려면

자연산 생미역은 2월 말부터 6월 중순까지가 제철입니다. 하지만 마른 미역은 1년 내내 구할 수 있지요. 미역은 만져 보아 잡티가 없으며 검푸른 빛이 고르게 보이면서 두꺼운 것이 좋아요. 마른 미역은 눅눅하지 않고 잘 마른 것을 고릅니다. 보관할 때는 습기가 차지 않도록 밀봉해서 서늘한 곳에 둡니다. 마른 미역은 찬물에 부드럽게 불려서 사용합니다.

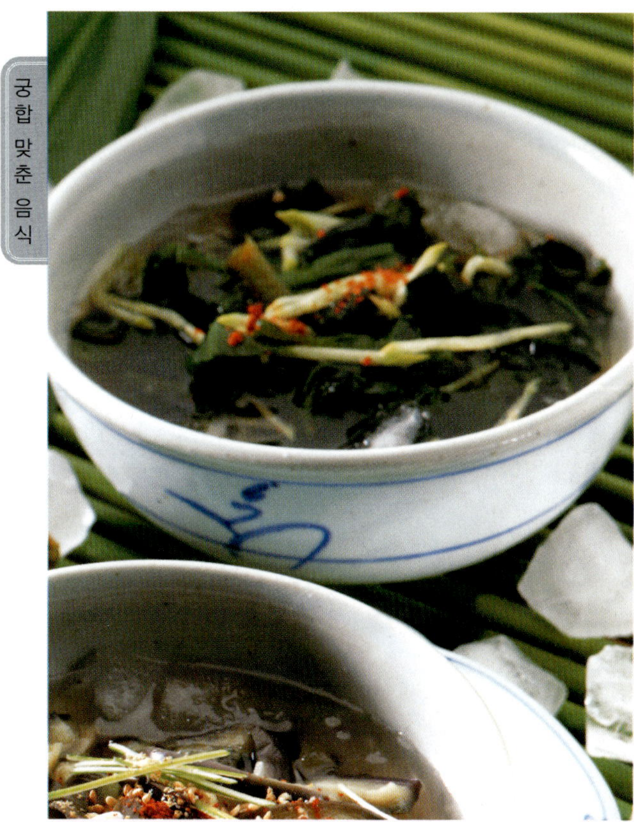

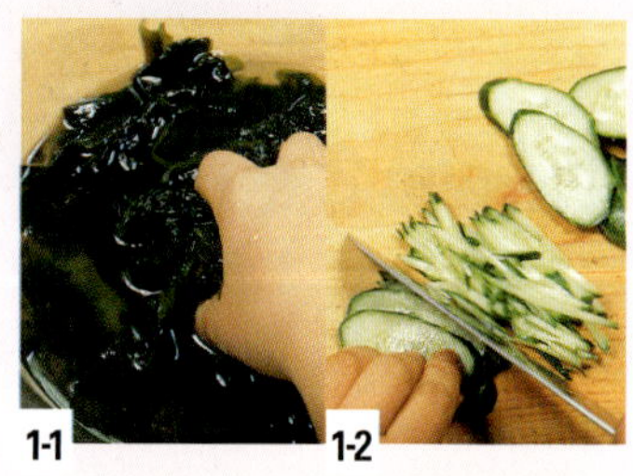

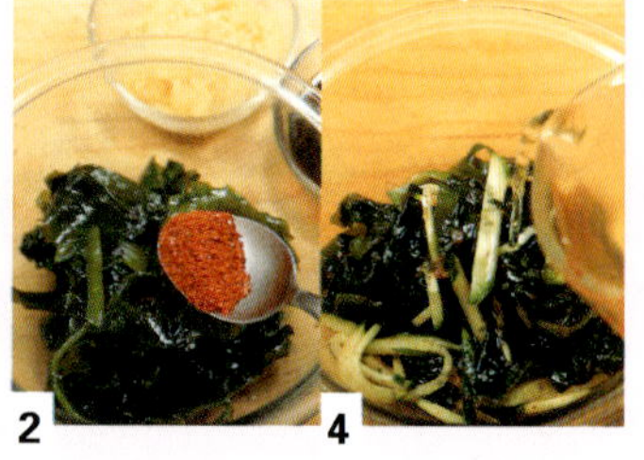

미역과 오이의 만남

미역오이냉국

주재료 조선오이 2개,
마른 미역 50g,
소금 · 식초 · 설탕 적당량씩

[무침양념] 식초1큰술,
고춧가루 1/2큰술, 설탕1큰술,
소금 조금, 다진 마늘 1큰술,
깨소금 1/2큰술,
참기름 1작은술, 생수 3컵

1 미역은 3cm 길이로 잘라 물에 20분 정도 불려 소금을 조금 넣고 주물러 씻어 물기를 꼭 짜고, 오이는 소금으로 문질러 깨끗이 씻어 물기를 닦고 채 썬다.

2 불린 미역에 다진 마늘, 고춧가루, 참기름, 깨소금, 소금, 설탕, 식초를 넣고 가볍게 무친다.

3 생수에 소금, 식초, 설탕을 넣고 간을 맞춘다

4 채 썬 오이와 양념한 미역을 그릇에 담고 차게 한 국물을 붓는다.

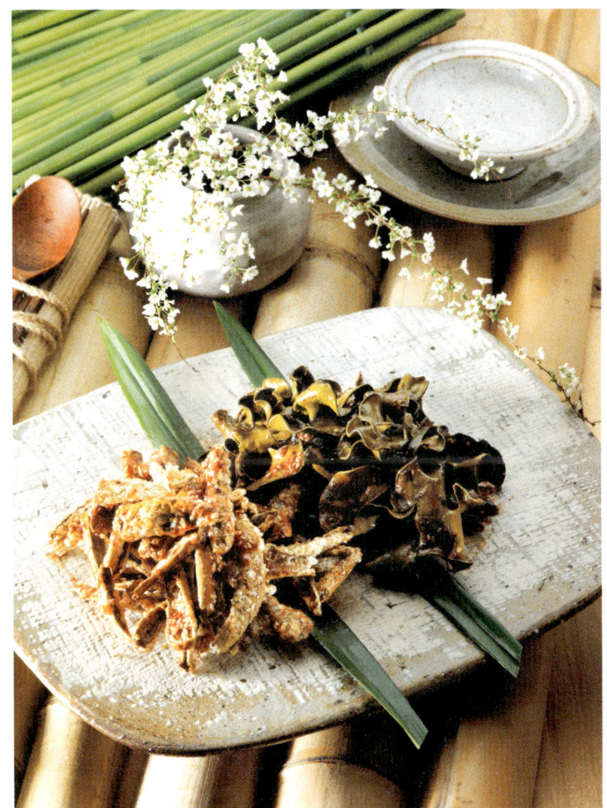

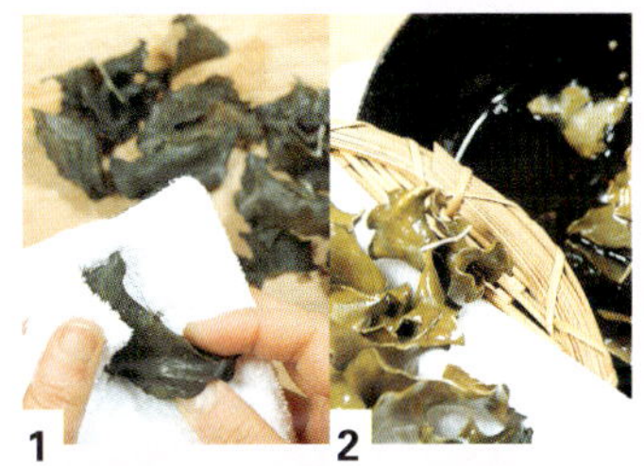

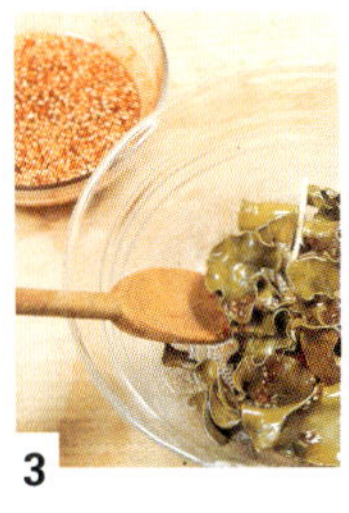

미역과 참기름의 만남

미역귀튀김

주재료 미역귀 100g,
식용유 적당량

[무침장] 국간장 1작은술,
설탕 2큰술, 식초 1큰술,
참기름 1큰술, 물엿 1큰술,
깨소금 1큰술,
고춧가루 2작은술

1 굴곡이 있는 미역귀를 마른 행주를 이용해 구석구석 먼지를 닦는다.

2 손질해 놓은 미역귀는 고온의 튀김기름에 바삭하게 튀겨낸다.

3 무침장 재료를 분량대로 섞어서 차게 두었다가 튀긴 미역귀에 넣고 버무린다.

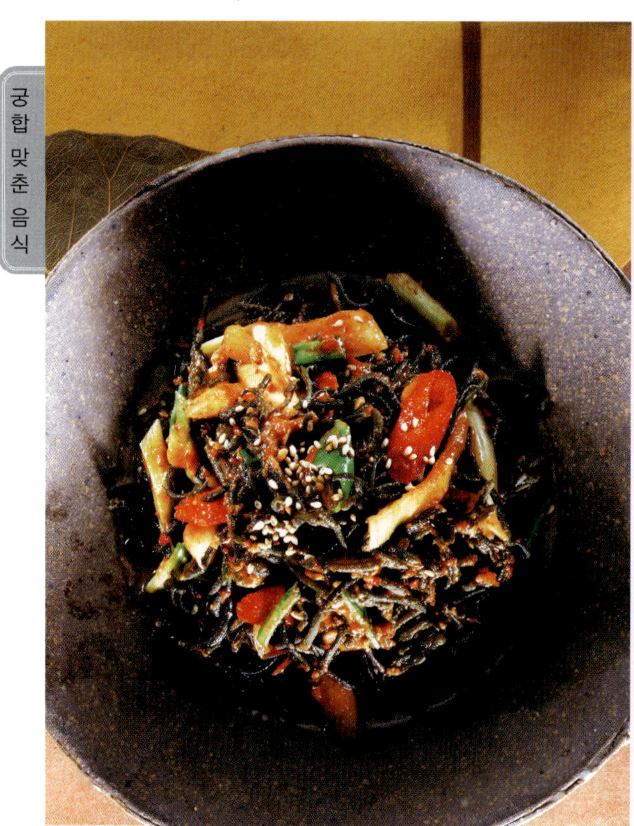

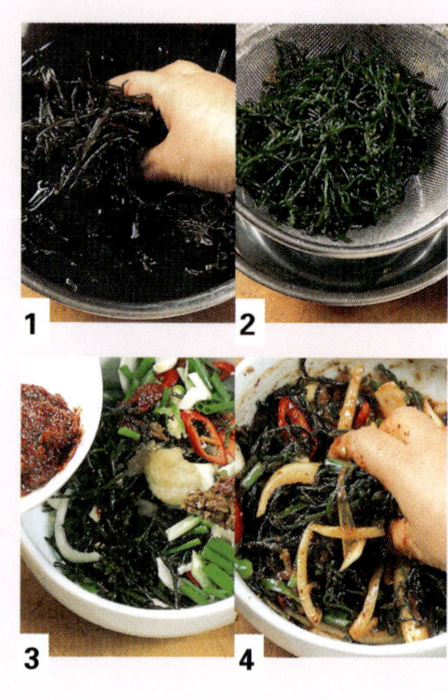

톳나물과 식초의 만남
톳나물된장무침

주재료 톳 400g,
양파 1/4개, 풋고추 2개,
붉은고추 1개, 쪽파 3줄기,
된장 2작은술,
고추장 1작은술,
고춧가루 2큰술,
다진 마늘 2작은술,
식초 2큰술, 설탕 1큰술,
깨소금 1큰술

1 톳의 억센 부분을 가위로 잘라내고 사이사이에 붙어 있던 갯흙이 빠지도록 물을 넉넉히 받아 놓고 바락바락 주물러 깨끗이 씻어 건진다.

2 깨끗이 씻은 톳은 팔팔 끓는 물에 넣어 파랗게 데쳐 건져서 찬물에 담가 다시 한 번 깨끗이 헹구어 물기를 꼭 짠다.

3 물기 짠 톳은 먹기 적당한 길이로 썰어 가늘게 채썬 양파와 어슷 썬 고추, 쪽파 썬 것, 다진 마늘을 넣고 된장과 고추장 조금, 고춧가루를 넣어 조물조물 무치고 식초, 설탕, 깨소금으로 맛을 낸다.

4 마지막에 식초로 새콤한 맛이 나도록 간을 조절한다.

○● 파래와 톳의 약효 성분

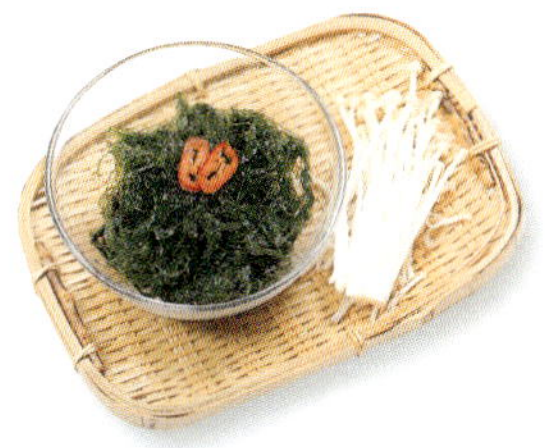

■파래는 담배의 니코틴을 해독해 줍니다

담배는 폐암뿐 아니라 고혈압이나 동맥경화, 심장병 같은 성인병을 일으키는 주요한 원인이라는 사실은 이미 잘 알려져 있습니다. 따라서 담배를 끊지 못할 때는 해조류라도 많이 먹어야 하는데, 해조류 중에서도 파래가 가장 좋습니다. 파래 속에는 담배의 해독을 풀어 주는 메틸메티오닌과 비타민 A가 풍부하게 들어 있기 때문입니다. 담배를 피우면 유독성분인 니코틴이 몸 안에 들어가서 입맛을 잃게 하고 동맥경화를 촉진하며 혈압을 상승시키는데, 파래에 함유된 메틸메티오닌 성분은 니코틴의 해독을 푸는 데 아주 뛰어난 효과가 있습니다. 또 파래에 함유된 비타민 A는 담배 때문에 손상된 폐의 점막을 재생하고 보호해 주는 작용이 대단하여 폐암에 걸리지 않도록 막아 줍니다.

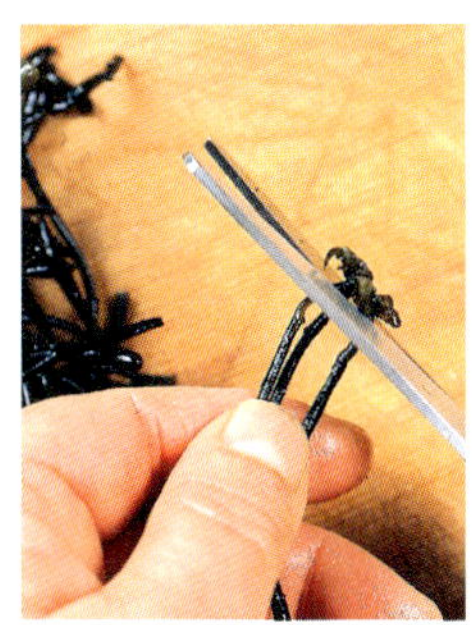

■톳은 변비를 다스리고 비만을 예방합니다

톳은 7~8년 동안 사는 다년생 해조류입니다. 일명 '녹미채' 라고 하지요. 제주도와 서남 연안에서 많이 납니다. 톳은 해조류 중에서 가장 뛰어난 알칼리성 식품입니다. 칼슘과 철분의 함량이 상당히 많은데 특히 칼슘 함량은 다시마의 2배나 된다고 합니다. 또 톳은 알긴산과 섬유소가 풍부한데 톳의 섬유소는 수분을 흡수해서 변의 부피를 늘리고 장벽을 자극하여 배변을 촉진합니다. 또 칼로리가 상당히 낮고, 만복감을 주므로 비만증에 좋습니다.

■톳은 암세포 증식을 막습니다

톳은 피를 만들어 주고 피를 깨끗하게 해 주며, 뇌신경의 흥분을 진정시키고, 면역력을 높이며, 암세포의 증식을 막아 줍니다. 톳 말린 것을 물에 30분 정도 담가 두면 한 7~8배 정도로 불어나는데, 이것을 물기를 빼고, 여러 방법으로 요리해 먹습니다. 특히 식초와 궁합이 잘 맞으므로 식초를 듬뿍 넣어 무쳐 드세요. 톳과 식초가 배합되면 칼슘의 체내 흡수가 좋아집니다.

050 민어

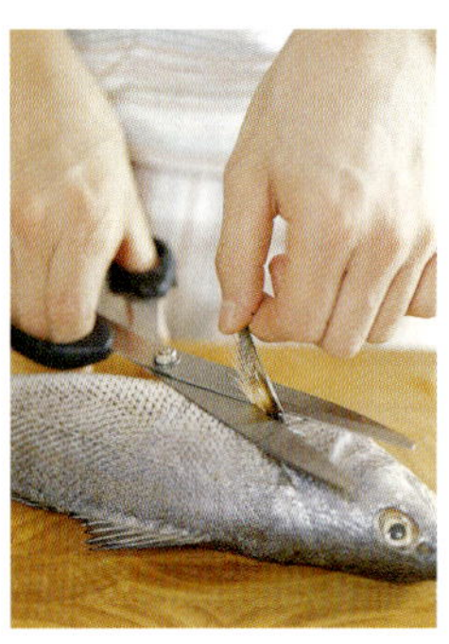

민어는 숭어 비슷하나 머리가 덜 넓적하고 빛이 좀 검은 바닷물고기입니다. 회어라고도 하며 민간에서 비교적 손쉽게 먹을 수 있는 생선이라 하여 민어라는 이름이 붙여졌습니다. 맛이 달고 성질은 평이합니다. 살이 희며 탄력 있고 맛있으며 향이 좋습니다.

위장 기능을 튼튼하게 합니다

위장기능을 좋게 하고 소화를 촉진합니다. 또 소변을 잘 보게 합니다. 소아 발육에도 좋고 노인이나 환자에게도 좋습니다. 민어의 알은 숭어알 다음가는 진품입니다. 민어 부레로 민어풀을 만드는데 어교 또는 강표라고 합니다.

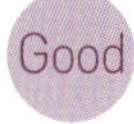 **잘 맞는_음식궁합**

민어 부레와 쑥

민어 부레와 쑥을 배합하면 여성의 냉증, 월경불순, 불임증에 특효약이 됩니다. 민어의 부레 속에 씨를 뺀 대추와 쇠고기, 민어살을 이겨서 갖은 양념을 하여 넣고 부레를 동여맨 뒤에 찜을 해서 먹는데, 쑥술로 먹으면 더 좋습니다. 쑥술은 쑥 말린 것 600g에 소주 1.8ℓ를 붓고 냉암소에서 1개월 이상 숙성하면 됩니다. 혹은 민어 부레풀을 누렇게 볶아 가루 내어 달걀물을 씌워 지짐을 만들어 쑥술

로 장기 복용해도 좋으며, 민어 부레풀을 누렇게 볶은 다음 가루 내어 1회 4g씩
1일 3회 공복에 쑥술로 복용해도 좋습니다.

민어와 멧돼지, 꿩고기

민어는 멧돼지 · 꿩고기와 궁합이 안 맞습니다. 함께 먹으면 헌데가 잘 생깁니다.

민어와 쑥갓의 만남
민어감정

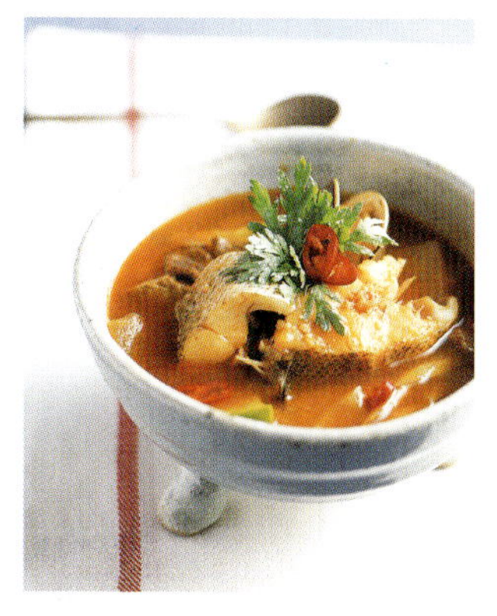

주재료 민어 500g, 무 · 쇠고기 100g씩,
중합 300g, 풋고추 30g, 홍고추 15g,
호박 150g, 두부 200g, 양파·대파 50g씩,
미나리 · 쑥갓 70g씩, 물 8~9컵
[양념] 고운 고춧가루 1큰술,
혼다시 2작은술, 다진 마늘 2큰술,
생강가루 1/2작은술,
고추장 · 국간장 조금씩

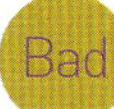

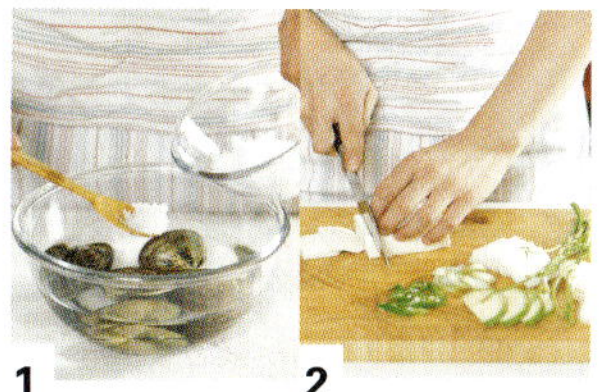

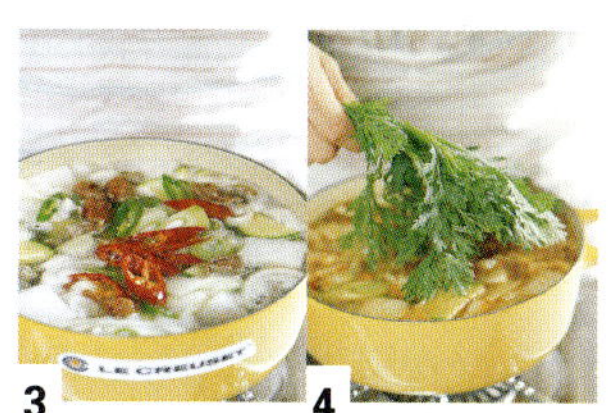

1 민어는 토막을 내고 중합은 해감을 뺀다.
2 호박은 반달 모양으로, 양파와 대파는 굵
  직하게, 두부와 무는 납작하게 썰고 미나
  리와 쑥갓도 다듬어 씻어 놓는다. 쇠고기
  는 핏물을 제거한다.
3 물이 끓으면 중합을 넣고 끓여 제 물에
  씻어 건져 놓고 국물을 밭쳐 냄비에 도로
  담아 끓으면 민어와 쇠고기를 넣는다.
4 국물이 끓으면 미나리와 쑥갓을 제외한
  모든 재료들을 넣고, 다시 끓으면 양념을
  넣고 미나리, 쑥갓을 넣고 한소끔 끓인다.

051 병어

뼈와 근육을 튼튼히 하고
소화불량을 다스립니다

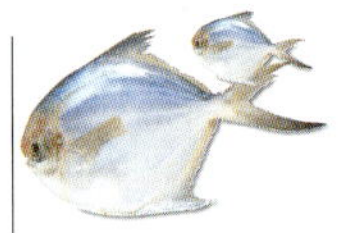

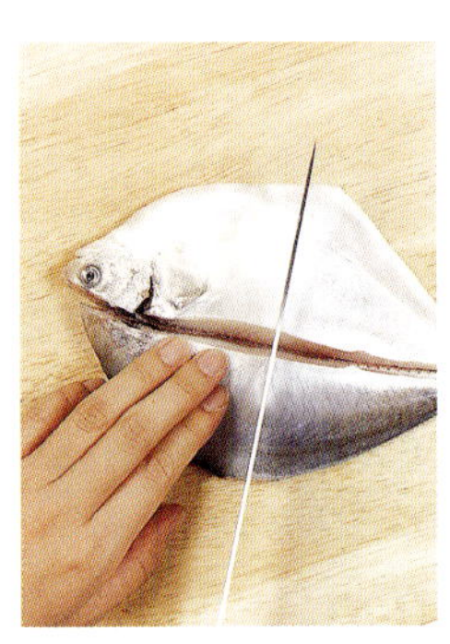

병어는 난해성 바닷물고기입니다. 산란기인 4~6개월 육지 가까이에서 살지요. 몸과 머리는 좌우로 납작하고 중간의 체고가 높아 체형은 거의 마름모꼴입니다. 입과 눈이 아주 작고 맛이 달고(혹은 쓰고), 성질은 따뜻합니다.

소화불량이나 근골통증에 좋습니다

기운을 돋우고 피를 보하며 근육을 탄탄케 하며 뼈를 강건하게 하고 비위를 튼튼하게 합니다. 특히 소화불량이나 사지마비, 근골통증 등에 효과가 크지요. 병어 알은 독이 있습니다.

Good 잘 맞는_음식궁합

병어와 귤껍질

병어와 귤껍질을 배합하면 비위허약으로 소화가 안 될 때 좋습니다. 병어를 끓일 때 귤껍질을 함께 넣고 끓여 보세요.

병어와 당귀

병어와 당귀를 배합하면 근육과 뼈가 아프고 사지가 마비된 데 좋습니다. 병어를 끓일 때 당귀를 함께 넣고 끓이세요.

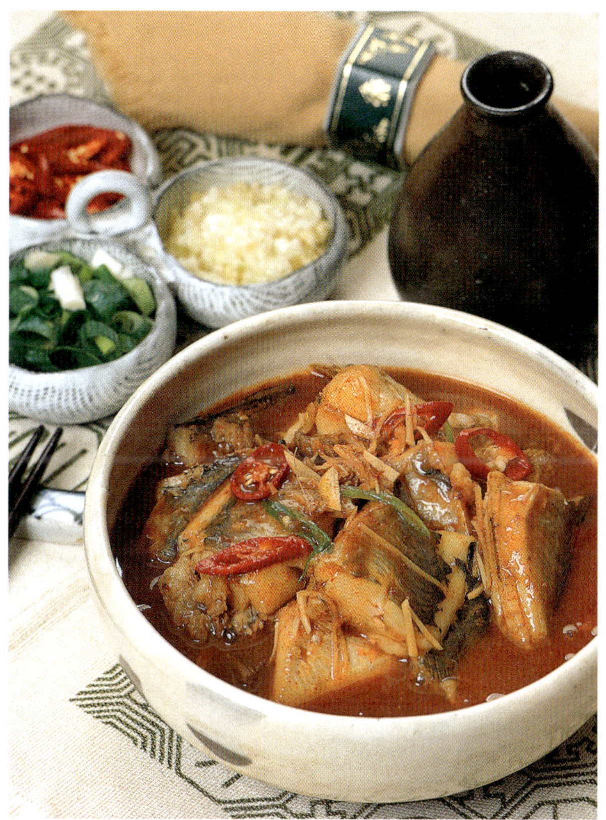

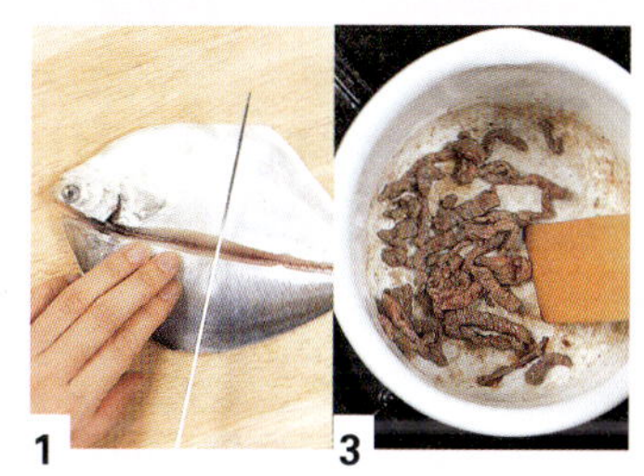

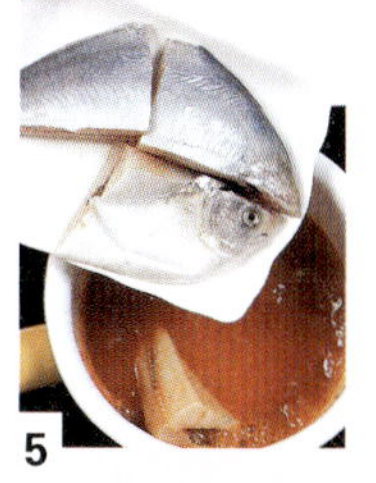

병어와 쇠고기의 만남

병어감정

주재료 병어 2마리,
쇠고기 50g, 대파 1뿌리,
마늘 2쪽, 생강 1쪽,
고추장 4큰술,
참기름 1큰술, 물 2컵

1 병어는 머리와 지느러미를 잘라 내고 내장을 빼내 깨끗이 씻은 뒤 큰 것은 넷으로, 작은 것은 반으로 토막 낸다.

2 대파, 마늘, 생강은 깨끗이 다듬어 씻은 뒤 채 썬다.

3 쇠고기는 한입 크기로 얇게 썰어 기름 두른 냄비에 달달 볶는다.

4 쇠고기가 볶아지면 물 2컵을 붓고 고추장 4큰술을 풀어 한 소끔 끓인다.

5 찌개국물이 끓으면 토막 낸 병어, 채 썬 파·마늘·생강을 넣고 국물을 끼얹어 가며 국물이 흥건하지 않도록 자작하게 끓인다.

052 붕어

잘 체하거나 설사가
잦을 때 좋습니다

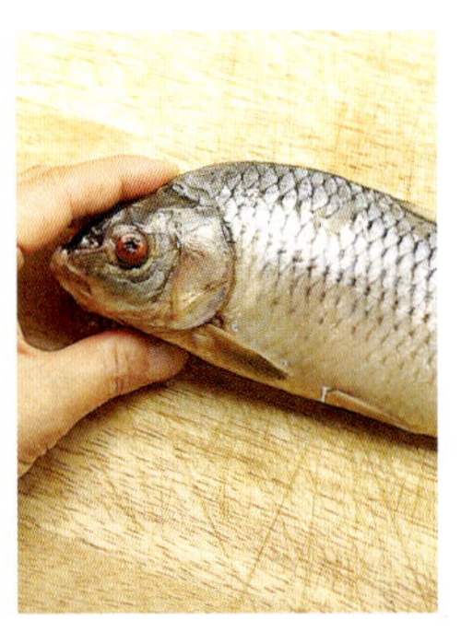

붕어는 잉어과의 민물고기이기 때문에 잉어와 비슷하게 생겼으나 수염이 없습니다. 헤엄칠 때 하나는 앞세우고 둘은 뒤세우며 다니기 때문에 붕어를 '즉어' 라 하며, 이렇게 서로 가까이 다니므로 '부어' 라고도 합니다. 한 뼘가량 되는 붕어를 '맥붕어' 라 하고, 손바닥 크기는 '뼘치' 라 하고, 한 뼘이 넘는 것은 '매기' 라 하며, 두 뼘이 넘으면 '둘매기', 세 뼘이 넘으면 '셋매기' 라 하는데, 한 자 안팎이 되면 '자치' 라고 합니다.

맛이 달고 성질은 따뜻하며 독이 없습니다. 붕어의 단백질은 흡수가 잘되고, 지방질은 거의가 불포화지방산입니다. 칼슘, 철분, 비타민 $B_1 \cdot B_2 \cdot C$ 등을 함유하고 있습니다.

잘 체하거나 설사가 잦을 때 좋습니다

붕어는 오행 중 토(土)에 속합니다. 그래서 오장 중 토에 속하는 비위를 튼튼하게 합니다. 그래서 잘 체하거나, 잘 토하거나, 잘 먹지 않을 때, 또는 설사가 잦을 때 좋습니다.

고혈압, 동맥경화, 빈혈 치료에 좋습니다

붕어의 지방은 불포화지방산이기 때문에 고혈압이나 동맥경화증에도 좋고, 칼슘과 철분이 풍부하기 때문에 성장기 어린이나 빈혈이 있는 여성에게 도움이 됩니다.

발모 촉진제로 좋습니다

발모 촉진제로도 뛰어난 효능이 있다고 합니다. 개나 고양이, 새 등에게 양념하
지 않고 구운 붕어를 먹이면 털에 윤기가 흐르는 것을 볼 수 있을 정도로 모발에
좋은 식품이라는 말이 있습니다.
한편 붕어의 머리도 약이 됩니다. 태워서 가루 내어 먹으면 기침에 특효입니다.

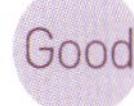

Good 잘 맞는_음식궁합

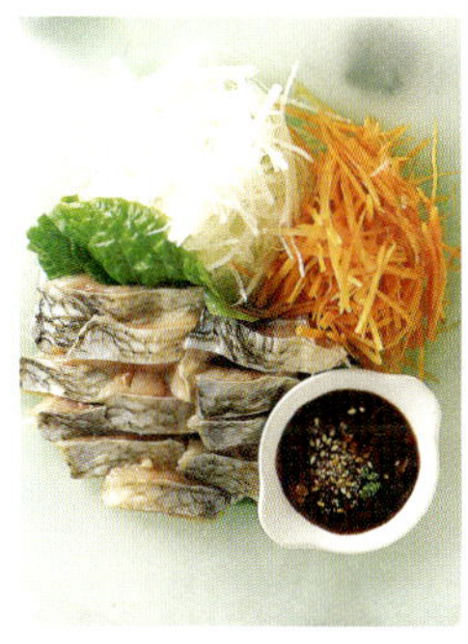

붕어와 순채

붕어와 순채는 궁합이 잘 맞습니다. 먹은 것이 내리지
않고 구역이 그치지 않을 때 좋습니다. 순채는 수련과
의 여러해살이물풀로 줄기는 가늘고 길며 물속에 잠겨
있고, 잎은 길고둥근 모양의 방패 같은데 물 위에 떠 있
습니다. 어린 잎을 붕어와 함께 끓여 먹으면 효과가 있
습니다.

붕어와 차조 · 파

붕어는 차조, 파 등과 궁합이 잘 맞습니다. 메조는 성질이 차서 위가 냉한 체질
에 잘 안 맞는데, 차조는 성질이 다소 열성이어서 냉한 체질에 잘 맞습니다. 그
래서 붕어와 차조를 배합하면 속이 냉해 생긴 설사 치료에 좋습니다.

붕어와 당귀 · 구기자

붕어와 당귀 · 구기자를 배합하면 임신 중 부종이나, 산후 부종에 좋고, 특히 체
력 보강과 빈혈 치료에 도움이 됩니다. 잘 손질한 붕어 1,200g에 당귀, 구기자 각
600g을 넣고 중탕해 즙을 짜서 소위 '붕어소주'를 만들어 먹습니다. 한방에서
돌림병이라 일컫는 볼거리에는 구기자잎과 줄기, 붕어를 함께 끓여 먹습니다.

붕어와 머위

머위는 국화과의 여러해살이풀로 새순에는 비타민과 칼슘, 테르펜 등이 들어
있어 입맛을 돋우고 위액분비를 촉진합니다. 따라서 붕어의 비위기능 보강작용
이 상승합니다. 또 붕어를 먹고 식중독을 일으켰을 때도 좋습니다.

붕어와 팥

붕어와 팥을 배합하면 각종 부종이 빨리 가십니다. 검은콩을 붕어와 함께 배합
해도 좋습니다.

붕어와 찻잎

붕어와 찻잎을 배합하면 당뇨병에 좋습니다. 붕어와 찻잎을 함께 중탕하여 붕
어소주로 만들어 먹어도 좋고, 붕어 뱃속에 찻잎을 넣고 한지에 싼 다음 곡식의
겨를 태워 피운 불에 구워 먹어도 좋습니다.

붕어와 무

붕어와 무를 배합하면 기침과 가래에 좋습니다. 혹은 피 섞인 가래가 나올 때도
효과가 있습니다.

○● 붕어로 만들어 먹을 수 있는 궁합 맞춘 음식

붕어로 구이도 하고, 조림도 합니다. 붕어의 뼈가 뭉그러질 정도
로 고아 체로 거른 뒤 쌀을 넣고 죽을 쒀 먹기도 하지요.
쇠고기, 돼지고기, 파, 표고버섯 등을 다진 뒤 후춧가루로 버무려
붕어 뱃속에 넣고 찜을 하기도 합니다. 고추장, 된장을 푼 장국에
손질한 붕어와 마늘 생강 등으로 양념을 하여 끓인 매운탕도 맛
이 좋지요.
수제비를 똑똑 떠 넣으면 그 맛도 별미구요. 붕어를 참기름으로
볶다가 물을 부어 푹 고은 다음 국물만 걸러 먹거나, 붕어소주를
만들어 보양식으로 먹기도 하지요.
참고로 붕어는 회로 먹지 않아야 합니다. 간디스토마에 감염되기
쉽고, 비타민 B_1의 분해효소인 타미나아제가 있기 때문입니다.

053 새우

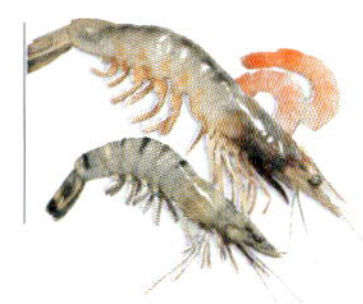

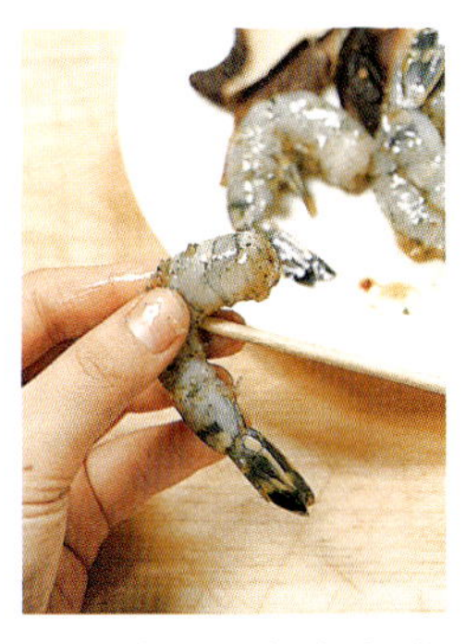

새우를 물에 끓이면 빨개지는 모양이 노을[하]을 닮았기 때문에 새우를 '하' 라 하며, 바닷새우를 '해하' 라 합니다.

큰 새우를 흔히 '대하' 라 하는데, 이는 좌우대칭으로 생겼기 때문에 대하라고 하는 것이고 혹은 암수 두 마리를 쌍으로 말려 상등 식품으로 여기기 때문에 대하라 하기도 합니다.

보리새우과에 딸린 이들 새우 외에 왕새우를 용하라 하는데, 〈영표록〉에는 "큰 새우는 길이가 한 발이나 되는 것도 있고, 오색 빛깔을 내는 새우도 있다"고 했습니다.

새우는 맛이 달고 짜며, 성질은 따뜻합니다. 글리신·베타인 등의 성분이 있어 새우 고유의 풍미를 느끼게 해 주지요. 특히 새우의 뇌·정소·난자 등은 풍부한 단백질원이 됩니다. 칼슘, 인, 요오드, 철분, 비타민도 많이 들어 있고요.

불안 초조를 다스립니다

새우는 예로부터 양기를 돋우는 식품으로 알려져 왔습니다. 또 허리를 보강하고, 뼈를 튼튼히 하며, 뇌수를 충족시켜 주고 몸을 따뜻하게 하며 냉증을 개선합니다. 저혈압이나 빈혈에도 좋습니다.

칼슘이 많아 히스테리를 비롯해서 불안, 초조를 다스리며, 눈과 치아를 튼튼하게 해 줍니다.

성인병을 예방합니다

새우에 함유된 키틴을 알칼리성분으로 처리하면 키토산이 생기는데, 이것이 콜레스테롤의 흡수를 막아 줍니다. 또 고도의 불포화지방산과 타우린이 함께 들어 있어 고혈압, 동맥경화, 심장병 등 성인병을 예방할 수 있습니다.
단, 지나치게 먹으면 풍과 열을 일으키고 종양과 냉을 일으킵니다. 삶았을 때 하얗게 되는 새우나 수염이 없는 새우는 먹지 못합니다. 알레르기 체질과 냉성 체질도 새우를 피하는 것이 좋습니다.

Good **잘 맞는_음식궁합**

새우와 생강 · 무

새우와 생강 ·무는 궁합이 잘 맞습니다. 생강, 무는 새우의 알레르기 반응을 예방합니다.

새우와 아욱

새우와 아욱은 궁합이 잘 맞습니다. 새우는 비타민 성분이 부족하고, 아욱은 칼슘, 비타민 A·C가 풍부하지만 필수아미노산이 절대적으로 부족합니다. 따라서 이 두 가지를 배합하면 서로의 결점을 보완해 주지요.

새우와 파

새우에 생강, 파, 된장을 넣고 끓여 먹으면 중풍에 좋습니다. 혈괴(血塊)라 하여 순환이 잘 되지 못하고 응체한 피의 응어리를 풀어 줍니다. 산모의 젖도 잘 나오게 합니다.

새우와 돼지고기 · 닭고기

새우는 돼지고기와 궁합이 맞습니다. 돼지고기에 체했거나 중독됐을 때 새우젓이 좋습니다. 새우는 닭고기도 잘 소화시켜 줍니다. 우리나라 사람들이 돼지고기 요리를 먹을 때 새우젓을 함께 먹는 것은 지혜로운 식습관입니다.

새우와 치자

새우 껍데기와 치자열매 말린 것을 함께 질그릇에서 검게 구워 가루 낸 것은 위 궤양 치료제로 유명합니다.

○● 새우에 대한 옛 기록

새우 머리 부분의 굳은 딱지를 벗기면 황갈색의 된장 비슷한 게 있습니다. 이것이 중장선이라는 소화기관입니다. 〈본초강목〉에 "그 장(腸)이 뇌에 속해 있다"고 한 것은 이를 표현한 것입니다. 새우는 알로부터 노플리우스 · 메타노플리우

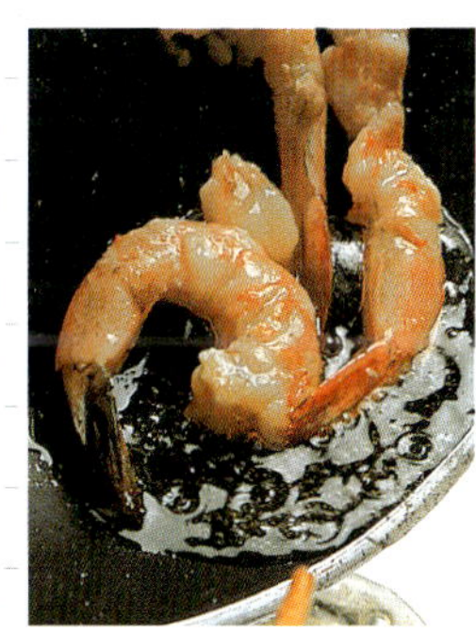

스 · 조에아 · 미시스 등의 시기를 지나서 완전한 새우가 됩니다. 〈본초강목〉에 새우를 가리켜 "개미 같은 것이 가을 후에 무더기로 물속에 떨어지면 새우가 된다"고 했는데, 이를 두고 한 말입니다. 〈북호록〉에는 새우의 수염은 길고 단단해서 "부녀자의 비녀를 만들고 지팡이를 만든다"고 기록되어 있으며, "딱지가 철갑처럼 단단하여 대가리로 술잔을 만들 수 있다"고 기록되어 있습니다.

○● 새우로 만들 수 있는 궁합 맞춘 음식

새우는 구이, 무침, 조림이나 찌개, 지짐, 탕 등 다양한 방식으로 조리할 수 있습니다. 볶음, 저냐는 물론 새우젓도 담가 먹지요. 새우젓은 5월에 담근 오젓, 6월에 담근 육젓, 가을에 담근 추젓 등이 있으며, 빛이 흰 잔새우로 담근 것을 백하젓이라 합니다. 또 새우의 하나로 작고 연한 곤쟁이로 담근 것을 곤쟁이젓이라 하는데 노하젓 · 자하젓 · 감동젓이 있습니다. 〈중국식품사전〉에는 새우로 젓갈을 담아 그 맑은 윗물을 하유(蝦油)라고 하는데 김치에 넣는다고 적혀 있습니다. 중국에서는 큰 새우를 쪄 말려 껍데기를 버리고 살만 취하는데, 이를 하미(蝦米)라 하여 요리에 이용했으며, 생강이나 초 따위로 맛을 내어 먹는다고 하는군요.

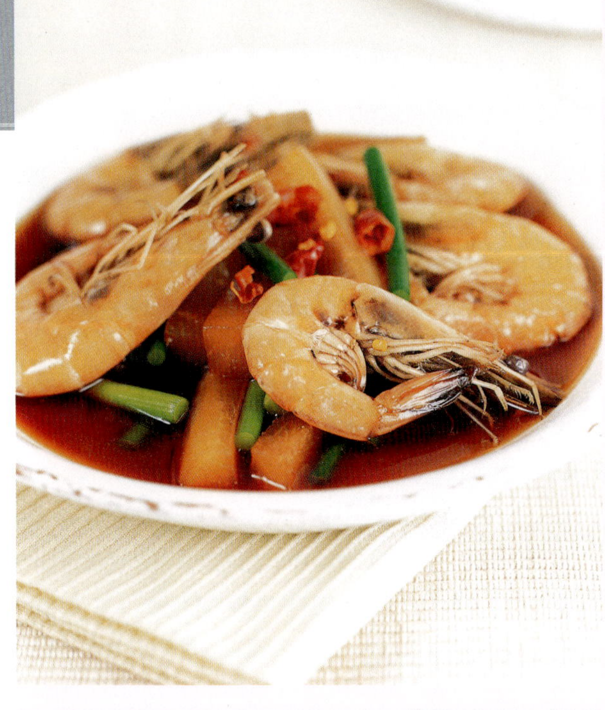

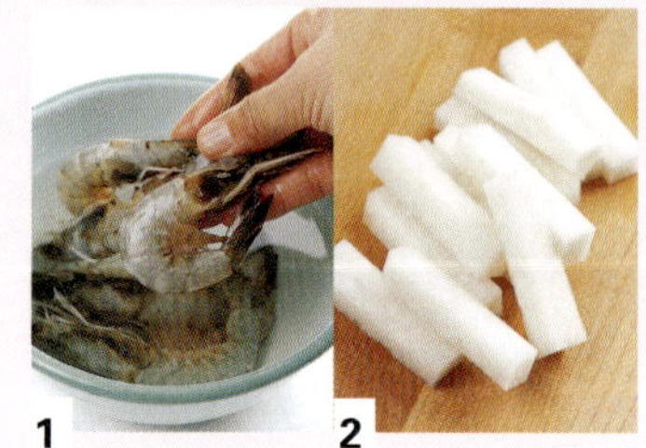

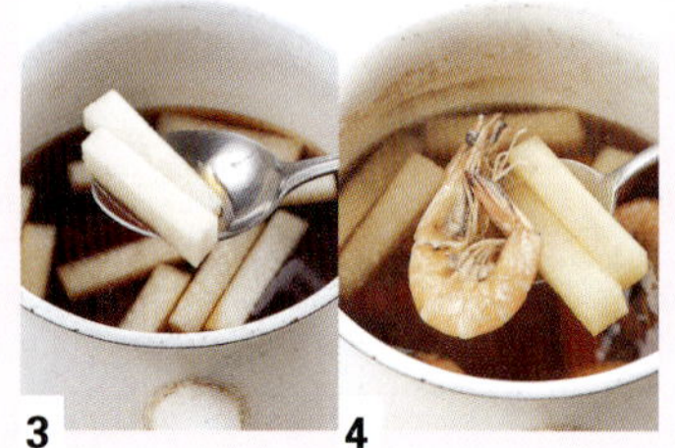

새우와 무의 만남

새우무조림

주재료 중하 10마리,
무 100g, 마늘종 40g
[조림장] 진간장 2큰술,
물 2컵, 참기름 1큰술,
물엿 1/2큰술
[기타재료] 마른고추 1개,
소금 조금

1 새우는 중하로 준비하여 껍질째 연하게 푼 소금물에 담가
살살 흔들어 헹군다.

2 무는 껍질째 깨끗하게 씻어 4~5㎝ 길이로 약간 도톰하게
막대 모양으로 썰고 마늘종은 3~4㎝ 길이로 썬다. 마른고
추는 송송 썰거나 큼직하게 잘라 씨를 대충 턴다.

3 조림장 재료를 담고 보글보글 끓이다가 무를 먼저 넣어 조
려 무에 간장 색이 충분히 배면 새우를 넣어 붉은색이 나
도록 조린다.

4 불에서 내리기 전에 마늘종과 마른고추를 넣어 매운맛을
더하고 모자라는 간은 소금으로 맞춘다.

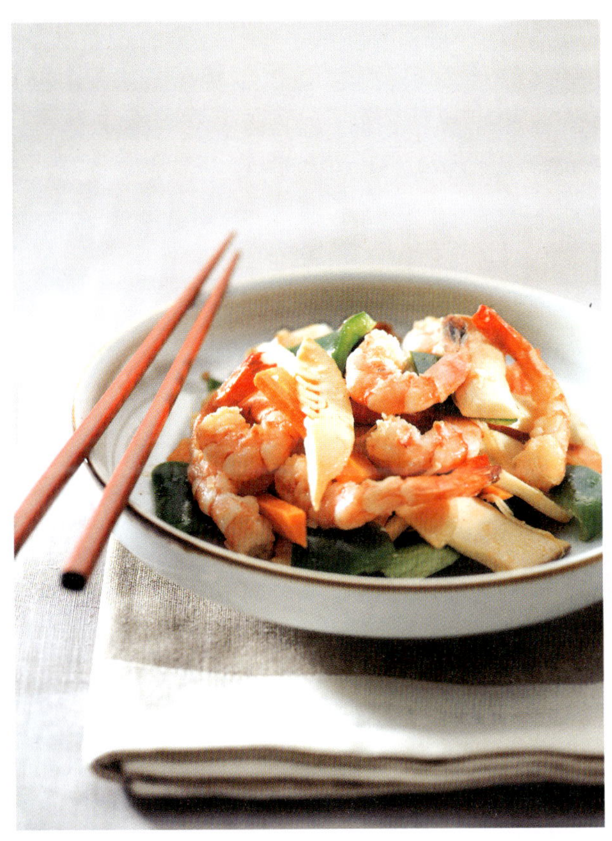

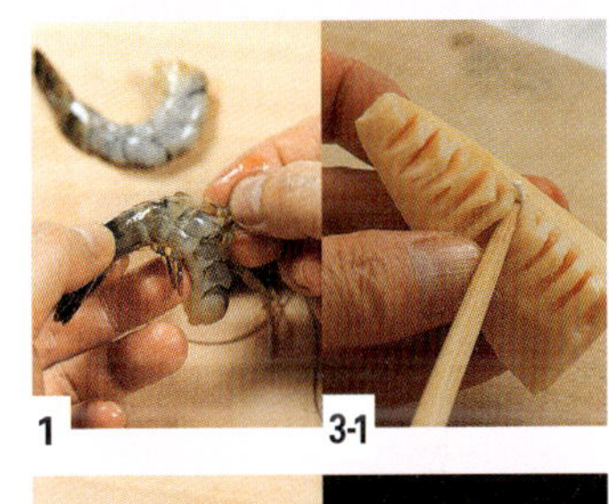

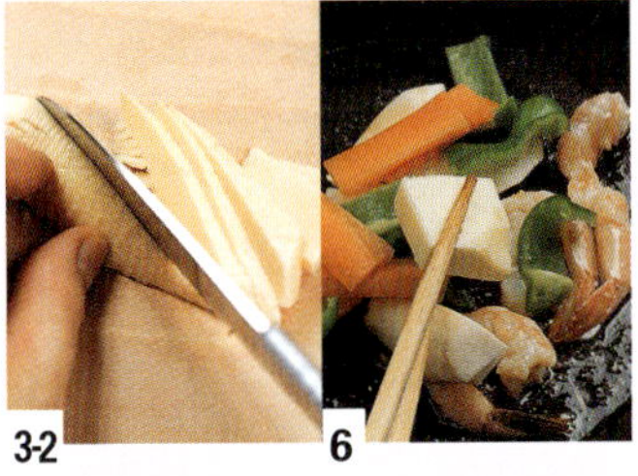

새우와 마늘의 만남

새우볶음

주재료 중하 10마리,
죽순 50g, 피망 1/2개(50g),
당근 50g, 새송이버섯 60g,
식용유 · 버터 조금씩

[볶음양념] 마늘채 1큰술,
생강즙 1작은술,
흰후춧가루 · 맛소금 조금씩

1 새우는 꼬리만 붙여 두고 껍질을 벗긴 후 등 쪽 마디에서 내장을 빼내고, 배 쪽에 잔칼집을 넣어 준비한다.

2 새송이는 도톰하게 모양대로 썬다.

3 죽순은 사이사이에 낀 석회를 제거한 후 빗살 모양을 살려 얇게 썬다.

4 피망은 한입 크기로 어슷하게 썰고 당근은 골패쪽 모양으로 썬다.

5 잘 달구어진 팬에 식용유를 넉넉히 두르고 새우를 살짝 볶다가 기름은 따라내어 버린다.

6 여기에 준비한 채소를 넣고 버터로 볶으면서 분량의 양념을 넣어 간을 맞춘다. 상에 낼 때는 초간장을 곁들인다.

054 숭어

위장병을 치료하고
기력을 돋아줍니다

숭어는 송어과 물고기로 먼 바다에는 나가지 않고 얕은 바다에 살다가 여름에는 강에서 지내는 어류입니다. 치어라고도 하지요. 속칭 수어(秀魚), 또는 수어(水魚)라고도 하는데 중국에서는 조어(鳥魚)라 합니다.

숭어는 눈이 큰데 노란 점이 있고 기름진 눈꺼풀로 덮여 있습니다. 온몸에 빳빳한 비늘이 있는데 비늘이 무척 곱습니다. 작은 입은 아래로 처져 있어서 '人' 자처럼 생겼고 진흙을 즐겨 먹습니다. 그 속에 사는 유기물이나 규조류, 남조류들을 먹는 것이지요. 진흙을 먹으려면 위장이 튼튼해야겠지요. 실제로 숭어의 위는 두꺼운 근육 벽으로 되어 있으며 창자도 깊습니다.

맛은 달고 살이 쫀득하며, 성질이 평이하고 독이 없습니다. 칼슘, 인, 철, 칼륨, 비타민 A·B_1·B_2·니아신 등을 함유하고 있으며 전라도 영산강 어귀에 있는 몽탄강의 숭어를 제일로 쳐 줍니다. 여기서 나는 숭어와 알은 임금님께 올리던 진상품이었다고 합니다. 숭어알에는 아세틸알코올이 많이 들어 있습니다.

위장병에 좋습니다

숭어는 소화기 기능을 좋아지게 합니다. 〈방약합편〉에는 위장병이 있는 사람이 숭어를 늘 먹게 되면 병을 치료할 수 있다고 했고, 〈개보본초〉에도 숭어가 소화기의 연동운동과 내장기능을 촉진하는 역할을 한다고 했습니다. 따라서 숭어를 먹으면 살이 찌고 근육과 뼈가 튼튼해지며 기력이 솟아오릅니다.

보양식으로 좋습니다

숭어는 강정식으로 잉어에 필적합니다. 강정 효능뿐 아니라 시력 회복, 산후 자양, 감기 예방에도 효과가 있는 맛있는 건강식입니다.

겨울숭어가 더 맛있습니다

숭어는 맛이 좋아 물개들이 즐겨 먹는데, 여름 숭어를 먹으면 겨울의 추위도 이겨낼 수 있다는 말이 있지만 가을과 겨울에 더 맛이 좋습니다. 특히 겨울에 얼음을 깨고 잡은 것을 '동수어' 라 하여 일품으로 꼽습니다.

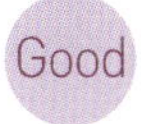 **Good** 잘 맞는 _음식궁합

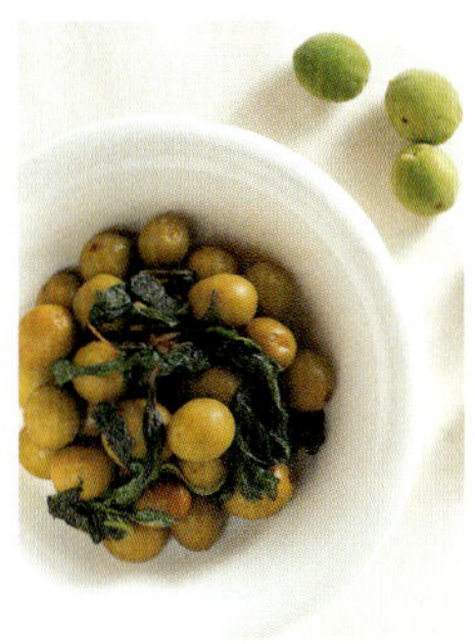

숭어와 매실절임

숭어 요리에 매실절임(우메보시)을 곁들이면 좋습니다. 살균 해독 작용이 뛰어난 매실은 생선 독을 해독하며 식욕을 증진하는 효력이 있는데 특히 매실절임할 때 쓰는 차조기 잎에는 독특한 향기가 있어서 위액분비를 촉진하고 식욕을 증진하는 데 도움이 돼 생선요리에 참 좋습니다. 숭어의 효능도 높여 주지요.

숭어와 머위

숭어와 머위를 배합하면 좋습니다. 식중독을 미리 막을 수 있으며, 머위의 새순에는 비타민과 칼슘을 비롯하여 테르펜 등 정유성분이 들어 있어 입맛을 돋우고 위액이 잘 분비되도록 돕기 때문에 소화기 기능을 좋게 해 주는 숭어의 효능이 상승합니다.

숭어와 파슬리

숭어와 파슬리를 함께 먹으면 좋습니다. 파슬리는 생선독을 해독시키며, 파슬

리 향에 정유 성분이 있어 위장에 적당한 자극을 주어 소화를 돕고 식욕을 돋워
주므로 숭어의 효능을 높여 줍니다.

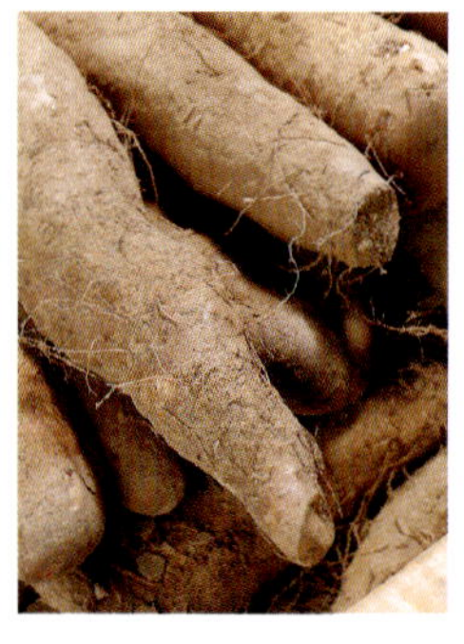

숭어와 참마

숭어와 참마를 배합하면 좋습니다. 참마는 전분 분해
효소가 많아 소화를 도우며 에너지도 높아 기력을 높
여 주므로 내장기능을 촉진하는 숭어의 효능도 더 커
집니다. 자양 효과를 높이려면 숭어 · 참마 · 현미로
죽을 쒀서 드세요. 참마는 30분 정도 물에 담가 아린
맛을 뺀 뒤 껍질을 벗기고 강판에 갈아서 사용하세요.

숭어와 염교

숭어와 염교를 배합하면 좋습니다. 염교는 백합과의 식물로 해채라고 하지만
'락교'로 더 잘 알려져 있습니다. 독특한 매운맛과 냄새가 있어 숭어의 향을 살
려 줍니다.

또 뱃속을 편하게 해 주므로 숭어의 건위작용을 강화하며, 몸을 튼튼하게 하
여 살찌게 하므로 숭어의 보기작용을 상승시키고, 비타민 B_1의 흡수를 돕는
작용을 하므로 숭어의 비타민 B_1이 잘 흡수되게 합니다.

또 염교는 항균작용이 강하므로 숭어의 식중독을 예방해 주며, 매실초로 새콤
하게 절여 먹기 때문에 숭어 자체의 소화를 돕습니다.

○● 숭어로 만들 수 있는 궁합 맞춘 음식

〈본초강목〉에는 김치에도 쓰고 어포도 만들어 먹는다고 했습니
다. 숭어 말린 것은 잉어 말린 것과 마찬가지로 맛이 있어요. 햇
볕에 말린 숭어는 '미약' 그 자체입니다. 구워 먹으면 됩니다. 숭
어회도 맛이 있는데, 특히 숭어를 얼린 뒤에 껍질을 벗기고 저며
먹으면 일미입니다. 이것을 동치회라고 하지요. 또 숭어를 양념
해 끓여 그 국물에 국수를 말아 먹는 수어면도 있습니다.

055 쏘가리

비위를 튼튼하게 하고 피로를 풀어 줍니다

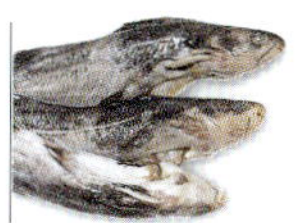

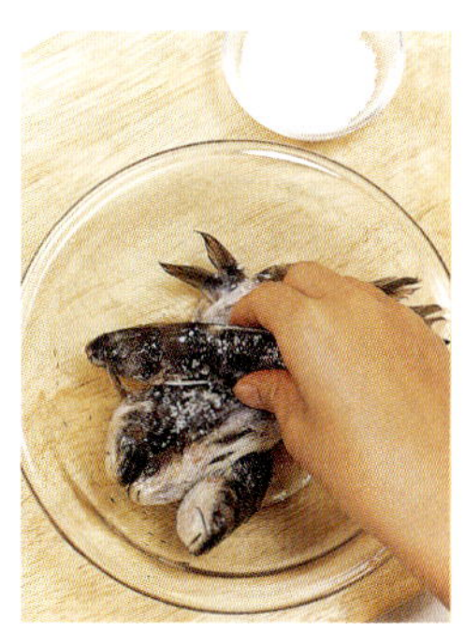

쏘가리는 복숭아꽃이 만발하는 5월이 제철입니다. 가을까지 맛이 좋지요. 몸을 맘대로 굴곡하기 어렵기 때문에 '넘어질 궐' 자를 써서 궐어라 부릅니다. 몸통의 무늬가 아름다워 금린어라고도 하지요.

쏘가리는 흑쏘가리와 황쏘가리가 있는데, 황쏘가리는 천연기념물입니다. 돌 많은 맑은 물에서만 살며, 쓸개 없는 민물고기는 절대로 잡아먹지 않는 특성이 있습니다. 껍질은 두껍고 살이 단단하여 맛도 좋습니다.

보양식으로도 손꼽히는 생선입니다. 비위를 튼튼하게 하며, 피로하고 쇠약해진 몸과 마음을 달래고, 대변출혈을 다스리며, 기력을 늘리고 살이 찌게 합니다. 그러나 몸이 차고 비만한 사람은 먹지 않는 것이 좋습니다. 쏘가리 창자로 만든 젓갈도 일미입니다.

plus one

○● 수중의 웅담, 쏘가리 쓸개

쏘가리 쓸개는 예로부터 영험 있는 신약으로 꼽혀왔습니다. 쏘가리 쓸개를 먹고 술을 마시면 잘 취하지 않고 다음 날 아침에도 거뜬합니다.

쓸개를 약용으로 할 때는 잡은 즉시 배를 갈라 먹어야 효능이 있다고 했습니다. 쏘가리 쓸개는 위에도 좋고 간장에도 좋고 양기가 부족한 데에도 그만이라고 합니다.

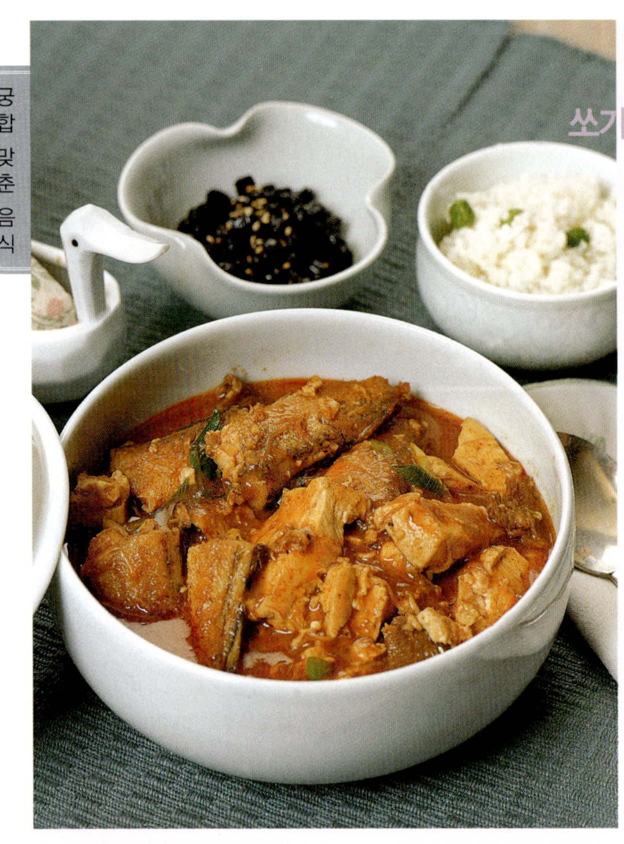

쏘가리지짐이

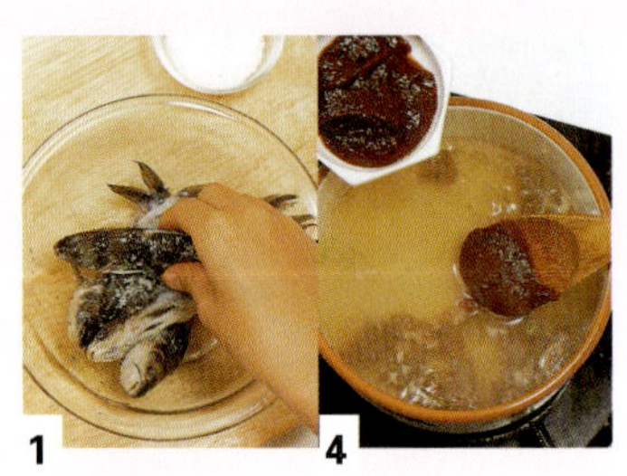

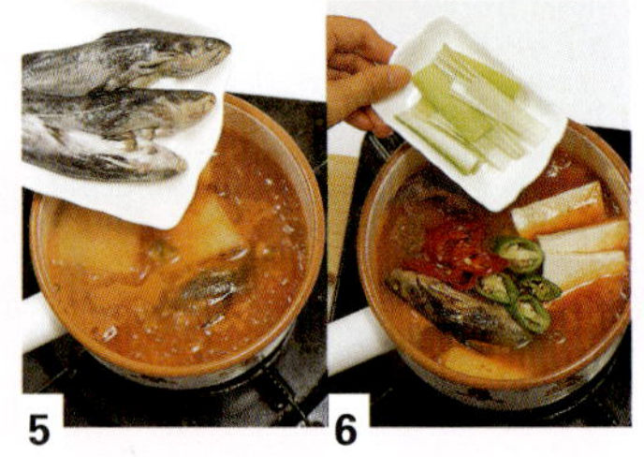

주재료 쏘가리 1kg,
쇠고기 100g, 무 300g,
두부 1/2모, 대파 1뿌리,
풋고추 · 붉은고추 1개씩,
고추장 4큰술, 다진마늘 1큰술,
다진 생강 1작은술,
청주 1큰술, 물 4컵,
국간장 · 식물성기름 조금씩

[쇠고기양념] 다진 파 1큰술,
다진 마늘 · 국간장 1/2큰술씩,
후춧가루 조금

1 쏘가리는 내장을 빼고 소금을 뿌려 문질러 씻은 다음 지느러미와 입 끝을 자르고 먹기 좋게 토막 낸다. 작은 것은 토막 내지 않고 그대로 사용한다.

2 쇠고기는 연한 살코기로 준비해 한입 크기로 썰어 다진 파 · 마늘, 국 간장, 후춧가루를 넣고 맛이 고루 배도록 무친다.

3 무는 깨끗이 씻어 도톰하고 납작하게 썰고, 대파는 4~5㎝ 길이로 굵게 썬다. 풋고추, 붉은고추는 어슷 썰고 두부는 도톰하고 네모지게 썬다.

4 냄비에 기름을 두르고 밑양념한 쇠고기를 볶다가 물 4컵을 붓고 한소끔 끓인 다음 고추장을 고루 풀어 넣는다.

5 국물이 한소끔 끓으면 토막 낸 쏘가리와 무를 넣고 센 불에서 다시 팔팔 끓인다.

6 국물에 거품을 걷어내고 두부, 채 썬 파, 어슷 썬 고추, 다진 마늘 · 생강을 넣고 국간장으로 간을 맞춰 끓인다.

056 연어

몸을 따뜻하게 해 감기 예방에 좋습니다

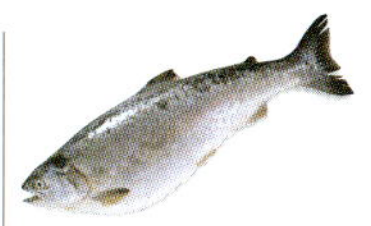

연어는 산란기에는 강에 들어가 알을 낳는 바닷물고기입니다. 연어라고도 하고, 대마합어라고도 합니다. 맛이 좋고 짭니다. 성질은 따뜻하고요. 가을철이 산란기이기 때문에 그때가 기름이 올라 맛이 좋습니다. 연어에는 단백질, 지방, 칼슘, 인, 철, 비타민 $B_1 \cdot B_2 \cdot$ 니아신 등이 균형 있게 들어 있고 특히 다른 어류에서는 별로 볼 수 없는 비타민 A가 풍부하며, 해산물로서는 드물게 비타민 D가 들어 있습니다. 대단한 스태미나 식품입니다.

혈액순환을 돕습니다

위장을 따뜻하게 하고 혈액순환을 촉진하므로 손발이 냉한 데 좋고 감기 예방에도 좋은 생선입니다. 그러나 회로 먹을 때는 기생충이 염려되므로 반드시 얼려 먹도록 하고, 알레르기성 체질은 습진이 생길 수 있으므로 주의해야 합니다.

Good 잘 맞는_음식궁합

연어와 버터

연어에 버터를 발라 튀겨 먹으면 위장이 따뜻해지고 냉증을 없앨 수 있습니다. 게다가 살만 먹으면 퍽퍽할 수가 있는데 버터를 발라 구우면 살도 연해지고 소화도 잘 됩니다. 또한 연어의 살이 붉은 것은 지용성 카로틴 때문이므로 기름으로 튀기거나 구우면 카로틴이 더 잘 흡수됩니다.

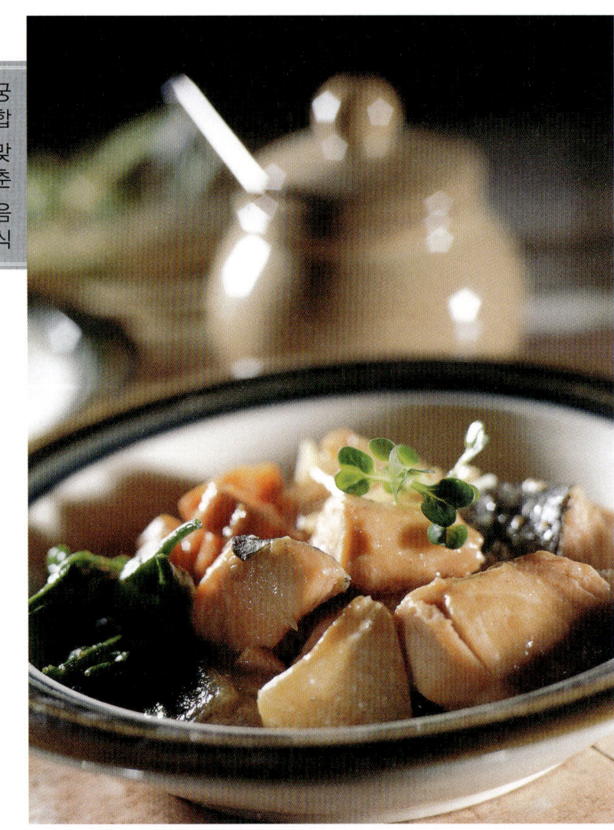

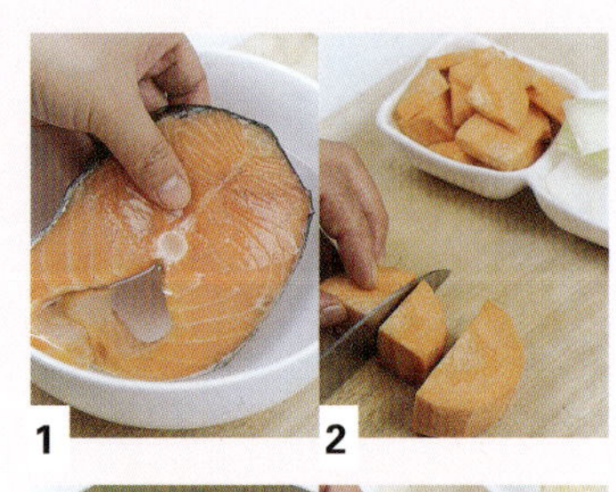

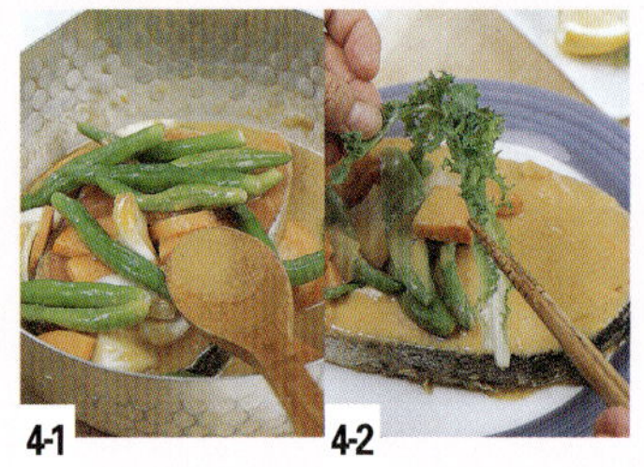

연어와 된장의 만남

연어된장찜

주재료 연어 400g,
꽈리고추 50g,
당근 · 양파 50g ,
치커리 · 레몬 조금씩

[된장소스] 일본된장 3큰술,
머스터드 1작은술,
청주 3큰술, 참기름 1/2큰술,
달걀노른자 1개

1 연어는 토막 낸 것을 사서 소금물에 한 번 씻어 큼직하게
  썰고 꽈리고추는 깨끗이 씻어 꼭지를 딴다.
2 당근, 양파는 큼직하게 썬다.
3 소스 재료를 분량대로 섞어 된장소스를 만든다.
4 냄비에 연어와 야채를 담고 된장소스를 끼얹어서 중간 불
  에서 서서히 익힌 후 접시에 담고 레몬과 치커리를 얹는
  다.

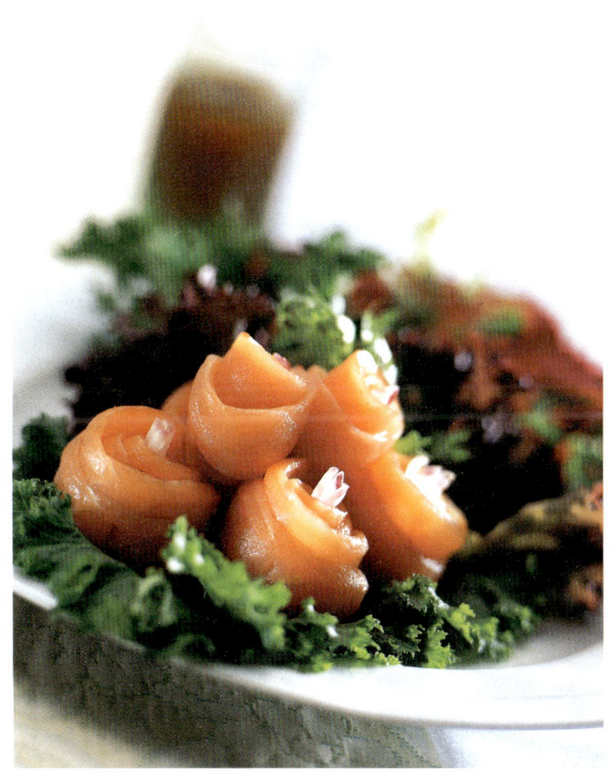

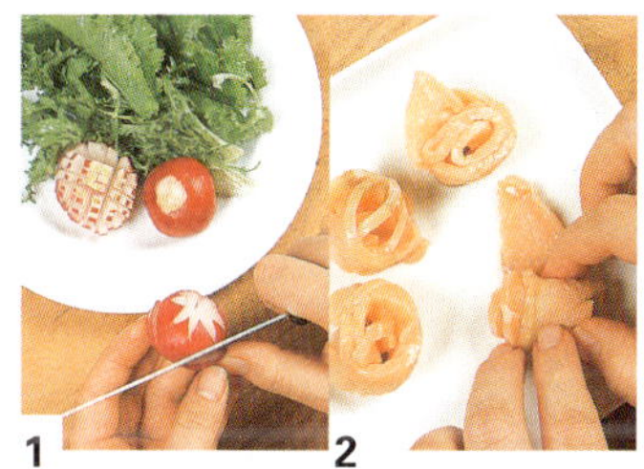

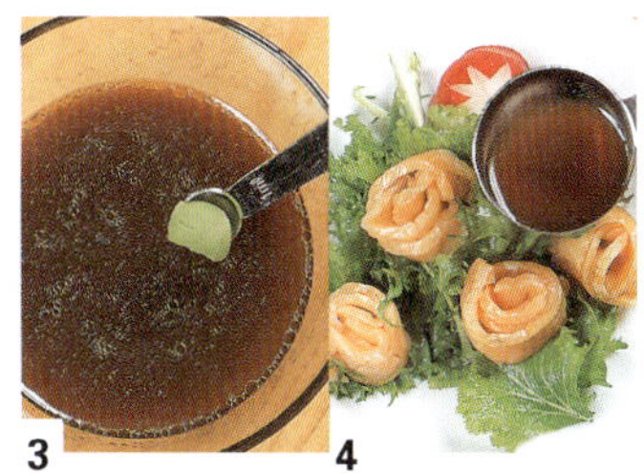

연어와 야채의 만남

연어샐러드

주재료 훈제연어 300g,
홀래디시 3큰술,
로사롤라 조금,
겨자잎 · 치커리 조금씩,
래디시 2개

[샐러드드레싱]

오렌지즙 5큰술,
간장 6큰술, 레몬즙 2큰술,
설탕 1큰술,
참기름 · 고추냉이 1작은술씩

1 로사롤라, 겨자잎, 치커리를 깨끗이 씻어 얼음물에 잠깐 담
갔다가 건져 싱싱하게 준비하고 래디시를 모양내어 깎아
놓는다.

2 훈제연어에 레디시를 돌돌 말아 놓는다.

3 분량의 재료를 고루 섞어 샐러드 드레싱을 만들어 둔다.

4 연어를 예쁘게 담고 드레싱을 끼얹는다.

057 오징어

'여성의 성약'이라
불립니다

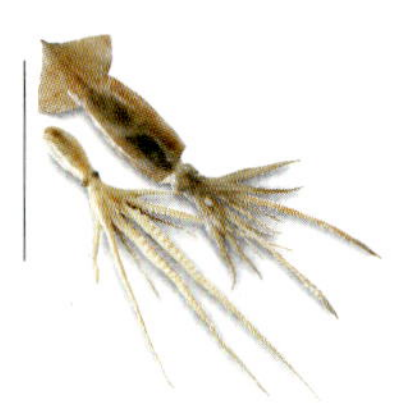

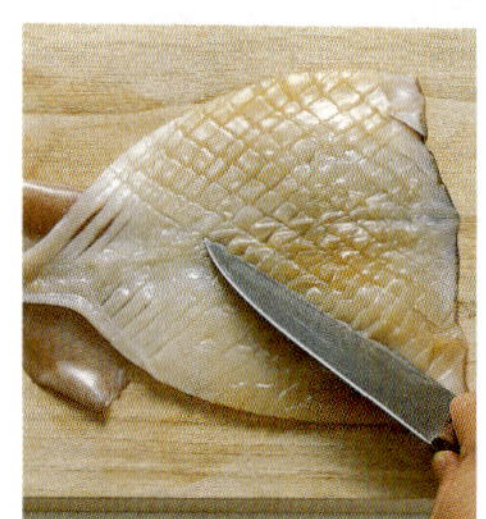

오징어는 한해살이 연체동물인데, 흔히 피둥어 꼴뚜기를 가리킵니다. 10개의 팔 중 2개는 길고 8개는 짧습니다. 오징어의 피는 파란데, 헤모시아닌으로 이루어졌기 때문입니다. 흥분하면 근육이 신축되면서 색소세포가 다양한 빛깔을 발합니다. 맛은 짜다고도 하고 시다고도 하며 성질은 평이합니다. 오징어는 우수한 단백질원으로 쇠고기보다 3배가량이나 더 들어 있습니다. 라이신, 트레오신, 트립토판 등 중요한 아미노산이 많습니다. 지질 함량은 낮고요. 그 밖에 비타민 B_1·B_2·니이아신 등을 함유하고 있고 오징어의 독특한 향미를 내는 성분은 타우린, 펜탄, 산화트릴메틸아민 등입니다.

간기능을 도우며 혈액을 맑게 합니다

아미노산의 일종인 타우린이 오징어 100g당 1010mg으로 무척 많습니다. 따라서 강정하며 간기능을 도우며 혈액을 보충하고 맑게 합니다. 특히 빈혈과 무월경 등 생리이상 및 갱년기 장애에 효과가 있어서 오징어를 '여성의 성약'이라고 합니다.

순환기질환과 간장질환을 예방합니다

오징어는 뼈와 근육을 튼튼하게 해 주며, 혈압을 정상으로 유지해 주고, 혈중 콜레스테롤이나 중성지방의 증가를 억제합니다. 따라서 심근경색이나 뇌경색 등 순환기질환과 간장질환 등을 예방할 수 있습니다. 또 마른 오징어를 씹으면 멀미를 예방할 수 있습니다.

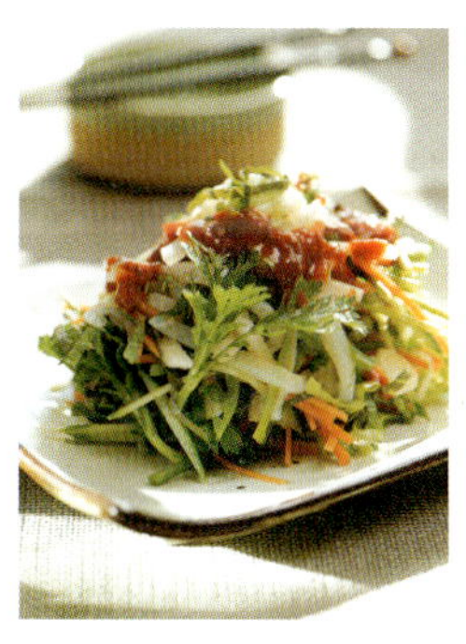

오징어와 피망 · 셀러리

오징어와 피망 또는 셀러리를 배합하면 좋습니다. 오징어는 칼슘보다 인산 함량이 많은 강한 산성식품이므로 알칼리성인 피망과 셀러리를 곁들이면 중화됩니다. 또 피망과 셀러리의 비타민 A·C를 보충할 수 있으며 오징어의 혈액 보충작용을 피망과 셀러리의 풍부한 철분이 강화합니다.

오징어와 양배추

오징어와 양배추를 배합하면 다이어트에 효과가 있습니다. 오징어는 저지방 저칼로리 식품이며, 양배추에는 식물성 섬유가 많기 때문입니다. 또 양배추의 비타민 C가 오징어의 비타민 E 섭취를 좋게 하고, 오징어로 위산이 과다해지는 것을 양배추의 비타민 U가 억제해 주기 때문입니다.

오징어와 파슬리

오징어와 파슬리를 배합하면 빈혈에 좋습니다. 오징어가 혈액을 보충하여 빈혈에 좋으며, 파슬리도 철분이 풍부합니다. 오징어의 산성을 파슬리의 알칼리가 중화해 줍니다.

파슬리에는 오징어에 부족한 카로틴 · 비타민 C 등이 많고 오징어가 잘 소화되도록 돕고, 식중독을 예방할 수 있습니다.

오징어와 냉이

오징어와 냉이를 배합하면 정력 증강에 좋습니다. 비타민 A ·B_1·B_2 ·C 및 양질의 단백질이나 칼슘 등 여러 영양소를 함께 섭취할 수 있어 좋습니다. 간에 좋고, 혈압안정에도 도움이 됩니다.

오징어와 홍화 · 마늘

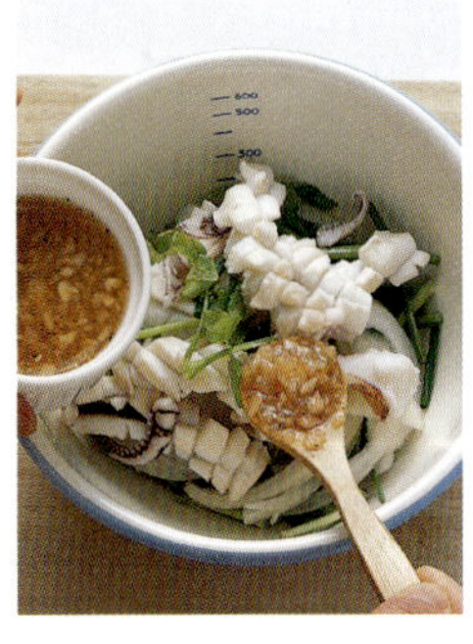

오징어와 홍화를 배합하면 생리불순이나 생리통을 개선합니다. 오징어가 생리불순을 다스리며, 홍화는 통경 · 진통 작용을 합니다. 단, 생리 중에 오징어와 홍화, 또는 오징어와 마늘을 배합해 먹으면 생리 양이 지나치게 늘어날 우려가 있습니다.

오징어와 복숭아씨

오징어와 복숭아씨를 배합해서 익혀 먹으면 폐경을 다스려 줍니다. 오징어가 무월경을 다스리는 '여성의 성약' 이며, 복숭아씨는 '도인' 이라 하여 어혈을 풀고 통경시키는 효능이 있습니다. 오징어의 육질도 부드러워집니다.

오징어와 마요네즈

오징어와 마요네즈는 궁합이 잘 맞습니다. 오징어를 마요네즈에 찍어 먹으면 소화가 잘되며, 오징어채를 볶을 때 마요네즈를 넣으면 오징어의 빛이 선명해지고 맛도 좋아집니다. 다만 오징어는 산성식품이므로 알카리성 식품과 배합하는 것이 좋고 위궤양, 위산과다에는 피하는 것이 좋습니다.

plus one ○● 오징어로 만드는 궁합 맞는 음식

오징어로는 탕, 채, 무침, 구이를 해 먹을 수 있습니다. 오징어젓도 맛있고요. 오징어 알은 '오어단' 이라 하여 식욕부진이나 소변불리에 약으로 씁니다.

최근에는 오징어 먹물도 항암효과가 있는 것으로 밝혀져 주목을 받고 있죠. 이 밖에 오징어의 간에서 나오는 적갈색의 액을 '오적유' 라 하는데 대구 간유를 대용합니다. 또 오징어의 뼈는 '해표초' 라고 하는데 지혈 작용이 뛰어 납니다.

○●오징어 먹물의 효능

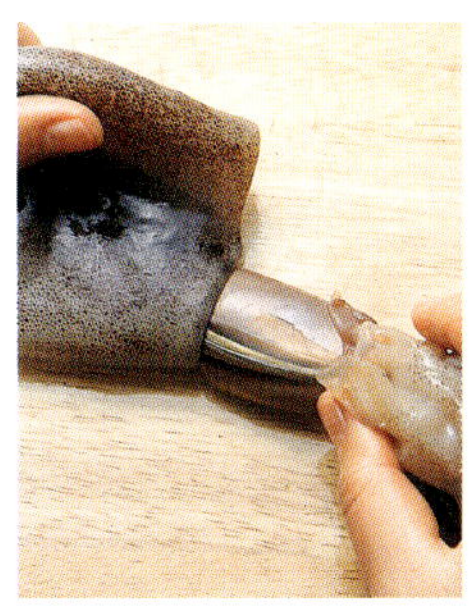

오징어 먹물은 멜라닌 색소에 단백질이 결합된 것입니다. 당질, 아미노산, 효소, 미량의 금속으로 이루어져 있어 심장 두근거림, 심통에 좋습니다. 오징어 먹물의 리조팀 물질이 협심증에 좋다고 이미 밝혀진 바 있습니다. 이 성분은 항암 작용과 에이즈 바이러스를 억제하는 효과도 있고 자궁출혈도 다스려 줍니다. 묵낭(먹물 주머니)을 불에 구워 건조시키고 가루 내어 먹으면 자궁출혈에 좋은데, 유효율이 80%에 이른다고 합니다. 오징어 먹물을 식초와 배합하면 심통과 산후출혈에 좋습니다.

○●오징어 뼈의 효능

갑오징어라 불리는 뼈오징어는 몸체가 넓은 타원형이며 몸빛이 아름답습니다. 수컷의 등 쪽에는 물결 모양의 밤색 가로줄무늬가 많지요. 흔히 말하는 오징어와 달리 10개의 팔이 거의 길이가 비슷합니다. 뼈오징어는 이뇨작용이 강해 산모의 부종이나 설사 치료에 씁니다. 특히 뼈오징어의 몸속에는 뼈처럼 된 석회질 조직이 들어 있는데 실패 같기도 하고 배 모양 같기도 하며, 뒤 끝에 작고 다부진 골침(가시)이 한 개 있습니다. 색은 희고 굳으며 잔구멍이 송송 뚫려 있지요. 이것을 오적골이라 합니다. 뼈의 염분을 제거한 후 햇볕에 말렸다가 황금색이 될 때까지 볶은 후 가운데 볼록한 부분을 칼로 긁어 가루 내어 약으로 사용합니다. 뼈는 맛이 짜고 성질은 약간 따뜻합니다. 탄산칼슘이 80~85%이며 소량의 염화나트륨, 인산칼슘, 마그네슘염 등이 함유되어 있습니다. 항궤양 · 지혈 · 지사작용을 합니다.

○●오징어 뼈로 만드는 여러 가지 약재

오징어 뼈 85%에 패모 15%를 배합해 가루 내어 복용하면 궤양성 출혈에 좋습니다. 〈동의보감〉의 '오패산' 이라는 처방입니다.

오징어 뼛가루를 쑥차로 복용하면 자궁출혈에 좋습니다.

오징어 뼛가루와 설탕을 배합해 먹으면 천식 치료에 도움이 됩니다.

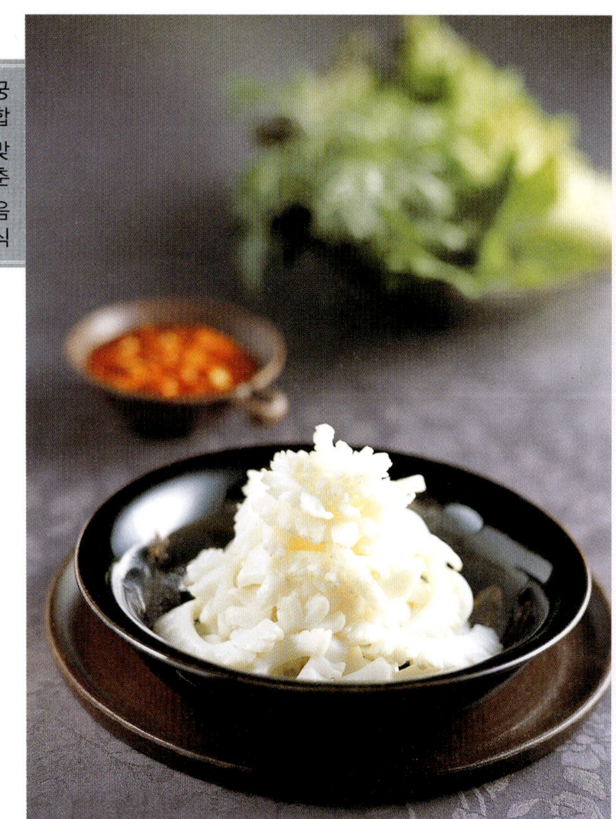

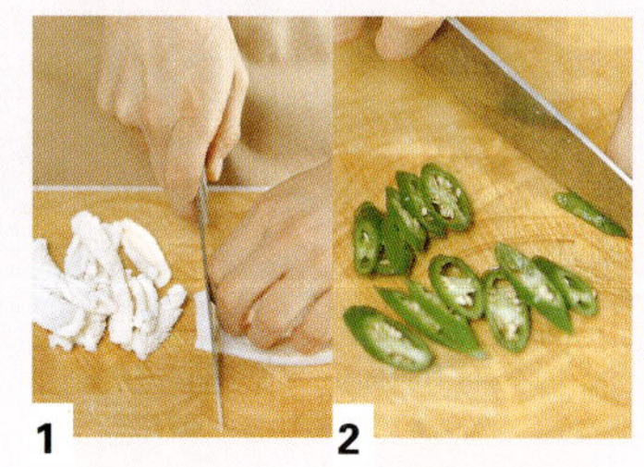

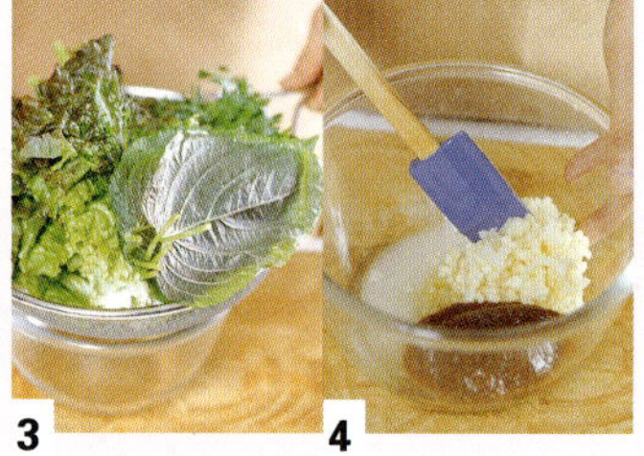

오징어와 야채의 만남

오징어보쌈

주재료 물오징어 1마리,
청양고추 5개, 통마늘 5개,
깻잎 2묶음, 상추 20장,
쑥갓 20줄기

[별미 초고추장]
송송 썬 사과 200g,
고추장 1/2컵, 설탕 2큰술반,
식초 4큰술, 마늘 간 것 1큰술,
생강즙 1작은술

1 오징어는 잘 손질하여 끓는 물에 살짝 삶아 식혀 한입 크기
　로 썬다.
2 청양고추는 어슷썰기하고 통마늘은 얇게 저민다.
3 깻잎, 상추, 쑥갓은 깨끗이 씻어 물기를 뺀다.
4 양념을 골고루 섞어 별미 초고추장을 만든다.
5 접시에 데친 오징어를 담고 야채쌈을 곁들인다.

058 은어

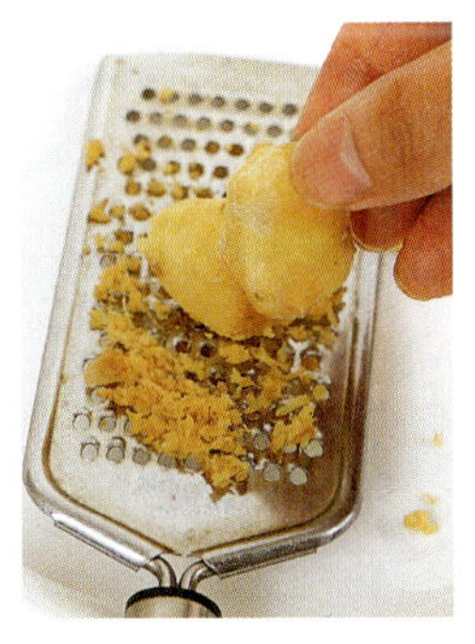

은어는 모양이 아름답습니다. 그래서 은어라 합니다. 유연한 몸매에 비늘이 없고 투명합니다. 죽으면 몸이 젖빛을 띱니다. 수명이 한 해에 불과하다고 해서 연어(年魚)라 부르기도 합니다. 이끼를 먹고 살기 때문에 몸에서 향긋한 이끼 냄새가 난다고 하여 향어(香魚)라고도 합니다. 맛은 산뜻하고 담백하며 물이 맑고 물살이 센 냇물에 사는데, 부화한 새끼가 흙탕에 들어가면 곧 죽고 맙니다. 그래서 회로 먹으면 별미입니다.

Good 잘 맞는_음식궁합

은어와 생강

위가 약하여 소화가 잘 안 되고 식욕이 없을 때 좋습니다. 원기를 돋우며 폐를 강하게 하고 소변이 잘 나오게 합니다. 은어는 생강과 궁합이 좋습니다. 국을 끓일 때 생강을 넣으면 위를 튼튼하게 합니다.

은어와 자가사리

자가사리는 맑은 물에 살며 바닥에 깔린 돌 사이로 옮겨 다니며 숨고, 주로 밤에 활동합니다. 무리를 지어 다니며 '깃깃' 하는 소리를 시끄럽게 지릅니다. 그래서 '자가사리' 라 부릅니다.

맛은 달고, 소화기 기능을 강화하며 속을 덥게 해 줍니다. 소변을 원활하게 하여 부종을 치료합니다. 숙취에도 좋습니다. 그러나 풍을 일으킬 수 있으며, 습진 등 피부병이 생길 수 있으므로 주의해야 합니다.

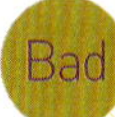

Bad 맞지 않는_음식궁합

두렁허리와 개고기

두렁허리는 뱀장어 비슷하나 가늘고 길며, 뱀 같지만 비늘이 없고 맛은 좋습니다. 그러나 잘못 먹으면 약이 되는 것이 아니라 독이 되므로 주의해야 합니다.

성질이 매우 따뜻하기 때문에 허열이 있을 때는 먹지 않는 것이 좋습니다. 풍과 기를 동하기 때문에 많이 먹으면 토사곽란을 일으킬 수 있고, 또 많이 먹으면 피부병을 일으키기도 합니다.

두렁허리는 개고기, 마늘과 상극입니다. 그래서 두렁허리와 개고기를 함께 먹을 수 없습니다. 그리고 두렁허리를 잡아 독에 넣고 마늘을 그 독 속에 넣으면 두렁허리가 날뛰지 못합니다.

---

plus one

○● 약으로 쓰는 민물고기

뱀장어 젖먹는 아이가 젖에 체했을 때 생기는 감질과 기생충이 있어 배가 아플 때도 좋습니다. 단백질과 지방이 풍부해 허약하거나 많이 먹어도 여위는 사람에게 좋습니다.

미꾸라지 당뇨병 환자에게 연꽃잎과 잉어를 함께 달여 먹이면 좋고, 황달로 소변을 잘 보지 못하는 사람에게도 효과가 있어요. 위장의 소화력을 증강시켜 어린아이가 자주 침을 흘리면 미꾸라지를 고아 먹이는 민간요법이 있답니다. 간기능 회복 효과가 높아 건조시켜 가루를 만들어 1일 3회 정도 먹으면 좋습니다.

피라미 가장 흔한 민물고기지요. 장이 차서 설사를 일으키는 증상에 효과가 있어요.

숭어 오랫동안 먹으면 식욕이 나고 기력이 좋아지며 근육과 골격이 튼튼해지는 효과가 있어요. 중국 당나라 때부터 약으로 썼답니다.

059 잉어

잉어는 잉어과의 물고기로 번식력이 강하고 생명력이 왕성합니다. 잉어 양식의 역사도 오래돼 기원전 약 500년경에 씌어진 중국 책 〈양어경〉에 기록이 있답니다. 맛은 달고 성질은 차며 독이 없습니다. 양질의 고단백질을 함유하며, 각종 미네랄과 비타민 B_1·B_2 등을 함유하고 있습니다.

비타민 A가 전혀 없는 다른 어류와는 달리 비타민 A를 1,700IU나 함유하고 있는 특이한 물고기입니다.

산후 허약증에 좋습니다

잉어는 대단한 강정 효능을 지닌 식품으로, 남녀 모두의 성호르몬을 자극하는 효과가 있습니다. 남성의 발기부전을 개선하며 정자를 10배나 더 늘려 준다고 하며, 여성의 불임증 또는 산후허약이나 산후부종 또는 임신 중 태동에도 좋습니다. 또 모유가 부족 할 때도 도움이 됩니다.

태양인에게 잘 맞습니다

잉어는 소화장애에 좋고, 당뇨병, 간질환, 노이로제 등에도 좋습니다. 잉어는 이뇨작용이 뛰어난 강정식품이기 때문에 소변의 양이 줄거나 붉어지면 건강이 안 좋아지는 태양인에게 제일 잘 맞습니다.

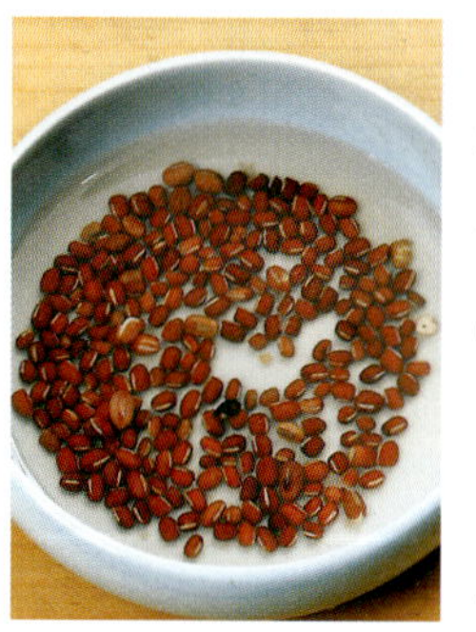

잉어와 팥

팥도 이뇨작용이 뛰어난 식품으로 잉어와 팥을 배합하면 이뇨작용이 상승합니다. 특히 간이 나빠 부은 경우에 좋습니다.

잉어와 홍화

잉어와 홍화를 배합한 수프를 '이어화 수프' 라 하는데, 손발이 냉하고 아랫배나 허리가 시리고 힘이 없으며 정력이 떨어진 데 좋습니다.

잉어와 닭 · 인삼

잉어와 개고기는 물론 잉어와 닭고기는 궁합이 안 맞는다고 의서에 기록되어 있습니다. 그러나 예로부터 잉어와 닭을 배합해 스태미나 요리로 먹어왔습니다. 이를 '용봉탕' 이라 하며, 용봉탕에 인삼을 배합한 것이 '인삼용봉탕' 입니다. 흔히 만들어 먹을 수있는 음식은 아니지만 기력이 떨어졌을 때 효과가 있습니다.

잉어와 토사자

잉어와 토사자를 배합하여 죽을 쒀 먹으면 간 기능을 강화하고 강장작용이 배가됩니다. 토사자는 덩굴풀인 새삼의 씨인데 발기부전에 좋은 약재입니다.

잉어와 유자

잉어와 유자를 배합하면 복부수술 후 기력회복에 좋습니다. 특히 잉어는 복부수술 후 가스가 차거나 소화가 안 되며 부을 때 좋고, 유자는 복부수술 후 소변이 시원치 않을 때 좋습니다. 유자씨까지 함께 잉어에 넣고 푹 고아서 먹습니다.

잉어쓸개와 술

〈동의보감〉에서는 잉어쓸개가 눈병을 고치고 귀가 먹은 데도 좋다고 했습니다. 잉어 쓸개로 술을 담가 먹으면 초강정 미약(媚藥)이 됩니다. 쓸개는 잉어 머리가 붙어 있는 부위에서 세 번째 비늘이 있는 부위를 둥글게 자르면 간단하게 꺼낼 수 있습니다.

잉어지느러미와 참개구리

잉어지느러미(어백)와 참개구리(전계)를 배합하면 스태미나 음식이 됩니다. 이를 '어백전계편' 이라 하는데, 대하증 · 요통 · 소아허약에도 좋습니다.

잉어머리와 된장

잉어머리에 된장을 넣어서 조려 먹으면 발광 직전의 신경을 정상으로 안정시켜 준다고 알려져 있습니다. 스트레스 해소에도 좋습니다.

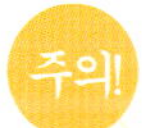

잉어를 먹지 말아야 할 경우

잉어는 회로 먹지 않아야 합니다. 간디스토마 유충에 감염될 수 있기 때문입니다. 또 뱃속에 묵은 응어리가 있어 잡히거나 유행성 전염병을 앓고 난 후에도 먹지 않아야 합니다.

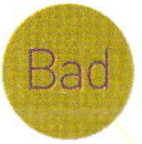

맞지 않는 음식궁합

잉어와 돼지간 · 아욱

잉어와 돼지간은 궁합이 안 맞습니다. 또 잉어와 꿀, 잉어와 아욱도 궁합이 안 맞습니다.

plus one

○● 잉어로 음식을 만들 때 주의점

잉어로는 죽을 쒀 먹는 것이 좋습니다. 청나라 때 의학자 왕맹영은 "환자나 산모에게는 잉어죽이 가장 낫다"고 했습니다. 또 토막 친 잉어를 넣고 끓인 토장국도 별미입니다. 잉어로 매운탕도 끓여 먹고 튀김도 해 먹습니다. 어느 경우든 잉어로 요리할 때는 비늘을 벗기지 말고 머리 위 정수리 부위를 칼집 내어 악혈(검은 피)을 빼내야 합니다. 독이 있기 때문입니다. 또 담낭을 떼어내어 쓰지 않아야 하며, 내장을 제거해야 합니다. 내장에는 비타민 B_1을 파괴하는 아노이리나아제가 들어 있기 때문입니다.

생선 해물 음식 궁합

060 장어

여윈 몸을 보강하는
자양강장제입니다

장어에는 민물장어와 바다장어가 있습니다. 민물장어를 만리어라 합니다. 몸은 40cm 안팎으로 체표에는 점액이 많고 살갗에 작은 비늘이 묻혀 있어서 겉으로 보기에는 비늘이 없는 것 같아 보입니다. 산란기가 되면 아름다운 혼인색을 띠는데 이때를 은장어라 합니다. 알은 가을에 깊은 바다에 나가 낳지요. 어릴 때는 한두 해 바다에서 살다가 강으로 와 자랍니다.

맛은 달고 성질은 평이합니다.

비타민 A가 특히 풍부하여 장어살 100g에 3000IU나 됩니다. 칼슘보다 인이 많으며 철분, 비타민 B_1·B_2·니코틴산 등 많은 영양소가 함유되어 있습니다. 몸의 점액에는 폴리사카라이드가 들어있는데 이 다당류 중에는 글루코사민, 갈락토사민, 글루쿠론산이 들어 있습니다. 장어의 간에는 비타민이 매우 많이 들어 있지요. 살코기에 비해 비타민 A는 5배, 비타민 B_1은 30배, B_2는 5배 들어 있습니다.

체력 보강에 으뜸입니다

〈동의보감〉에 장어는 허로증에 좋다고 했듯이 대단한 보양식품입니다. 수척하게 여윈 몸을 보강하는 훌륭한 자양강장 식품이지요. 그래서 예로부터 어린이나 환자에게는 장어를 너무 먹이지 말라고 일러왔답니다. 어린이는 성이 조숙하고, 환자는 정양을 못하고 정력을 주체 못 해 몸조리를 그르친다는 뜻입니다.

눈을 밝게 합니다

장어에는 비타민 A가 엄청 들어 있습니다. 그래서 스태미나 식품이며 눈을 밝게 해 줍니다. 또 암 예방 치료에 큰 효과가 있을 것으로 보고 있습니다.

노화를 방지하고 피부를 매끄럽게 합니다

장어를 상식하면 더위를 먹지 않는다고 했습니다. DHA가 풍부하여 뇌를 좋게 하여 기억력과 학습 능력을 향상시켜 줍니다. 또 장어의 비타민 E는 불포화지방산의 산화를 억제하므로, 노화를 방지하고 피부를 윤택하게 합니다.

Good 잘 맞는_음식궁합

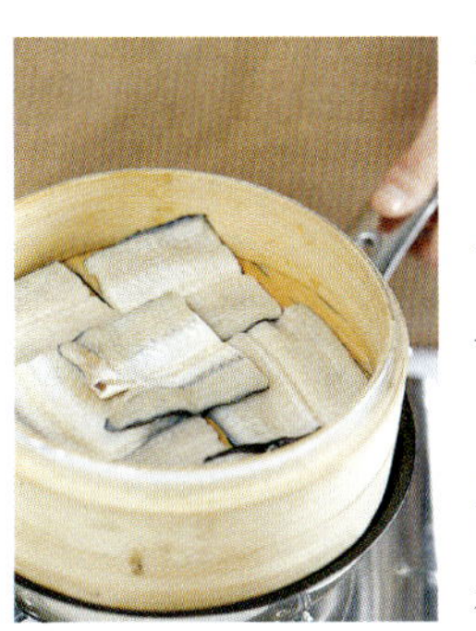

장어와 부추

〈본초휘언〉에는 장어를 "파 · 생강 · 후추 · 부추로 요리해 먹으면 신장을 보하고 허약한 것을 튼튼하게 해 준다"고 했습니다.

장어와 사인

장어와 사인(砂仁)이라는 한약재를 배합하면 좋습니다. 장어구이를 할 때 양념장은 흔히 생강즙, 설탕, 청주, 간장, 다진 마늘, 깨소금, 후추, 참기름 그리고 맹물 약간을 넣어 한 번 살짝 끓여 걸쭉하게 만듭니다. 이때 사인을 씻어 말린 후 볶아서 가루 내어 양념장에 섞으면 소화가 잘되고, 적혈구와 혈색소의 생성이 촉진되며, 여윈 몸을 빨리 회복할 수 있습니다.

장어와 돼지 뼈

장어와 돼지 뼈를 함께 요리하면 스태미나 회복에 제일입니다. 신경피로, 불면, 부정맥에도 권할 만한 음식입니다. 장어를 통째로 칼로 다진 뒤 소금 약간과 술을 넣고 반죽하여 완자를 만든 다음 돼지 뼈로 끓인 소금만 넣은 수프에 떨어뜨리고, 향채를 띄워 먹습니다.

장어와 두충

뱀장어와 두충을 배합하면 장양 효과와 풍습마비에 좋습니다. 요샛말로 류머티즘
에 효과가 있다는 것입니다. 두충도 정력제이면서 류머티즘을 개선합니다.

장어와 마 · 맥문동

장어를 찌고 말린 후 마와 맥문동과 함께 가루 내어 알약을 만들어 먹으면 만성
허약증에 좋습니다.

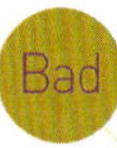 **맞지 않는 _ 음식궁합**

장어와 복숭아

장어와 복숭아를 배합하면 복숭아의 유기산이 장어의 지방 소화를 방해해서 설
사를 일으킬 수 있습니다.

○● 바다장어 이야기

바다장어 가운데 꼼장어로 통하는 먹장어를 해만이라고 합니다. 먹장어는 눈이
살가죽 밑에 묻혀 있어 보이지 않는데 성질이 흉포합니다. 바다장어 중 갯장어는
길이가 2m에 이릅니다. 입이 크고 이가 날카롭습니다. 일본말인 아나고로 통하
는 붕장어는 배 옆선에 흰색 점이 같은 간격으로 줄지어 있어 구분이 됩니다. 바
다장어는 맛이 달고 성질은 평이합니다. 독이 있습니다.
피부의 악창, 치루를 다스려 줍니다. 〈수식거음식보〉에는 "소금에 절여 말리는데
부스럼이나 치질이 있는 사람이 이것을 복용하면 좋다"고 했습니다.

○● 장어와 마로 만드는 처방약

남녀의 모든 허증을 치료하는 약제입니다. 찜통에 연잎을 펼쳐 놓고 그 위에 장어
를 토막내 얹고 향 1개가 탈 때까지 찐 다음 꺼내 머리 · 꼬리 · 뼈를 제거하고 짓
찧어 여기에 잘 볶은 마가루를 섞어 알을 만든 후 햇볕에 말리고 박하를 가하고
사기그릇에 보관했다가 박하 끓인 물이나 술로 12g씩 먹으면 허증 치료에 좋다
고 합니다. 〈경험광집〉에 나와 있는 처방입니다.

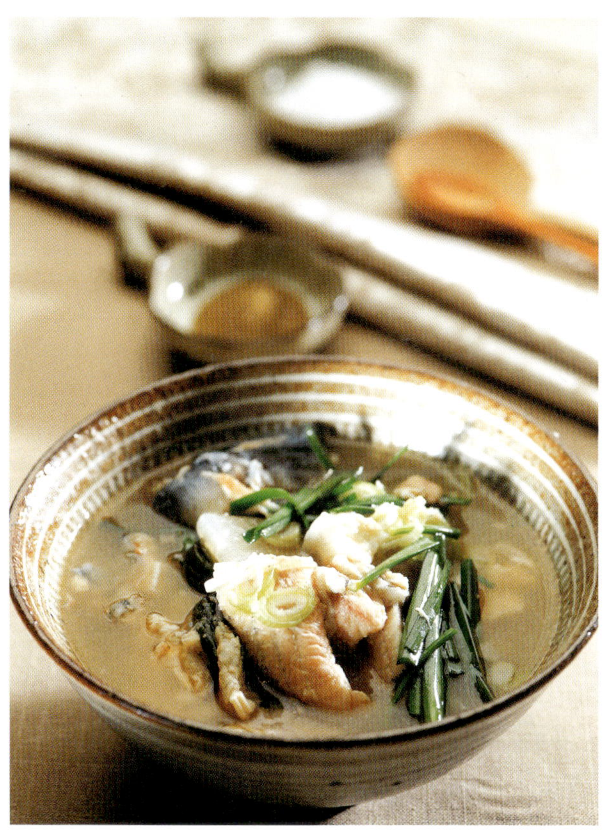

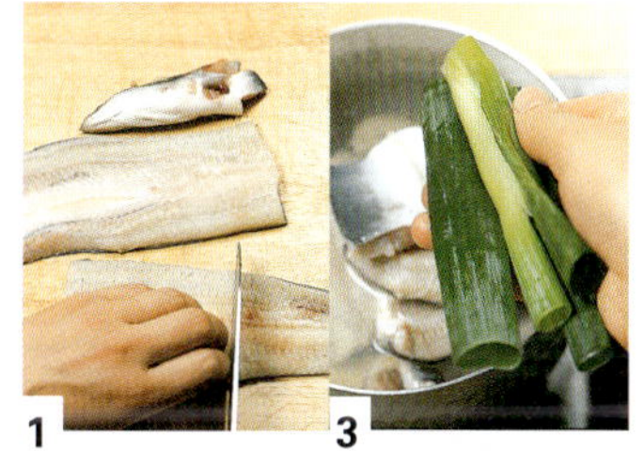

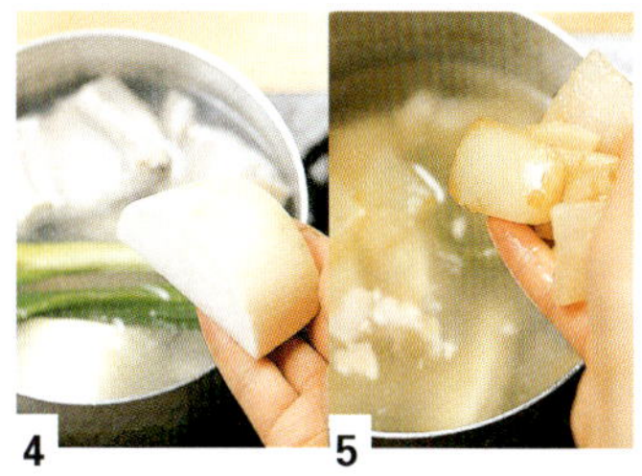

장어와 부추의 만남

장어곰국

주재료 장어 2마리,
대파 1대, 생강 1쪽, 마늘 2쪽,
무 100g, 부추 50g,
다진 파 · 청장 1큰술씩,
다진 마늘 1작은술,
소금 · 후추 조금씩

1 장어는 손질하여 반으로 가른 후 6㎝ 길이로 토막을 낸다.

2 무는 껍질째 씻어 세로로 반 가른 후 4cm 두께로 토막 내고 부추는 물에 씻어 3cm 길이로 자른다.

3 끓는 물 6컵에 포 뜬 장어의 머리와 꼬리, 대파, 통마늘, 저민 생강 등을 함께 넣고 무를 넣어 중불에서 30분 정도 끓이다가 무가 어느 정도 삶아지면 꺼내어 0.7cm 두께로 썰고 양념한다.

4 국물이 끓으면 깨끗이 걸러내어 삶아 건진 무와 나머지 장어를 넣고 끓인 다음 청장, 소금, 후추를 넣어 간을 맞춘다.

5 마지막으로 다듬어 놓은 부추를 넣고, 불을 끈 후 그릇에 담아 낸다

061 전갱이

빈혈 치료에 효과가 뛰어납니다

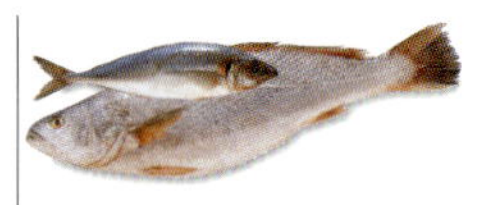

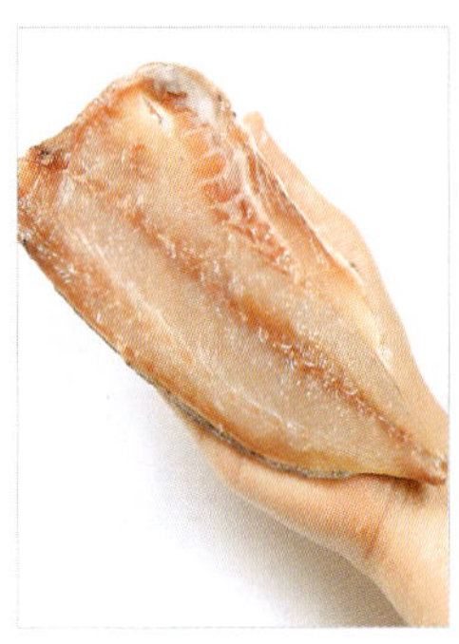

전갱이를 흔히 '아지'라고 하지요. 온대성 바닷물고기로 지방이 적고 맛이 좋은데 늦봄부터 늦가을까지가 제철입니다. 눈이 맑고 지느러미가 선홍색인 신선한 것을 골라야 합니다. 소화기에 좋고 빈혈 치료에도 효과가 뛰어납니다. 그러나 알레르기성 체질은 주의하세요. 등푸른생선은 지방질이 많아 알레르기 증상을 악화시킬 수 있습니다.

Good 잘 맞는_음식궁합

전갱이와 생강 · 무

전갱이(아지)와 생강 · 무를 배합하면 소화도 잘 되고 비린내도 없애고 알레르기 반응을 예방할 수 있습니다. 단, 잔 것은 통째로 튀겨 뼈까지 먹는 것이 좋습니다.

plus one

○● 전갱이와 비슷한 방어 이야기

방어는 전갱이과의 해안성 회유어인 바닷물고기인데, 열성식품이기 때문에 평소 열이 많고 땀을 많이 흘리는 경우에는 좋지 않습니다. 방어와 무 · 쇠고기를 배합하면 맛도 좋고 영양가도 상승하며 식중독을 막을 수 있습니다. 특히 방어와 개자를 배합하면 폐의 기능을 좋게 합니다.

062 전복

눈을 밝게 하고 소변이 잘 나오게 합니다

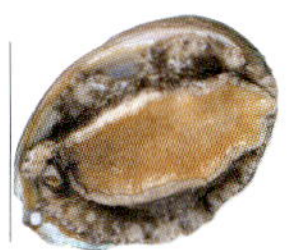

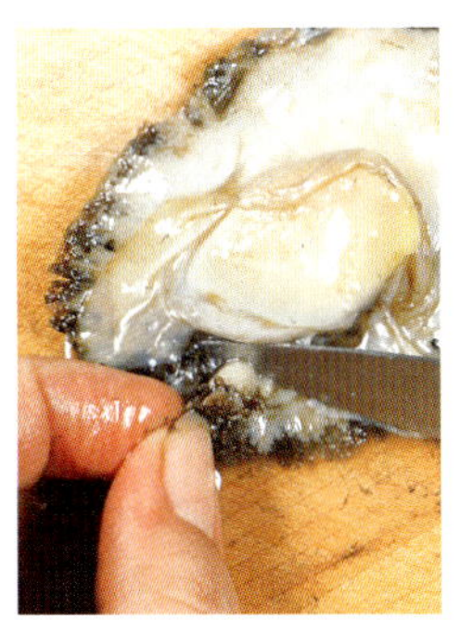

전복은 전복과의 조개로 바위 같은 데 잘 달라붙어 사는 특성이 있으며 암수딴몸입니다. 껍데기의 겉은 갈색 또는 푸른빛이 도는 갈색이고, 안쪽은 진줏빛 광택이 납니다.

'호흡공' 이라 불리는 구멍이 껍데기에 나 있습니다. 전복의 살을 복어라 하는데, 생것을 '생복(생전복)' 이라 하고, 찐 것을 '숙복' 이라 하며, 말린 것을 '건복' 이라 하지요.

늦봄부터 초여름의 것이 가장 살쪄 있습니다. 맛이 달고 짜며 성질은 평이합니다. 일반 어류보다 단백질 함량이 높고 감칠맛 나는 글루타민산이 많이 들어 있습니다. 그 밖에 로이신, 아르기닌 등 아미노산이 풍부합니다. 칼슘 함량도 높습니다. 철분, 비타민 A · B₁· B₂ · C 등을 함유하고 있으며 열량은 100g당 10kcal입니다.

간기를 완화해 황달을 다스립니다

전복은 자양강장 작용을 하므로 영양을 충족시키고 정(精)을 늘려 줍니다. 심장을 보하고, 소화를 돕고 식욕을 돋우며 간기를 완화시켜 황달을 다스려 줍니다. 전복은 예로부터 대표적인 자양강장 식품으로 손꼽혀 왔습니다. 진시황제가 불로장생을 위해 전복을 먹었다고 하고요, 햇볕에 말린 전복포나 전복내장은 일급 자양식품으로 귀하게 대접받았습니다.

폐결핵으로 인한 기침을 다스립니다

피로회복에 좋으며, 특히 시신경의 피로를 푸는 데 효과가 있습니다. 또 열을 내리고 열이 나는 폐결핵과 그로 인한 기침을 다스려 줍니다.

방광염, 냉증을 다스립니다

전복은 소변을 원활하게 해 줍니다. 그래서 방광염에도 도움이 됩니다. 자궁출혈, 냉증에도 좋으며, 목이 타거나 가슴이 메는 데도 좋습니다.

눈에 좋고 모유분비를 촉진합니다

눈을 밝게 합니다. 그래서 녹내장을 비롯해서 눈의 충혈이나 건조 등 모든 눈의 이상에 도움이 되며, 요오드 함량이 높기 때문에 혈압이 높을 때도 좋습니다. 이 외에 종기를 풀어 주며 모유 분비를 촉진합니다.

Good 잘 맞는_음식궁합

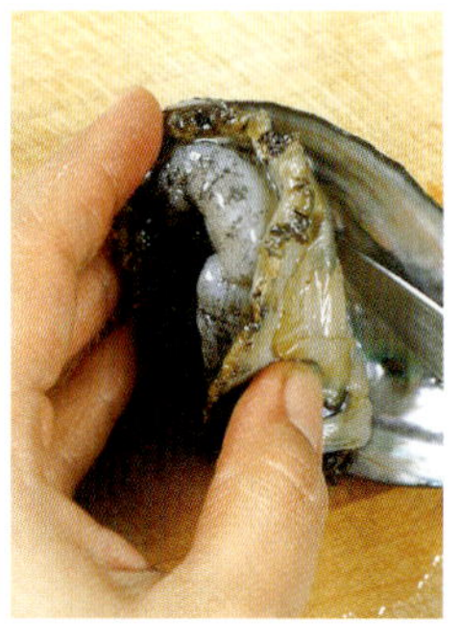

전복과 쇠고기

전복과 쇠고기를 배합하면 칼슘과 인의 섭취가 조화를 이루면서 자양강장 효능이 배가됩니다. 두 가지 다 양질의 단백질 공급원으로 철분 흡수도 더 잘되고 식욕도 돋워 줍니다.

전복과 잣

전복과 잣을 배합하면 비타민 B 흡수를 높이고 칼슘과 인의 조화를 이룰 수 있으며 스태미나 식품이 됩니다. 잣에는 양질의 단백질과 불포화지방산, 비타민 E나 철분이 풍부해 임신부 · 허약체질 · 병후 회복자 · 호흡기 질환자들에게 도움이 됩니다. 참고로 정약용은 〈다산방〉에서 "태동에 전복 3개를 끓여 즙을 마시면 유효하다"고 했는데, 임신 중 태아가 불안한 태동에 전복뿐 아니라 잣도 묘약으로 잘 알려져 있습니다.

전복과 냉이

전복과 냉이 또는 당근, 호박 등을 함께 먹으면 눈이 밝아집니다. 이들 식품들은 모두 눈을 밝게 해 주는 성분을 함유하고 있습니다.

전복과 참깨

전복과 참깨를 배합하면 혈중 콜레스테롤을 떨어뜨리며 동맥경화 예방에 도움이 됩니다. 참깨는 전복의 단백질이 잘 소화되도록 도울 뿐 아니라 전복이 가지고 있는 모유 분비 촉진 작용, 눈 피로 회복 작용의 효과도 높여집니다. 참깨 역시 모유 분비에 도움이 되고 눈의 피로에 효과가 있기 때문입니다.

전복과 마늘

전복과 마늘을 배합하면 비타민 흡수력이 증가하며 신진대사가 원활해지고, 특히 호흡기질환에 좋습니다. 가래도 더 잘 나오게 합니다.

전복과 치자

전복과 치자를 배합하면 소위 '화병'으로 눈이 충혈되고 아프며 뻑뻑한 데 도움이 됩니다. 전복 요리를 치자술로 먹으면 좋습니다. 치자술은 치자 열매 또는 치자 꽃으로 담근 술인데 화병을 내리고 신경쇠약이나 불면증에 좋으며 피로회복과 식욕증진에 좋습니다.

○● 전복으로 만드는 궁합 맞춘 음식

전복으로 만드는 요리에는 찜, 장아찌, 전 탕, 포 등이 있습니다. 특히 말린 전복인 '건복'은 예로부터 강정식품으로 손꼽는데, 마른 전복을 가루 내어 젖은 헝겊에 싸서 축축하게 한 뒤 다식판에 박아 내어 반찬으로 먹기도 하고, 마른 전복을 얇게 저며서 삶은 뒤에 쇠고기, 간장, 기름, 꿀 등을 섞어 까맣게 되도록 끓인 뒤에 후춧가루를 쳐서 버무리고 잣가루를 뿌려 먹기도 하지요.

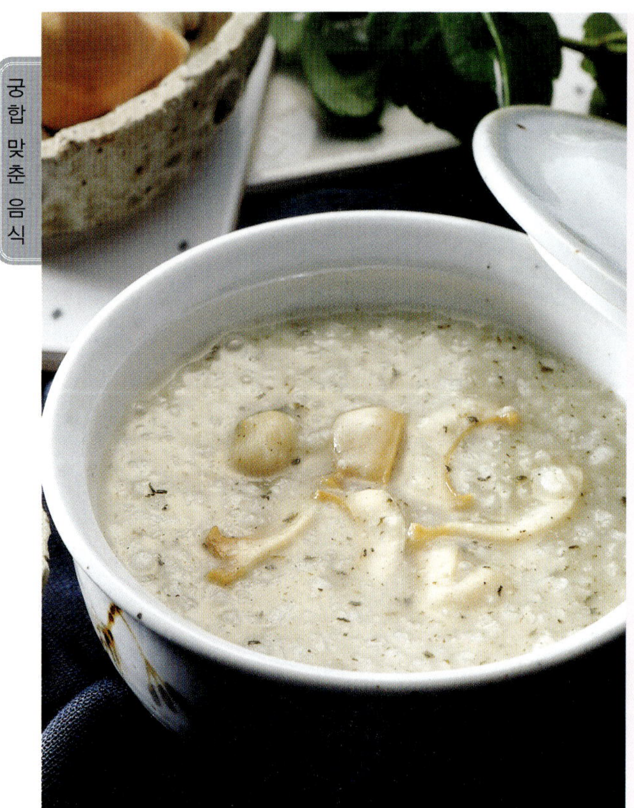

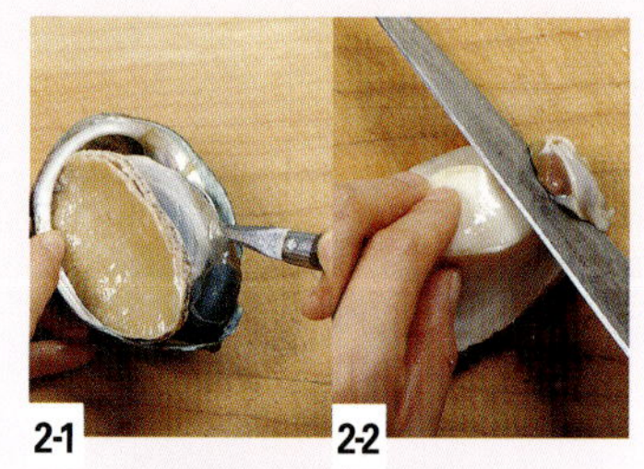

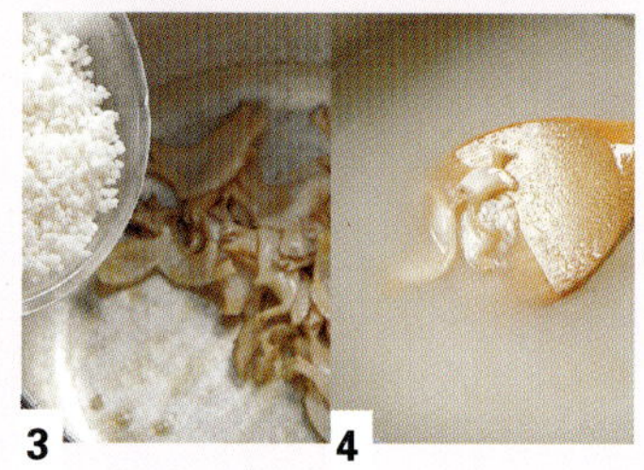

전복과 참기름의 만남

전복죽

주재료 쌀 1컵, 전복 1개
[기타재료] 참기름 2큰술,
물 6컵, 소금 · 검은깨 조금씩

1 쌀은 1시간 정도 물에 담가 두었다가 물기를 빼 놓는다.
2 전복은 껍질에서 떼 내어 부드러운 솔로 살살 문질러 씻고
  내장과 모래집을 떼어 낸 다음 납작납작하게 썬다.
3 냄비에 참기름 1큰술을 두르고 전복을 볶다가 불려 놓은
  쌀을 넣어 쌀알이 노릇노릇할 때까지 볶는다.
4 쌀알이 충분히 익으면 분량의 물을 넣고 끓이다가 불을 약
  하게 하여 쌀알이 충분히 퍼지면 소금으로 간을 맞춘 후
  검은깨를 뿌린다.

063 청어

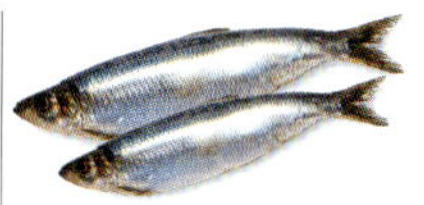

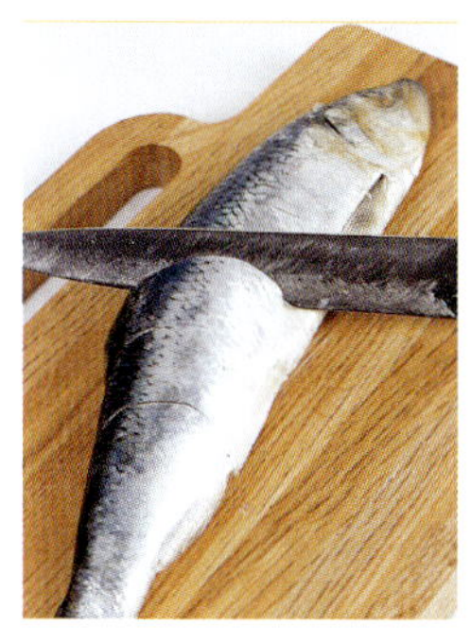

청어는 청어과의 바닷물고기입니다. 등이 짙푸른 색깔이라 '청색물고기' 라는 뜻에서 청어라 이름 붙은 이 물고기는 먼 바다의 찬물에 살지요. 생선 중에 맛이 가장 뛰어난데, 동해에서 잡힌 것보다 서해에서 잡힌 것을 일미로 꼽습니다. 〈자산어보〉에는 서해에서 잡히는 청어는 척추가 74마디이며 동해에서 잡히는 것은 53마디라고 했습니다.

청어는 5월에서 7월 사이가 맛이 가장 좋고 봄에 잡히는 알 없는 것을 '갈청어' 라 하고, 알이 미숙한 것을 '푸주치' 라 하며, 크고 알이 든 것을 '구구대', 살찌고 알 있는 것을 '울산치' 라 합니다. 특히 큰 것을 '고심청어', 다년생인 것을 '눈검쟁이' 라 하지요. 생것을 '비웃' 이라 하고, 말린 것은 '관목' 이라고 합니다.

청어는 맛이 달고 성질은 평이하며 독이 없습니다. 100g당 단백질이 19.5g인데 로이신, 리신, 이솔로이신 등 필수아미노산이 들어 있어 단백질의 질도 대단히 우수합니다. 칼슘, 철, 인, 같은 무기질과 비타민 $A \cdot B_1 \cdot B_2 \cdot$ 나이아신 등이 함유되어 있습니다.

식욕을 늘려 줍니다

〈동의보감〉에 청어는 "기력을 돋우고 심력을 돋운다. 소화력을 증진하고 식욕을 늘리며 간 기능을 원활케 하고 이뇨작용도 한다"고 했습니다. 예로부터 청어를 먹으면 가난하고 여윈 선비까지도 살이 포동포동 찔 수 있다고 해서 '선비를 비만하게 살찌게 하는 생선' 이라는 뜻으로 '비유어' 라고 불렀답니다.

다리가 무겁고 아픈 증상을 풀어 줍니다

체내에 과도한 습기가 축적된 것을 다스리는 화습 작용을 합니다. 그래서 습기로 다리가 무겁고 쑤시며 아픈 증상을 풀어 줍니다.

빈혈 치료에 좋습니다

복수와 각종 부종을 없애 줍니다. 간 기능을 좋게 해 주기 때문에 눈을 밝게 해 주고 가슴이 번거로운 것을 풀어 줍니다. 특히 청어는 항빈혈 성분을 함유하고 있기 때문에 빈혈에 좋습니다.

Good 잘 맞는_음식궁합

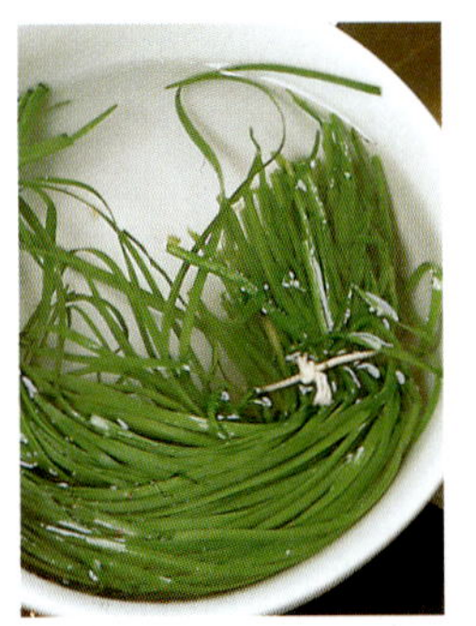

청어와 부추

청어와 부추는 궁합이 잘 맞습니다. 정력이 강화되고 기력이 좋아집니다. 특히 다리에 힘이 없고 심장이 약한 중년층은 청어와 부추를 함께 먹으면 좋습니다.

청어와 무씨

청어와 무씨는 궁합이 특히 좋습니다. 무씨를 씻어 물기를 빼고 프라이팬에서 볶아 가루 내어 1:2의 비율로 소금과 섞어 놓고 구운 청어를 찍어 먹으면 아주 좋습니다. 소화가 잘되고 식욕이 증진되며 살이 찝니다.

청어와 달개비

청어와 달개비는 궁합이 잘 맞습니다. 달개비는 '닭의장풀' 혹은 '압척초' 라고 하는데, 청어를 먹고 가슴이 답답하고 입이 붓는 증상이 있을 때, 이 달개비꽃을 달여 먹으면 곧 낫습니다. 햇볕에 말려 두면 사철 사용할 수 있습니다.

청어와 마늘 · 비타민 E

청어에는 셀레늄 성분이 풍부합니다. 뇌의 노화를 예방하며 항암성분으로 알려진 성분입니다. 청어를 버터나 마늘을 섞어 요리하면 이 성분을 충분히 흡수할 수 있습니다. 한편, 비타민 E가 다량 함유된 식품과 함께 먹어도 셀레늄 섭취가 강화됩니다. 따라서 해바라기씨, 아몬드, 참깨 등과 함께 먹으면 좋습니다.

청어알과 감초

청어 알과 감초를 같은 양씩 배합하여 약한 불에 말려 가루 내어 먹으면 천식 치료에 도움이 됩니다.

청어와 삽주나물

청어와 삽주나물이나 삽주뿌리(백출, 창출)와는 궁합이 맞지 않습니다. 또 청어는 콩잎과도 잘 안 맞습니다.

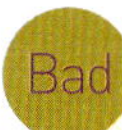

plus one

○● 청어로 만드는 궁합 맞춘 음식

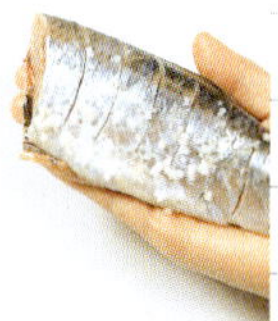

청어로 구이를 하면 기름이 배어나와 고소해서 맛이 좋습니다. 청어 말린 것을 짚불에 구우면 그 맛이 독특하답니다. 청어로 백숙이나 지짐을 해 먹기도 합니다. 또 찜을 해 먹기도 하지요. 대발에 얹어 찌면 맛이 참 좋습니다. 젓도 담그고 죽을 쒀 먹기도 합니다. 어린이 쇠약증에는 죽을 쑤어 먹이면 좋습니다. 청어를 겨울 바닷바람에 말리면 꾸덕꾸덕해지는데 이것을 '과메기'라고 합니다. 꽁치 과메기에 버금가는 일품 음식입니다. 미역이나 김에 얹어 초장에 찍어 먹습니다.

한편 청어 알도 일품입니다. 알로 구이나 탕을 해 먹지만, 싱싱한 알회의 맛은 대단합니다. 단, 청어의 쓸개는 독성이 있어 소화기를 손상시킬 뿐 아니라 급성용혈 현상이 발생하며 간이 손상되므로 청어로 요리할 때는 반드시 쓸개를 빼고 요리해야 합니다.

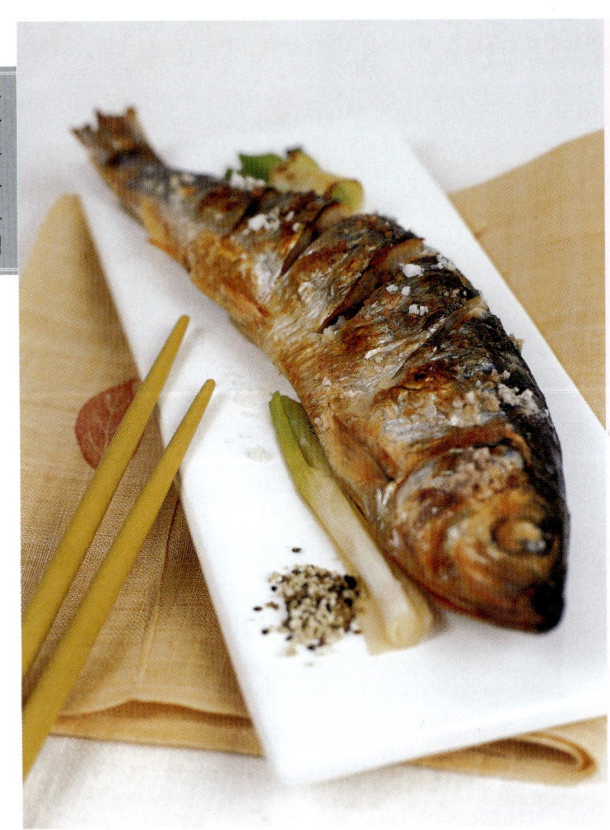

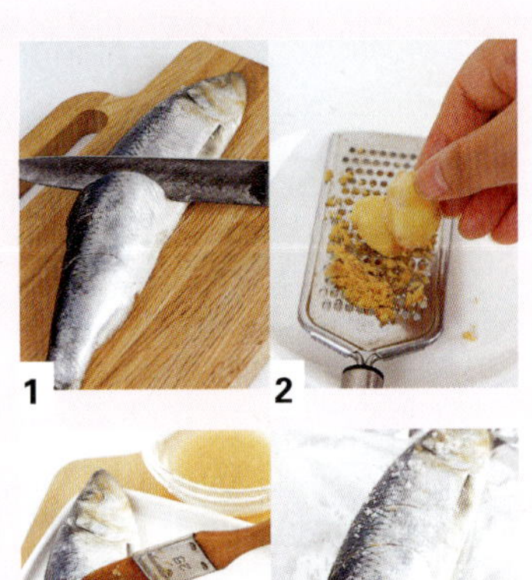

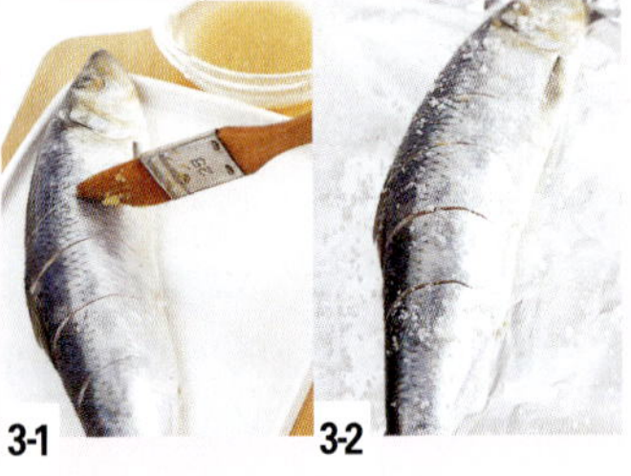

청어와 생강의 만남

청어생강구이

주재료 청어 1마리,
생강 1/2톨, 청주 1큰술,
소금 약간
[와사비간장] 진간장 3큰술,
와사비 2작은술

1 청어는 비늘을 벗기고 배를 갈라 내장을 정리한 후 어슷하게 칼집을 넣어 청주를 뿌려 놓는다.

2 생강은 껍질을 벗기고 강판에 갈아 즙을 만들어 청어에 듬뿍 끼얹어 청어의 비릿한 맛을 줄이고 생강 향을 더한다.

3 청어에 소금을 뿌려 석쇠나 그릴에 굽는다. 이때 대파나 마늘 등을 썰어 함께 구우면 향이 더해져 한결 맛있다. 와사비 간장을 만들어 곁들인다.

064 해삼

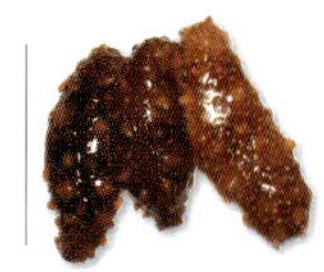

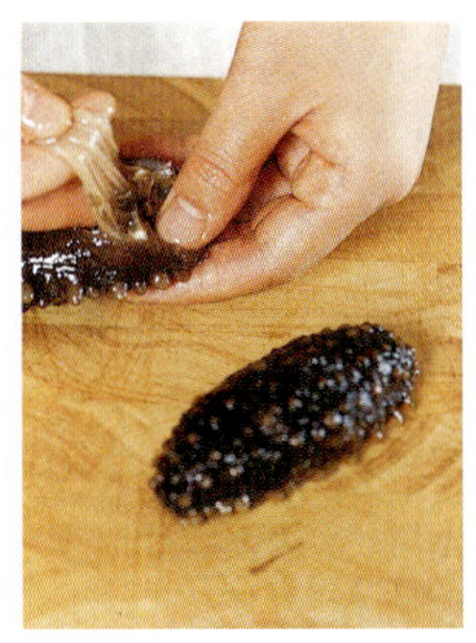

해삼은 인삼에 버금갈 정도로 몸에 좋다고 하여 바다의 인삼이라는 뜻으로 '해삼' 이라고 하지요. 또 야행성인 생리가 쥐와 비슷하다고 하여 '해서' 라고도 하고, 생김새가 오이와 비슷다고 하여 '바다오이' 라고도 합니다. 해삼은 맛이 짜고 성질은 따뜻합니다. 여러 영양성분이 골고루 풍부하게 들어 있는데, 특히 말리면 단백질이 훨씬 많아집니다. 32%로 증가하지요. 칼슘과 철분이 풍부하게 함유되어 있는데 해삼 100g당 칼슘이 134mg, 철분이 2.2mg나 됩니다. 또 비타민 $B_1 \cdot B_2 \cdot$ 나이아신 등을 함유하고 있습니다.

정력을 강화합니다

해삼은 콘트로이친 성분을 듬뿍 함유하고 있어서 정력을 강화합니다. 〈본초강목〉에서는 '보신익정' 이라 하여 발기불능 상태인 음위증을 개선해 준다고 했습니다.

치아와 골격의 형성을 도와줍니다

해삼은 칼슘과 철분이 풍부하여 빈혈을 개선하고, 치아와 골격의 형성을 도우며, 근육의 정상적인 수축과 혈액응고에 절대적으로 도움이 됩니다. 그래서 성장기어린이나 임신부에게 좋습니다. 특히 임신 중 태아를 안정시키는 안태작용이 큽니다. 옛 의서에 임신부와 부녀자에게 좋다고 한 것은 이런 이유입니다.

숙취해소에 좋은 저칼로리 식품입니다

해삼은 진액을 다스리며, 비장과 신장의 기능을 보강해 줍니다. 그래서 열성질
환일 때 증세를 청량하게 하며, 숙취를 깨게 합니다. 혈압강하 작용도 하고요.
특히 저칼로리 식품이기 때문에 비만증에도 좋습니다.

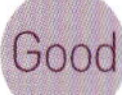 Good 잘 맞는_음식궁합

해삼과 인삼

해삼과 인삼을 배합하면 소화력도 더 잘되고, 장도 윤택해지며 정력도 증진합
니다. 이것이 바로 '양삼탕' 입니다. 해삼과 인삼, 두 삼을 배합한 초강력 자양강
장 음식입니다.

해삼과 닭

해삼과 닭을 배합하면 노인의 건강식이 됩니다. 노인병을 예방하여 장수할 수
있는 건강식이며, 육질이 부드러워 소화 흡수가 잘되며, 장을 부드럽고 윤택하
게 해 줍니다. 여기에 인삼까지 배합하면 '양삼탕' 의 의미까지 살릴 수 있어서
금상첨화입니다.

해삼과 죽순

해삼과 죽순을 배합하면 임신 중 입덧이 심하거나 태아가 불안정하여 유산할
것 같은 증상이 있을 때 좋습니다. '해삼죽순탕' 이 대표적인 요리입니다.

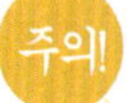

해삼은 활성이기 때문에 설사나 이질을 앓고 있을 때는 안 먹는 것이 좋습니다.
또 담이 잘 걸리는 체질, 감기에 잘 걸리는 체질에도 맞지 않습니다.
그런데 중국 요리에 많이 쓰는 '해삼' 은 회갈색 바탕에 불규칙한 갈색 무늬가 있
는 '광삼' 이라는 것으로, 비슷하기는 하지만 해삼은 아닙니다.

○● 해삼으로 만드는 궁합 맞춘 음식

해삼초 해삼은 날로도 먹지만 말려서 저장해 두었다가 다시 물에 불려 요리에 씁니다. 해삼을 말리면 20분의 1로 줄어들므로 물을 바꿔 가며 하루 정도 불려야 합니다. 불린 해삼의 물을 빼고 다시 불려서 물을 뺀 뒤에 잘게 다져 간장, 기름, 설탕 등을 넣고 끓인 후 잣가루를 쳐서 먹기도 합니다. 이 요리를 '해삼초'라고 하지요.

뮈쌈 마른 해삼을 물에 불려서 배를 가르고 잘게 다진 후 역시 잘게 다진 쇠고기, 두부를 이겨 붙여 달걀을 씌워 지져 먹기도 합니다. 우리나라 고유 음식 중 하나입니다. '뮈쌈'이라고 해요.

해삼알찌개 해삼은 수온이 16℃보다 높아지면 바다 속 깊숙한 곳의 진흙 속으로 굴을 파고 들어가 알을 낳고 여름잠을 자는데, 이 알이 아주 훌륭한 요리재료입니다. 대표적인 요리가 '해삼알찌개'입니다. 해삼 알을 젓국물에 담고 쇠고기, 두부 등을 함께 넣고 찌개로 끓여서 먹는 요리입니다.

○● 멍게와 궁합

해삼 하면 멍게가 떠오르기 마련입니다. 멍게는 멍게과의 원색동물의 일종으로 '우렁쉥이'라고도 하지요. 주먹 크기 정도로 두껍고 가죽 같은 겉에는 젖꼭지 같은 돌기가 많습니다. 껍질을 갈라 안에 들어 있는 누런 살을 먹지요. 5~7월, 깊은 바다에서 3년 정도 자란 것이 가장 맛있습니다. 멍게는 칼슘, 철분, 비타민 B_2, 니아신 등을 함유하고 있습니다. 특히 글리코겐의 덩어리로 최음식에 가깝습니다. 또 식욕을 증진시키는 효과가 있습니다.

■ 멍게와 차조기

정력 자극제로 효능이 큽니다. 멍게 한 조각을 차조기잎 한 장에 말아서 소금에 절여 두었다가 먹습니다. 차조기의 페리라알데히드 성분은 강력한 방부작용을 하는데 차조기는 비타민 A를 풍부하게 함유하고 있어서 멍게와 배합하면 너무 완벽합니다. 멍게와 차조기로 술을 담그는 방법도 있습니다. 차조기잎과 열매가 붙은 꽃을 썰어서 소주에 넣고, 껍질을 제거한 멍게를 통째로 넣어 절이고, 먹을 때 잘라 먹는 방법입니다. 3개월을 숙성해야 합니다.

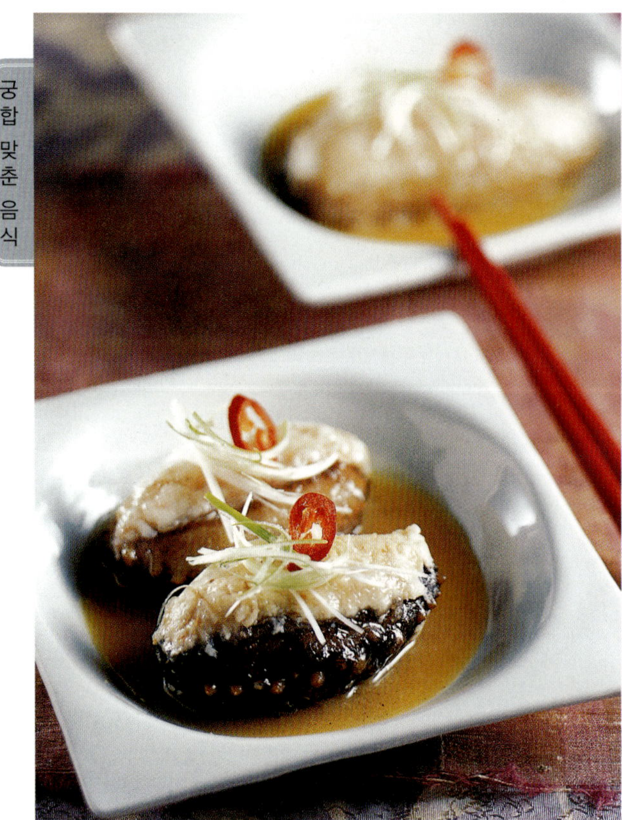

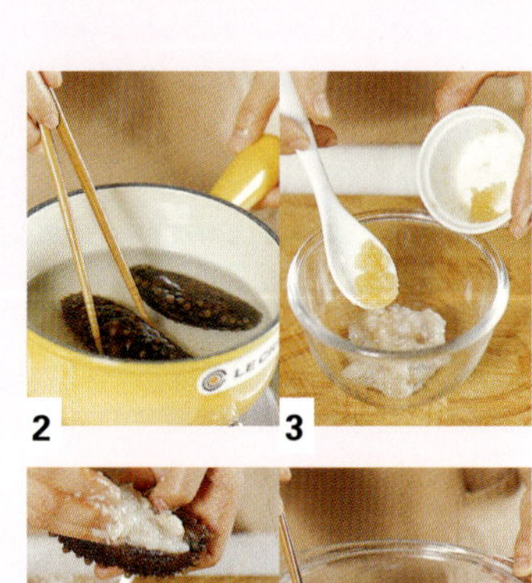

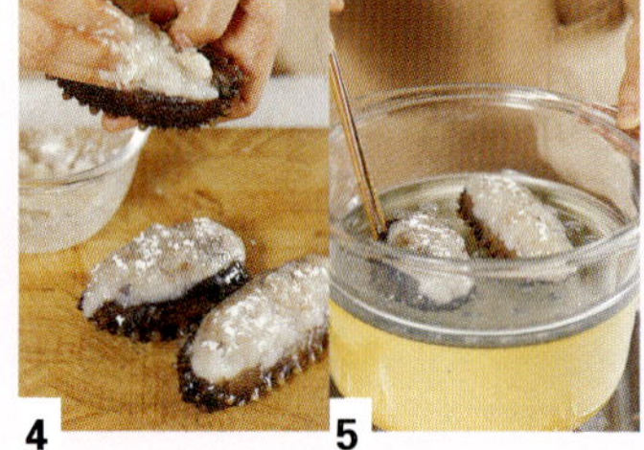

해삼과 새우의 만남

해삼초회

주재료 마른 해삼 30g,
새우살 200g,
녹말가루 · 식용유 조금씩
[새우양념] 설탕 2작은술,
다진 마늘 2작은술,
참기름 2작은술, 소금 · 흰후
춧가루 · 생강즙 조금씩
[겨자소스] 겨자 갠 것 2큰술,
식초 · 설탕 1큰술씩,
참기름 1작은술,
다진 마늘 1작은술

1 마른 해삼은 끓는 물에 삶아 물이 식으면 다시 새물을 부어
삶는다. 과정을 3~4일 동안 반복해 해삼을 불린다.

2 해삼은 배 쪽에 칼집을 넣어 창자를 빼고 씻는다.

3 새우는 머리 · 꼬리의 껍질을 벗기고 내장을 제거한 다음
물기를 없애고 곱게 다져 새우양념으로 밑간한다.

4 손질한 해삼 안쪽에 녹말가루를 얇게 바르고, 양념한 새우
살을 도톰하게 얹는다.

5 새우살 넣은 해삼 표면을 다듬은 뒤 윗면에 녹말가루를
뿌려 김 오른 찜통에 젖은 보를 깔고 얹어 익힌다.

6 분량의 겨자소스를 만들어 곁들인다.

065 해파리

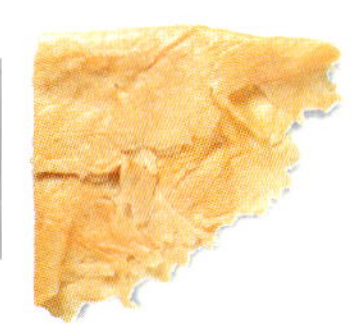

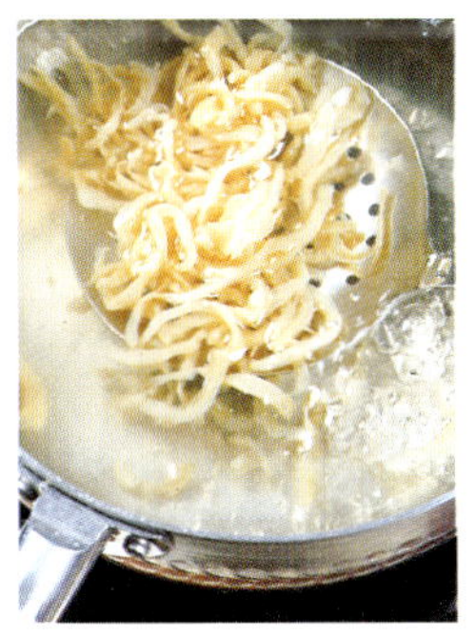

해파리는 강장동물로 6억 년 전부터 살고 있었다고 합니다. 수모(水母)라 하기도 하고, '무렁생선'이라고도 하며, 또는 바다에 떠 있는 모양이 보름달 같다고 해서 '해월'이라고도 합니다.

그리고 '바다의 독 있는 꽃'으로도 불립니다. 해파리의 몸체는 갓 비슷한 반구형인데, 몸체를 위로 하고 촉수를 아래로 길게 늘어뜨리고 있습니다. 촉수에 찔리면 심한 격통을 느끼며 의식불명까지 됩니다. 알칼로이드의 독성 때문입니다.

촉수는 먹이를 찾거나 적을 쏘는 역할을 합니다. 갓 주변의 근육을 수축해서 헤엄치며 알로 번식합니다.

해파리는 맛이 짜고 한천질로 되어 있어 젤리를 씹는 맛과 비슷합니다. 그래서 해파리를 젤리피시(Jellyfish)라고 하지요. 성질은 평이하고 따뜻합니다. 해파리는 물투성이로 95%가 물입니다. 지방이나 당분이 거의 없고 칼로리도 100g당 34kcal에 불과할 정도로 낮습니다.

고혈압, 비만증에 좋습니다

해파리는, 〈본초습유〉에 의하면 부인들이 지나치게 과로해 체력이 떨어졌을 때 좋다고 했습니다. 여성의 냉과 어혈을 다스리고 소아풍질·단독에도 좋습니다. 그러나 지방이나 당분이 거의 없고 칼로리도 낮아 무엇보다 고혈압이나 비만증에 훌륭한 식품입니다.

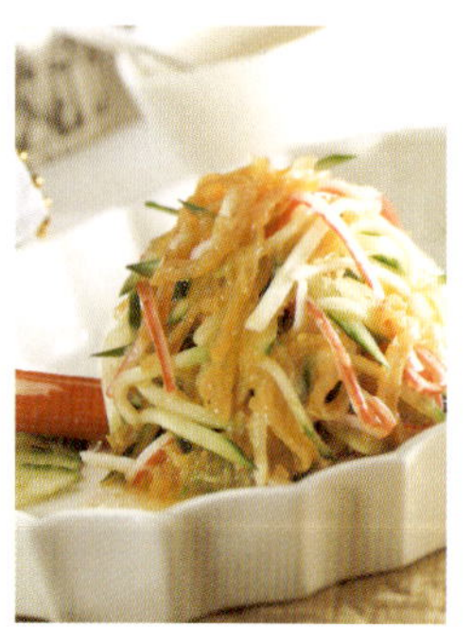

해파리와 토란 · 무

해파리와 토란, 무를 배합하면 비만형 고혈압 환자에게 좋습니다. 해파리 갓과 껍질 벗긴 토란 · 무를 각기 같은 분량씩 썰어 넣어 삶는데 해파리는 뜨거우면 녹아버리므로 건더기는 토란과 무만 남게 됩니다. 이 물을 매일 식사 후에 한 그릇씩 복용해 보세요. 비만형 고혈압에 효과가 있습니다.

해파리와 돼지콩팥 · 두충

해파리와 돼지콩팥, 두충을 배합하면 비만형 요통환자와 신장이 허하여 온 요통에 좋습니다.

신성고혈압에도 효과적입니다. 돼지콩팥 한 쌍과 같은 분량의 해파리 갓을 편으로 썰고 여기에 두충 45g을 가늘게 썰어 넣고 물 6사발을 부어 반이 될 때까지 달인 다음 이것을 3등분하여 매일 식후에 따끈하게 데워서 마시면 좋습니다.

해파리와 조구등

해파리와 조구등을 배합하면 땀이 많은 고혈압에 효과적입니다. 물론 변비가 심한 두부살의 비만형에도 좋고 아기가 경기하는 데에도 응용할 수 있습니다 해파리 갓 300g을 편으로 잘게 썰어 여기에 조구등 24g을 가하고, 물 5사발을 부어 반이 될 때까지 달여서 3등분하여 매일 식후에 따끈하게 데워서 마시면 됩니다.

해파리와 설탕

해파리와 설탕을 배합하면 가래를 삭일 수 있습니다. 해파리 갓을 삶아 설탕을 조금 넣고 매일 차 마시듯 드세요. 가래를 없애고 호흡기를 맑게 하는 효능이 있다고 알려져 있습니다. 특히 끈끈한 가래가 많아서 항상 그렁그렁하는 소리를 내는 고혈압 환자에게 좋습니다. 그리고 위장을 보호합니다.

해파리와 육종용

해파리와 육종용을 배합하면 노인의 기허 · 혈허에 의한 변비에 효과적입니다. 노인뿐만 아니라 허약한 사람의 변비에도 좋고 정력도 보강할 수 있습니다. 해파리 갓과 육종용을 같은 분량씩 섞어 차처럼 끓여 수시로 드세요. 육종용은 일명 '사막의 인삼'으로 불리는 초강력 강정제인데, 허해서 온 변비를 개선하는 효능이 뚜렷합니다.

해파리와 참기름

해파리와 참기름을 배합하면 입맛도 나고 만성소화불량증에 좋습니다. 해파리 갓을 편으로 가늘게 썰어서 참기름으로 무쳐 드세요. 간장 · 설탕 등으로 조미하고 무와 파를 넣어 먹기 좋게 해도 됩니다.

해파리와 어류

〈본초강목〉에는 어류 중독에 해파리가 좋다고 했습니다. 생선중독에 해파리를 삶아 그 물을 마시면 효과가 있습니다.

○● 해파리 손질법

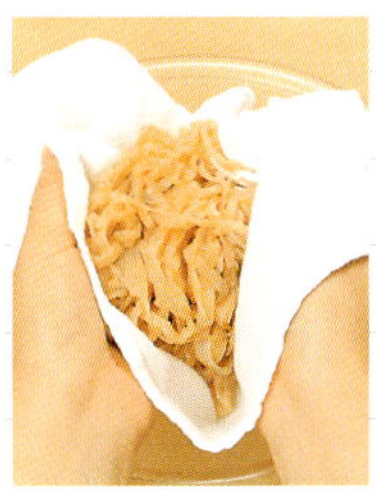

해파리는 냉채로 많이 요리하는데, 갓을 석회와 백반 우려낸 물에 담가 피를 빼고 표백해서, 이것을 소금에 절여 저장하거나 말려 두고 사용합니다. 시판하는 해파리는 해파리 갓을 표백하고 채썰어 염장한 것이 대부분인데, 황백색을 띠고 고약한 냄새가 나지 않는 것이 좋습니다. 하룻 밤 물에 담가 떫고 짠맛을 우려낸 후 여러 번 주물러 씻어 사용합니다. 냉채에 쓸 때는 시원해야 제 맛이 나므로 잘 손질한 해파리를 미리 냉장고에 넣어 두었다가 사용하면 더욱 맛있습니다.

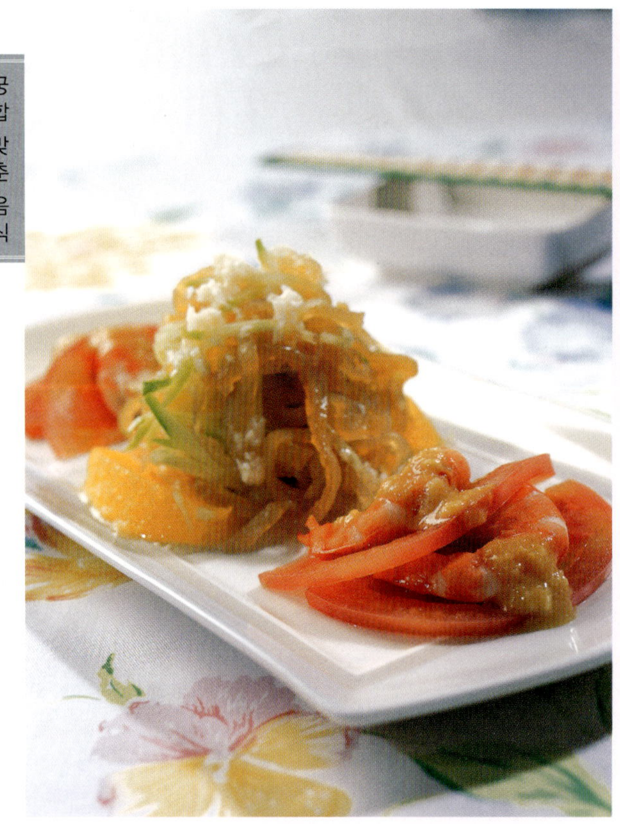

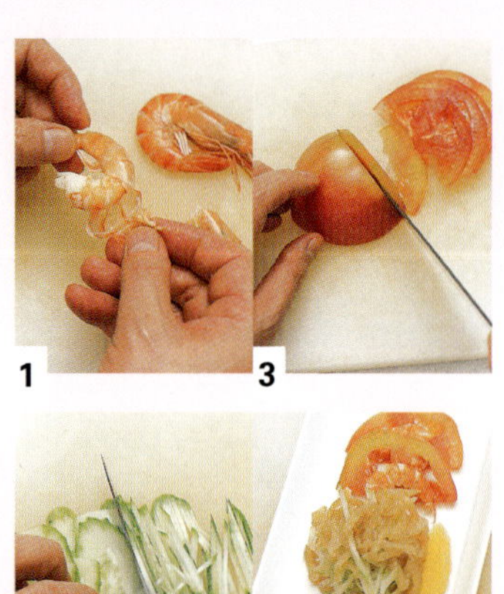

해파리와 어류의 만남

해파리냉채

주재료 해파리 200g,
대하 5마리, 오렌지 1개,
토마토 1개, 오이 130g
[마늘소스] 식초 5큰술,
다진 마늘 2큰술, 설탕 3큰술,
소금 1과 작은술반
[겨자소스] 겨자 갠 것 2큰술,
식초 · 참기름 1큰술씩,
설탕 1큰술,
다진 마늘 1/2큰술

1 대하는 끓는 물에 삶아 머리, 껍질을 벗긴 다음 반으로 저
며 썬다.
2 해파리는 찬물에 담가 짠맛을 없애고 꼭 짜서 물기를 없앤다.
3 토마토는 반으로 잘라 반달 모양으로 얇게 썬다.
4 오이는 어슷썰기하여 채 썬다. 오렌지는 껍질을 벗겨 먹기
좋게 썬다.
5 접시에 토마토, 새우를 보기 좋게 담고 가운데에는 오렌지
와 해파리, 오이를 섞어 담는다.
6 마늘소스와 겨자소스는 따로 준비해 둔다.
7 마늘소스는 해파리무침에, 겨자소스는 새우와 토마토 위에
뿌린다.

066 홍합

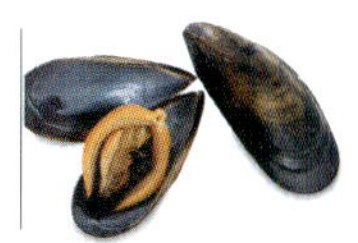

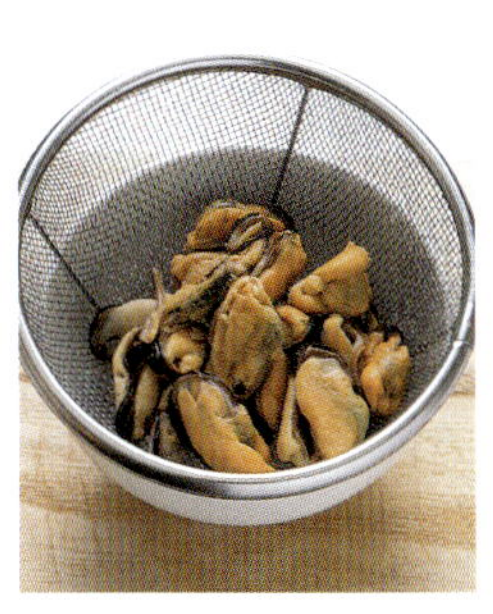

홍합은 살이 붉고 맛이 담백하기 때문에 붙여진 이름입니다. 홍합은 맛이 달고 짭니다. 성질은 따뜻하고요. 글리코겐이 많아 독특한 맛을 내며 콜레스테롤이 많고 프로비타민 D의 함량도 많습니다.

근육을 강화하고 조혈성분이 있어 빈혈에 좋습니다

홍합은 간 기능과 신장 기능을 도와 피로를 없애며 정력이 부족하여 허리와 다리가 새큰거리고 힘이 없을 때 좋으며, 간을 도와 근육을 강화하고 신장을 도와 뼈를 튼튼하게 해 줍니다.

또 비타민 B_{12}, 철분, 코발트 등 조혈성분이 풍부해 빈혈에도 좋습니다. 밤에 땀을 많이 흘리는 데도 좋습니다.

출산 후 어혈을 풀어줍니다

홍합은 일명 '동해부인' 이라고도 할 정도로 여성에게 좋습니다. 몸속에 뭉친 것을 풀어 주므로 부인과 종양을 없애며 해산 후 어혈이 뭉쳐 응어리진 것도 다스려 줍니다.

여성의 스트레스성 설사나 대하증으로 질이 헐거나 자궁출혈을 할 때도 좋습니다. 또는 비만한 여성의 골다공증에도 좋고요.

홍합과 바지락

홍합과 바지락을 배합하면 재생불량성 빈혈에 도움이 됩니다. 홍합과 바지락의 조혈성분이 상승작용을 하기 때문이지요. 홍합과 바지락을 많이 구입해서 농축액을 만들어 매끼마다 드셔 보세요. 마늘을 함께 넣어 농축액을 만들면 더 좋습니다. 또 이 농축액을 마실 때 호박씨까지 곁들이면 더 좋습니다. 빈혈에 효과적인 시금치, 간 등을 배합해도 좋겠지요.

홍합과 무청

홍합과 무청을 배합하면 빈혈에 효과가 있으며, 살이 찝니다. 뼈와 근육도 튼튼해지고요. 빈혈에는 철분이 필요하고, 비타민 C도 필요하기 때문에 홍합과 무청을 배합하면 아주 이상적인 궁합이 됩니다. 철분의 흡수를 촉진하는 작용이 있는 비타민 C가 많이 함유된 식품이면 무청이 아니더라도 홍합과 배합해 먹으면 됩니다. 예를 들어 키위·피망·콜리플라워·갓·파슬리·케일·금귤·자몽·파파야·오렌지·브로콜리·딸기 등입니다.

홍합과 육류 · 해조류

홍합과 육류를 배합하면 어린이 발육에 도움이 됩니다. 허약하고 성장이 잘 안 되고 빈혈이 있는 어린이에게 좋습니다. 잘게 다진 홍합과 잘게 다진 쇠고기를 함께 간장에 양념하여 조려 먹습니다. 전복·은어·장어 같은 것도 배합하면 좋고, 비타민 B_{12}가 풍부한 생굴·정어리·다랑어·해조류·치즈·분유 등을 배합하면 적혈구를 만들거나 재생하는 데 도움이 되어 어린이의 성장을 돕습니다.

주의!

홍합에는 마비성 패류 독소인 삭시토신과 고니오톡신이 들어 있어서 5월 중순경에는 먹지 말아야 합니다.

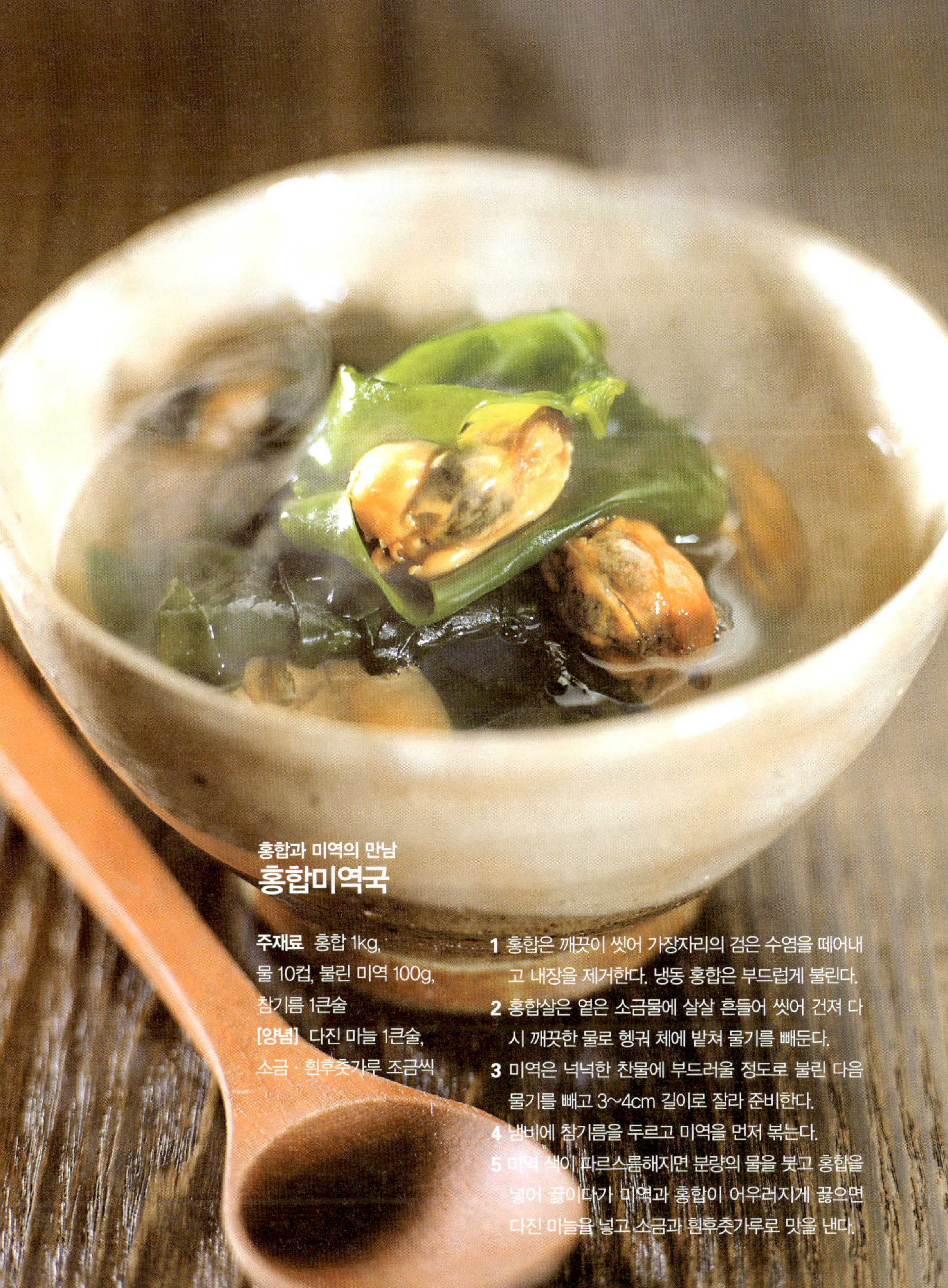

홍합미역국

주재료 홍합 1kg,
물 10컵, 불린 미역 100g,
참기름 1큰술
[양념] 다진 마늘 1큰술,
소금 · 흰후춧가루 조금씩

1 홍합은 깨끗이 씻어 가장자리의 검은 수염을 떼어내고 내장을 제거한다. 냉동 홍합은 부드럽게 불린다.
2 홍합살은 옅은 소금물에 살살 흔들어 씻어 건져 다시 깨끗한 물로 헹궈 체에 받쳐 물기를 빼둔다.
3 미역은 넉넉한 찬물에 부드러울 정도로 불린 다음 물기를 빼고 3~4cm 길이로 잘라 준비한다.
4 냄비에 참기름을 두르고 미역을 먼저 볶는다.
5 미역 색이 파르스름해지면 분량의 물을 붓고 홍합을 넣어 끓이다가 미역과 홍합이 어우러지게 끓으면 다진 마늘을 넣고 소금과 흰후춧가루로 맛을 낸다.

잘 맞는 음식궁합		
가자미	가자미와 좁쌀	맛이 좋다
	가자미와 기름	각질화 현상을 막아준다
갈치	갈치와 목이버섯	혈액을 맑게 하고 피부 트러블을 막아준다
	갈치와 백합뿌리	신경을 안정시킨다
게	게와 식초, 술	어혈을 풀고 피로를 풀어준다
	게와 오미자	게를 삶아도 변하지 않는다
	게와 차조기	게를 먹고 체했을 때 풀어준다
고등어	고등어와 무	영양을 보충하고 소화가 잘 된다
	고등어와 된장	비린내를 없애준다
	고등어와 차조기	고등어알레르기가 있을 때 해독작용을 한다
굴	굴과 레몬	살균효과가 있다
	굴과 식초	정력제 효과가 상승한다
	굴과 통밀	소화기를 강화한다
김	김과 식초	장속의 유해독성을 풀어준다
	김과 기름소금	베타카로틴의 흡수를 촉진한다
	김과 파래	니코틴의 독을 풀어준다
꽁치	꽁치와 귤	특유의 비린내를 없애준다
	꽁치와 열무	골다공증에 좋다
	꽁치와 무	꽁치의 비린내를 없애준다
	꽁치와 차조기	알레르기성 중독을 풀어준다
	꽁치와 파슬리, 레몬	비린내를 없애고 영양을 보완한다
	꽁치와 흑임자	칼슘 섭취 효과가 배가 된다
	꽁치와 청주	비린내를 없애준다

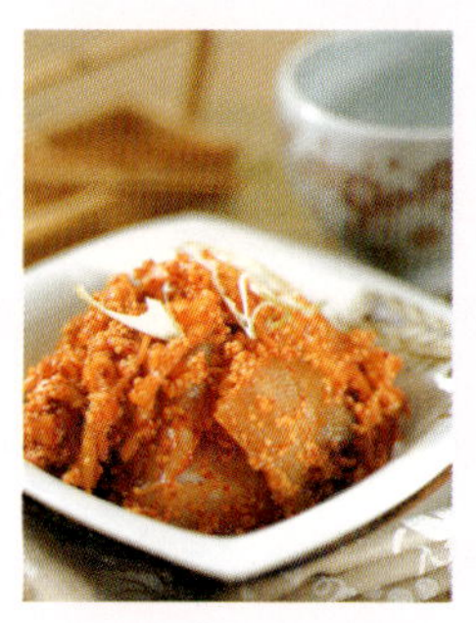

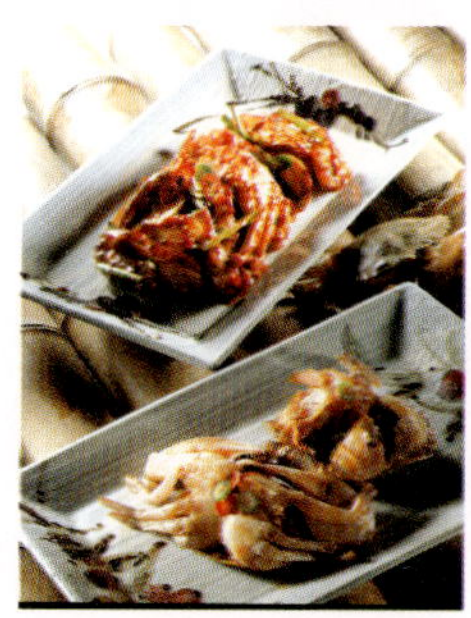

<table>
<tr><td></td><td colspan="2" style="background:#f5c518">잘 맞는 음식궁합</td></tr>
<tr><td rowspan="4">낙지</td><td>낙지와 콩나물</td><td>맛을 살리는 상승효과가 있다</td></tr>
<tr><td>낙지와 생강</td><td>보혈작용을 한다</td></tr>
<tr><td>낙지와 생굴</td><td>낙지의 찬 성질이 중화된다</td></tr>
<tr><td>낙지와 무</td><td>산성식품과 알칼리성식품이 중화된다</td></tr>
<tr><td rowspan="2">넙치</td><td>넙치와 해조류</td><td>피로감, 부종 등을 없앨 수 있다</td></tr>
<tr><td>넙치와 아욱</td><td>넙치의 부족한 성분을 보완한다</td></tr>
<tr><td rowspan="4">다시마</td><td>다시마와 마늘</td><td>마늘의 냄새를 없애준다</td></tr>
<tr><td>다시마와 찹쌀</td><td>비만과 변비를 해소한다</td></tr>
<tr><td>다시마와 토란</td><td>토란의 유해성분을 제거한다</td></tr>
<tr><td>다시마와 검은콩</td><td>혈전 개선에 효과가 있다</td></tr>
<tr><td rowspan="2">달팽이</td><td>달팽이와 버터</td><td>맛이 어우러진다</td></tr>
<tr><td>달팽이와 백포도주</td><td>달팽이요리를 소화시키는 데 효과가 있다</td></tr>
<tr><td rowspan="4">대구</td><td>대구와 들기름</td><td>영양 성분이 효과적으로 흡수된다</td></tr>
<tr><td>대구와 마늘, 생강</td><td>비린내를 없앨 수 있다</td></tr>
<tr><td>대구와 쌀</td><td>보양식으로 뛰어나다</td></tr>
<tr><td>대구와 석류껍질</td><td>구충제로 효과가 있다</td></tr>
<tr><td>도미</td><td>도미와 산수유</td><td>정력강화에 좋다</td></tr>
<tr><td rowspan="4">메기</td><td>메기와 참깨</td><td>어류의 중독을 방지한다</td></tr>
<tr><td>메기와 머위</td><td>식중독의 해독작용을 한다</td></tr>
<tr><td>메기와 아가위</td><td>체기에 효과가 있다</td></tr>
<tr><td>메기와 황련</td><td>당뇨병에 효과가 있다</td></tr>
</table>

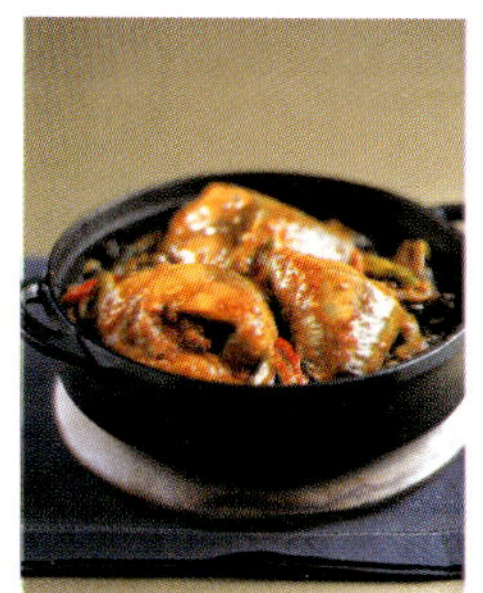

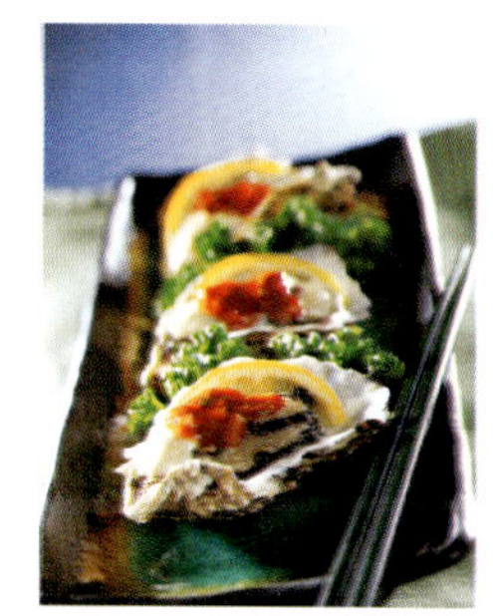

잘 맞는 음식궁합		
멸치	멸치와 된장	화병을 가라앉힌다
	멸치와 피망	임산부나 어린이 영양 공급원으로 좋다
	멸치와 연꽃잎	감칠맛이 난다
	멸치와 우유	칼슘 보급원으로 좋다
	멸치와 미역	산후우울증에 좋다
	멸치와 식초	멸치의 비린내를 없애준다
	멸치와 잣	고혈압, 호흡기 보강식품이다
명태	북어와 밀가루	양념 맛이 겉돌지 않는다
	북어와 쌀뜨물	명태의 떫은맛을 없앨 수 있다
	북어와 콩나물	숙취해소에 좋다
	명란과 새우젓	맛의 상승작용을 한다
	명태와 아가위	체기를 풀어준다
문어	문어와 생강	기혈을 돕고 보혈작용을 한다
	문어와 무	문어의 육질이 부드러워진다
미꾸라지	미꾸라지와 우엉	강정효과가 상승한다
	미꾸라지와 산초	미꾸라지의 비린내를 없앨 수 있다
	미꾸라지와 양파	스태미나가 부족할 때 좋다
	미꾸라지와 구기자	자양강정의 묘약이다
	미꾸라지와 연잎	성신경쇠약증에 좋다
	미꾸라지와 설탕	미꾸라지의 진액이 빠져 나온다
미역	미역과 버섯	버섯중독을 해소한다
	미역과 오이	열을 떨어뜨리는 효과가 있다
	미역과 두부	요오드를 보충할 수 있다
	미역과 참기름	미역의 영양성분 흡수율이 좋아진다
	미역과 식초	스트레스를 완화한다
	미역과 오동잎, 칡	체기를 풀어준다

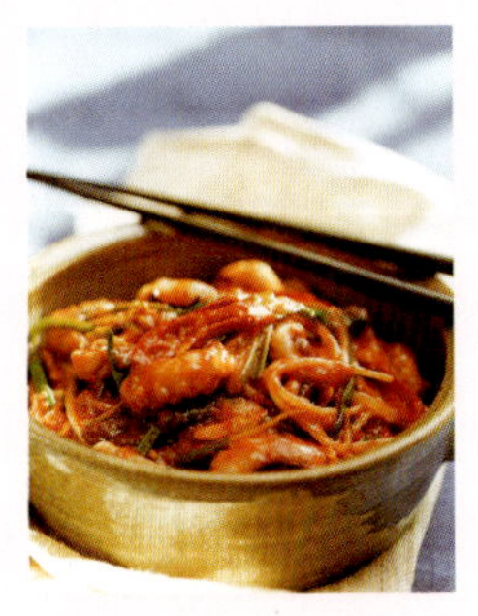

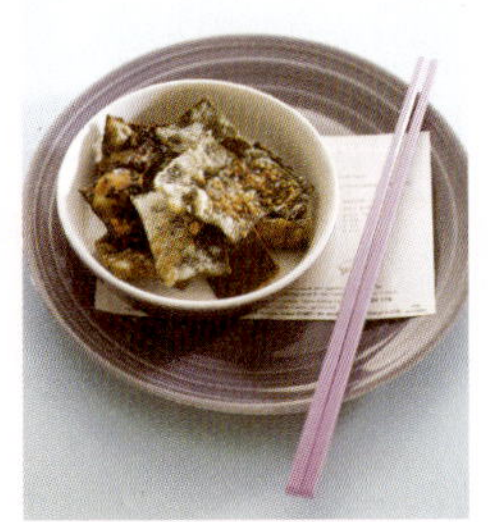

	잘 맞 는 음 식 궁 합	
민어	민어부레와 쑥	여성의 냉증, 월경불순, 불임증에 특효다
병어	병어와 귤껍질	소화를 도와준다
	병어와 당귀	근육과 뼈에 좋다
붕어	붕어와 순채	구역질이 그치지 않을 때 좋다
	붕어와 차조, 파	속이 냉해서 생긴 설사 치료에 좋다
	붕어와 당귀, 구기자	산후부종에 좋다
	붕어와 머위	위액분비를 촉진한다
	붕어와 팥	부종을 가라앉힌다
	붕어와 찻잎	당뇨병에 좋다
	붕어와 무	기침, 가래를 가라앉힌다
새우	새우와 생강, 무	알레르기 반응을 예방한다
	새우와 아욱	두 재료의 결점을 보완한다
	새우와 돼지고기	체기가 있을 때 좋다
	새우와 파	중풍을 예방한다
	새우와 닭고기	소화를 돕는다
	새우와 치자	위궤양 치료제이다
숭어	숭어와 매실절임	살균, 해독작용이 뛰어나다
	숭어와 머위	식중독을 미리 막을 수 있다
	숭어와 파슬리	생선독을 해독한다
	숭어와 참마	내장기능을 좋게 한다
	숭어와 염교	숭어의 향을 살려준다
연어	연어와 버터	위장이 따뜻해지고 냉증을 없앨 수 있다

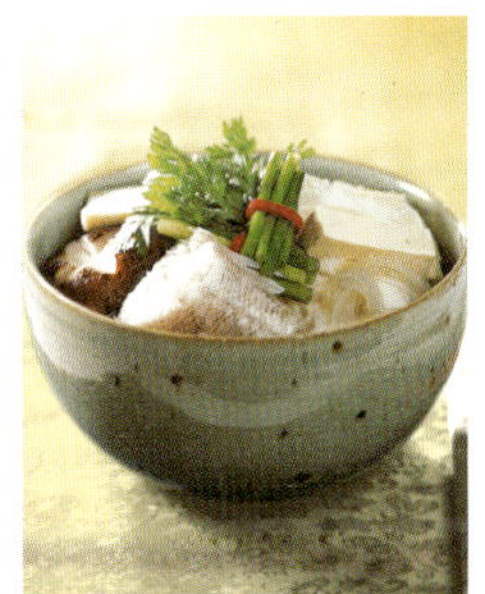

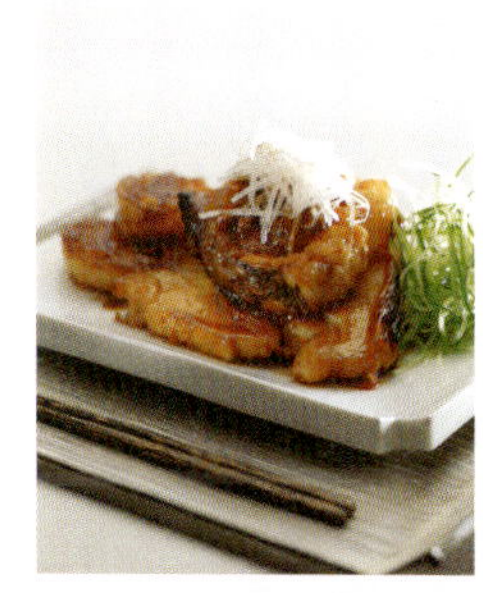

<table>
<tr><td></td><td colspan="2">잘 맞는 음식궁합</td></tr>
<tr><td rowspan="7">오징어</td><td>오징어와 피망</td><td>혈액보충작용을 한다</td></tr>
<tr><td>오징어와 양배추</td><td>다이어트에 효과가 있다</td></tr>
<tr><td>오징어와 파슬리</td><td>빈혈에 좋다</td></tr>
<tr><td>오징어와 냉이</td><td>정력증강에 좋다</td></tr>
<tr><td>오징어와 마늘</td><td>생리불순, 생리통을 개선한다</td></tr>
<tr><td>오징어와 복숭아씨</td><td>폐경을 다스려준다</td></tr>
<tr><td>오징어와 마요네즈</td><td>소화가 잘 된다</td></tr>
<tr><td rowspan="7">잉어</td><td>잉어와 팥</td><td>이뇨작용이 상승한다</td></tr>
<tr><td>잉어와 닭, 인삼</td><td>기력을 살려준다</td></tr>
<tr><td>잉어와 토사자</td><td>간기능을 강화한다</td></tr>
<tr><td>잉어와 유자</td><td>복부 수술 후 기력회복에 좋다</td></tr>
<tr><td>잉어쓸개와 술</td><td>눈병을 고치고 귀가 밝아진다</td></tr>
<tr><td>잉어지느라미와 참개구리</td><td>스태미나 음식이 된다</td></tr>
<tr><td>잉어와 된장</td><td>스트레스 해소에 좋습니다</td></tr>
<tr><td rowspan="5">장어</td><td>장어와 부추</td><td>신장을 보한다</td></tr>
<tr><td>장어와 사인</td><td>혈색소의 생성이 촉진된다</td></tr>
<tr><td>장어와 돼지뼈</td><td>스태미나 회복에 좋다</td></tr>
<tr><td>장어와 두충</td><td>풍습마비에 좋다</td></tr>
<tr><td>장어와 마, 맥문동</td><td>만성허약증에 좋다</td></tr>
<tr><td>전갱이</td><td>전갱이와 생강, 무</td><td>알레르기 반응을 예방한다</td></tr>
<tr><td rowspan="6">전복</td><td>전복과 쇠고기</td><td>자양강장 효능이 있다</td></tr>
<tr><td>전복과 잣</td><td>스태미나가 증진된다</td></tr>
<tr><td>전복과 냉이</td><td>눈이 밝아진다</td></tr>
<tr><td>전복과 참깨</td><td>콜레스테롤을 떨어뜨린다</td></tr>
<tr><td>전복과 마늘</td><td>신진대사가 원활해진다</td></tr>
<tr><td>전복과 치자</td><td>불면증을 다스리고 식욕을 살린다</td></tr>
</table>

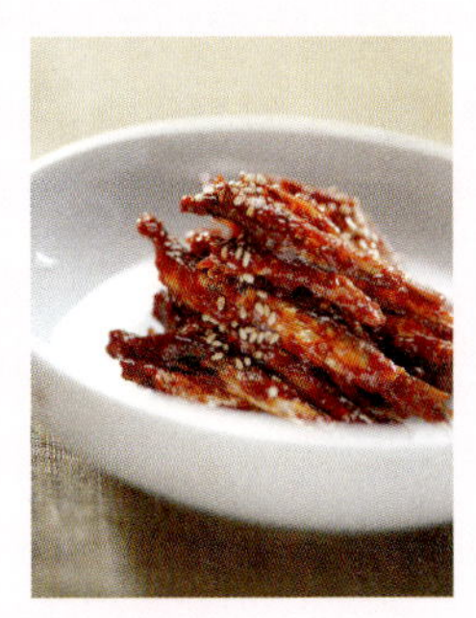

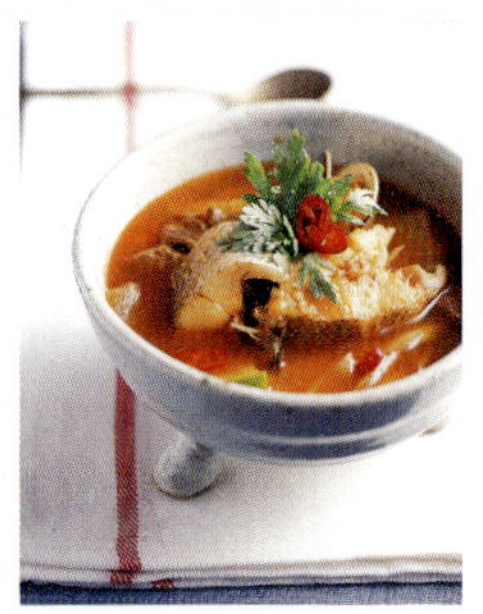

청어		
	청어와 부추	심장이 약한 중년층에게 좋다
	청어와 무씨	소화가 잘 되고 식욕이 증진된다
	청어와 달개비	청어를 먹고 부작용이 났을 때 달개비꽃이 효과 있다
	청어와 마늘, 비타민 E	뇌의 노화를 예방한다
	청어알과 감초	천식 치료에 도움이 된다
해삼	해삼과 인삼	소화력이 좋아지고 정력증진에 좋다
	해삼과 닭	노인병을 예방한다
	해삼과 죽순	입덧을 가라앉힌다
해파리	해파리와 토란, 무	비만형 고혈압 환자에게 좋다
	해파리와 돼지콩팥, 두충	비만형 요통 환자에게 좋다
	해파리와 조구등	땀이 많은 고혈압 환자에게 좋다
	해파리와 설탕	가래를 삭인다
	해파리와 육종용	노인의 변비에 효과가 있다
	해파리와 참기름	만성소화불량증에 좋다
	해파리와 어류	어류 중독에 해파리가 좋다
홍합	홍합과 바지락	재생불량성 빈혈에 효과가 있다
	홍합과 무청	빈혈 치료에 효과가 있다
	홍합과 육류	어린이 발육에 도움이 된다

게		
	게와 감	복통과 설사를 일으킨다.
	게와 꿀	소화가 되지 않는다.
메기	메기와 소의 간	중풍을 일으킬 염려가 있다.
	메기와 꿩	중풍을 일으킬 염려가 있다.
	메기와 멧돼지고기	중풍을 일으킬 염려가 있다.
멸치	멸치와 시금치	시금치의 수산성분이 멸치의 칼슘 성분을 방해한다.
미꾸라지	미꾸라지와 개고기	상극이다.
미역	미역과 파	미역의 칼슘 흡수를 방해한다.
민어	민어와 멧돼지	부스럼이 생긴다.
	민어와 꿩고기	부스럼이 생긴다.
잉어	잉어와 돼지간, 아욱	상극이다.
장어	장어와 복숭아	설사를 일으킨다.

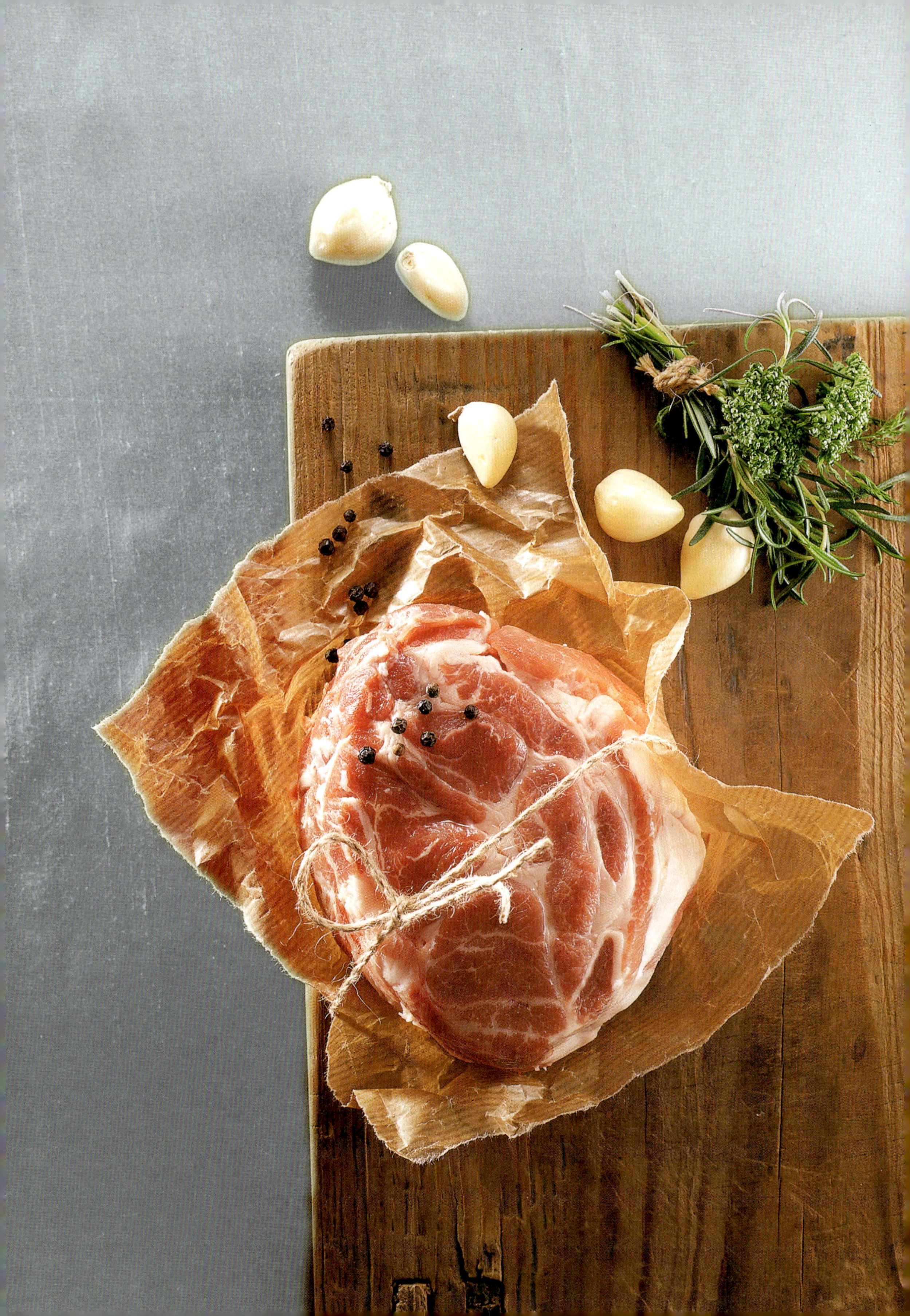

3 장

고기 음식궁합

양질의 단백질과 필수아미노산이 풍부한 고기류는 우리 몸에 스태미나를 제공하는 훌륭한 식재료이다. 하지만 포화지방산과 콜레스테롤이 문제다. 이렇게 문제가 되고 있는 지방과 콜레스테롤을 어떻게 중화시키는 지 알려주고 음식 궁합을 어떻게 맞추었을 때 육식으로부터 오는 부정적인 면을 중화할 수 있는지 풀어준다.

067 간

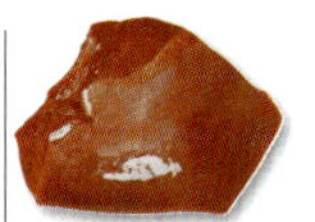

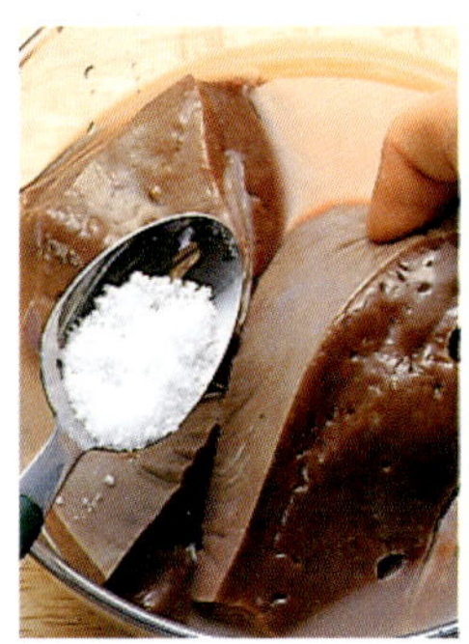

간은 비타민과 미네랄을 다량 함유하고 있습니다. 특히 야채나 곡류에 부족한 비타민 B_{12}와 필수아미노산 중 하나인 메티오닌이 풍부하게 들어 있지요. 또 비타민 A는 시금치의 4배나 되고 비타민 B_1은 콩나물의 3배, 과산화지질을 감소시키는 비타민 B_2는 대두의 약 10배나 됩니다. 그 밖에 엽산, 구리, 아연 등도 다량 함유하고 있는 건강 식품입니다.

악성빈혈이나 용혈성빈혈에 좋습니다

전신에 활력을 주고, 정력도 증진하며, 간기능 저하나 또 이로 인한 눈의 피로나 야맹증을 치료합니다. 비타민 A와 철분이 다량 함유돼 있기 때문이지요. 또 혈색소 합성에 필요한 성분과 항빈혈 물질이 많이 들어 있으므로 옛날부터 악성빈혈이나 용혈성빈혈에 동물의 간을 약으로 써왔습니다.

몸이 허하면 소의 간을, 속이 냉하면 닭의 간을 드세요

동물의 간은 간장병을 예방하고 시력을 보호하는 데도 특효죠. 어느 간이나 몸에 좋지만 몸 상태에 따라 골라 먹을 수도 있어요. 소의 간은 성질이 뜨겁지도 차지도 않고, 양의 간은 성질이 서늘하며, 닭이나 돼지 간은 성질이 따뜻합니다. 그래서 몸이 허한 경우에는 소의 간이 좋고, 속에 열이 나는 열한 경우에는 양의 간이 좋고, 속이 냉한 경우에는 닭의 간이 좋습니다.

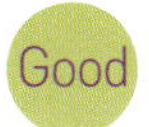 Good 잘 맞는_음식궁합

간과 레몬 · 우유

간은 레몬이나 우유와 궁합이 맞습니다. 그래서 간을 날로 요리할 때는 간의 얇은 막을 벗기고 얇게 썬 다음 소금으로 살살 비벼 핏물을 빼고 레몬이나 우유에 담갔다가 꺼내야 간 특유의 냄새를 제거할 수 있습니다. 물에 담가 두면 역삼투압 현상에 의해 간의 단백질과 무기질의 일부가 손실될 수 있지만 우유에 담가 두면 영양소의 손실이 없습니다.

간과 청주 · 매실

간을 통째로 청주에 넣고 찐 다음 햇볕에 말려 가루를 내어 먹으면 철분과 미네랄, 엽산, 각종 비타민 등 풍부한 영양소를 충분히 섭취할 수 있습니다. 이때 사용했던 청주도 소주잔으로 한 잔씩 마시세요. 단, 이 청주는 쉽게 변질될 수 있으므로 매실을 함께 넣어 냉장고에 보관해 두면 궁합이 맞아 오래 갑니다.

간과 식초

쇠간을 식초에 고아서 먹으면 체중미달이나 만성적인 설사로 고생할 때 효과가 있습니다. 쇠간과 식초가 궁합이 맞기 때문입니다.

plus one

○● 간 요리법

동물의 간이 좋다는 것은 알지만 막상 요리를 하거나 먹기는 쉽지 않습니다. 신선한 간을 골라 레몬이나 우유에 담가 냄새를 뺀 뒤 부침옷을 입혀 전을 부쳐 먹어도 좋고, 버섯 등 야채를 곁들여 볶아도 좋아요. 그러나 간을 지나치게 많이 먹거나 날로 먹는 것은 좋지 않다고 하네요. 너무 많이 먹으면 비타민 A 과잉으로 두통, 메스꺼움, 현기증이 생길 수 있고 날로 먹으면 기생충 위험이 있기 때문이에요. 하루 100g 이하를 익혀서 먹는 것이 좋답니다.

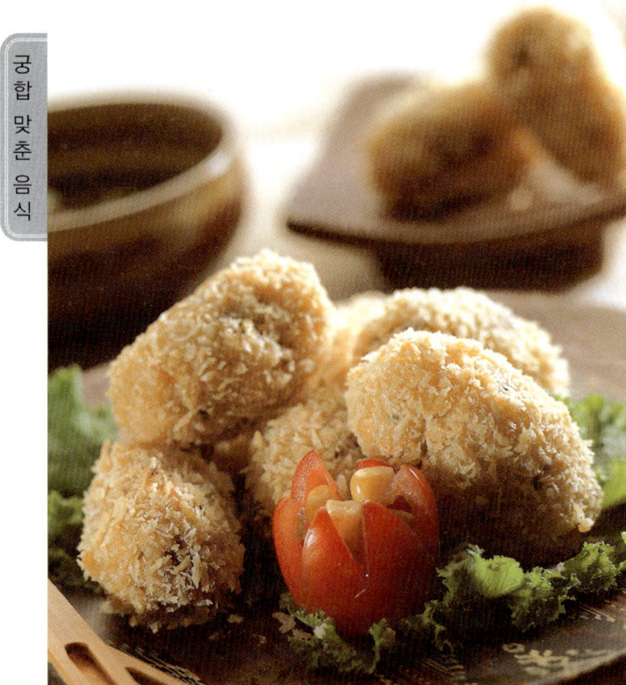

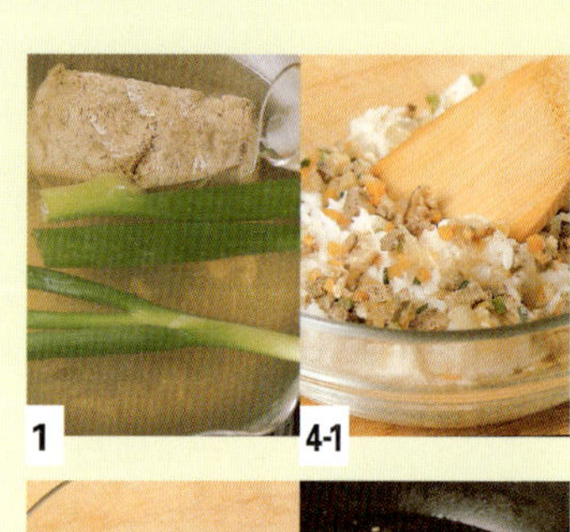

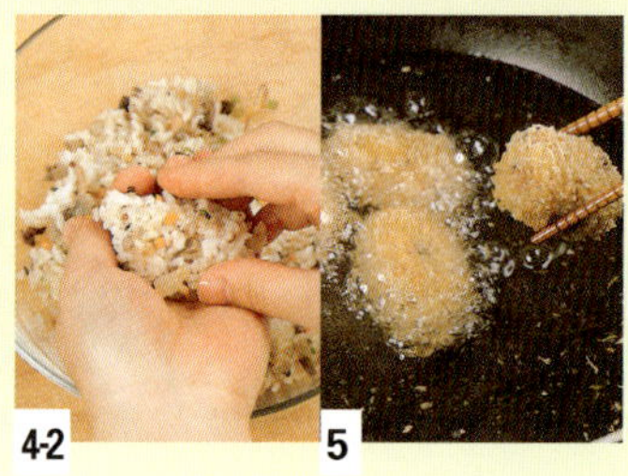

간과 우유의 만남
쇠간 라이스크로켓

주재료 쇠간 200g,
우유 1컵, 밥 한 공기,
양파 40g, 표고버섯 1장,
당근 40g, 실파,
[튀김옷] 밀가루 · 소금 ·
참기름 · 후춧가루 · 빵가루 ·
레몬 · 튀김가루 적당량

1 쇠간은 신선한 것으로 준비하여 얇은 막을 벗기고 흐르는
물에 살살 씻은 다음 얇게 썰어 우유에 30~40분 정도 담
가 핏물과 냄새를 제거한 후 끓는 물에 삶아 한입 크기로
썬다.

2 당근을 다듬어 굵직하게 다지고 표고도 불렸다가 기름을
떼고 같은 크기로 썬다. 실파도 송송 썬다.

3 프라이팬을 달구어 썰어 놓은 재료들을 볶는다.

4 볼에 고슬한 밥을 담고 볶아 놓은 재료와 삶아 놓은 간을
골고루 섞어 원통형으로 모양을 만든다.

5 모양 잡은 밥을 밀가루, 달걀물, 빵가루 순으로 묻혀 180℃
정도 기름에 튀긴다.

068 닭고기

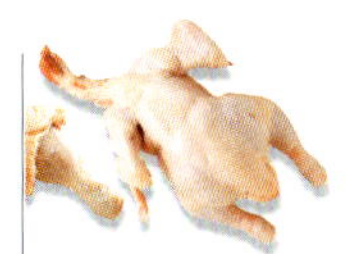

닭고기는 맛이 달고 성질은 따뜻하며 단백질 함량이 높습니다. 가슴살에는 단백질이 22.9%나 함유되어 있습니다. 지방도 풍부하지만 다른 육류에 비해 불포화지방산 비율도 비교적 높은 편이에요.

또, 비타민 B군은 물론 비타민 A, 치아민, 리보플라민, 나이아신 등 다양한 영양성분을 함유하고 있습니다.

허약자의 체력 보강에 좋습니다

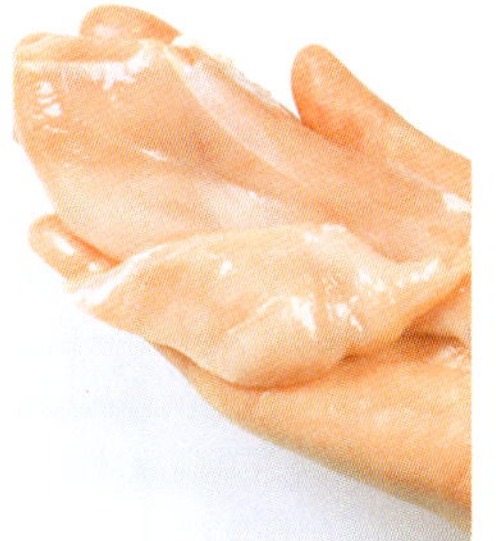

〈동의보감〉에는 "오장의 다섯 가지 허약 증상을 다스리며 기력을 늘린다' 고 했습니다. 닭고기는 다른 육류에 비해 육질이 부드럽고 질기지 않아 소화흡수가 잘 돼 병후 회복기에 있거나 허약자의 체력보강에 좋습니다.

따라서 비위가 약하고 야윈 데 좋습니다. 또 성장기 아이들의 발육을 촉진하는 효과가 있습니다.

동맥경화나 심장병 예방에 좋습니다

뇌를 활성화시키고 스트레스를 이겨내게 하며, 뼈와 세포조직을 생성하는 데 좋습니다. 콜레스테롤 수치를 낮추는 리놀레산이 많아서 동맥경화나 심장병 예방에도 도움이 됩니다.

닭의 종류에 따라 치료 효과가 다릅니다

누런 암탉은 남성의 양기를 보하고 냉기를 다스리며, 붉은 닭은 허로를 다스리고 자궁출혈과 대하증을 다스리며, 흰 수탉은 오장을 안정시키며 갈증을 없앱니다. 또 검은 수탉은 사지 저림증에 좋고 기력을 늘린다고 알려져 있습니다.

소음인에게 잘 맞습니다

몸이 항상 냉한 체질, 몸이 항상 무기력한 체질, 잔병치레가 잦은 체질, 소화기가 약해 입맛이 없는 체질, 아침에 쉽게 일어나지 못하는 체질, 입이 잘 말라 물을 많이 마시되 찬물보다 더운물을 찾는 체질, 소변이 잦은 체질인 소음인에게 특히 잘 맞습니다. 한편 피부병이나 풍기가 있을 때는 안 좋습니다.

Good 잘 맞는_음식궁합

닭고기와 인삼

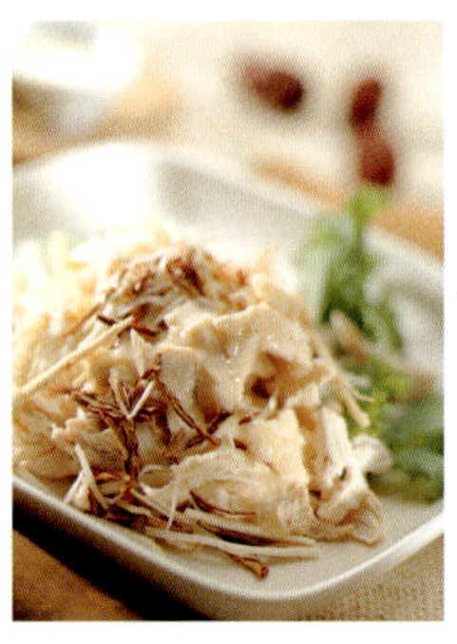

닭고기와 인삼은 궁합이 잘 맞습니다. 둘 다 성질이 더우며 소음인의 식품입니다. 양기가 강한 소양인이라면 인삼보다는 숙지황, 산수유, 산약 등을 넣어 끓인 삼계탕이 더 좋습니다. 삼계탕은 닭 뱃속에 인삼 · 대추 · 찹쌀 등을 넣어 만든 요리인데, 닭고기에 인삼을 넣으면 닭 특유의 누린내가 없어지고, 인삼의 쌉쌀한 맛이 식욕을 돋우며, 대추는 음혈을 완화시키고, 찹쌀은 기를 보강합니다. 〈동국세시기〉에는 삼계탕을 만들 때 죽순을 넣는다고 합니다.

삼계탕과 황기

삼계탕을 끓일 때 황기를 함께 넣고 뭉그러지도록 끓여 드세요. 황기는 땀샘을 조절하여 다한증을 개선하는 약재입니다. 기가 쇠약해진 것도 보강하는데, 효과가 인삼에 버금간다고 알려져 있습니다.

삼계탕과 당귀

삼계탕을 끓일 때 당귀를 함께 넣어 보세요. 인삼 10g 정도면 당귀는 6g 정도를 배합합니다. 여성 중에 하복부가 차면서 대하증이 심할 때, 남성 중에 조루증이나 발기부전으로 고민될 때 좋습니다. 인삼은 기를 보하는 약재의 으뜸이요, 당귀는 보혈재의 으뜸입니다.

삼계탕과 동충하초

삼계탕 할 때 닭의 몸통에 구멍을 내고, 동충하초를 그 구멍에 꽂아 찜통에 넣고 쪄서 드셔 보세요. 만성해수나 큰 병을 앓고 난 후 회복이 제대로 안 된 경우, 식욕이 떨어지면서 정신적으로 피로감이 심한 경우에 좋습니다.

삼계탕과 밤 · 은행

삼계탕 할 때 닭의 뱃속에 껍질 벗기고 살짝 볶은 은행 10알, 마른 밤 10알을 함께 넣어 보세요. 마른기침을 잘하고, 누런 가래가 덩어리져 나오고, 안색이 나쁘고, 어지럼증과 손발 저림이 심한 데 좋습니다.

삼계탕과 해삼

삼계탕을 끓일 때 '바다의 인삼'으로 불리는 해삼을 배합해 보세요. 해삼에는 인삼에 들어 있는 사포닌 성분이 들어 있어 항암작용을 합니다. 특히 인삼과 해삼은 궁합이 잘 맞아 인삼과 해삼을 함께 끓인 '양삼탕'은 여름철 기력회복에 참 좋습니다. 특히 해삼에는 콘드로이친 성분이 듬뿍 함유돼 정력을 강화한답니다.

Bad **맞지 않는_음식궁합**

닭과 지네

닭과 지네는 상극입니다. 그래서 지네의 독은 닭이나 달팽이가 중화합니다. 지네는 맛이 맵고 성질이 따뜻하며 독이 있습니다. 그러나 경락을 소통하고 어혈을 풀어 주는 작용을 하므로 신경통 · 관절염 · 요통 · 담통 및 결핵이나 백일해의 처방으로 닭 뱃속에 지네의 머리와 다리를 떼고 넣은 후 푹 고아서 먹게 합니다.

○● 닭으로 만들어 먹을 수 있는 약효가 뛰어난 음식

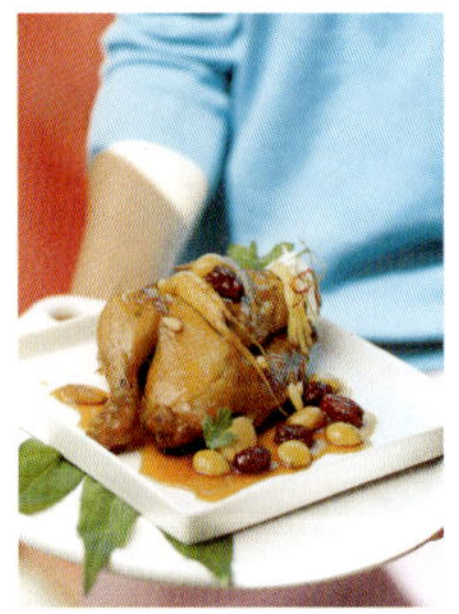

■**옻닭** 옻을 새끼손가락 길이만 하게 잘라 100g 정도를 내장을 제거한 닭 뱃속에 넣고 푹 고아서 먹는 것이 옻닭입니다. 옻의 MU2라는 성분은 암세포 증식을 억제하고, 머틸칼레이르라는 성분은 노화방지에 효과가 있습니다. 또 정력쇠약 · 월경불순 · 대하증에도 좋습니다. 〈동의보감〉에는 어혈을 풀고 골수를 충족시킨다고 했습니다. 옻의 우르시올이라는 성분이 알레르기를 일으킬 수 있는데, 감초나 차조기 잎을 넣으면 해독이 됩니다.

■**싸움닭 술** 싸움닭 수컷을 1주일 정도 굶겼다가 털만 뜯고 통째로 술 두 되에 넣고 약한 불로 삶아 살만 잘게 저며 다시 술에 넣고 설탕, 마늘 각 600g씩을 넣어 함께 조리면 엿 모양이 되는데, 이것이 싸움닭 술, 즉 '군계주' 입니다. 기력이 솟고, 소장과 방광의 기능이 원활해집니다.

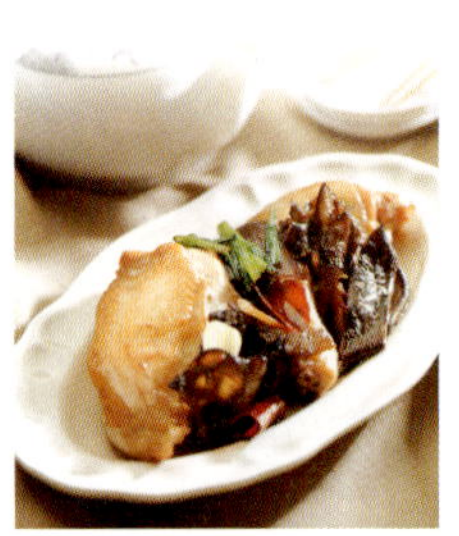

■**홍소계육** 불린 목이버섯 · 파 · 생강 · 김을 닭의 뱃속에 담아 꿰매서 큰 솥에 담고 물과 술을 각각 한 사발씩, 황설탕 120g, 간장 세 사발을 넣고 은근한 불로 삶아 드세요. 대단한 보양식입니다.

■**용봉탕** 인삼과 함께 끓인 삼계탕의 닭을 건져낸 후, 피를 빼고 비늘을 긁어낸 잉어를 넣고 다시 푹 끓여, 앞서 건져낸 닭고기를 찢어 무친 것을 얹어 드세요. '용봉탕' 이라 합니다. 인삼을 배합하면 '인삼용봉탕' 이라는 스태미나식이 됩니다.

■**닭과 유황** 닭은 유황의 독을 중화합니다. 유황은 맛이 맵고 시며 성질이 대단히 뜨거운 약재인데 양기를 보강하며 냉기를 몰아내는 작용이 큽니다. 따라서 열에너지원의 부족으로 허리와 무릎이 냉하고 힘이 없으며 아랫배가 냉한 데 효과가 있는데, 남성의 임포텐스나 묽은 냉이 많은 여성에게 특히 좋습니다. 닭에게 유황을 먹이면 털이 빠지고 바짝 마르는데, 이때 잡아서 약용합니다.

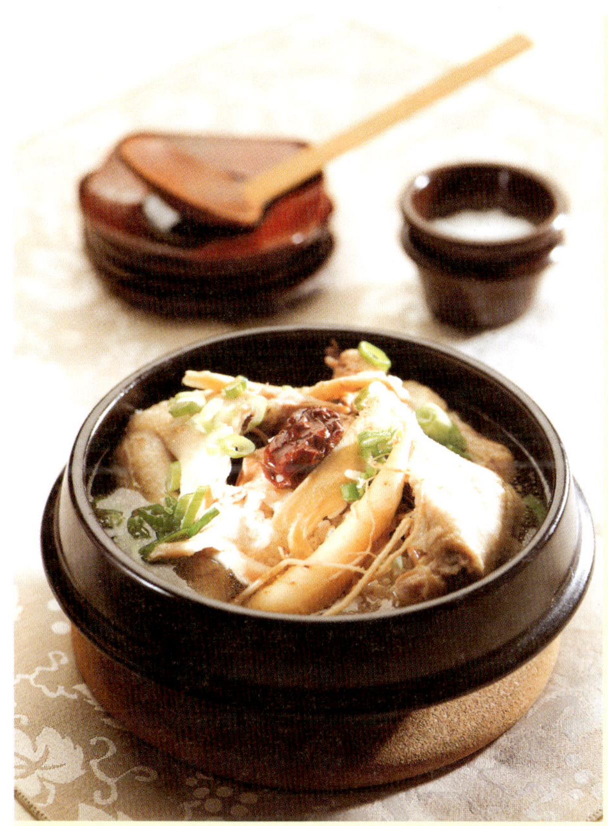

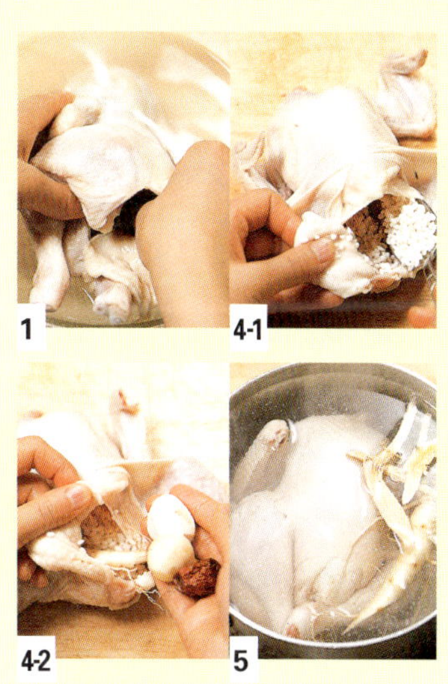

닭고기와 황기, 인삼의 만남
황기삼계탕

주재료 영계 2마리, 황기 5g,
찹쌀 1/2컵, 밤 2개, 대추 6개,
통마늘 1통, 수삼 3뿌리
[양념] 파 다진 것 · 소금 ·
후추 적당량씩

1 닭은 꽁지 쪽에 있는 기름 덩어리를 떼어낸다.
2 찹쌀은 2시간 정도 불려서 건진다.
3 수삼, 밤, 대추를 깨끗이 씻어 손질해 둔다.
4 닭의 배에 불린 찹쌀을 채우고 마늘, 밤, 대추, 수삼을 조금
  씩 넣고 고정시킨다.
5 닭이 잠길 정도로 물을 붓고 황기와 남은 대추, 마늘, 수삼
  을 넣는다. 처음에는 센 불에서 끓이다가 불을 줄여 찹쌀
  이 익을 때까지 뭉근히 끓인다.
6 뚝배기에 닭을 나누어 담고 소금, 후추, 송송 썬 파를 넣고
  다시 한 번 끓여 낸다.

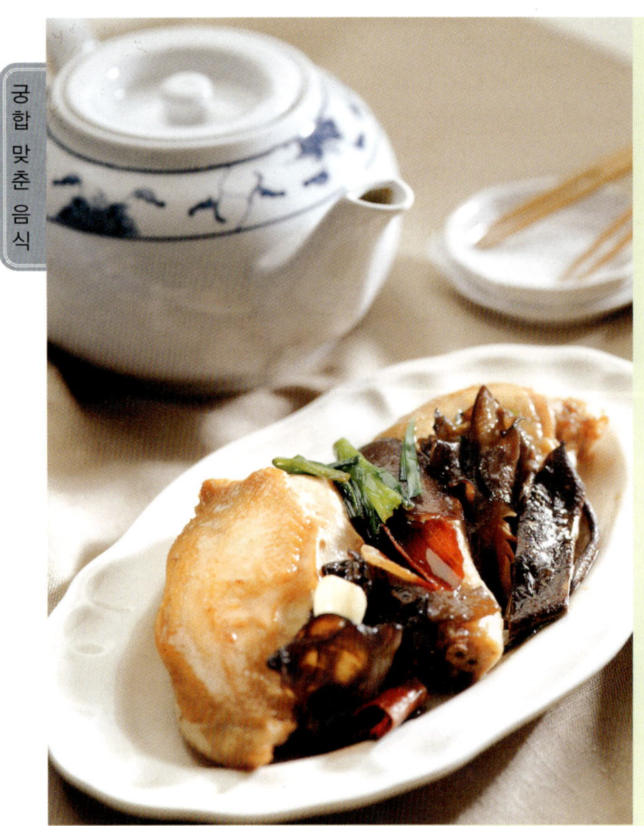

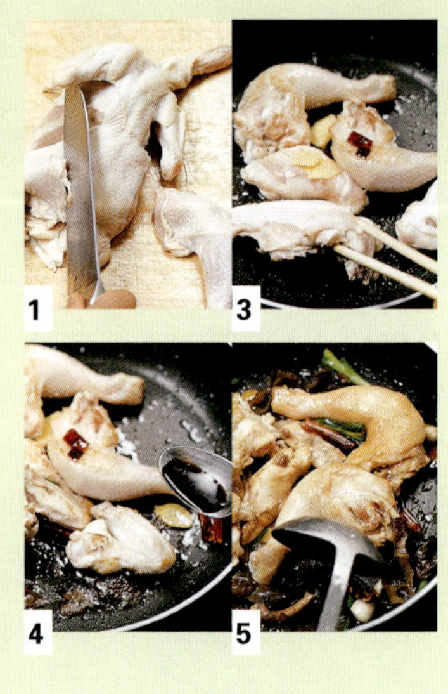

닭고기와 버섯의 만남

홍소계육

주재료 영계 1마리,
표고버섯 4장,
목이버섯 1/3컵
[복음양념] 마늘 1통,
생강 1톨, 마른 고추 1개,
간장 2큰술, 청주 1큰술
[닭양념] 간장 2큰술,
청주 1큰술, 닭육수 1컵,
소금 · 후춧가루 ·
참기름 조금씩

1 닭은 깨끗이 씻은 후 물기를 걷고, 4~6 토막으로 큼직하게 자른다.
2 표고버섯은 미지근한 물에 불려 기둥을 뗀 후 채로 썰고, 목이버섯은 찬물에 담가 불린 후 모래를 떼어내고 먹기 좋은 크기로 찢는다.
3 팬에 기름을 두르고 저민 생강, 마른고추, 마늘편을 넣고 토막 낸 닭을 넣어 노릇하게 지진다.
4 노릇하게 지진 닭에 간장, 청주를 넣어 밑간한다.
5 닭 지진 프라이팬에 버섯을 넣고 닭육수를 부어 끓이다가 간을 보아 소금, 후추, 참기름으로 맛을 낸다.

069 달걀

기와 피를
보충해 줍니다

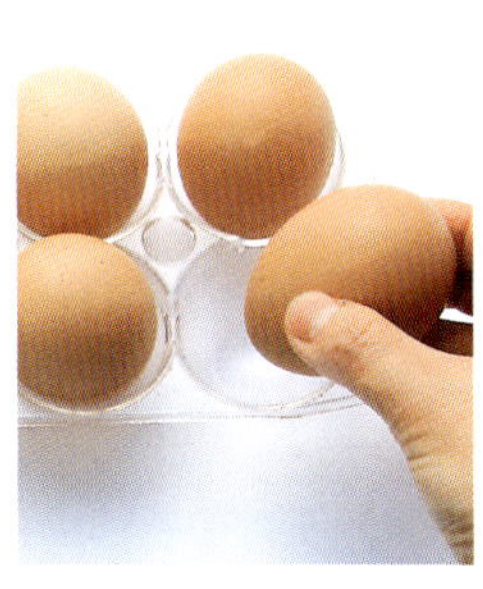

달걀은 맛이 달고 성질은 열하지도 냉하지도 않습니다. 달걀은 단백질의 영양 평가를 나타내는 단백가가 100에 가까운 식품이며, 필수아미노산의 이상적인 조성 비율을 나타내는 아미노산가 역시 100에 가까운 식품입니다. 흰자는 기를 보충해 주며, 노른자는 피를 보충해주고 소화흡수를 돕습니다.

Good **잘 맞는_음식궁합**

달걀과 피망

달걀에는 비타민 C와 식이섬유가 부족하므로 피망과 함께 먹으면 좋습니다. 피망에는 이러한 성분 외에 비타민 $A \cdot B_1 \cdot B_2 \cdot P$ 등이 풍부하며 어혈을 풀어 주고 콜레스테롤을 배출합니다.

달걀과 시금치

달걀은 사상체질 중 특히 소양인과 궁합이 잘 맞습니다. 특히 흰자는 성질이 차서 열성체질에 좋습니다. 반면에 노른자는 영양작용이 커서 빈혈체질에 좋고요. 시금치는 철분 흡수를 돕는 비타민 C와 조혈작용을 하는 망간과 엽산 등을 함유하고 있어서 빈혈에 좋은데, 달걀과 시금치를 배합하면 달걀이 헤모글로빈

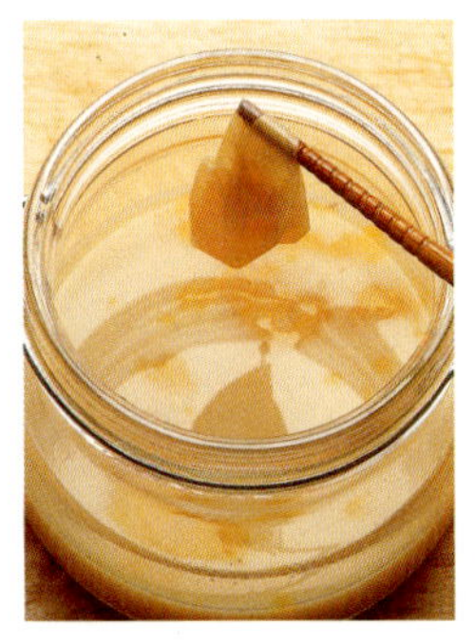

합성에 필요한 단백질을 보충해 주기 때문에 효능이 상승합니다.

달걀과 식초

달걀과 식초를 배합하면 기미, 검버섯 등을 없앨 수 있습니다. 달걀을 껍질째 깨끗이 씻은 후 물기를 닦고 컵에 담아 현미식초를 붓고 랩으로 밀봉해서 냉장고에 넣어 2~3일이 지나면 달걀껍질이 흐물흐물해집니다. 이때 껍질 속의 얇은 막은 버리고 달걀을 식초에 고루 섞어 물에 타서 드세요.

달걀과 청주

달걀과 청주를 배합하면 달걀의 영양작용과 청주의 발한작용으로 과로에 의한 감기 치료에 좋습니다. 달걀에 설탕을 섞어 휘저은 다음 뜨거운 청주를 부어 마십니다. 생리통이 심할 때 마시면 진통효과가 있습니다.

달걀과 구기자

달걀과 구기자를 배합하면 비타민 $A \cdot B_1 \cdot B_2 \cdot B_{12}$가 풍부해져서 눈의 충혈과 눈의 피로 치료 효능이 상승합니다. 달걀찜을 할 때 구기자 가루를 섞어서 찜을 해 드세요.

○● 달걀술 만드는 법

'어째 몸이 으실으실한 것이 감기가 오는 것 같다'고 할 때 '달걀술'이 좋습니다. 만드는 법도 간단한데, 달걀을 잘 풀어 따끈하게 데운 청주에 타서 잘 저어 마시면 됩니다. 마시기도 순하고 양질의 단백질을 공급할 수 있어 이것 한 잔 먹고 자면 감기 기운이 싹 가십니다.

불면증이나 정력증강에도 효과가 있으니 매일 저녁 잠자리에 들기 전에 한 잔씩 마시면 좋답니다.

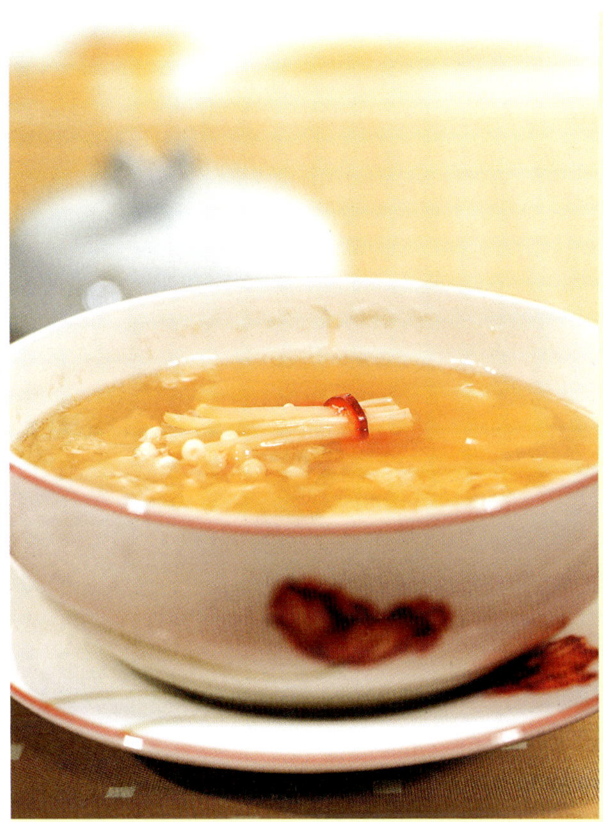

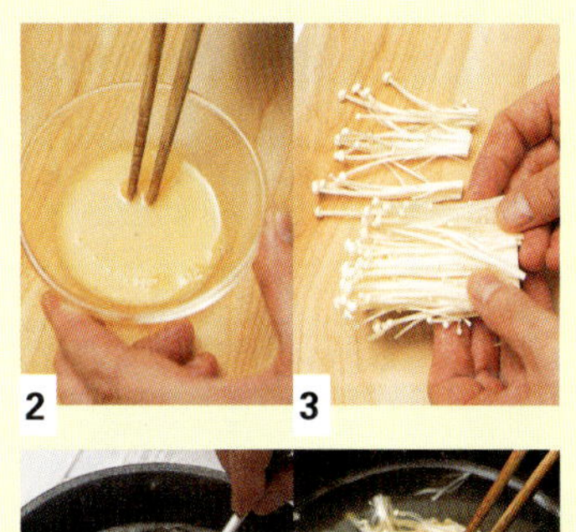

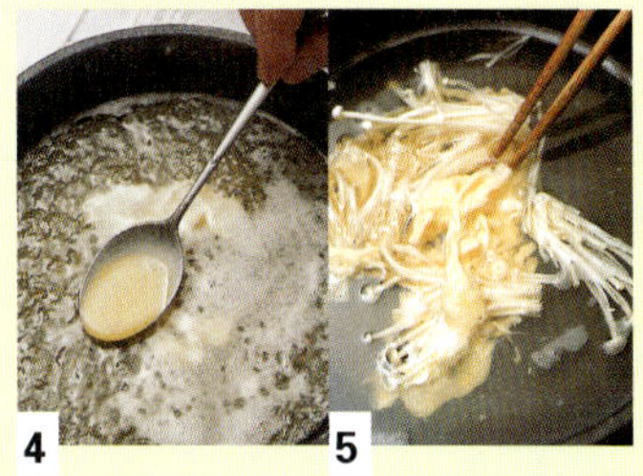

달걀과 버섯의 만남

달걀 팽이버섯국

주재료 달걀 2개,
팽이버섯 1봉지
[장국물] 물 9컵,
저민 마늘 30g,
다시멸치 30g, 양파 30g,
통후추 1/2작은술,
맛술 2큰술, 다시마 10g,
마른고추 2개, 저민 생강 5g,
소금 · 간장 약간씩

1 분량의 장국물 재료를 합하여 끓여서 체에 밭친다. 간장은 국물 색깔을 내는 데 쓰고, 간은 소금으로 맞춘다.

2 달걀을 잘 풀어놓는다.

3 팽이버섯은 아래 지저분한 부분을 잘라내고, 가닥가닥 떼어놓는다.

4 장국물이 끓어오르면 불을 끄고 달걀물을 넣어 살짝 저어 익힌다.

5 그 위에 팽이버섯을 얹어서 완성한다.

070 돼지고기

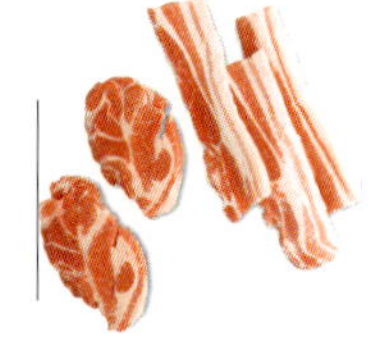

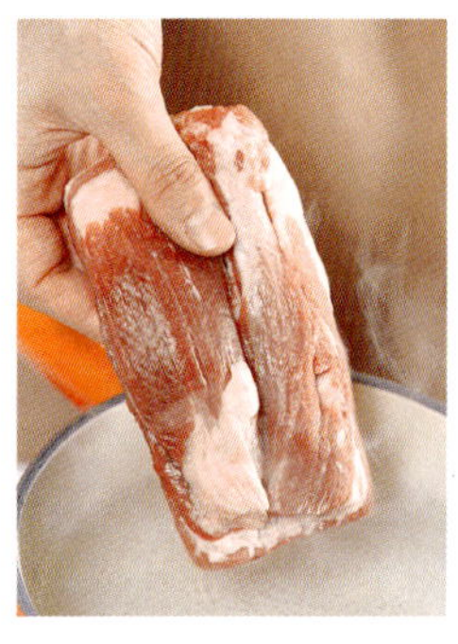

〈동의보감〉에서는 "돼지고기가 허약한 사람을 살찌게 하고 음기를 보한다"고 했습니다. 돼지고기는 맛이 달고 성질은 찹니다.

양질의 단백질, 맛 좋은 지방질, 철, 비타민 A·B₁ 등이 함유되어 있고, 특히 비타민 B₁은 고기 100g 중에 0.5~1.5mg이 함유되어 있어 천연식품으로서는 함유량이 최고입니다.

몸을 보강합니다

인체를 구성하는 구조적 물질을 보충·자양하며, 소화기나 피부 등 인체 조직이 건조·쇠퇴해 가는 것을 늦춰 줍니다. 피부를 윤택하게 하며 성장기 어린이, 수험생의 영양식으로 적합합니다.

황사, 매연 등의 위험과 중금속을 해독합니다

당뇨병 및 체내 수분 결핍에 의해 야기된 해수에 좋습니다. 피로하고 근육통, 심계항진, 식욕부진, 변비 등이 있을 때 좋습니다. 수은 중독이나 황사, 매연 등의 위험으로부터 지켜줍니다.

돼지고기와 배추 · 생굴

돼지고기와 배추, 생굴, 새우는 모두 소양인 식품이므로 궁합이 잘 맞습니다.
따라서 제육보쌈은 소양인의 강정식품입니다.

돼지고기와 청포묵 · 돼지고기와 녹두

봄을 탈 때 청포묵에 돼지고기와 미나리를 넣고 초장을 친 '탕평채'를 드세요.
모두 소양인의 식품입니다. 또, 돼지고기를 넣은 녹두부침도 좋습니다. 궁합이
맞습니다. 돼지고기는 상추 · 오이 · 가지 · 우엉과도 짝이 잘 맞아요.

돼지고기와 호박

더위 탈 때 돼지고기에 호박을 넣고 흰 가래떡을 썰어 볶아 드세요. 호박과 돼지
고기를 배합하면 단백질과 비타민 A 섭취가 좋아집니다.

돼지고기와 아가위 · 돼지고기와 새우젓

돼지고기에 체한 데는 아가위(산사육)나 새우젓 태운 가루가 좋습니다. 새우젓
은 돼지고기의 단백질과 지방 분해를 촉진합니다. 새우도 소양인 식품입니다.

돼지고기와 칡 · 돼지고기와 참외

돼지고기와 칡뿌리를 함께 농축해 먹으면 오래된 신경통에 효험이 있습니다.
한편 참외를 먹고 체한 데는 돼지고기 태운 가루가 좋습니다.

돼지고기와 표고버섯

돼지고기는 고유의 냄새와 콜레스테롤 함량이 많은 것이 결점입니다. 표고버섯
과 배합하면 콜레스테롤의 체내 흡수가 억제되고 냄새도 줄어듭니다.

돼지 털과 검은콩

돼지 털은 부정기적 자궁출혈에 효과가 있습니다. 태워서 검은콩과 함께 술로
끓여 마시면 쉽게 지혈됩니다.

돼지 염통과 인삼 · 당귀

돼지 염통은 불면, 심계항진 등을 치료하는 진정작용이 큽니다. 염통 속에 인삼 · 당귀를 넣고 삶은 후, 염통만 복용하면 강심 · 진정 · 보혈 효과가 있습니다.

돼지 간과 녹두

돼지 간은 간 기능을 돕고 빈혈, 시력감퇴 등에 좋습니다. 녹두 한 줌과 묵은 쌀 한 줌을 돼지 간과 함께 죽을 쑤어 먹으면 좋아요. 부종도 쉽게 풀 수 있습니다.

돼지 위장과 굴조개껍질

돼지 위장은 건위 · 정장작용을 하며, 소변빈삭 · 몽정 · 대하 · 마른기침 · 체중감소 · 피부건조에 좋습니다. 돼지 위장에 굴조개껍질을 넣고 중탕해서 드세요.

돼지 장과 괴화나무 꽃

돼지 장은 대변출혈, 치질, 탈항 등에 좋습니다. 돼지 장 안에 괴화나무 꽃을 볶아서 넣고 중탕하여 그 즙을 짜서 복용합니다.

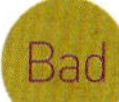

Bad 맞지 않는_음식궁합

돼지고기와 도라지
돼지고기는 도라지를 비롯해서 매실 · 아욱 · 생선회 · 잉어 · 메추라기 · 메밀 · 초두 · 쇠고기 · 자라 · 감초 등과 궁합이 안 맞습니다.

plus one

○● 돼지고기와 정력

〈예기〉에는 돼지의 뇌는 "남자의 양도를 손상시키므로 성교가 불가능해진다"고 했어요. 당나라 시대의 명의 손사막은 돼지고기를 "장복하면 정액을 적게 한다"고 했고요.

○● 돼지고기와 풍기

돼지고기는 "풍을 동하므로 오래 먹어서는 좋지 않다"고 했습니다. 그러나 삶거나 구우면 지방이 많이 감소합니다. 아가위를 넣으면 현저히 감소하고요.

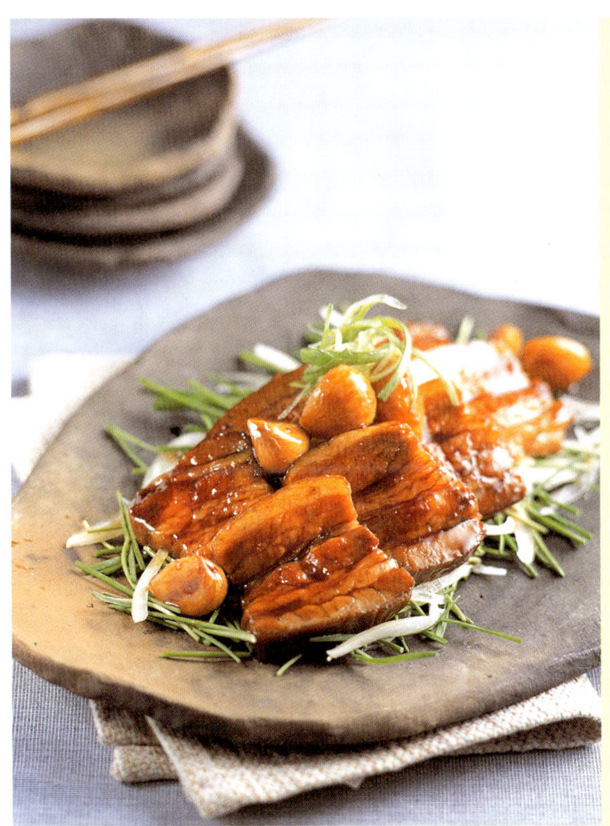

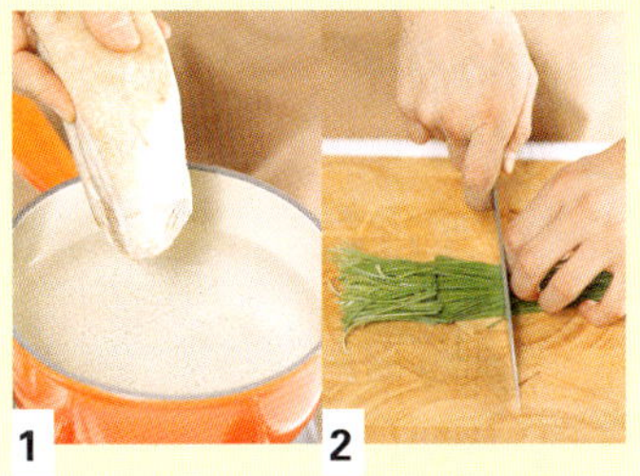

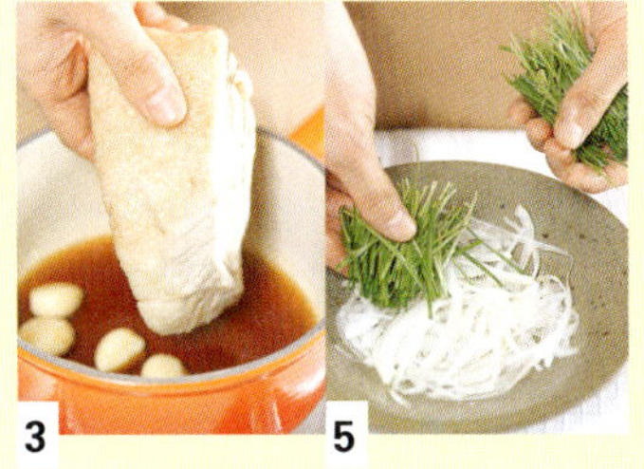

돼지고기와 부추의 만남

제육조림

주재료 통삼겹살 500g,
영양부추 100g, 양파 100g,
통마늘 50g
[조림장] 맛술 1컵,
레드와인 1/2컵,
간장 4큰술, 꿀 2큰술

1 통삼겹은 끓는 물에 삶아 건졌다가 다시 삶기를 5회에 걸쳐 반복한다.

2 영양부추는 깨끗이 씻어 5~6cm 길이로 자르고, 양파는 곱게 채 썰어 냉수에 담가 두었다가 건진다.

3 분량의 조림장 재료에 통마늘을 넣고 삶은 돼지고기를 윤기 나게 조린다.

4 조린 돼지고기를 한입 크기로 썬다.

5 양파와 영양부추를 깐 접시에 고기와 통마늘을 올린 다음 남은 조림 양념을 숟가락으로 끼얹어 완성한다.

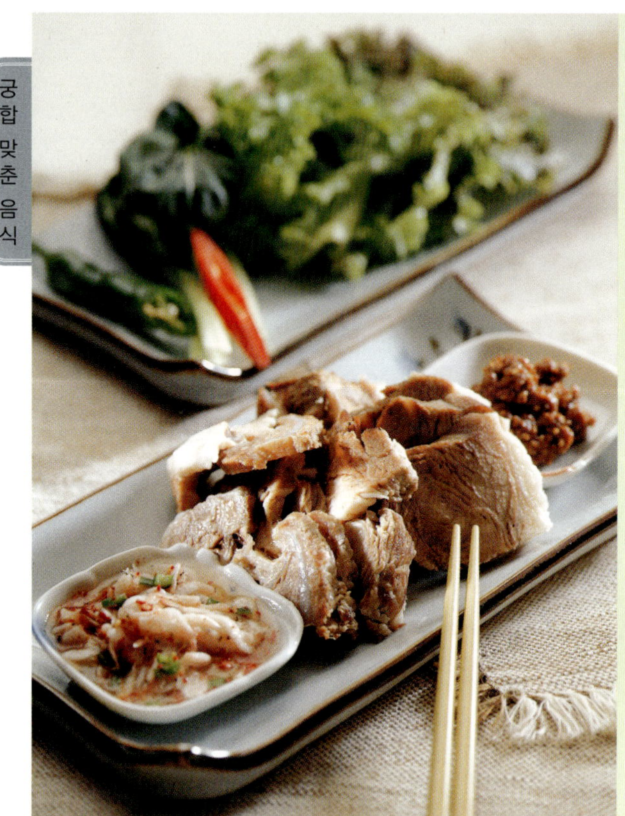

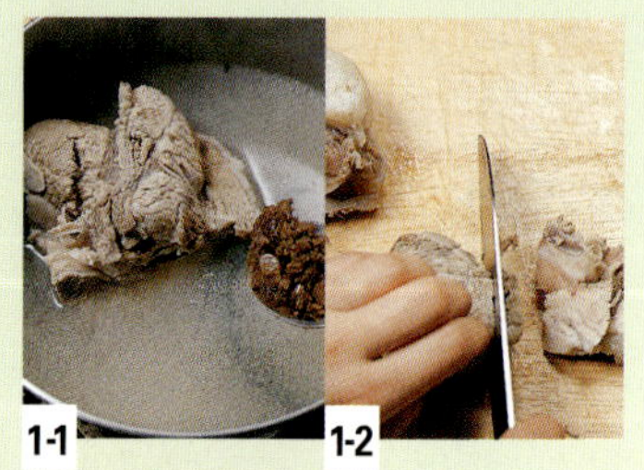

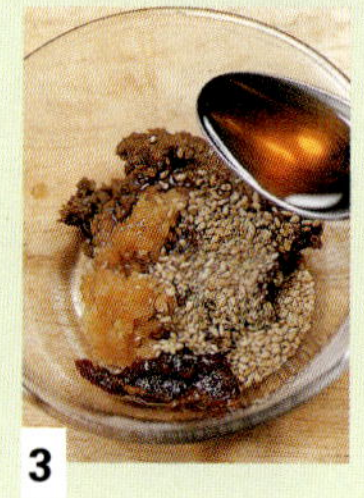

돼지고기와 새우젓의 만남

돼지고기보쌈과 쌈장

주재료 돼지 목살 600g,
된장 2큰술, 대파잎 · 통마늘 2통,
저민 생강 2쪽, 각종 야채
(상추, 치커리, 깻잎, 비타민)
[쌈장] 고추장 1큰술, 된장 2큰술,
깨소금 약간, 다진 파 1큰술,
다진 마늘 1/2큰술, 참기름 1작은술,
설탕 약간 **[새우젓양념]** 새우젓
2큰술, 고춧가루 1작은술,
다진 홍고추 · 풋고추 1큰술씩,
깨소금 · 식초 1/2큰술씩

1 끓는 물에 고기를 넣고, 된장을 푼 다음 대파 잎, 통마늘,
저민 생강을 넣는다. 고기덩이가 완전히 삶아지면 꺼
내어 뜨거울 때 도톰하게 저며 썬다.

2 여러 가지 야채는 깨끗이 씻어 물기를 거둔다.

3 쌈장은 고추장과 된장을 섞은 후 갖은 양념을 분량대
로 넣어 섞는다.

4 접시에 편육을 담고, 소쿠리에 여러 가지 야채들을 따
로 담고, 새우젓과 쌈장을 함께 곁들인다.

071 소고기

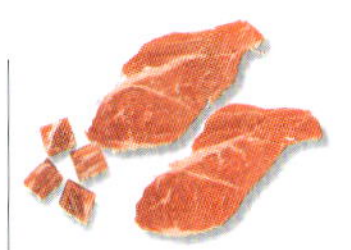

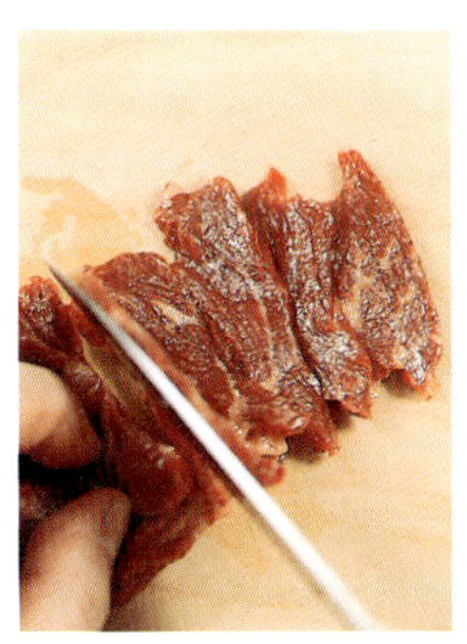

소는 기원전 5천 년경에 이미 가축화된 것으로 추정됩니다. 서양 소는 흑갈색 '오룩스'로부터 기원되었고, 한우는 어깨에 혹이 있는 '흑소'로부터 기원된 것으로 보고 있습니다. 쇠고기는 맛이 달고 성질이 따뜻하고, 영양이 풍부합니다. 동물성 단백질과 비타민 $A \cdot B_1 \cdot B_2 \cdot$ 니아신 등을 함유하고 있습니다. 철분이 풍부하고 구리, 코발트, 망간, 아연 등 무기질도 고루 들어 있습니다. 쇠고기의 구수한 맛은 주로 아미노산입니다. 육우로 사육한 4~5세의 암소고기가 연하고 맛이 좋으며 지방이 붉은 살 속에 곱게 분산된 것일수록 씹히는 맛이 좋고, 가열 조리해도 단단해지지 않습니다.

허리와 다리를 튼튼하게 합니다

쇠고기는 소화흡수율이 좋으며, 기운을 돋우고 비위기능을 좋게 합니다. 또 근육과 뼈를 강화하므로 허리와 다리를 튼튼하게 하지요. 라이신 등을 함유하고 있기 때문에 어린이 성장발육에 도움이 됩니다.

태음인에게 잘 맞습니다

쇠머리고기의 결합조직에 콜라겐이 풍부하여 피부에 탄력을 주고 근육을 탄탄하게 합니다. 재미있는 얘기 하나 할게요. 소는 음성동물이기 때문에 일어설 때

뒷발이 먼저 나가고 누울 때는 앞발이 먼저 나가며, 병이 들면 서 있습니다. 양기가 드세졌기 때문입니다. 까닭에 소는 태음인 같으며, 쇠고기는 음성체질인 태음인에게 잘 어울리는 식품입니다.

 **잘 맞는_음식궁합**

쇠고기와 팽이버섯

쇠고기와 팽이버섯을 배합하면 혈허 증상을 다스리는 효능이 상승합니다. 아울러 체액의 균형을 조절하며 체내 독소를 배출하고 피부에 윤기를 줍니다. 변비에도 좋습니다.

쇠고기와 아가위

쇠고기와 아가위를 배합하면 쇠고기가 소화가 잘됩니다. 쇠고기 먹고 체한 데에 아가위를 끓여 드세요. 아가위는 산사나무의 열매로 '산사육' 이라고 합니다. 특히 혈중 콜레스테롤을 감소시키는 효과가 있기 때문에 쇠고기에 의해 콜레스테롤이 상승할 우려가 없습니다.

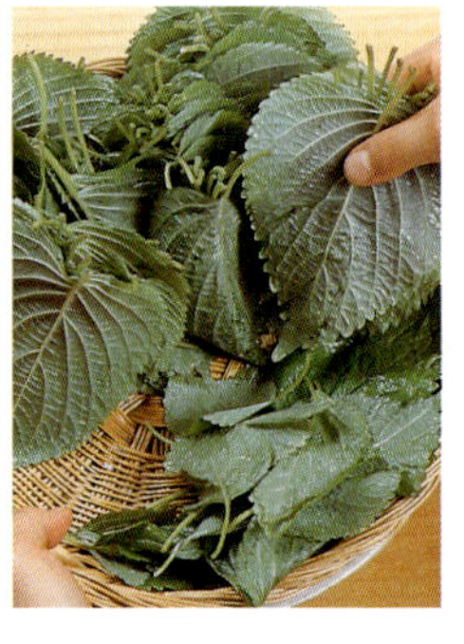

쇠고기와 들깻잎

쇠고기와 들깻잎을 배합하면 영양적으로 부족한 부분을 서로 보충해줄 수 있습니다. 쇠고기의 주성분은 단백질로 성장에 필요한 모든 아미노산이 골고루 들어있지만 칼슘과 비타민 A가 매우 적고 비타민 C는 전혀 들어있지 않습니다. 반면 들깻잎에는 쇠고기에 거의 들어 있지 않은 칼슘과 비타민 A·C가 많고 철분은 쇠간과 맞먹을 정도로 충분히 들어 있어 쇠고기와 들깻잎을 함께 먹으면 영양적으로 균형을 이룹니다.

쇠고기와 배 · 무 · 파인애플 · 키위

쇠고기와 배 · 무를 배합하면 쇠고기가 부드러워집니다. 서양에서는 무화과나

키위, 파인애플, 파파야 등을 이용합니다. 과일들에는 단백질 분해 효소가 있어서 쇠고기를 부드럽게 해 주기 때문입니다. 이중에서도 특히 파인애플에는 브로멜린 성분이 있어 강력한 연육 효과를 발휘합니다.

쇠고기와 참기름

쇠고기와 참기름을 배합하면 좋습니다. 쇠고기에는 콜레스테롤이 많으므로 필수지방산이 많은 식물성 참기름을 배합이 잘 맞습니다.

쇠고기와 황기

쇠고기와 황기를 배합하면 기운을 돕습니다. 황기는 기를 보충해 주며 마른 살을 찌게 하는 효과도 있으며 비위가 약한 사람에게도 좋은 약재입니다.

Bad 맞지 않는_음식궁합

쇠고기와 부추

쇠고기와 부추는 궁합이 안 맞습니다. 열성인 부추는 냉성의 돼지고기와는 궁합이 맞는 식품입니다. 또 쇠고기는 생강 · 밤 및 돼지고기 · 개고기와 안 좋습니다.

쇠고기와 버터

쇠고기와 버터를 배합하면 안 좋습니다. 스테이크용으로 쓰이는 안심과 등심에는 콜레스테롤이 많은데, 버터와 함께 먹으면 콜레스테롤 과잉을 일으킵니다.

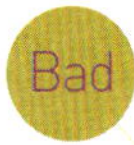

plus one

○● 쇠고기 손질 포인트

쇠고기는 빛깔이 선홍색이고 지방은 새하얗거나 크림빛인 것이 신선해요. 덩어리 고기일 경우 금방 조리할 것만 잘라 냉장고 신선실에 보관하고 두고 먹을 것은 자르지 말고 보관하는 것이 맛을 잃지 않는 비결이에요. 고기를 자를 때는 고기의 결과 직각이 되게 썰어야 고기가 연하고 맛있답니다. 단, 고기의 결을 살려 썰면 삶은 후 결대로 찢기가 쉬워 육개장이나 곰국 등 오래 끓일 때는 이렇게 합니다.

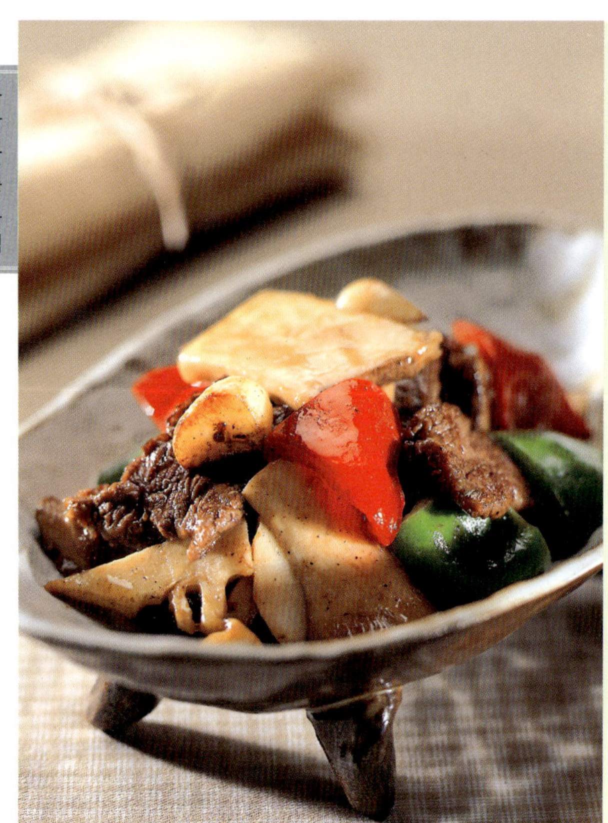

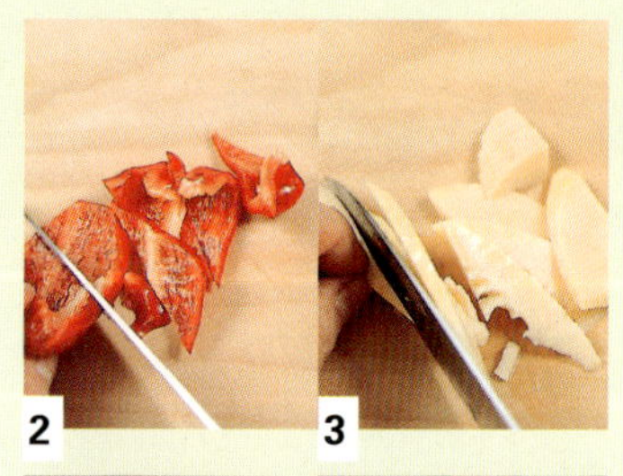

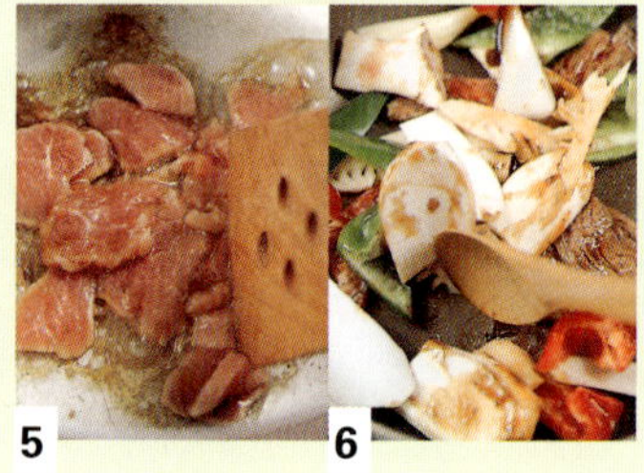

쇠고기와 버섯의 만남
쇠고기 새송이버섯볶음

주재료 꽃등심 150g, 새송이버섯 150g, 양파 50g, 죽순 50g, 청피망 30g, 홍피망 30g, 통마늘 30g, 식용유 적당량

[볶음 양념] 굴소스 1큰술반, 후춧가루 조금, 참기름 1큰술

1 새송이는 0.2∼0.3cm 두께로 저며 한입 크기로 썬다.
2 청피망, 홍피망을 한입 크기로 썰고, 마늘은 얇게 저며 놓는다.
3 양파는 먹기 좋은 크기로 썰고, 죽순은 안에 든 석회질을 제거한 다음 깨끗이 씻어서 빗살무늬가 보이도록 썬다.
4 꽃등심은 넓적하게 한입 크기로 썬다. 꽃등심 위에 칼끝으로 잔칼집을 넣어 주면 고기가 부드러워지고, 양념도 잘 배어 맛이 더 좋아진다.
5 잘 달군 팬에 식용유를 살짝 두르고 저민 마늘을 먼저 볶아 향을 내다가 쇠고기를 넣고 볶는다.
6 쇠고기가 어느 정도 익으면 새송이, 양파, 죽순, 피망을 함께 넣고 볶으면서 양념을 넣어 간을 맞춘다.

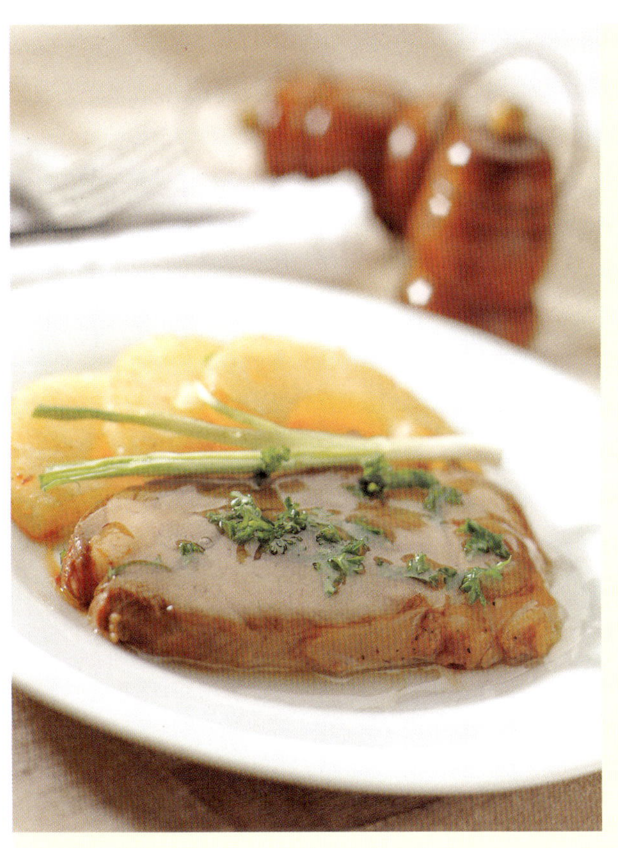

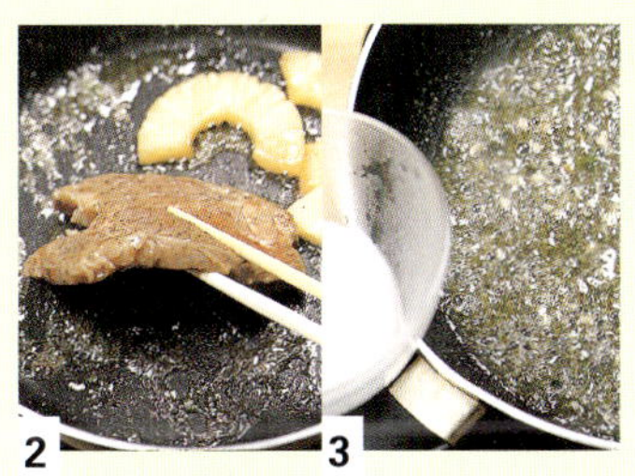

쇠고기와 파인애플의 만남
파인애플스테이크

주재료 쇠고기 등심 400g,
파인애플 슬라이스 3개,
파인애플주스 4큰술,
버터 · 소금 · 후춧가루 ·
파슬리가루 적당량

1 쇠고기는 1cm 두께로 썰어 오그라들지 않게 칼집을 넣은
후 소금, 후춧가루를 뿌린다.
2 팬에 버터를 녹여 밑간한 고기를 굽다가 파인애플주스와
슬라이스 파인애플을 넣는다.
3 구운 고기와 파인애플을 뜨거운 접시에 담고 파슬리가루
를 뿌린다.

○● 골수와 궁합

소의 골수는 맛이 달고 따뜻합니다. 폐와 신장을 튼튼하게 하지요. 따라서 피로하고 무기력할 때, 목이 건조하고 아플 때, 오래도록 기침이 멎지 않을 때 좋으며, 정력을 보강합니다. 특히 소 골수를 많이 섭취하면 골수를 보강하고 뼈를 튼튼하게 합니다.

■골수와 인삼

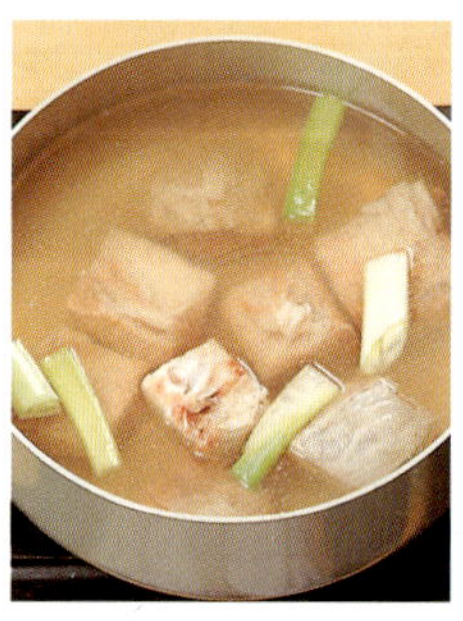

〈동의보감〉의 처방을 소개할게요. 누런 황소의 앞다리 골수 1,800g, 찌꺼기를 걸러 정제한 꿀 2,400g, 인삼 가루 160g, 살구씨가루 160g, 호두 짓찧은 것 50개, 수증기로 쪄서 찔은 숙지황 40g, 오미자가루 40g을 잘 섞어 항아리에 넣고 중탕으로 한두 시간 끓인 다음 조청이 되면 매번 큰 술로 하나씩 따끈한 술에 타서 하루에 3회 공복에 복용합니다.

■소의 뼈

정약용의 〈다산방〉에 의하면, 종기가 아물지 않을 때 소의 뼈를 태워 가루 내어 참기름에 개어 붙이면 효과가 있다고 했습니다. 또 소의 뼈를 불에 구우면 기름이 나오는데, 이 기름을 받아 습선에 바르면 효과가 있다고 하고요.

○● 선지와 궁합

소의 선지에는 나이아신이 많이 들어 있습니다. 간에 버금갈 정도이지요. 이것이 부족하면 피부염이 잘 일어나고 우울증도 잘 생깁니다. 보혈작용이 있으므로 빈혈 있는 허약자에게 좋습니다. 소화기가 약하고 간이 약할 때도 좋습니다.

■선지와 다시마

다시마 역시 헤모글로빈을 형성하는 데 필요한 철과 구리를 많이 함유하고 있어 혈액보충에 좋습니다.

○● 우황과 궁합

우황은 소의 담낭과 담관에 생긴 담석입니다. 채취하여 부착된 부막을 제거하고 등심초로 싸고 겉에는 죽지로 싸서 백일 동안 그늘에 말려 사용합니다. 크기는 일 정치 않으나 질 좋은 난형의 온전한 것은 보통 계란노른자 정도입니다. 맛이 쓰고 성질이 평이하며 약간의 독이 있습니다. 냄새는 향기롭습니다.

■혈압을 내리게 하고 혈전 용해 작용을 합니다

담즙산, 빌리루빈, 콜레스테롤, 에르고스테롤, 레시틴, 비타민 D, 칼슘, 철, 구리, 아연, 마그네슘, 망간, 나트륨 등을 함유하고 있습니다. 신경을 진정시켜 경기, 가슴 두근거림 등에 좋습니다. 또 진경 · 강심 · 해열 작용을 하며, 혈압을 강하시키고 혈전을 풀어 줍니다. 이담작용 과 간기능 보호작용이 강합니다. 우황과 대두황권(콩을 발아시켜 말린 것)을 배합하면 '우황청심환' 처럼 신경을 안정시키고 혈압을 조절 할 수 있습니다.

○● 힘줄과 궁합

■소의 힘줄은 정력을 강화하며 근맥을 튼튼하게 합니다.

참고로 민충정공(민영환) 대감댁에서 대대로 내려오는 '오행단' 이라는 강정비방 을 소개합니다. 토에 해당하는 소 힘줄, 수에 해당하는 두렁허리, 목에 해당하는 누에나방, 화에 해당하는 육종용 등을 해마나 뿔도마뱀 등과 배합해 꿀로 알약을 빚어 먹었답니다.

○● 고환과 궁합

소의 고환에는 테스토스테론 성분, 스테로이드, 사포닌, 아르기닌, 비타민 C 등이 함유되어 있습니다. 호르몬의 보고이지요. 즉효성 미약입니다. 만성의 고질적인 해수도 치료합니다. 효과가 엄청나지요.

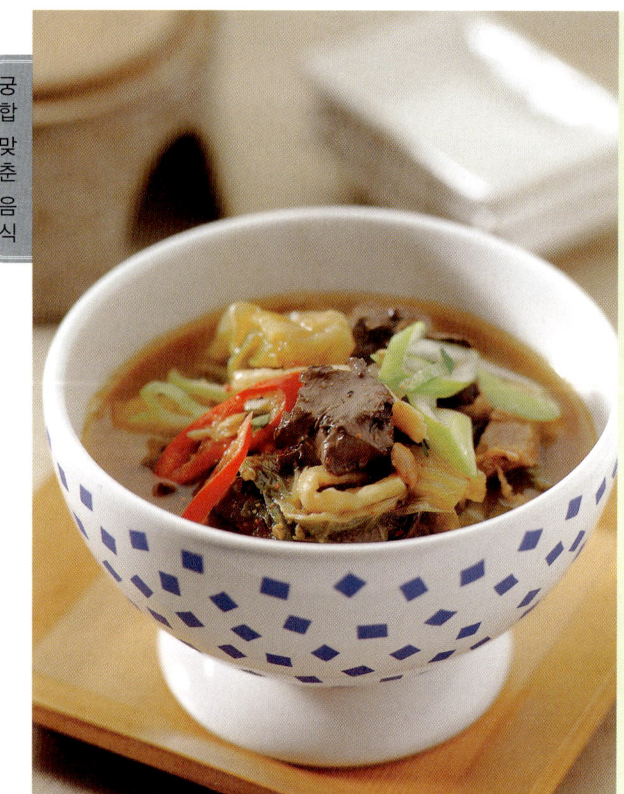

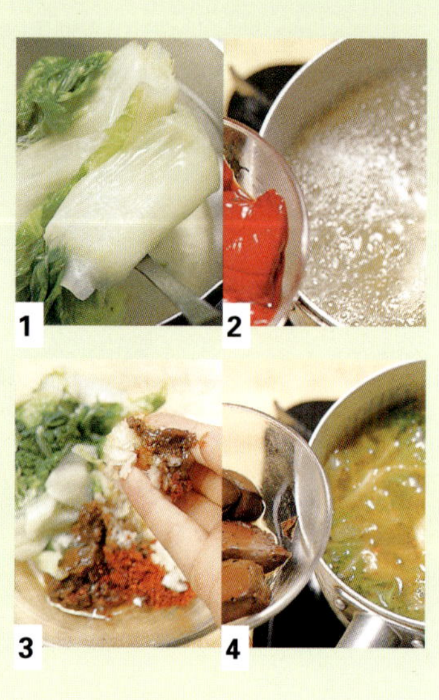

선지와 우거지의 만남
선지우거지탕

주재료 선지 200g,
쇠고기(양지머리) 100g,
불린 고사리 · 느타리버섯
50g씩, 대파 1/2대,
홍고추 1개, 된장 1큰술,
배추 겉잎 5장,
소금 · 생강 조금씩

[우거지 양념] 된장 · 다진
마늘 1큰술씩, 간장 1/2큰술,
고춧가루 1작은술,
다진 파 · 참기름 · 후추 조금씩

1 배추 겉잎을 떼어 씻은 다음 끓는 물에 삶아 찬물에 담갔다
가 물기를 짜고 4cm로 잘라   서 양념장에 무친다.
2 선지는 소금과 생강을 넣은 끓는 물에 삶은 다음 건져 냉
수에 담가 둔다.
3 데친 배추 겉잎과 삶은 선지를 우거지 양념으로 양념한다.
4 끓는 물에 된장을 풀고 끓으면 저며 썬 쇠고기를 넣고 다
시 끓으면 무친 우거지와 불린 고사리, 찢은 느타리버섯,
데쳐 낸 선지를 넣어 중약 불에서 오래 끓인다.

072 우유

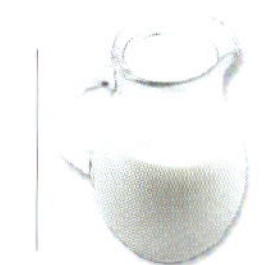

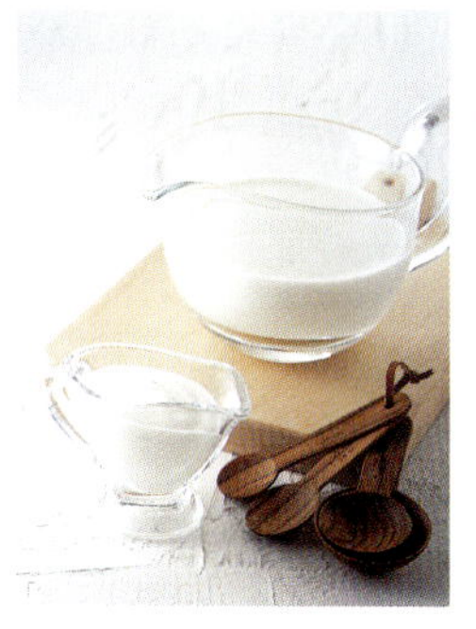

우유는 기원 전 2천 년부터 바빌로니아, 그리스에서 마셔왔다고 합니다. 〈고려사열전〉에 의하면 우유를 공급하는 상설기관이 있었다고 하며, 당시에는 우유를 끓여 굳혀 먹었다고 합니다. 이를 낙수라고 하지요. 우유는 맛이 달고 성질은 약간 찹니다(혹은 평이하다). 우유를 고단백 식품, 다양한 비타민이 총집결한 식품, 거의 모든 무기질을 함유하고 있는 거의 완벽한 식품으로 알려져 있습니다.

심장과 폐의 기운을 길러 줍니다

우유는 허하고 몸이 여윈 것을 보하고 심장과 폐의 기운을 길러 줍니다. 또한 열기를 내리며 갈증을 없애 주지요. 메스꺼움을 그치게 하고 장을 촉촉하게 하며 피부를 윤택하게 합니다.

골다공증을 예방합니다

특히 우유는 칼슘 보급에 가장 효과적인 식품입니다. 칼슘 함량이 높으며, 우유의 유당이 이 칼슘의 흡수를 돕습니다. 따라서 골다공증을 예방할 수 있습니다. 또, 우유 속의 칼슘은 불필요한 체지방을 배출하고 레시틴 성분은 혈관 속의 포화지방산을 녹여 산성체질을 방지하지요.

입술이 트는 것을 막아줍니다

또 비타민 B₂는 에너지대사를 촉진하며 콧등에 기름이 배거나 모세혈관이 빨갛게 드러나며 입 끝이 갈라지고 입술이 트는 것을 막아 줍니다.

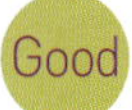 ## 잘 맞는_음식궁합

우유와 마늘 · 생강 · 부추

우유와 마늘을 배합하면 냉기와 현벽(복부나 옆구리가 불거지며 당기고 아픈 병)을 없애 주고, 우유와 생강을 배합하면 어린이가 젖을 토하고 쇠약해지는 것을 다스립니다. 우유와 부추를 배합하면 변비를 없애주는데, 특히 우유의 칼슘은 마늘, 생강, 부추의 냄새를 없애 주지요.

우유와 콩 · 옥수수

우유와 콩을 배합하면 칼슘 흡수율이 높아집니다. 특히 두부는 '콩 중 왕, 영양의 꽃' 이라고 하는데, 엄청난 양의 칼슘과 '식물성 에스트로겐' 으로 불리는 이소플라본이나 비타민 B군 등이 풍부하기 때문이지요. 또 우유와 옥수수를 배합하면 옥수수에 부족한 단백질을 우유가 보충해 줄 수 있답니다.

우유와 파인애플 · 파파야

우유와 파인애플, 우유와 파파야를 배합하면 골다공증 · 신경안정 · 피로회복에 좋습니다. 칼슘과 비타민 C 섭취가 상승하기 때문입니다. 비타민 C가 풍부한 파인애플, 파파야가 콜라겐 합성을 촉진하여 우유의 칼슘, 단백질의 효과를 더욱 높여 줍니다.

우유와 식초 · 레몬

우유와 식초를 배합하면 변비에 특효입니다. 칼슘도 눈에 띄게 증대하지요. 빈혈에 좋고 수술 후 기력회복에도 좋습니다. 식초나 레몬은 우유 냄새를 없앨 수 있습니다.

우유와 잣

우유와 잣을 배합하면 피부를 윤택게 하며, 대변도 부드럽게 합니다. 잣은 인이 많고 칼슘이 적은 산성식품인데, 우유의 칼슘이 이를 보완합니다.

우유와 메추리

우유·메추리를 배합하면 정수(精水)가 풍부해지며 하초가 살찌면서 튼튼해집니다. 단, 메추리 고기는 4월 이전에 먹으면 맛이 좋지 않습니다.

우유와 닭고기

우유·닭고기는 궁합이 잘 맞습니다. 닭의 비린내도 없애고 특히 닭날개에는 콜라겐과 히알루론산이 풍부하여 우유와 배합하면 피부를 탄력 있게 하고 부드럽게 합니다.

Bad 맞지 않는_음식궁합

우유와 생선

우유와 생선은 궁합이 안 맞습니다. 함께 먹으면 복강 내에 응어리를 만들지요. 단, 생선 요리할 때 우유에 담갔다 하면 비린내를 없앨 수 있습니다.

우유와 설탕·초콜릿

우유와 설탕을 배합하면 비타민 B1의 섭취를 방해하며, 우유와 초콜릿을 배합하면 우유의 유지방과 초콜릿의 지방이 결합해 콜레스테롤을 늘립니다. 흔히 차나 커피와 우유를 함께 먹는데, 카페인이 칼슘 배설을 부추기므로 좋지 않아요.

plus one ○● 우유로 만들어 먹을 수 있는 궁합 맞춘 음식

우유로 죽을 쒀 드세요. 물에 불린 쌀을 맷돌에 갈아 체에 받아 끓이다가 우유를 넣고 다시 끓여 설탕을 탄 이 죽을 '타락죽'이라고 합니다. 또 우유·꿀·밀가루를 한 데 반죽하여 둥근 반대기를 지어 익혀 떡을 만들어 먹는데, 이것을 '타락병'이라고 하지요. 혹은 우유에 효모를 넣어 발효시켜 시큼한 술을 담그기도 합니다.

○● 버터와 궁합

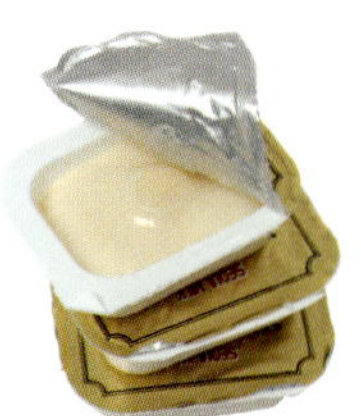

버터는 우유 중의 지방을 분리하여 크림을 만들고, 이것을 휘저어 엉기게 한 다음 응고시켜 만든 유제품입니다. 버터의 기원은 BC 3000년 이전으로 추정합니다. 유산균을 넣어 발효시킨 것과 넣지 않고 발효시킨 것이 있고, 염분을 넣은 것과 넣지 않은 것이 있습니다. 지방이 81%이며, 부티르산 · 카프로산 같은 지방산이 있습니다. 비타민 A · B₁ · B₂, 칼슘, 인, 철 등이 조금 들어 있습니다.

버터는 냄새를 잘 흡수하므로 냄새가 강한 식품과 같이 두지 말아야 합니다.

○● 유당과 궁합

우유 · 달걀흰자 · 설탕을 함께 주물러 떡을 빚은 것을 유당이라고 합니다. 〈동의보감〉에는 "설탕 불린 것에 우유를 타서 만든 것이라 하여 일명 석밀, 염탕이라고 한다. 맛이 달고 성질은 차며 독은 없다. 오장을 편케 하고 기를 돋운다. 명치끝이 열이 나면서 부어 오르고, 입이 마르며 갈증 나는 것을 치료한다"고 했습니다. 유당과 잣을 함께 먹으면 변비에 좋습니다.

○● 치즈와 궁합

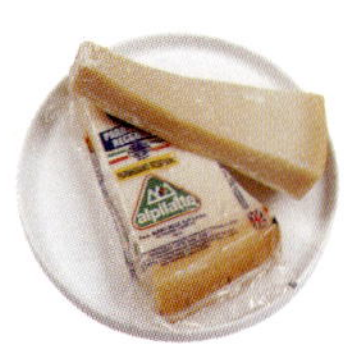

치즈는 우유에 유산균과 응유효소(소의 위에서 추출한 레넷 효소)를 넣어 생긴 물질에서 맑은 액을 제거하고 흰 덩어리만 얻어 만든 유제품입니다. 기원 전 6000년경 메소포타미아에 이와 비슷한 식품이 있었다고 하는데, 현재는 전 세계에서 500여 종의 치즈가 만들어진다고 합니다. 치즈에는 우유 중의 단백질, 특히 카세인과 지방질이 거의 농축 상태로 들어있는데 카세인 중에는 칼슘, 인, 황이 많이 결합되어 있으므로 치즈는 이들 무기질의 좋은 공급원입니다. 비타민 A · B도 함유되어 있습니다.

■ 치즈와 감자

치즈와 감자는 궁합이 잘 맞습니다. 치즈가 감자에 부족한 단백질과 지방을 보충

하며, 감자가 가진 면역능력을 강화하고 부신피질호르몬 생산을 촉진하는 작용을
더 활발하게 해줍니다. 치즈의 유당과 감자의 섬유질, 비타민 C가 함께 작용하여
통변 효과도 커집니다.

■치즈와 바나나

치즈와 바나나를 배합하면 트립토판 섭취량이 늘어 숙면할 수 있습니다. 치즈와
생선, 치즈와 칠면조도 배합하면 좋습니다.

■치즈와 콩

치즈와 콩을 배합하면 안 좋습니다. 치즈의 칼슘과 콩의 인산이 인산칼슘을 만들
어 서로 흡수를 방해합니다.

○● 요구르트와 궁합

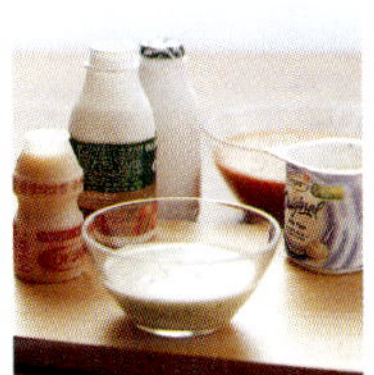

요구르트는 우유를 유산균으로 발효시킨 것입니다. 발칸 지
방, 특히 불가리아를 중심으로 발달하였지요. 요구르트에는
비타민 A · B₁ · B₂, 니아신, 칼슘, 인, 철 등이 들어 있습니
다. 요구르트는 러시아의 세균학자 메티니코프의 주장대로
장수식품입니다. 유산균이 장내에서 독소를 생성하는 유해
균을 억제하는 대신 각종 비타민 B를 만들며, 가스가 발생하지 않게 합니다. 특히
요구르트의 칼슘이 젖산에 녹아 흡수가 잘됩니다.

■요구르트와 녹황색 야채

생즙을 함께 마시면 비타민 C까지 흡수할 수 있습니다. 무화과를 배합하면 통변
작용과 정장작용이 좋아집니다.

■요구르트와 생선

배합하면 생선 비린내를 없애 줍니다.

■요구르트와 쌈장

배합하면 쌈장이 짜지 않게 되고 맛있습니다. 플레인 요구르트에 생크림과 레몬
즙을 함께 섞어 요구르트 드레싱을 만들어 보세요.

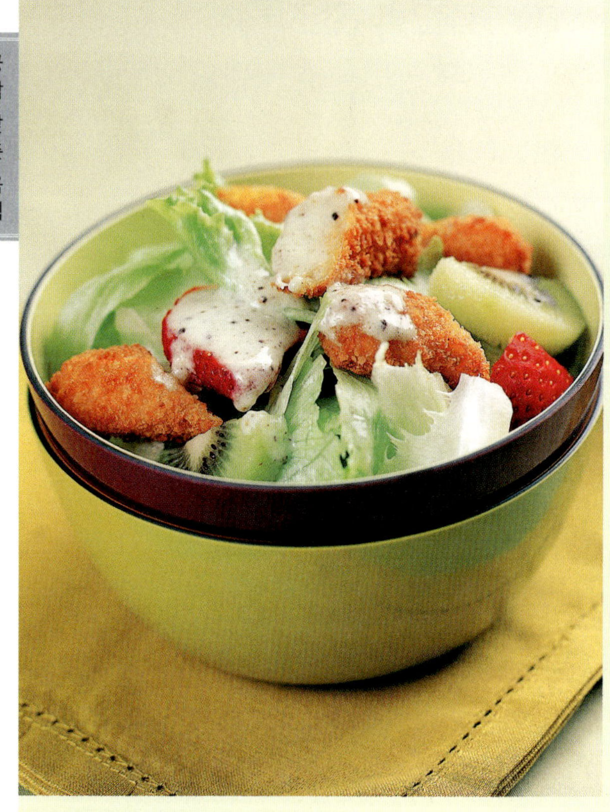

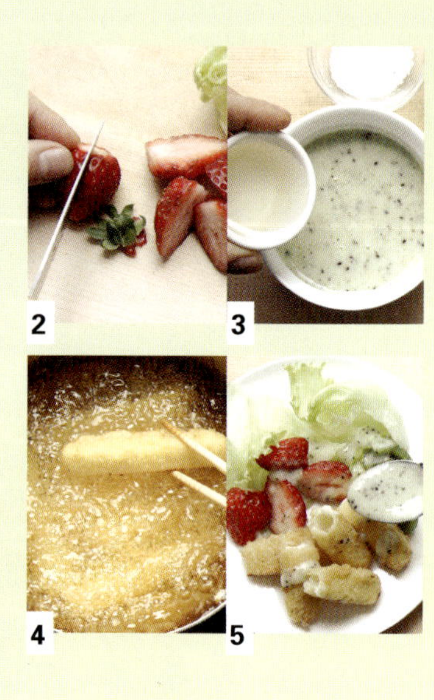

요구르트와 야채의 만남

키위소스뿌린연어치즈

주재료 연어치즈스틱 4개,
양상추 30g, 딸기 4개,
키위 1개
[키위소스] 키위 1개,
떠먹는 요구르트 3큰술,
설탕 1작은술,
레몬주스 1작은술,
소금 조금

1 양상추는 씻어서 물기를 털고, 손으로 대강 뜯는다.
2 딸기는 씻은 뒤 꼭지를 떼어 내고 반으로 썬다.
3 키위는 껍질을 벗겨 반으로 가른 다음 반달 모양으로 저며 썰어 믹서에 담고 다른 소스 재료를 분량대로 섞어 곱게 간다.
4 180℃의 튀김기름에 치즈스틱을 넣고 충분히 튀긴 다음 알맞은 크기로 썬다.
5 그릇에 양상추와 과일, 치즈스틱을 담고 위에 키위소스를 뿌린다.

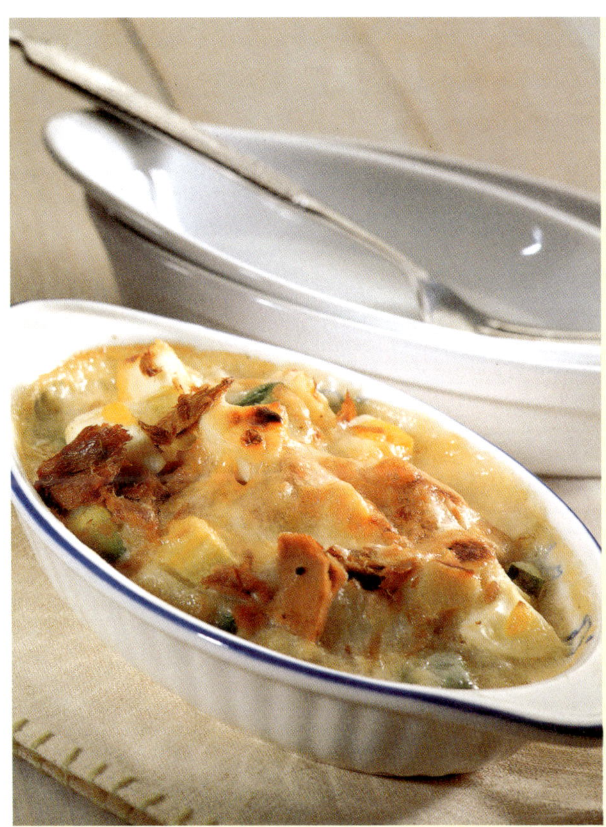

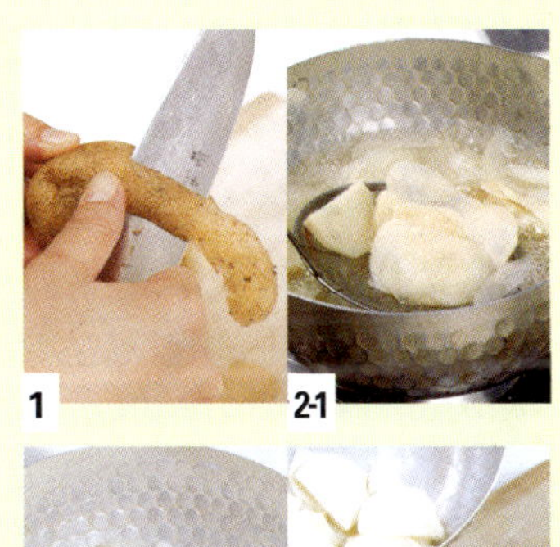

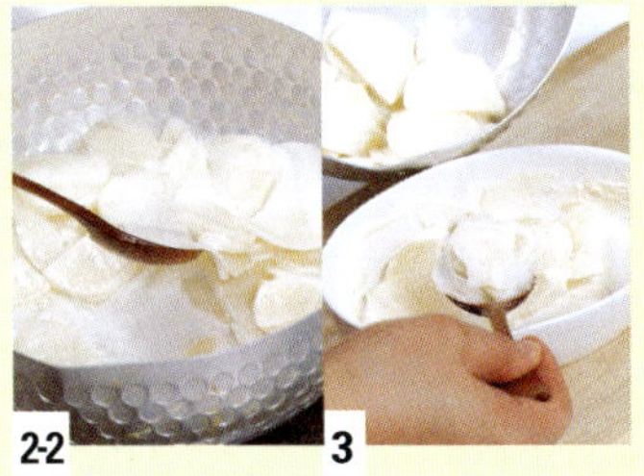

치즈와 감자의 만남

감자그라탱

주재료 감자 3~4개,
생크림 1컵 반,
피자치즈 40g,
소금 · 후춧가루 조금씩

1 감자는 껍질을 벗기고 얇게 썬 후 끓는 물에 살짝 데쳐 건진다.

2 냄비에 데친 감자와 생크림을 넣고 소금과 후춧가루로 간을 한 후 약한 불에서 끓인다.

3 감자가 부드러워지면 버터를 칠한 그라탱 그릇에 담고 치즈를 얹어 200℃의 오븐에서 20분 정도 윗면이 노릇해지게 굽는다.

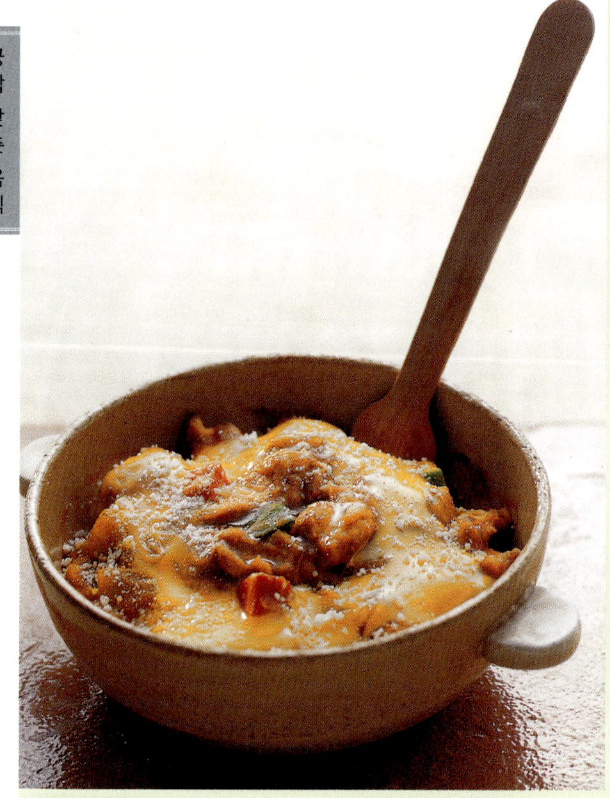

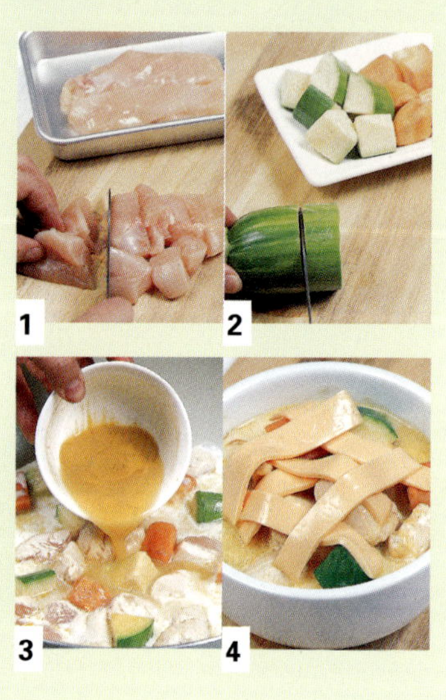

우유와 닭고기의 만남
닭고기 카레그라탱

주재료 닭안심 5쪽,
호박 1/6개, 당근 1/4개,
카레가루 1/5컵, 우유 1컵,
물 1/2컵, 소금 1/2작은술,
올리브오일 1큰술,
슬라이스 치즈 2장,
파마산 치즈가루 1큰술

1 닭안심은 흐르는 물에 씻어 먹기 좋은 크기로 자른다.

2 호박과 당근도 손질해 먹기 좋은 크기로 자른다.

3 달군 팬에 올리브 오일을 두르고 닭안심을 볶다가 당근과 호박을 넣어 고루 섞이도록 볶으면서 우유와 물에 잘 섞은 카레가루를 붓고 소금 간하여 한소끔 끓인다.

4 그라탱 그릇에 닭고기 카레볶음을 담고 슬라이스 치즈를 잘라서 얹은 후 예열한 오븐에 넣어 치즈가 녹을 정도로 굽고 파마산 치즈가루를 뿌린다.

073 염소

염소는 소과의 반추동물입니다. 기원전에 메소포타미아에서 사육되기 시작했다고 하며, 식용한 역사는 거의 5천 년가량 된다고 합니다. 중국의 유명한 약물학자였던 도홍경은 약으로 쓰기에는 첫째가 푸른빛이 도는 검은 암염소요, 둘째가 검은 염소라고 했습니다. 염소는 독초가 아니라면 무슨 풀이든 잘 먹을 정도로 식성이 좋습니다. 맛이 달고 성질은 뜨겁습니다. 독은 없습니다. 염소고기에 들어 있는 풍부한 단백질은 소화흡수율이 매우 높고 특히 흑염소 고기에는 칼슘이 무려 112mg%가 함유되어 있으며 철분, 비타민 B_1·B_2 및 많은 양의 비타민 E(토코페롤)가 들어 있습니다. 대신 지방 함량은 적습니다.

내장을 보하고 기력을 증진합니다

염소고기는 속을 덥게 하고, 내장을 보하고, 기력을 증진하며, 통증을 멎게 합니다. 어지럽고 여위며 자주 경기하는 어린이, 소화기가 채 성숙하지 못한 어린이에게 좋습니다.

임산부의 보약입니다

병후 회복기에 체력이 떨어진 환자의 영양식으로 안성맞춤입니다. 특히 산후에 기혈이 허약하고 정신이 위축되고 소화불량이 있으며 식은땀이 나고 손발이 차고 아랫배와 허리에 통증이 있을 때 좋습니다. 그래서 예로부터 염소는 '임산부의 보약' 또는 '부녀자의 성약'이라고 했습니다.

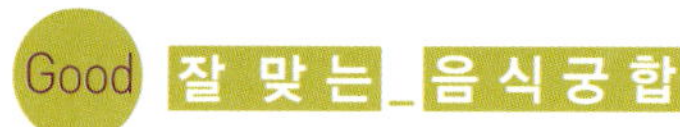

염소고기와 인삼

염소고기와 인삼을 배합하면 좋습니다. 인삼은 기를 보하고 염소는 형체를 보합니다.

염소고기와 팥 · 아가위

염소고기에 체했을 때는 팥을 태운 가루를 먹거나, 아가위를 끓여 드세요.

염소고기와 아몬드

염소고기와 아몬드를 배합하면 이 두 가지가 모두 풍부하게 함유하고 있는 철분과 단백질의 흡수를 상승시킬 수 있습니다. 또 염소고기 냄새를 줄여줍니다.

염소고기와 음양곽

염소는 철쭉꽃을 먹으면 죽고 음양곽을 먹으면 정력이 좋아집니다. 따라서 염소고기와 음양곽은 궁합이 맞습니다. 배합하면 정력이 배가되지요.

염소고기와 마늘 · 부추

염소고기와 마늘 · 부추를 배합하면 양기를 늘리고 속이 허하고 냉해서 구토하는 것을 다스립니다. 〈동의보감〉에서는 염소를 임신중이나 산후 몸조리를 하는 여성들에게 좋다고 했는데 염소고기는 단백질과 무기질은 풍부하면서 지방 함량이 낮고 특히 다른 고기보다 비타민의 일종인 토코페롤이 매우 풍부하기 때문입니다. 토코페롤은 생식에 관련된 비타민으로 토코페롤이 모자라면 혈액이 잘 굳어지고 불임이 되기도 합니다.

plus one	○● 염소 누린내를 제거하려면
	우리나라에서는 예로부터 염소고기를 식용해왔는데, 이 때문에 염소고기의 누린내를 제거하는 방법도 전해집니다. 뽕나무 뿌리나 껍질을 같이 넣고 삶는 방법입니다. 잎을 넣으면 푸른 물이 나와 고기가 물이 들므로 주의해야 합니다.

염소고기와 메밀 · 기장쌀

염소고기와 메밀을 배합하면 고질병을 일으킨다고 합니다. 그러나 염소고기와 기장쌀을 배합하여 삶아 양념해 먹으면 비위를 튼튼하게 합니다.

염소고기와 콩장 · 식초

염소고기와 콩장을 배합하면 고질병을 일으키고, 염소고기와 식초를 배합하면 심장을 상하게 합니다.

plus one

○● 염소탕 만드는 법

약으로 쓰는 염소는 생후 1년이 안 된 흑염소가 좋습니다. 염소 한 마리를 잡아 내장을 깨끗이 씻은 뒤 도로 넣고 털은 제거합니다. 여기에 물을 붓고 푹 고운 뒤 뼈를 바르고 다시 물이 반으로 졸 때까지 고아서 국물을 짭니다. 이 곰국에 볶은 백작약 · 생강 · 볶아서 기름을 뺀 천궁 · 감초 · 당귀 · 숙지황을 넣고 다시 끓인 뒤 국물만 짜서 서늘한 곳에 보관했다가 식전에 커피잔으로 한 잔씩 복용합니다.

○● 염소로 만들어 먹을 수 있는 여러 가지 치료 보약

● 염소췌장과 대추를 배합해 술로 담가 먹으면 만성해수를 치료합니다.

● 염소피를 식초에 타서 먹으면 대변하혈을 치료합니다.

● 염소콩팥을 삶아 식혀 썰어 쌀가루를 버무리고 가루우유로 볶아 공복에 먹으면 허하고 냉해서 성생활이 어려운 것을 치료합니다.

● 염소허파를 끓여 약전국과 소금을 넣고 먹으면 허하고 냉해서 소변이 잦은 것을 치료합니다.

● 염소등뼈와 두충을 배합하면 정력쇠약에 의한 요통을 치료합니다. 등뼈는 골수를 보강하며 조혈기능을 돕고, 양기를 북돋워 줍니다.

● 염소고환과 녹용을 배합해 가루 내어 먹으면 정액의 양과 정자활동을 늘리고 조루증을 개선합니다. 고환에는 다량의 단백질과 안드로스테론이 들어 있습니다.

074 자라

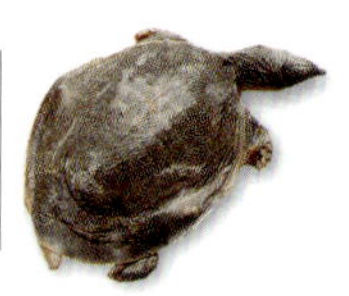

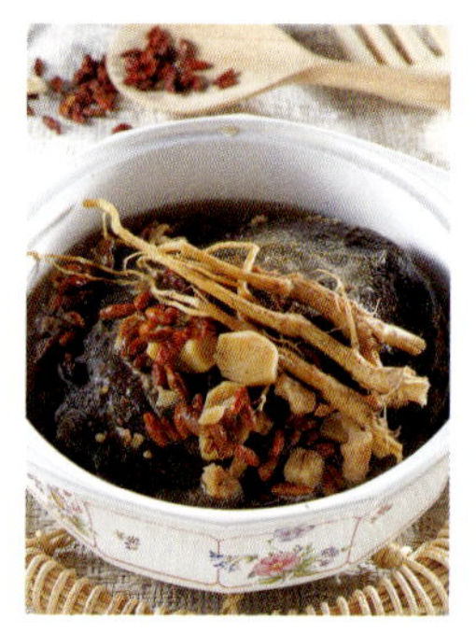

자라는 자라과의 파충류입니다. 모양은 거북과 비슷하나, 등딱지와 배에 각질의 비늘판이 없고, 무른 딱지로 되어 있습니다. 자라의 살코기는 맛이 달고 성질이 평이합니다. 살코기 100g에는 단백질이 14.6g 함유되어 있는데, 특히 체내에서 합성되지 않는 필수아미노산인 이솔로이신, 로이신, 메티오닌, 트립토판 등을 모두 함유하고 있을 뿐 아니라 알기닌 등 18종의 아미노산을 조정하는 양질의 단백질을 함유하고 있습니다. 지방질은 식물성 지방산과 같은 불포화지방산으로서 리놀산을 많이 함유하고 있으며, 칼슘은 살코기 100g 중 무려 870mg이나 함유되어 있습니다. 이밖에 비타민 A도 풍부하고 비타민 $B_1 \cdot B_2 \cdot B_6$, 엽산, 판토텐산 등도 있습니다.

체력보강에 두루 좋습니다

자라 살코기는 영양소를 축적하고 피를 서늘하게 합니다. 그래서 빈혈이나 체력이 허약할 때 영양공급원이 되며, 입 안이 마르고 잘 헐며 냄새가 날 때에도 좋고, 과로로 뼛속 깊은 데로부터 열이 나는 것을 다스리며, 오랜 설사, 자궁출혈, 대하 및 결핵성 임파선염 등에 좋습니다.

동맥경화, 뇌졸중 등 성인병을 예방합니다

살코기의 지방질은 소화흡수력가 잘되고 혈중 콜레스테롤의 침착을 막으므로,

동맥경화나 뇌졸중 등 성인병 예방에 효과가 있습니다. 또 살코기의 풍부한 칼슘은 혈액을 알칼리성으로 유지하고 심근수축을 활성화하며 신경도 편안하게 해 줍니다.

정력증강 성분이 풍부합니다

자라의 콜레스테롤은 살코기의 효소활성 비타민과 작용하여 호르몬을 합성하며, 자라 내장 부분에는 정력증강 성분이 풍부합니다.

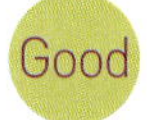

Good 잘 맞 는_음 식 궁 합

자라와 닭고기 · 달걀

자라와 닭고기를 배합하여 '용봉탕' 을 만들면 궁합이 잘 맞습니다. 하지만 자라와 달걀은 궁합이 맞지 않습니다.

자라와 토란

자라와 토란줄기를 배합하면 칼슘 흡수가 좋아집니다. 그래서 뼈를 강화하며 심근의 수축을 촉진하고 신경이 예민해지는 것을 막을 수 있습니다. 몸을 알칼리성으로 유지해 주며, 어린이의 발육부진에도 도움이 됩니다.

자라와 칠성장어

자라와 칠성장어를 배합하면 비타민 A 섭취량이 엄청 늘어납니다. 눈을 보호하며 암을 예방합니다. 칠성장어는 모양이 뱀장어와 비슷한데, 몸 양쪽에 7개의 아가미구멍이 있습니다. 비타민 A가 무려 25,000IU나 함유되어 있습니다. 칠성장어는 구이를 하면 흙냄새가 나므로 자라와 함께 푹 고아서 먹으면 좋습니다.

자라와 콩 · 호두

자라와 콩, 또는 자라와 호두를 배합하면 엽산이나 판토텐산 흡수가 배가됩니다. 엽산이 결핍되면 빈혈을 일으키고 구내염이나 설염을 비롯해서 위나 장에

염증을 일으키며, 판토텐산이 결핍되면 우울증에 빠지거나 부신피질의 기능이
저하됩니다. 따라서 이들을 배합하여 죽을 쒀 먹으면 좋습니다.

자라와 흰목이버섯

자라와 흰목이버섯을 배합하면 정혈·증혈 효능이 상승합니다. 이 두 가지 모두
피를 맑게 하고 빈혈에 좋은 식품이기 때문입니다. 자라는 삶아 찢어 놓고, 흰목
이버섯은 쪄서 오이·당근 등과 버무려 자라와 섞고 식촛물을 끼얹어 드세요.
흰목이버섯은 밤나무, 상수리나무, 참나무 등에 기생하는 버섯으로 식물성 아교
질이 강력해 피부미용에 좋습니다. 또 위궤양의 통증이나 출혈이 있을 때, 치질
로 출혈이 있을 때도 좋습니다. 자라와 목이버섯을 배합한 것은 남녀 모두에게
좋은 약이며 특히 갱년기 건강 증진에 참 좋습니다.

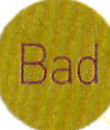

Bad 맞 지 않 는 _ 음 식 궁 합

자라와 복숭아

자라고기와 복숭아는 궁합이 잘 안 맞는다고 예로부터 알려져 왔습니다. 또 오리
고기, 돼지고기, 토끼고기와도 궁합이 안 맞는다고 의서에 기록되어 있습니다.

자라와 비름나물

자라와 비름나물을 배합하면 궁합이 잘 안 맞습니다. 비름나물뿐 아니라 박하, 갓
등과도 궁합이 안 맞습니다.

plus one　　　○● 자라로 만들어 먹을 수 있는 궁합 맞춘 음식

살코기는 구이를 하거나 탕으로 끓여 드세요. 자라구이를 할 때는
자라 등껍데기를 벗기고 기름종이에 잘 싸서 짚불에 굽습니다. 익
으면 꺼내서 기름종이를 벗기고 썰어 양념장에 찍어 드세요.
자라탕으로 요리할 때는 살코기를 뜨거운 불에 데쳐 피막을 제거
하고 다시 삶은 다음 갖은 양념으로 맛을 내어 탕국을 만들면 됩
니다. 이때 잘게 칼질한 자라 내장회와 자라알, 그리고 자라탕에
맛을 내기 위해 썼던 다시마 장조림을 곁들여 먹으면 좋습니다.

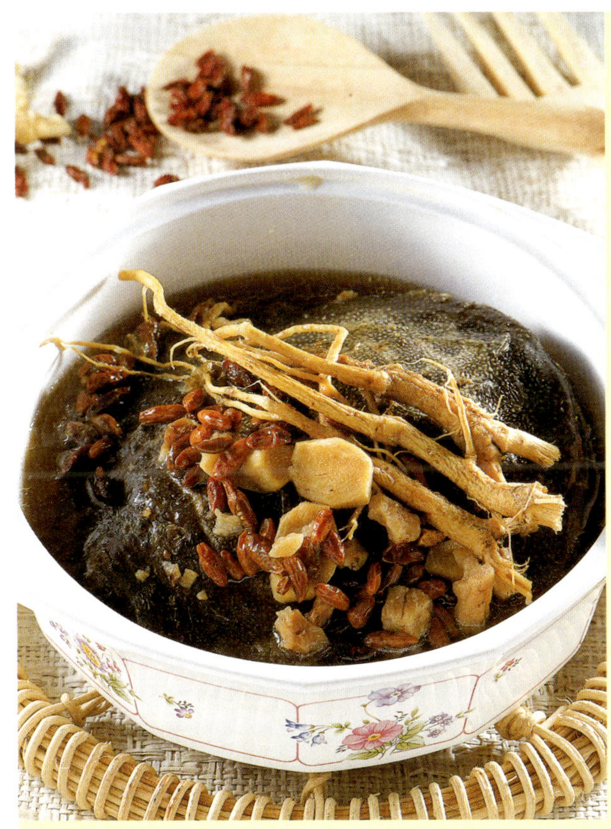

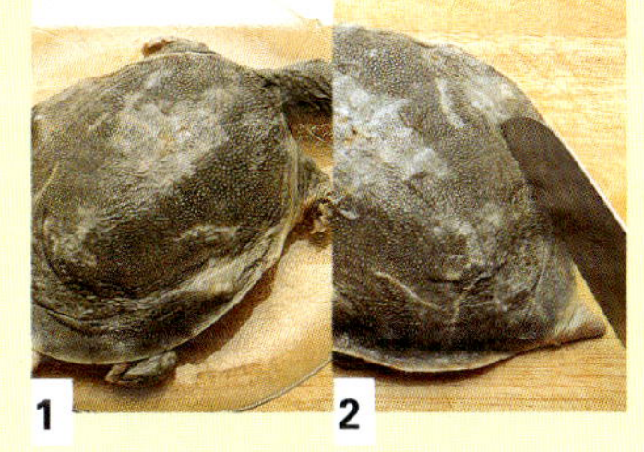

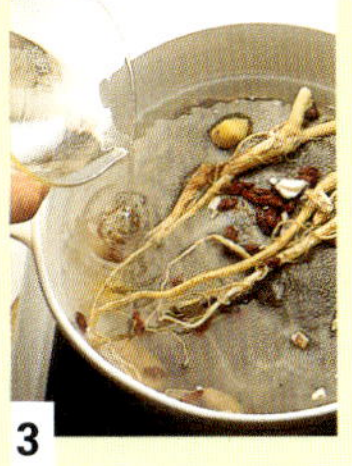

자라와 약초의 만남

자라탕

주재료 자라 1마리,
청주 7컵,
구기자 · 산약 · 황기 · 생강
각 20g씩

1 자라는 살아 있는 것으로 준비해 머리와 다리를 자르고 몸
  통만 준비한다.
2 등껍질 사이를 가르고 내장을 빼 낸다.
3 우묵한 냄비에 손질한 자라를 안치고 준비한 약재를 모두
  넣은 다음 청주 7컵과 물 7컵 을 부어 푹 끓인다.

	잘 맞는 음식궁합	
간	간과 레몬, 우유	간 특유의 냄새를 없애준다
	간과 청주, 매실	영양 성분을 보충한다
	간과 식초	설사에 효과가 있다
닭고기	닭고기와 인삼	기를 보양한다
	삼계탕과 황기	다한증을 개선한다
	삼계탕과 당귀	조루증, 발기부전에 좋다
	삼계탕과 동충하초	피로회복에 좋다
	삼계탕과 밤, 은행	어지럼증, 손발저림에 좋다
	삼계탕과 해삼	기력회복에 좋다
달걀	달걀과 피망	어혈을 풀어준다
	달걀과 시금치	빈혈체질에 좋다
	달걀과 식초	검버섯 등을 없앤다
	달걀과 청주	과로에 의한 감기 치료에 좋다
	달걀과 구기자	눈의 피로를 치료한다
돼지고기	돼지고기와 배추, 생굴	소양인의 강정식품이다
	돼지고기와 청포묵	소양인의 보양식이다
	돼지고기와 녹두	소양인의 보양식이다
	돼지고기와 호박	단백질과 비타민 A의 섭취가 좋아진다
	돼지고기와 아가위	단백질과 지방분해를 촉진한다
	돼지고기와 새우젓	단백질과 지방분해를 촉진한다
	돼지고기와 칡	신경통에 효험이 있다
	돼지고기와 참외	참외 먹고 체했을 때 돼지고기 태운 가루가 좋다
	돼지고기와 표고버섯	콜레스테롤 체내 흡수를 억제한다
	돼지털과 검은콩	자궁출혈에 효과가 있다
	돼지염통과 인삼, 당귀	심계항진 등을 치료한다
	돼지간과 녹두	간 기능을 돕는다
	돼지위장과 굴조개껍질	위장을 튼튼하게 한다
	돼지장과 괴화나무꽃	치질에 효과가 있다
쇠고기	쇠고기와 팽이버섯	독소를 배출하고 피부에 윤기를 준다
	쇠고기와 아가위	쇠고기 먹고 체한 데는 아가위를 끓여 마신다
	쇠고기와 들깻잎	영양적으로 부족한 부분을 보충한다
	쇠고기와 배, 무, 파인애플, 키위	쇠고기를 부드럽게 한다
	쇠고기와 참기름	쇠고기의 콜레스테롤을 조절한다
	쇠고기와 황기	기운을 돋아준다
우유	우유와 마늘	냉기와 현벽을 없애준다
	우유와 생강	아기가 젖을 토할 때 다스린다
	우유와 부추	변비를 없애준다
	우유와 콩	칼슘 흡수율이 높아진다

<table>
<tr><td rowspan="6">우유</td><td colspan="2">잘 맞는 음식궁합</td></tr>
<tr><td>우유와 옥수수</td><td>옥수수에 부족한 단백질을 보충한다</td></tr>
<tr><td>우유와 파인애플, 파파야</td><td>골다공증, 신경안정, 피로회복에 좋다</td></tr>
<tr><td>우유와 식초, 레몬</td><td>변비 치료에 좋다</td></tr>
<tr><td>우유와 잣</td><td>피부를 윤택하게 한다</td></tr>
<tr><td>우유와 메추리</td><td>하초가 튼튼해진다</td></tr>
</table>

우유	우유와 닭고기	닭고기의 누린내를 없애준다
염소	염소고기와 인삼	기를 보해준다
	염소고기와 팥, 아가위	염소고기에 체했을 때 치료제이다
	염소고기와 아몬드	철분과 단백질의 흡수를 상승시킨다
	염소고기와 음양곽	정력이 좋아진다
	염소고기와 마늘, 부추	양기를 늘리고 구토를 다스린다
자라	자라와 닭고기	보양음식이된다
	자라와 토란	칼슘흡수가 좋아진다
	자라와 칠성장어	눈을 보호하고 암을 예방한다
	자라와 콩, 호두	빈혈, 구내염, 설염을 예방한다
	자라와 흰목이버섯	정혈, 증혈 작용을 한다

	맞지 않은 음식궁합	
돼지고기	돼지고기와 도라지	궁합이 맞지 않는다
	돼지고기와 매실	궁합이 맞지 않는다
	돼지고기와 아욱	궁합이 맞지 않는다
	돼지고기와 생선회	궁합이 맞지 않는다
	돼지고기와 메밀	궁합이 맞지 않는다
	돼지고기와 초두	궁합이 맞지 않는다
	돼지고기와 쇠고기	궁합이 맞지 않는다
	돼지고기와 자라	궁합이 맞지 않는다
	돼지고기와 감초	궁합이 맞지 않는다
쇠고기	쇠고기와 부추	쇠고기, 부추는 모두 열성식품이라 안 맞는다
	쇠고기와 버터	콜레스테롤 과잉을 일으킨다
우유	우유와 생선	복강내에 응어리를 만든다
	우유와 설탕, 초콜릿	콜레스테롤을 높인다
자라	자라와 복숭아	궁합이 맞지 않는다
	자라와 오리고기	궁합이 맞지 않는다
	자라와 돼지고기	궁합이 맞지 않는다
	자라와 토끼고기	궁합이 맞지 않는다
	자라와 비름나물	궁합이 맞지 않는다
	자라와 박하	궁합이 맞지 않는다
	자라와 갓	궁합이 맞지 않는다

식품으로 쓰이는
약초궁합 (감초~사상자)

아무리 좋은 약초라도 무분별하게 사용했을 때는 위험이 따른다. 그래서 이런 위험을 예방하기 위해 음식에 많이 넣어 먹는 감초, 결명자, 구기자, 구절초, 국화, 녹차, 당귀, 두충, 민들레, 복령, 사상자의 궁합과 얼만큼의 분량을 어떻게 배합해서 먹어야 병도 다스릴 수 있고 건강에 도움이 되는지 상세하게 알려준다.

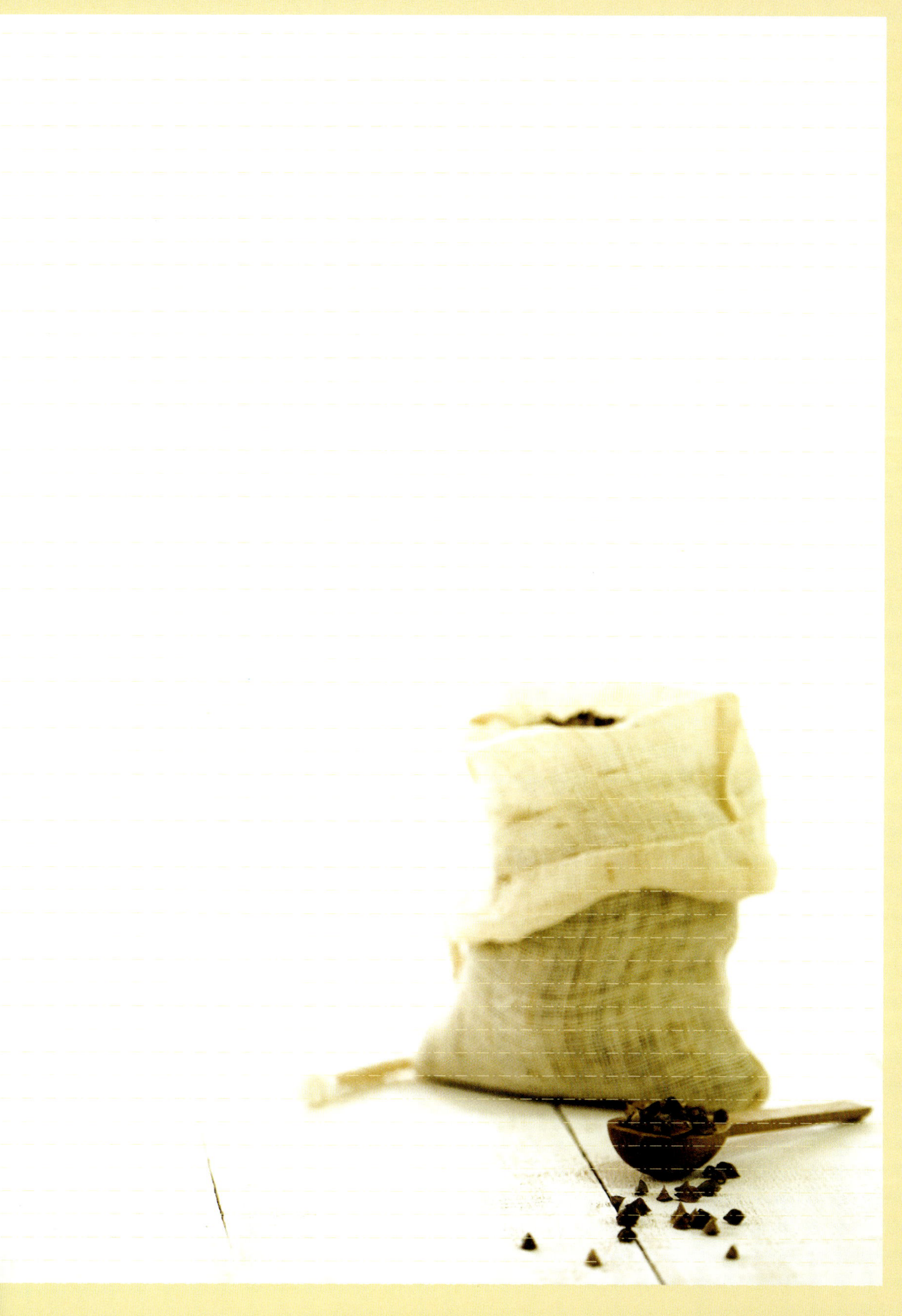

: 감초

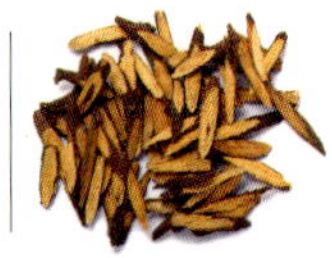

음식을 요리할 때나 약차를 끓일 때 감초를 이용하여 단 맛을 내는 경우가 많습니다. 감초는 배합하는 약재들이 효과를 잘 발휘하도록 조화시키는 역할을 합니다. 〈동의보감〉에서는 오장육부의 병을 다스리고, 대소변의 생리를 조절하며, 인체의 혈맥을 잘 소통시키고, 근육과 뼈를 튼튼하게 해 준다고 했습니다.

혈액의 산성화를 막아 줍니다

소화기능을 활발하게 하며 식욕을 늘리고, 자양 · 진해 작용을 하며, 또 몸이 허약하여 허열이 나고 항상 기분이 불쾌할 때도 효과가 있습니다. 그리고 감초는 혈액의 산성화를 막아 주며 요오드의 체외 배설을 막는 역할도 합니다.

음식 재료로 쓸 때는 3호 감초를 씁니다

감초는 크기에 따라 특호감초 · 1호감초 · 2호감초 · 3호감초 등으로 구분하는데, 단맛은 3호가 더 낫습니다. 그러므로 요리 재료로 쓸 때는 3호감초가 좋습니다. 또 조직이 딱딱한 '딱딱메지'와 육질이 퍼석한 '퍼석메지'가 있는데, '퍼석메지'가 끓일 때 더 잘 우러납니다. 그리고 썰어서 말리거나 말려서 썬 것이 쪄서 썬 것보다 좋습니다. 그러나 감초는 부신피질호르몬과 비슷한 작용을 하기 때문에 과량 섭취하는 것은 좋지 않습니다.

 **Good** **잘 맞는_음식궁합**

감초와 작약

감초는 작약과 궁합이 잘 맞습니다. 두 가지를 배합하면 속이 쓰리거나 소화기의 경련 및 신경성 위장장애에 의한 복통 등이 말끔히 진정될 정도입니다. 또 감초와 사인이라는 약재 역시 궁합이 잘 맞습니다. 이 두 가지를 배합하면 위산이 부족해서 오는 저산성 위염에 효과가 있습니다.

감초와 검은콩

‘약방의 감초’ 라는 말이 있듯이 감초는 모든 약초나 음식을 조화시키고 맛을 순하게 하고 효력을 촉진하며 해독하는 작용이 있습니다. 감초에는 글리시리진이라는 사포닌이 함유돼 있는데, 이것을 가수분해하면 글루그론산이 생성되며, 이 성분이 해독작용을 합니다. 검정콩도 해독작용이 뛰어난 식품입니다. 따라서 감초와 검정콩을 함께 끓이면 해독작용이 더욱 효과적입니다. 또 인후통 등에도 좋습니다.

감초와 도라지

감초는 구워서 쓰기도 하고 생것 그대로 쓰기도 합니다. 구운 감초를 ‘자감초’ 라고 하는데 식욕을 늘리고 변이 묽어지는 것을 막으며, 특히 가슴이 두근거리는 증상을 개선합니다. 생감초는 특히 편도와 인후의 염증을 가라앉힙니다. 따라서 편도선염이나 인후염에는 생감초에 도라지(길경)를 배합하여 끓여서 입 안에 머금었다가 조금씩 삼키면 효과가 있습니다. 이를 ‘감길탕’ 이라고 합니다.

결명자

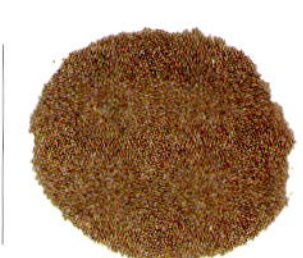

결명자는 콩과의 한해살이풀의 씨입니다. 황갈색 또는 흑갈색을 띠며 윤기 있고 단단하며, 모양이 말발굽처럼 생겼습니다. 맛은 달고, 쓰고, 짭니다. 에모딘, 카로틴, 안토라키논 유도체라는 유효 성분이 들어 있습니다.

눈에 생기는 병을 다스립니다

결명자는 ‘밝음을 결정한다’ 는 약재로 눈병에 대단한 효력이 있습니다. ‘눈동자를 회춘시킨다’ 는 뜻의 ‘환동자’ 또는 ‘천리를 볼 수 있다’ 는 뜻의 ‘천리광’ 이라는 이름을 갖고 있을 정도로 눈을 밝게 하며 눈병을 다스리는 효력이 뛰어납니다. 따라서 야맹증을 비롯해서 눈의 피로가 심하고, 눈이 잘 충혈되고, 풍안(바람을 쐬면 눈물이 흐르는 병증)이나 눈이 아플 때 씁니다. 급성결막염, 유행성각결막염, 알레르기성 결막염에 두루 쓰입니다.

신장의 기능을 튼튼하게 해 줍니다

결명자는 간열(간장에 생긴 열증)을 내리며, 두통을 다스립니다. 안토라키논 유도체라는 유효 성분이 들어 있어서 대소변이 잘 나오게 하므로 변비를 없애 주고 신장의 기능을 튼튼히 해 줍니다.

숙취를 풀어 줍니다

입 안에 생기는 염증, 술을 많이 마신 다음 숙취가 풀리지 않을 때 좋고, 위장을 튼튼하게 하고 떨어진 입맛을 돌려 줍니다.

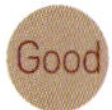
Good 잘 맞는_음식궁합

결명자와 지부자

결명자는 지부자와 궁합이 맞습니다. 이 두 가지를 배합하면 눈의 충혈이나 피로를 풀어 주는 효과가 탁월하며 편두통에도 효과가 아주 좋습니다. 또 밤눈이 어두운 데에도 좋습니다. 〈동의보감〉에는 결명자 40g에 지부자 20g을 섞어 가루 내어 죽으로 반죽해서 알을 빚어 먹으라고 했습니다.

결명자와 구기자

결명자는 특히 편두통에 좋습니다. '두풍증'을 치료하고 눈을 밝게 합니다. 따라서 두통과 함께 눈의 피로가 심할 때는 결명자와 구기자를 함께 넣고 끓이는 것도 좋습니다. 구기자는 간장 기능을 강화하는 신비로운 명약으로, 간장 기능이 강화되면 두통도 훨씬 덜해지고 눈까지 밝아지며 피로가 덜해집니다. 결명자와 구기자 각 20g을 합쳐 끓여서 차처럼 복용합니다. 구기자 잎에도 비타민 C가 많이 들어 있어 눈의 충혈을 없애 주므로 말린 잎이라면 10g을 결명자와 함께 끓여서 복용합니다.

결명자와 다시마

결명자와 다시마를 배합하면 고혈압에 효과가 있습니다. 결명자 15g과 다시마 20g을 함께 차로 끓여 마십니다. 결명자는 혈압을 떨어뜨리며 콜레스테롤을 낮추는 작용을 하며, 다시마의 라미닌 성분이 혈압을 떨어뜨립니다.

한편 고혈압으로 두통이 심하면 결명자와 꿀풀 각 15g을 배합하여 차처럼 끓여 마십니다.

결명자잎과 감잎

결명자의 잎을 나물로 무쳐서 자주 먹으면 눈이 밝아집니다. 이때 감잎을 함께 넣어 달이면 더 좋습니다. 감잎도 눈의 피로를 회복시키는 효과가 뛰어납니다.

결명자는 성질이 약간 차기 때문에 열성체질은 생것 그대로 써도 되지만 냉성체질은 볶아서 쓰는 것이 좋습니다. 생것으로 오랫동안 복용하면 속이 냉해질 우려가 있고 잠이 잘 오지 않는 수도 있습니다. 특히 소화를 촉진하려면 결명자를 볶아야 하고, 알레르기성 결막염에는 볶지 말고 생것 그대로 씁니다. 또 설사가 잦은 사람이나 저혈압이 있는 사람은 결명자가 맞지 않습니다.

구기자

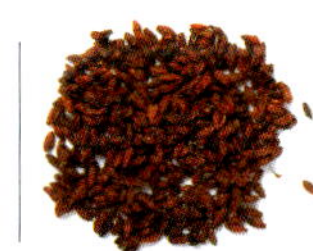

구기자는 맛은 쓰며(혹은 달다고 한다), 성질은 약간 차고(혹은 평하다고 한다), 독이 없습니다. 베타인, 프로테인, 콜린, 비타민 $A \cdot B_1 \cdot B_2 \cdot C$ 등이 많이 함유되어 있습니다.

간장의 기능을 강화합니다

구기자는 대단한 자양강장 약재이므로 양기를 좋게 합니다. 면역증진 효과가 있으며, 몸무게를 늘리고, 항당뇨 효과 및 항암효과가 있습니다. 간장의 기능을 강화하므로 지방간을 예방하며, 간세포의 생성을 촉진하고, 눈을 밝게 하며, 피로를 빨리 회복시킵니다.

혈압을 떨어뜨립니다

혈관벽을 튼튼하게 해 주며, 혈청 콜레스테롤의 양을 줄이고 혈압도 떨어뜨립니다. 신경통이나 류머티즘에 좋으며, 비타민 C가 레몬보다 21배가 많으므로 피부미용에도 효과가 뛰어납니다.

잘 맞는_음식궁합

구기자와 숙지황

구기자를 숙지황과 배합해서 쓰면 약효가 더 뚜렷합니다. 특히 노화를 방지하며, 발육을 촉진하고, 신체의 활력을 증진시킵니다.

구기자와 오미자

구기자와 오미자를 배합하면 전신허약에 좋고 특히 강정 효과가 두드러집니다. 구기자 20g, 오미자 4~6g을 물 500cc로 끓여 반으로 줄여 하루 동안 나누어 마십니다.
또 구기자 300g, 토사자(술에 담갔다가 법제한 것) 280g, 복분자 200g, 차전자 120g, 오미자 40g을 함께 배합해서 가루 내어 꿀로 반죽해서 0.3g 크기의 알약을 만들어 빈속에 데운 술로 1회에 90알씩 먹고, 잘 때는 3% 소금물로 50알씩 먹습니다. '오자연종환'이라는 처방입니다. 남성불임증 및 임포텐츠에 쓰는 대표적인 처방입니다.

구기자와 결명자

구기자는 결명자와 궁합이 맞기 때문에 이 두 가지를 배합하면 눈이 보호되고 간 기능이 좋아집니다.

구기자술과 과일주

구기자술은 새콤한 맛이 나는 과실주와 궁합이 맞습니다. 칵테일해서 마시면 한결 맛이 좋습니다. 구기자술은 저혈압에도 좋고 자양강장 효과가 뚜렷합니다.

구기자와 흑임자

구기자는 흑임자(검은깨)와도 궁합이 잘 맞습니다. 정력이 떨어진데다 소화기도 약하고 변비까지 있는 경우에 아주 좋습니다. 구기자의 잎이나 열매를 끓인 차에 흑임자를 한 숟가락 타서 마시세요.

구기자와 생강 · 대추

구기자는 생강 · 대추와도 궁합이 맞습니다. 그래서 구기자에 생강, 계피, 대추 등을 조금 넣고 끓여 차로 마시면 좋고, 혹은 구기자에 생강, 대추를 넣고 설탕 약간과 소주를 붓고 밀폐하여 술로 익혀 먹어도 좋습니다. 구기자의 독특한 냄새와 맛을 생강과 대추가 없애 주므로 맛, 향기, 빛깔이 아주 좋은 약차와 약주가 됩니다.

구기자와 국화

구기자와 국화를 배합하면 눈을 밝게 해 주고 눈병에도 좋습니다. 노인성 백내장 초기로 눈이 어찔하고, 눈앞에 꽃 같기도 하고 모기 같기도 한 것이 어른거리면서 시력이 날로 감퇴할 때 아주 좋습니다. 구기자와 국화를 함께 끓여 차로 마셔도 좋고, '육미지황탕' 이라는 처방에 구기자와 국화를 가미해서 써도 좋습니다. 이 처방을 '기국지황탕' 이라고 합니다. 신장이 허하기 때문에 두통이 종종 있거나, 바람을 쏘이면 눈물이 나거나, 오후에 미열이 나거나, 잘 때 식은땀이 나거나 다리에 맥이 없거나 할 때도 좋은 처방입니다.

○● 구기자나무의 다양한 활용

〈동의보감〉에는 "봄과 여름에는 잎을 따고, 가을에는 줄기와 열매를 딴다"고 했습니다.

■봄에 채취한 어린잎

나물로 무쳐 먹거나 쪄서 먹거나 된장국에 넣어 먹습니다. 맛이 좋기 때문에 '감채' 라고도 합니다.

■가을에 채취한 열매

'금수전' 이라는 처방을 만들어 드세요. 기혈이 부족하고 정력이 떨어진 데 좋습니다. 잘 익은 구기자를 두 달 동안 술에 담갔다가 건져서 문드러지게 갈아 천으로 걸러 찌꺼기를 버리고, 이 즙을 약을 담갔던 술과 함께 돌그릇에 넣고 달여 조청을 만들어서 날마다 큰 숟가락으로 두 개씩 1일 2회 따끈한 술로 복용합니다.

■겨울에 채취한 뿌리껍질

지골피라고 하는데 햇볕에 말리고 이슬에 맞히기를 밤낮으로 49일을 하여 가루 내어 꿀에 개어서 알약을 만들어 먹으면 회춘한다고 합니다. 혹은 물에 잘 씻어 짓찧어 심지 박힌 것을 버린 후 감초 끓인 물에 하룻밤 담갔다가 볶아 말려서 차처럼 끓여 마시세요. 갱년기장애로 열을 느낄 때 좋습니다.

구절초

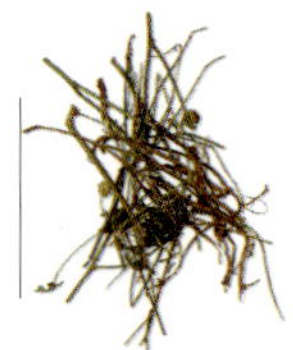

구절초는 국화과에 딸린 다년초로 들국화와 비슷하게 생겼습니다. 중양절(음력 9월 9일)에 채취한 것이 가장 약효가 있다 하여, 그 이름을 '아홉' 이라는 뜻의 '구' 와 '중양절' 의 '절' 혹은 '꺾는다' 는 뜻의 '절' 자를 써서 '구절초' 라고 한답니다. 맛은 달고 다소 쓴맛이 있습니다.

부인과 질환에 좋습니다

구절초는 부인과 질환에 아주 뛰어난 약효가 있습니다. 월경불순, 월경통, 대하증, 불임증을 비롯한 각종 여성 질환에 큰 효과가 있습니다.

뱃속이 항상 더부룩할 때 좋습니다

소염 · 진통작용이 있고, 혈압강하 작용이 있습니다. 건위작용도 있어서 식욕이 없거나, 소화가 잘 안되거나, 뱃속이 냉하거나, 설사가 잦거나, 가스가 많이 차서 항상 배가 더부룩한 증상이 있을 때 효과가 있습니다. 몸에 열이 너무 많은 경우에는 과용하는 것이 바람직하지 않지만 일반적으로 큰 주의점이 별로 없는 무난한 약재입니다.

 Good 잘 맞는_음식궁합

구절초와 대추

구절초와 대추를 배합하면 좋습니다. 기혈이 허약하여 생식기능이 떨어졌거나 불임증으로 고통을 받고 있을 때는 구절초 30~60g에 대추 15g을 넣어 함께 끓여 마십니다. 대추를 넣었기 때문에 단맛이 나지만 워낙 구절초가 쓰기 때문에 마시기 쉽도록 설탕을 조금 넣어도 됩니다.

구절초와 닭

월경통에는 구절초 30~60g에 물 다섯 대접을 부어 끓이다가 물이 두 대접 가량으로 졸면, 그 물로 닭을 삶아 국물까지 먹으면 통증이 가라앉습니다. 될 수 있는 대로 자주, 꾸준히 복용하면 통증을 완전히 없앨 수도 있습니다.

국화

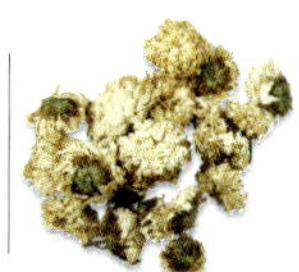

국화 중에서도 '단국화'라고 불리는 감국(甘菊)을 식용 및 약용하는데, 꽃이 피기 전인 봉오리 상태에서 채취하여 건조해서 볶아서 씁니다. 〈동의보감〉에는 국화를 먹으면 "몸이 가벼워지고 노화를 이겨내며 장수한다"고 했습니다.
오래도록 먹으면 근육과 뼈를 강하게 하고 골수를 보강하며 오래오래 건강하게 살 수 있다는 것입니다.

머리를 맑게 합니다

국화는 두통약으로 널리 쓰입니다. 간을 보하여 눈을 밝게 하지요. 노안을 예방하며, 눈에 의해 오는 두통, 눈이 어찔어찔한 '목현증' 및 눈의 충혈을 다스려 줍니다.

혈압강하 작용도 합니다

아드레날린에 저항해서 말초혈관을 확장하고 혈관운동중추를 억제하기 때문에 혈압을 강하시킬 수 있습니다. 특히 고혈압 초기 두통에 좋습니다.

해독·소염작용을 합니다

허리의 통증과 가슴속의 번열을 덜어 주며 위와 장을 안정시킵니다. 또 해열작용이 있어서 풍열을 흐트러뜨립니다, 해독 및 소염작용도 하고요, 혈액 정화에도 효과가 있어서 작은 상처가 나도 잘 낫지 않고 곪기 쉬운 체질을 바꿀 수 있으며 생리불순이나 여드름도 개선합니다.

Good 잘 맞는_음식궁합

국화와 산사자 · 백하수오

국화는 산사자 혹은 백하수오와 궁합이 맞습니다. 이들을 배합하면 고혈압과 고지혈증을 치료하는 데 도움이 됩니다. 멥쌀로 죽을 쒀서 산사가루 혹은 백하수오 가루를 국화가루와 같이 넣어 따뜻하게 복용합니다. 이 죽은 특히 여름에 좋습니다. 봄가을에도 좋습니다. 그러나 겨울에는 복용하면 안 됩니다. 국화의 성질이 차기 때문입니다.

국화와 뽕잎

국화는 뽕잎과 궁합이 좋습니다. 진득한 가래, 기침, 호흡곤란과 함께 열이 있고 바람을 싫어하며 갈증과 두통 등 풍기와 열기가 함께 나타난 경우에 좋습니다. 뽕잎과 국화를 각 6g씩 배합해서 물 500cc로 끓여 반으로 줄여 1일 2~3회 나누어 마십니다.

국화와 매실

국화와 매실도 궁합이 맞습니다. 간 기능을 호전시키고 피로를 푸는 데 효과가 있습니다. 술을 담글 때는 노란 국화꽃잎을 술이 든 항아리에 넣고 말린 매실을 함께 넣어 밀봉한 뒤 한 달간 숙성하면 됩니다.

국화와 생지황 · 지골피

국화는 생지황 · 지골피와도 궁합이 잘 맞습니다. 이들을 배합해서 술을 담가 먹으면 몸이 가뿐해지고 늙지 않으며 오래 산다고 알려져 있습니다. 풍으로 어지러운 데도 좋습니다.

국화와 꿀풀

국화와 꿀풀(하고초)은 궁합이 맞습니다. 이 두 가지를 배합하면 혈압강하 작용이 비교적 빠를 뿐 아니라 두통이 심하고 어지럼증, 정신이 멍함, 말더듬, 손발 후들거림 등이

나타나면서 맥이 벌떡벌떡 크게 뛰면서 빠르게 뛸 때 좋습니다. 국화와 꿀풀 각 12g을
1일 양으로 하여 차로 끓여 하루에 2~3회 나누어 복용합니다.

○● 이런 경우, 이렇게 사용하세요

■머리가 아프고 어지러울 때

머리가 아프고 어지럽거나 눈이 침침하며 미열이 있을 때 국화차를 드세요. 국화꽃
잎을 흐르는 물에 씻은 다음 물기를 빼고 팔팔 끓는 물에 소금을 조금 넣고 숨이
죽을 정도로 데쳐 낸 다음 소쿠리에 겹치지 않도록 펼쳐 그늘에서 말려 두었다가
그때그때 뜨거운 물에 우려내어 마시면 됩니다. 한꺼번에 꽃잎을 너무 많이 넣으면
쓴맛이 나므로 4g 가량이 알맞습니다. 또 말린 국화를 베개 속에 넣고 자면 머리가
한결 맑아지며, 기억력이 회복되고, 눈이 밝아지며 어지럼증이 없어집니다.

■술이 잘 깨지 않을 때

술에 취해서 잘 깨지 않을 때는 감국을 가루로 만든 다음 한 숟가락씩 먹으면 술
이 깨고 두통이 가십니다. 또 국화꽃잎을 찹쌀로 쑨 풀로 옷을 입혀 말려 두었다
가 튀겨서 술안주하면 좋습니다, 향기도 좋고요.

녹차

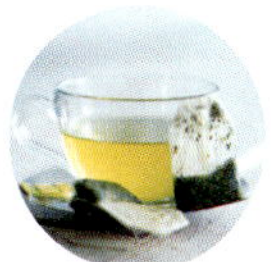

〈동의보감〉에 "차는 기분을 가라앉히고 소화를 도우며 머리와 눈을 맑게 하고 이뇨를
돕고 갈증을 멈추게 한다"고 했으며, 또 "오래 마시면 지방이 적어지고 몸이 날씬해지
니 지나치게 뚱뚱한 자는 가히 복용하도록 하라"고 했습니다. 녹차는 뜨거운 물에 우
려내어 먹는 것보다 가루 내어 복용하는 것이 더 좋습니다. 녹차 속의 비타민 E와 카
로틴은 지용성 비타민이기 때문에 뜨거운 물에 우러나오지 않기 때문이며, 비타민 C는

수용성이지만 끓인 물에 우리면 찻잎에 함유된 양의 3분의 2로 줄어들기 때문입니다.

고혈압 · 동맥경화증에 좋습니다

녹차는 혈중지질을 떨어뜨려 혈액순환을 원활하게 하고, 혈관을 유연하게 하며 고혈압 · 동맥경화증에도 좋고, 혈당도 떨어뜨립니다. 육류나 기름에 함유된 지방을 분해함으로써 기름진 음식과 함께 먹으면 비만 방지에 도움이 됩니다.

장내 유해물질을 배설합니다

암 예방에도 효과적이며, 수명 연장 효과가 있다고 합니다. 또 식이섬유가 있어 장내 유해물질을 빨리 배설합니다. 특히 중금속의 체내 축적을 억제하는 효과가 뛰어납니다.

뇌세포를 견고하게 합니다

비타민 C가 풍부해 뇌세포를 견고하게 하고 지능지수를 향상시킨다고도 합니다. 또 기산틴 유도체에 속하는 물질이 있어 중추신경을 흥분시켜 대뇌피질을 각성시키고 기분을 좋게 만들어 줍니다.

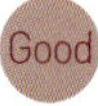
Good 잘 맞는_음식궁합

녹차와 국화

녹차는 국화와도 궁합이 맞습니다. 녹차와 국화꽃 각 2g을 뜨거운 물에 우려내어 마시면 두통이나 눈이 침침한 데 좋습니다. 어찔어찔하고 허공에 붕 뜬 듯한 느낌이 싹 가시게 됩니다.

녹차와 식초

녹차는 식초와 궁합이 맞습니다. 녹차 3g에 식초 1㎖를 넣고 뜨거운 물에 5분간 우려내 마시면 피로가 훨씬 빨리 풀립니다.
우유 한 잔에 현미식초를 3~4티스푼 타서 휘저으면 요구르트처럼 껄쭉해지는데, 여기에 녹차가루를 1~2티스푼 타서 잘 섞어 마셔도 좋습니다.
피로만 빨리 풀리는 것이 아니라 고질적인 변비에도 효과가 있는데, 변비가 있을 때는 공복에 마시는 게 더 좋습니다.

녹차와 결명자

녹차는 결명자와도 궁합이 맞습니다. 눈이 침침할 때 녹차와 결명자를 함께 우려내어 마시면 눈이 밝아집니다.

녹차와 연꽃씨

녹차와 연꽃씨도 궁합이 맞습니다. 괜히 불안하고 초조, 우울하며 짜증이 심할 때 녹차 5g에 연꽃씨 30g과 설탕 3g을 넣고 물을 넉넉히 부어 끓여 마시면 좋습니다.

○● 녹차, 이런 점에 주의하세요

식사 직후 진한 녹차를 마시는 것은 안 좋습니다. 녹차의 타닌 성분이 음식 중의 단백질이나 철분 등의 체내 흡수를 방해해서 소화불량이나 영양결핍을 일으키기 쉽기 때문입니다. 철분 흡수에 영향을 미치니까 빈혈에도 진한 녹차가 안 좋습니다.

약을 복용하는 동안 녹차를 피해야 합니다. 녹차와 약물이 결합해서 약효를 떨어뜨릴 뿐 아니라 녹차는 이뇨작용이 강해서 약물의 체내 잔류시간을 짧게 만들 수 있기 때문입니다. 철분제를 복용하는 경우나 치질 연고 등을 외용하고 있는 경우에는 특히 피해야 합니다.

뇌동맥경화증이 있는 경우 녹차에는 기산틴 유도체에 속하는 물질이 있어서 중추신경을 흥분시켜 대뇌피질을 각성시키고 기분을 고조시키는데, 대뇌혈관운동중추가 흥분한 후 뇌혈관이 수축하므로 뇌동맥경화증의 경우에는 나쁩니다. 관상동맥질환이 있는 경우에도 마찬가지입니다.

불면증이 있는 경우 녹차에는 각성작용이 있으므로 불면증이 있는 경우에도 복용하면 안 됩니다. 녹차의 카페인 때문에 불면증이 악화될 수 있고, 눈이 침침해지거나 심계항진·두통·이명 등 불쾌한 증상들이 나타날 수 있습니다.

몸이 수척한 경우 녹차는 찬 것을 복용하면 가래가 엉긴다고 하며, 또 오랫동안 녹차를 계속하여 복용하면 몸이 여위게 되므로 수척한 경우에는 많이 들지 않도록 합니다.

요리에 사용할 때 녹차로 요리를 할 때는 녹차의 향을 살리기 위해 마늘이나 강한 향신료를 넣지 않도록 합니다.

녹차와 칡

녹차와 칡이 궁합이 맞습니다. 녹차에는 카로틴, 엽록소, 타닌 등이 풍부해 위장의 염증을 가라앉히고 점막을 아물게 해 설사를 멎게 하는 지사작용을 하며 항균작용을 하고, 칡 역시 몸을 따뜻하게 해 주는 지사제 역할을 합니다. 이 때문에 배가 차고 배가 아프면서 설사할 때는 칡의 전분(갈분)과 녹차가루를 각 1티스푼을 응어리지지 않도록 물에 잘 녹인 다음 뜨거운 물 한 컵을 부어 잘 저어 먹으면 효과가 있습니다.

: 당귀

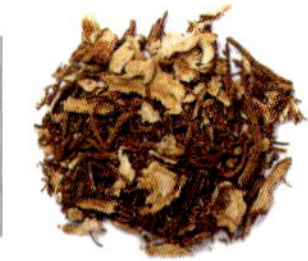

당귀는 미나리과에 속한 다년생초본의 뿌리입니다. 특이한 향이 있고 맛은 약간 맵고 답니다. 성질은 따뜻합니다. 베투가프텐과 휘발성 정유를 함유하고 있으며, 비타민 B_{12} 와 엽산이 들어 있습니다. 대개 당귀의 줄기 부분은 보혈작용을 하고, 곁뿌리는 지혈작용을 하며 뿌리 끝은 청혈작용을 한다고 알려져 있습니다. 뼈가 가늘고 근육이 많은 여성에게도 좋지만 뼈가 굵고 근육이 적은 여성의 경우에 더 좋습니다.

혈액순환을 촉진합니다

대표적인 보혈약의 하나입니다. 골수의 조혈기능을 근본적으로 돕습니다. 물론 청혈작용, 지혈작용도 하며, 혈액순환을 촉진하고 어혈을 풀며, 혈액의 성분이나 상태를 정상으로 만드는 작용을 합니다.

심장을 강화하고 안태 작용도 합니다

어지럼증 · 이명증 · 불면증 · 고지혈증 등을 다스리지요. 심장을 강화하고 기억력을 증진합니다. 항비타민 E 결핍작용이 있어서 고환의 병적 변화를 막으며, 배란을 촉진하고 임신을 할 수 있는 여건을 조성하며 임신부와 태아의 안전을 도모하는 안태 작용도 합니다.

히스테리 · 노이로제에 효과가 있습니다

월경통에 효과적이며, 자궁 발육을 돕습니다. 또 장의 연동운동을 촉진하여 고질적인 변비를 개선합니다. 물론 히스테리, 노이로제, 자율신경실조증 등에도 놀랄 만한 역할을 합니다.

 **Good 잘 맞는_음식궁합**

당귀와 감초 · 대추

당귀를 끓이면 약간 쓰면서 쌉쌀합니다. 때문에 당귀술이나 당귀차를 만들 때 감초나 대추를 함께 배합하면 효과가 더 좋아질 뿐 아니라 맛도 좋아져 복용하기가 훨씬 수월해집니다. 자궁출혈 · 자궁내막염 · 질염 · 불감증 · 성욕저하 때에는 당귀와 대추를 함께 끓여 차로 마십니다.

당귀와 녹용

당귀에는 풍부한 비타민 B_{12}와 엽산(비타민 B 복합체로 녹색 야채, 동물의 간, 효모 따위에 들어 있으며 모자랄 경우 빈혈을 일으킨다) 물질이 들어 있기 때문에 적혈구 결핍, 혈색소 감소, 저혈당증을 개선하며 골수의 조혈기능을 근본적으로 돕습니다. 따라서 남녀노소, 특히 어린이 보약으로 당귀와 녹용을 함께 끓여 마십니다. 이것이 잘 알려진 '귀룡탕' 입니다.

당귀와 천마

당귀는 중요한 보혈제입니다. 따라서 빈혈과 두통으로 고생을 하는 부인들은 당귀에 천마(수자해좃의 뿌리로 맛은 맵고, 성질은 따뜻하여 정신이 어뜩하고 어지러운 증상이나 두통이 있을 때 쓰는 약재)를 함께 끓여서 복용하면 놀라운 효험을 볼 수 있습니다.

당귀와 황기

황기 20g, 당귀 8g을 끓여 하루 동안 나누어 마십니다. '당귀보혈탕' 이라는 처방입니다. 혈액 부족에 의해 몸에 열감이 있고, 얼굴이 뻘겋게 달아오르고, 번거롭고, 가슴이 답답하며, 입 안이 마르고 물을 많이 마실 때 좋은 처방입니다. 주로 출혈 과다 때, 또는 월경기나 산후에 많이 볼 수 있습니다. 황기와 당귀의 배합에 의해 혈액의 생성을 늘리고 빈혈을 개선하며, 체력 소모에 따른 자율신경계 실조와 이로 인한 만성적 미열까지 풀어 줍니다.

당귀 · 숙지황 · 백작약 · 천궁

당귀, 숙지황, 백작약, 천궁을 각 5g씩 끓여 복용합니다. '사물탕'이라는 처방입니다. 혈허증에 좋은 처방입니다. 빈혈로 뇌에 산소가 충분히 공급되지 못해 오는 뇌의 피로를 풀어 주고, 혈액이 진해진 어혈 상태로 전신 혈행장애가 오는 전신성 피로에도 좋습니다.

당귀와 숙지황

어지럼과 월경불순, 불임증이 있을 때는 당귀와 지황을 2대 1의 비율로 가루 내어 졸인 꿀에 반죽해서 0.3g 크기의 알을 빚어 1회 15알씩을 미음에 복용합니다.

당귀와 천궁

당귀와 천궁 두 약재만 배합하면 어지럼과 가슴 두근거림증이 심할 때 좋습니다. 당귀, 천궁을 2대 1의 비율로 가루 내어 1회 20g씩을 물과 술을 7대 3의 비율로 섞은 것에 넣고 달여 1일 2회 나누어 먹습니다. 또 당귀와 천궁 두 약재를 배합하면 순산을 돕는 '불수산'이라는 처방이 됩니다. 당귀 24g, 천궁 16g으로 구성되어 있습니다. 물론 불수산을 산후에 먹으면 회복이 빠릅니다. 산욕열(산후 오한이 심하고 열이 나며 떨리는 병증)이 있을 때나 산후 오로가 제대로 흐르지 않거나 혹은 냄새 고약한 고름 같은 게 흐를 때도 좋습니다. 또 산후의 빈혈, 산후 변비는 물론 산후 복통도 없애고 탁한 혈액을 정화시키며 출산으로 떨어진 기력을 돋우어 주는 데도 좋습니다.

당귀와 익모초

월경 중의 전신 동통, 다시 말해서 '경행 신통'에는 당귀와 익모초를 배합하여 끓여 마시면 효과적입니다. 혈액을 보충하고 생성하며 순환을 촉진하는 약재이기 때문에 월경 때 온몸이 쑤시고 힘든 증상에 더없이 좋습니다.

당귀와 계피

월경 전의 복통에는 당귀 12g, 계피 8g을 1일 양으로 하여 물 300cc로 끓여 차처럼 마시도록 합니다. 당귀는 엄청난 보혈제이며, 계피는 맵고 뜨거운 맛과 성질을 갖고 있는 약재입니다

당귀와 홍화

산후 훗배앓이(후진통) 때 당귀와 홍화(잇꽃)를 함께 배합하면 아주 좋습니다. 이 처방

은 중풍 예방에도 도움이 됩니다.

중풍을 예방하려면 비타민 에이스(ace)를 복용하라는 말이 있습니다. 즉 비타민 A·C·E가 중풍 예방에 효과가 있다는 뜻입니다. 이중 특히 비타민 E가 많이 들어있는 약재가 당귀입니다. 그래서 당귀는 중풍 예방 및 그 후유증 치료에 효능이 있습니다. 이 때문에 당귀와 홍화(잇꽃)를 함께 끓여 먹거나 죽을 쒀서 먹으면 좋습니다.

'당귀홍화죽' 만들기 먼저 닭죽을 쑵니다. 여기에 당귀 8~16g, 홍화 4~8g을 끓여 넣고, 은근히 다시 고은 뒤 양념하여 먹습니다. 일정한 간격으로 수시로 장기 복용하는 것이 좋습니다.

○● 당귀로 만들어 먹을 수 있는 음식

당귀를 '승검초'라고 합니다. 당귀의 싹은 '은비녀 다리 같다'고 할 정도로 청초하고 깨끗합니다. 그래서 예로부터 당귀의 어린 싹을 뜯어 살짝 데쳐 무쳐 먹었습니다. 또 특이한 향기가 나는 젖색 어린뿌리를 캐어 꿀에 찍어 먹기도 했습니다. 입맛을 돋우며 피로와 독소를 제거해 주고, 활력을 돋우며 혈액순환을 촉진하 는 데 그만입니다.

■ 강정 · 백설기떡

당귀가루로 강정 · 단자 · 증편 등을 만들거나, 당귀가루에 밤가루나 콩가루를 섞은 뒤 꿀로 반죽하여 다식을 만들기도 했고, 떡가루와 섞은 뒤 백설기 같은 떡을 만들기도 했습니다.

■ 당귀술

당귀 뿌리와 잎을 잘게 썰어서 소주에 넣고 꿀을 쳐서 봉했다가 2~3일 지나서 먹거나, 당귀 150g에 소주 1,000㎖를 붓고 설탕을 적당히 넣은 뒤 보름 지났을 때 술을 걸러 마십니다. 빈혈로 뇌에 산소가 충분히 공급되지 못해 오는 뇌 피로를 풀고, 어혈로 인한 혈행장애 때문에 오는 전신성 피로에 좋습니다.

두충

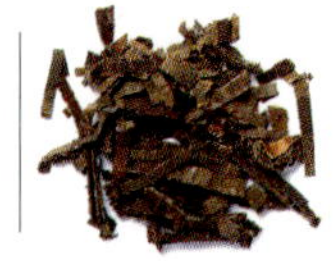

두충나무의 고무질 껍질을 '두충'이라 하여 약용합니다. 혹은 '두중'이라고도 합니다. 맛은 맵고 달며, 성질은 따뜻합니다. 두충나무 껍질에는 구타 페르카가 6~10% 들어 있고, 근피에는 10~12%가 들어 있습니다. 이 물질은 물에는 녹기 어려운 식물성 껌입니다. 이 밖에, 또 글리코사이드 · 알카로이드 · 펙틴 · 레신 · 유기산 · 케토즈 · 비타민 C 등이 들어 있지요. 껍질이 두껍고, 끊을 때 흰 실이 많은 것이 품질이 좋습니다. 두충 껍질의 하얀 실 같은 것은 구타페르카라는 물질인데, 두충을 쓸 때는 이 섬유질을 없애 주어야 합니다. 이것은 소화가 잘 안 되는 성분이기 때문입니다.

비뇨 · 생식기 계통에 도움이 됩니다

두충은 신장을 보양하고 양기를 튼튼하게 하는 약물로 중추 신경계와 순환 계통 및 내분비와 비뇨 생식 계통의 조절 작용에 도움을 줍니다. 소변이 시원하지 않거나 소변이 잦을 때 좋습니다.

발에 경련이 있을 때 좋습니다

근육과 뼈를 튼튼하게 하고, 특히 신양허증(열에너지 부족에 의한 병증)에 의한 요통에 뚜렷한 효과가 있습니다. 발바닥이 시큰시큰 쑤시고 아파 땅을 디디지 못하는 것을 다스립니다. 다리나 발에 경련이 나는 데도 효과가 있습니다.

습관성 유산이나 산후 후유증에 좋습니다

혈중 콜레스테롤과 유리지방산을 현저히 감소시키며, 혈압을 강하하고, 동맥경화를 완화합니다. 또 음부가 축축하고 가려울 때, 식은땀을 흘릴 때, 습관성 유산이나 산후 후유증이 심해 고생을 할 때도 좋습니다. 결핵균을 억제하며, 진정 · 진통작용도 합니다. 두충은 몸에 열이 있는 체질로 정력이 감퇴된 경우에는 쓸 수 없습니다. 두충은 열성 체질보다는 냉한 체질, 특히 소음인에게 좋은 약재입니다.

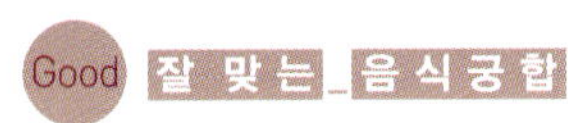

두충과 모려

식은땀을 흘리는 경우, 잠자리에 들기 전에 두충과 모려(굴조개의 껍데기)를 같은 양으로 배합해서 가루 내어 4~8g씩 온수로 복용합니다.

두충과 속단

두충과 속단은 궁합이 잘 맞습니다. 요통 치료와 습관성 유산을 예방할 수 있습니다. 특히 습관성 유산을 예방하려면, 찹쌀 달인 물에 담갔다가 볶아 실 같은 것을 제거한 두충 300g, 술에 담갔다가 약한 불에 쬐어 말려 가루 낸 속단 80g을 가루 내어 0.3g 크기의 알을 만들어 한 번에 50알을 빈속에 미음으로 먹습니다.

두충과 파고지 · 호두

아침기상 때부터 은은한 요통이 하루 종일 계속될 때, 손발이 냉하거나 무릎에 힘이 없고 허리가 아파 굴신이 힘들 때는 두충(생강즙에 적셔서 볶은 것), 파고지(볶은 것) 각 150g, 호두 30개를 가루 내어 생강 100g을 짓찧어 만든 생강즙에 반죽하고, 꿀로 또 반죽해서 0.3g 크기의 알약을 만들어 공복에 100알씩 복용합니다.

두충과 대추

태아를 안정시키는 작용을 하는 두충은 산후 후유증을 치료해 주는 작용을 하기도 합니다. 두충가루에 대추를 넣고 반죽한 뒤 알약으로 빚어, 한 번에 8g 가량씩 빈속에 미음과 함께 하루 두세 번 복용합니다.

두충잎과 오동잎

두충잎과 오동잎을 배합하면 고혈압에 효과가 있습니다. 오동은 줄기와 가지의 껍질, 그리고 잎까지 모두 약으로 쓰는데 흥분한 신경이나 통증을 가라앉혀 주는 진정작용과 혈압을 정상으로 조절해 주는 작용을 합니다.
어린 오동잎을 깨끗이 씻은 다음 햇볕에 말렸다가 두충잎과 각각 30g씩 배합하여 차로 마십니다. 간을 보호하며 기를 보강해 주는데다 머리카락이 검어지게 하는 효능도 있습니다.

두충과 오미자

요통에 두충 500g, 오미자 반 되를 15제로 나누어 밤마다 1제를 물 1되에 담가서 아침

5시까지 두었다가 1/3쯤 졸아들게 달여서 걸러낸 즙에 양의 콩팥 3~4개를 썰어 넣고
다시 너댓 번 펄펄 끓여 죽처럼 만들어서 빈속에 먹는다고 했습니다. 〈의중방〉의 처방
입니다.

두충과 족발

두충과 족발을 배합하면 다리가 힘없고 아픈 데 효과가 있습니다. 참고로 소아마비 후
유증의 임상치료 경험이 중국 의서에 기재되어 있는데, 그 내용은 다음과 같습니다.
"두충 55.5g, 족발 1개에 물 적당량을 넣고 약한 불에 4시간 가량 달여서 취한 약즙을
1일 2회에 나누어 복용한다. 약 찌꺼기는 이튿날에 다시 족발 1개를 넣고 마찬가지로
달여서 먹는다. 하루건너 1제씩, 모두 10제를 먹는다. 병력이 2년가량 되는 어린이를
치료하였는데 일찍이 각종 한의, 양의 및 신의료법을 써 보았으나 효과가 없어서 위의
약을 복용함과 동시에 근육 안마 및 기능 훈련을 하여 일주일 만에 근력이 나아지기
시작하고 혼자서 30m쯤 걸을 수 있었다. 2주일 후에는 혼자서 200m를 걷고 보행이
비교적 안정되었고 3주일이 되니 혼자서 600m를 걸을 수 있었고 걸음걸이가 안전했
다"고 했습니다.

민들레

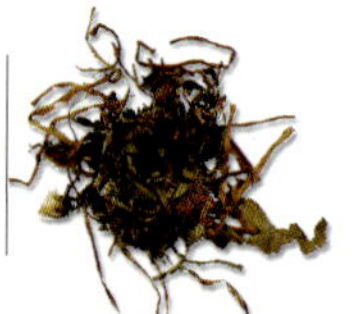

민들레는 국화과에 속하는 여러해살이풀로 생명력이 강한데, 꽃이 피기 전에 채취한
민들레를 통째로 말린 다음 약재로 씁니다. 민들레는 소염 작용이 매우 강력해 각종
화농성 질환과 종양에 사용됩니다.

피를 맑게 합니다

민들레에 들어 있는 리놀산이 정혈작용을 돕기 때문입니다. 민들레에 들어 있는 콜린
은 간장에 지방이 쌓이지 않도록 막아 주고 담즙 분비를 촉진하여 간경화와 여러 간질
환을 막아 주는 작용을 합니다.

위와 장에 도움이 됩니다

해독작용 및 건위 · 정장 작용도 있습니다. 그래서 신경성 구토, 소화불량, 식욕부진, 설사, 혹은 변비 등에 쓰입니다. 항빈혈작용과 보양회심 작용이 있으며, 강력한 정력제 이므로 스태미나를 보강합니다.

 **Good 잘 맞 는 _음 식 궁 합**

민들레와 인동꽃

젖몸살이 심할 때 민들레(포공영)와 인동꽃(금은화)을 각각 30~40g씩 배합해서 끓여 마시면 신기할 정도로 빨리 낫습니다. 민들레의 줄기나 땅속뿌리를 자르면 젖 같은 하 얀 즙이 나오는데 이런 모양새처럼 젖이 잘 돌도록 촉진하는 작용도 합니다. 민들레와 인동꽃이 배합되면 소염 작용이 강력해지지요.

〈동의보감〉에는 유방이 붓고 아플 때 "민들레를 짓찧어 인동덩굴과 함께 진하게 달여 술을 조금 넣고 먹으면 곧 잠이 오는데 이것은 약효가 나는 것이다. 잠을 자고 나면 곧 편안해진다. 또 짓찧어 아픈 곳에 붙이면 곧 삭는다"고 했습니다.

민들레와 토복령

여성의 외음염으로 외음부가 가려울 때는 민들레와 토복령을 배합하여 차로 끓여 마 시면 효과가 있습니다. 민들레나 토복령은 바르트린선 염증이라는 것도 치료할 수 있 는데 이 질병은 화농균이나 대장균 특히 임균의 감염으로 소음순의 밑 부분의 안쪽에 있는 바르트린선이 염증을 일으키는 증상입니다. 이 바르트린선이 엄지손가락 끝 크 기로 벌겋게 부어오르면서 발열과 심한 통증을 느끼며 보행 때에 불편을 느끼게 되고, 곪아서 터지면 고름이 나옵니다. 이런 증상이 있을 때 민들레와 토복령을 섞어 끓여 차처럼 마시세요.

민들레와 호장근

소화장애에는 민들레 뿌리 12g, 호장근 6g을 물 500cc로 끓여 반으로 줄여 마십니 다. 구역, 구토, 위통, 변비에도 좋습니다.

민들레와 창이초

〈동의보감〉에는 생인손으로 손가락 끝이 붓고 화끈 달아 오르면서 아프다가 손톱 둘레가 곪아 터지고, 심해지면 손톱이 빠지는 데에 "민들레와 창이초를 각각 같은 양으로 하여 가루 내어 좋은 식초에 진하게 달인 다음에 거기에 앓는 손을 담그고 씻으면 곧 낫는다고 했습니다. 또 민들레를 곱게 짓찧어 물에 푼 다음 즙을 내어 마시고 찌꺼기로 앓는 손가락을 싸맨다"고 했습니다.

○● 민들레로 만들어 먹을 수 있는 궁합 맞춘 음식

민들레의 여린 잎은 입맛을 돋우어 주는 나물로 무치거나 요리에 쓰기도 합니다. 우리나라에서는 깨소금무침, 튀김, 데침, 찜 등으로 조리해 먹으며 프랑스에서는 샐러드의 재료로 씁니다. 또 봄철에 민들레의 잎이나 뿌리를 씻은 다음 썰어서 살짝 데친 뒤 가루 내어 복용하면 식욕이 증진되지요. 특히 봄철에 막 돋아난 민들레의 여린 잎을 잘 씻은 뒤 프라이팬에 참기름을 두르고 살짝 볶아 간을 약간 하여 먹으면 웬만한 빈혈은 해소할 수 있으며 강력한 정력제의 구실을 하여 스태미나를 보강할 수도 있습니다.

■차로 만들어 마시세요

건강한 사람의 체력을 기르는 효과도 아주 크므로 차로 마련해 두고 마시는 것도 좋습니다. 민들레로 차를 만들 때는 먼저 깨끗이 씻은 민들레를 얇게 썰어 프라이팬에 볶은 다음 가루를 냅니다. 이 가루를 작은 숟가락으로 반 숟가락 가량 찻잔에 담고 설탕을 넣은 다음 끓여 마시면 됩니다. 민들레차는 밤늦게 마셔도 잠이 안 오거나 특별한 부작용이 생기지 않아 마음 놓고 마셔도 됩니다.

■술을 담가 드세요

민들레로는 술을 담글 수도 있는데, 이 술은 예로부터 위를 튼튼히 하고 장을 깨끗이 하며 열을 내리고 가래를 삭이는 효력이 있는 것으로 알려져 왔습니다. 민들레의 꽃이나 뿌리에 술을 부은 뒤 설탕을 적당히 넣어 만듭니다. 그런데 술을 담글 때는 꽃이 활짝 피기 전에 채취해서 될 수 있는 대로 뿌리째 담그는 것이 좋습니다. 술은 한 달가량 익혀 두었다가 날마다 조금씩 마시면 됩니다.

복령

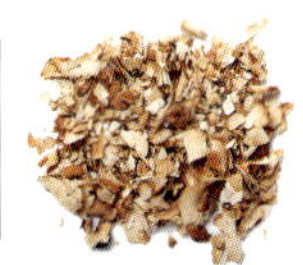

복령은 소나무 뿌리에 기생하면서 땅 속에 파묻혀 있는 버섯의 일종입니다. 특수한 냄새가 나지요. 신비로운 물질인 소나무의 피톤치드가 다량 함유되어 있습니다. 그리고 포도당이 사슬 모양으로 결합된 물질인 다당류 파기민이 약 93% 들어 있어요. 이 외에도 파기민산, 에브리코산, 폴리텐산 A · C · 트리테르페노이드 등이 들어 있으며, 엘고스테롤, 레시틴, 아데닌, 콜린, 포도당, 과당 및 단백질과 많은 양의 무기물질들이 들어 있습니다.

위장기능을 강화합니다

다양한 영양물질을 함유하고 있기 때문에 위장 기능의 저항력을 키우고 식욕을 늘리며 소화를 촉진합니다. 또 근심과 놀람과 두려움과 심장이 마구 뛰는 것을 안정시키고, 입이 마르고 혀가 건조한 것을 다스리며, 이뇨작용을 하고, 무른 변이나 설사도 정상화합니다.

오래 복용하면 수명이 길어집니다

항상 뱃속이 끓고 가스가 차서 더부룩하고 변이 좋지 못할 때도 좋습니다. 또 혈당을 낮추는 효과도 있습니다. 오래 복용하면 수명을 늘리고 노화를 이겨내며 얼굴이 마치 동안 같아진다고 했습니다.

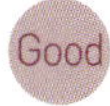 Good **잘 맞는_음식궁합**

복령과 쑥

다른 곳에는 땀이 없는데 심장 부위 가슴에만 땀이 있고 생각이 많아지면 땀도 많이 나는 신경 증상에는 복령가루를 쑥 달인 물로 복용합니다.
또 복령은 기관지계통과 혈허에도 좋습니다. 만성 폐기능 쇠약증으로 기침이 심하고 심한 가래를 뱉으며, 몸이 여위면서 조금만 힘들어도 숨이 차는 증상이나, 만성기관지염이나 기관지확장 등에 의한 기침이나, 호흡곤란 및 많은 양의 거품 같은 가래를 뱉을 때, 땀이 많이 날 때도 좋습니다. 복령가루 4g을 쭉 끓인 물로 복용하세요.

복령과 백출

설사를 할 때는 복령 30g과 백출 40g을 배합해서 물에 달여 식전에 복용합니다. 위장관 안에 고여 있는 잉여수분을 제거하는 효과가 두 약재를 배합함으로써 커집니다.

복령과 향부자

기가 막히는 병에 복령과 향부자를 배합합니다. '교감단' 이라는 처방입니다. 스트레스를 많이 받았을 때, 혹은 갑자기 명예를 잃고 재산을 잃게 되어 억울하고 고민하여 음식 먹을 생각이 없고, 얼굴이 누렇게 들뜨며 여위고 가슴이 더부룩하고 답답할 때 쓰는 처방입니다. 향부자 600g, 백령 150g을 가루 내어 꿀로 반죽한 다음, 달걀노른자만 하게 알약을 만들어 한 번에 한 알씩 복용합니다.

특히 향부자, 복령, 감초 각 4g씩 달인 물로 씹어서 복용하면 더 효과적입니다. 복령에는 항스트레스 작용을 하는 물질이 있어서 스트레스 해소에 좋습니다.

복령과 황련

복령은 혈당강하 작용을 합니다. 체내 수분이 과잉 배출돼 갈증이 심하면서 먹어도 배가 고픈 당뇨병에 씁니다. 특히 몸의 상체는 건강한데, 하체가 약하여 생긴 하허소갈에는 복령과 황련을 각 600g씩 가루 내어 천화분 찐 것으로 반죽하여 0.3g 크기의 알약을 만들어 따뜻한 물과 함께 50알씩 복용합니다.

복룡과 저령

남성들의 열에너지원이라고 부를 수 있는 '원양' 이 부족하여 정력쇠약이 되어 정력과 기력을 지키지 못하고 정액이 저절로 흐르거나 꿈속에서 잘 놀라고 빈번히 몽정을 할 때, 혹은 부인들의 소변이 탁하고 대하증이 심할 때는 복령(껍질 벗긴 것) 160g, 저령 18g을 20여 차례 끓여 건져 햇볕에 말려 저령을 골라 버리고 가루 내어 황랍을 넣어 4g 크기의 알약을 만들어 1회 1알씩 공복에 씹어서 타액으로 삼킵니다. '위희환' 이라는 처방입니다.

복령과 쥐눈이콩

복령을 오래 먹으면 정신이 맑아지고 힘이 납니다. 복령가루와 쥐눈이콩을 볶아 가루 낸 것을 같은 양으로 섞어서 하루 두세 번, 한 번에 다섯 숟가락씩 먹습니다. 처음 3~4일 동안은 허기가 지고 배가 고프지만 2~3개월 복용하면 눈이 밝아지고 정신이 총명해지며 몸이 가벼워집니다.

복령과 계지

복령은 백혈구의 기능을 강화시키고 면역 글로불린의 형성을 촉진합니다. 복령의 항암 효과를 상승시키기 위해서는 계지를 배합합니다. 계지는 종양 괴사 인자(Tumor Necrosis Factor: TNF)의 생산을 촉진하는 작용이 있습니다. 그래서 복령과 계지를 배합하면 면역기능이 강화하고 종양 괴사 인자의 생성이 촉진되어 항암 효과를 기대할 수 있습니다.

복령과 국화

복령과 국화를 배합하여 오래 복용하면 장수하고 노화를 이겨내며 얼굴이 마치 동안 같아진다고 알려져 있습니다.

복령과 마

소변이 잦거나 소변실금의 증상이 있을 때는 복령과 말린 마를 배합합니다. 두 약재를 같은 양씩 섞어 가루 낸 후 미음에 넣어 먹습니다.

복령과 꿀

만약 얼굴에 흑갈색 반점이 생기는 경우엔 정제한 벌꿀과 복령가루를 섞어서 바르면 좋습니다.

○● 신비의 장수주 담그기

■ 복령계란주

청주 한 잔에 달걀노른자 3개를 풀어 넣고 묵은 생강 하나를 갈아서 섞은 다음 복령을 4g 정도 가루 내어 함께 섞어 잘 저어 마시는 술입니다. 신진대사를 활발하게 하고 온몸의 혈액순환을 촉진하기 때문에 얼굴이 해맑아지고 피부가 깨끗해지면서 군살이 생기지 않고 온몸에 탄력이 붙습니다.

■ 경험후방의 복령술

복령을 대추 크기만큼 썰어 옹기에 넣고 술을 부어 밀봉했다가 백일 만에 개봉하면 마치 엿 같아지는데 이것을 먹으면 됩니다. 백일 동안 먹으면 피부가 윤택해지고 일 년 동안 먹으면 한밤중에도 사물을 볼 수 있을 정도로 눈이 밝아지며 늙지 않고 얼굴이 동안처럼 된다고 했습니다.

■ 솔잎술

솔잎에는 몸 안에서 합성할 수 없는 필수 아미노산이 여덟 가지나 들어 있으며 칼슘, 철분, 비타민, 엽록소도 듬뿍 들어 있어서 사람의 몸에 아주 이롭습니다. 솔잎의 테레빈 성분은 콜레스테롤을 줄이고 말초혈관을 확장하며 혈당을 낮추고 호르몬 분비를 늘립니다. [동의보감]에는, 솔잎을 따서 잘게 썰어 그늘에서 말려 다시 가루 내어 술로 12g씩 복용하면 좋다고 했습니다.

■ 송지술

[동의보감]에 송지(소나무의 진)를 '오래 먹으면 몸이 가벼워지고 불로장수한다'고 했습니다. 송지를 뽕나무 잿물을 붓고 끓여 찬물에 담가 즙이 엉기면 가루 내어 청주와 꿀로 엿처럼 만들어 하루 40g씩 먹습니다.

■ 송순술

송순(소나무 새순)을 따서 술을 빚은 것을 '송순술'이라고 하는데, 혈관 벽을 튼튼히 해주고, 피를 깨끗이 해주며, 고혈압을 예방하고, 동맥경화증이나 심장병에 효과적입니다. 특히 담배의 유해물질인 니코틴을 체외로 배출시키는 작용을 합니다.

사상자

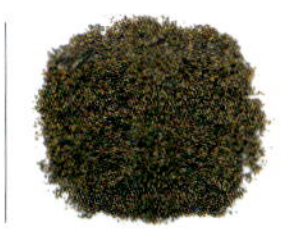

사상자는 '뱀도랒'이라는 미나리과의 두해살이풀의 씨입니다. 열매가 익어 누렇게 되었을 때 전초를 베어다가 열매를 두드려 떨어서 햇볕에 말려 약용합니다. 맛은 맵고 성질은 평합니다. 정유 1.4%와 지방유 10% 내외를 함유하고 있는데, 정유의 주성분은 카디넨 · 토릴렌입니다.

남녀 모두에게 좋습니다

〈명의별록〉에는 "부인의 자궁을 뜨겁게 하고 남자의 음력을 강하게 한다"고 했고, 〈본초강목〉에도 "비단 남자뿐만이 아니라 여자에게도 이익이 된다"고 하면서 "세상 사람들은 이 같은 효능이 있는 사상자를 모르고 외국이나 먼 곳에서 보약을 찾고 있다"고 했습니다.

대하증을 다스립니다

여성의 경우는 자궁을 따뜻하게 해서 대하증을 다스립니다. 자궁 및 난소의 무게를 증가시킨다는 것이 실험적으로 밝혀졌으며, 여성의 성욕을 높이며 질을 자극합니다.

관절통 · 요통 · 골반통에 쓰입니다

남성의 발기부전에 효과가 있습니다. 최음 작용을 하며, 전립선 · 정낭 · 항문괄약근의 무게가 증가하는 것이 입증되었습니다. 허리와 다리에 힘이 없을 때도 좋으며, 소변을 자주 보고 힘이 없는 데도 좋습니다. 또 풍기와 습기에 손상되어 사지가 저리거나 혹은 마비되거나 아플 때도 좋습니다. 그래서 관절통, 요통, 골반통 등에 쓰입니다.

 Good 잘 맞는_음식궁합

사상자와 우엉씨

쥐에 대한 실험 결과 사상자가 발정기를 연장하는 효과가 있는 것으로 밝혀졌습니다.

또 남성 호르몬과 유사한 작용이 있는 것으로 나타났고요. 사상자에 우엉씨를 배합하면 그 효능이 상승합니다. 한편 '사상자환'이라는 처방이 있는데, 몽정을 다스리고 소변이 잦은 증상을 개선하는 처방입니다. 사상자·우엉씨·부추씨를 같은 비율로 섞어 가루 내어 꿀을 넣고 0.3g 크기의 알을 만들어 1회 30알, 1일 3회 복용하면 좋습니다.

사상자와 파고지·육종용

사상자·파고지·육종용을 같은 양씩 배합하여 가루 내어 꿀로 반죽하여 청심환 크기로 알을 빚어 술로 하루 1~2회 복용하면 좋습니다. 이 처방을 '원앙환'이라고 합니다. 사정이 안 되고 귀두에서 액체만 흐르는 경우, 정액이 저절로 흘러내리거나 정자의 활동력이 저하된 경우, 성욕이 감퇴된 경우, 정자 활동력이 25~50% 정도인 경우로서 발기가 잘 안 되거나 조루증이 심하거나, 정액의 양이 감소되고 정액이 멀겋거나, 귀두가 차디차고, 음낭이 축축하게 항상 습하며, 허리와 무릎이 시리고 수족이 차고, 추위를 잘 타는 증상에 좋습니다.

사상자와 오미자

사상자와 오미자를 배합하면 발기불능에 효과적입니다. 토사자도 같은 양씩 배합하여 가루 내어 꿀을 넣고 0.3g 크기의 환을 지어 1회 30알씩, 1일 3회 복용하면 더 좋습니다.

사상자와 토사자

사상자·토사자를 배합하여 가루 내어 복용해도 임포텐츠에 좋습니다. 이 처방을 '갈씨이미산'이라고 합니다. 1회에 4g씩 1일 3회 복용합니다. 이 처방을 강화한 것이 '갈씨오미산'입니다. 육종용·사상자·원지·속단·토사자 각 40g을 배합하여 가루 내어 위와 같은 요령으로 복용하는 처방입니다.

잘 맞는 음식궁합

감초		
	감초와 작약	신경성 위장장애에 의한 복통에 효과적이다
	감초와 검은콩	해독작용을 하고 인후통 등에도 효과가 있다
	감초와 도라지	편도선염이나 인후염에 좋다
결명자	결명자와 지부자	눈의 충혈이나 피로를 풀어준다
	결명자와 구기자	눈의 피로를 풀어준다
	결명자와 다시마	고혈압에 효과가 있다
	결명자잎과 감잎	눈이 밝아진다
구기자	구기자와 숙지황	발육을 촉진하고, 신체의 활력을 증진시킨다
	구기자와 오미자	전신허약증에 좋다
	구기자와 결명자	눈이 보호되고 간 기능이 좋아진다
	구기자술과 과일주	마시기에 한결 좋다
	구기자와 흑임자	소화기가 약해서 오는 변비를 다스린다
	구기자와 생강·대추	맛, 향기, 빛깔이 좋아진다
	구기자와 국화	눈을 밝게 해 주고 눈병을 다스린다
구절초	구절초와 대추	생식기능이 떨어졌거나 불임증에 효력이 좋다
	구절초와 닭	월경통을 가라앉힌다
국화	국화와 산사자·백하수오	고혈압과 고지혈증을 치료하는 데 도움이 된다
	국화와 뽕잎	진득한 가래, 기침, 갈증과 두통 등에 좋다
	국화와 매실	간 기능을 호전시키고 피로를 푸는 데 효과가 있다
	국화와 생지황·지골피	몸이 가뿐해지고 오래 산다고 알려져 있다
	국화와 꿀풀(하고초)	혈압강하 작용이 비교적 빠르다
녹차	녹차와 국화	두통이나 눈이 침침한 데 좋다
	녹차와 식초	피로 해소에 좋고, 고질적인 변비에도 효과가 있다
	녹차와 결명자	눈이 밝아진다
	녹차와 연꽃씨	불안하고 초조, 우울하며, 짜증이 심할 때 효과가 있다
당귀	당귀와 감초·대추	자궁출혈, 자궁내막염, 질염, 불감증에 좋다
	당귀와 녹용	조혈기능을 돕는다
	당귀와 천마	빈혈과 두통을 가라앉힌다
	당귀와 황기	혈액의 생성을 늘리고 빈혈을 개선한다
	당귀와 숙지황·백작약·천궁	뇌의 피로와 전신성 피로 해소에 도움이 된다
	당귀와 숙지황	어지럼증과 월경불순, 불임증에 효과가 있다
	당귀와 천궁	어지럼증과 가슴 두근거림증에 좋다
	당귀와 익모초	월경 중의 전신 동통에 효과적이다
	당귀와 계피	월경 전의 복통에 좋다
	당귀와 홍화	중풍 예방 및 그 후유증 치료에 효능이 있다

잘 맞는 음식궁합

두충		
	두충과 모려	식은땀을 흘리는 경우에 효과적이다
	두충과 속단	요통의 치료와 습관성 유산을 예방할 수 있다
	두충과 파고지·호두	무릎에 힘이 없을 때에 효과적이다
	두충과 대추	태아를 안정시키고, 산후 후유증을 치료해준다
	두충잎과 오동잎	고혈압과 진정작용에 효과적이다
	두충과 오미자	요통에 좋다
	두충과 족발	다리에 힘이 없고, 아픈 데 효과가 있다
민들레		
	민들레와 인동꽃	젖몸살에 효과적이다
	민들레와 토복령	여성의 외음염과 바르트린선 염증 치료에 좋다
	민들레와 호장근	구역, 구토, 위통, 변비에 좋다
	민들레와 창이초	손톱이 빠지는 증상 치료에 좋다
복령		
	복령과 쑥	숨이 차는 증상 등에 효과가 있다
	복령과 백출	위장관 안에 고여 있는 잉여수분 제거에 효과가 있다
	복령과 향부자	스트레스로 식욕이 없을 때 효과가 있다
	복령과 황련	하체가 약하여 생기는 하허소갈에 좋다
	복령과 저령	남성의 몽정이나 여성의 대하증에 좋다
	복령과 쥐눈이콩	눈이 밝아지고 정신이 총명해진다
	복령과 계지	면역기능이 강화되고, 항암 효과가 있다
	복령과 국화	장수하고 노화에 효과가 있다
	복령과 마	소변이 잦거나 소변실금 증상에 좋다
	복령과 꿀	얼굴에 흑갈색 반점이 생기는 경우 효과가 있다
사상자		
	사상자와 우엉씨	발정기를 연장하는 효과가 있다
	사상자와 파고지·육종용	발기가 잘 안 되거나 조루증이 심할 때 좋다
	사상자와 오미자	발기불능에 효과적이다
	사상자와 토사자	임포텐츠에 좋다

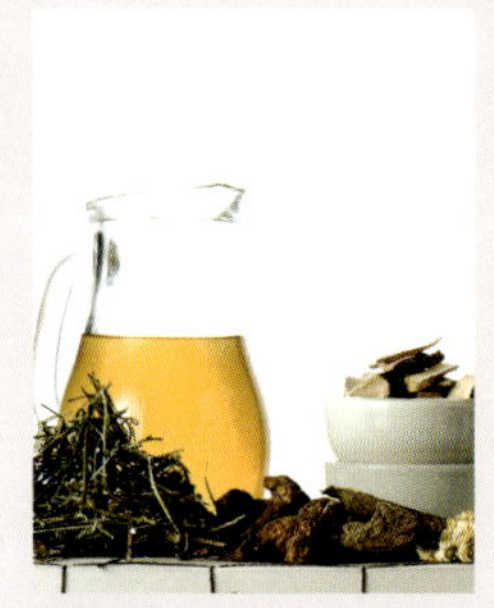

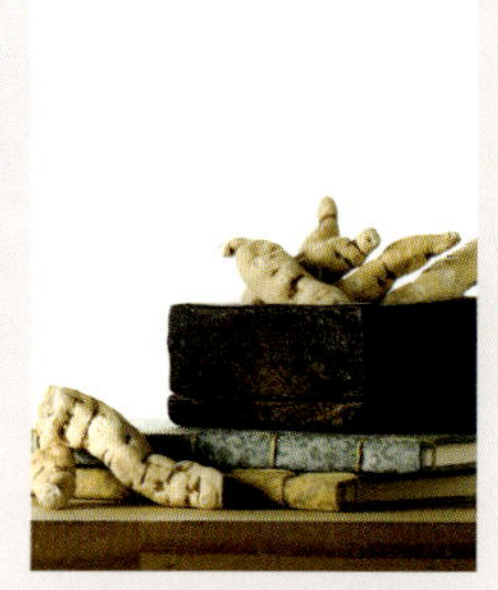

○ 찾아보기

index